1	総合問題
2	消化器
3	循環器
4	内分泌・代謝
5	腎臓
6	呼吸器
7	血液
8	神経
9	アレルギー・膠原病
10	感染症

認定内科医・認定内科専門医
受験のための演習問題と解説

総編集
石橋大海　石村孝夫　小林祥泰　西崎　統

第3集

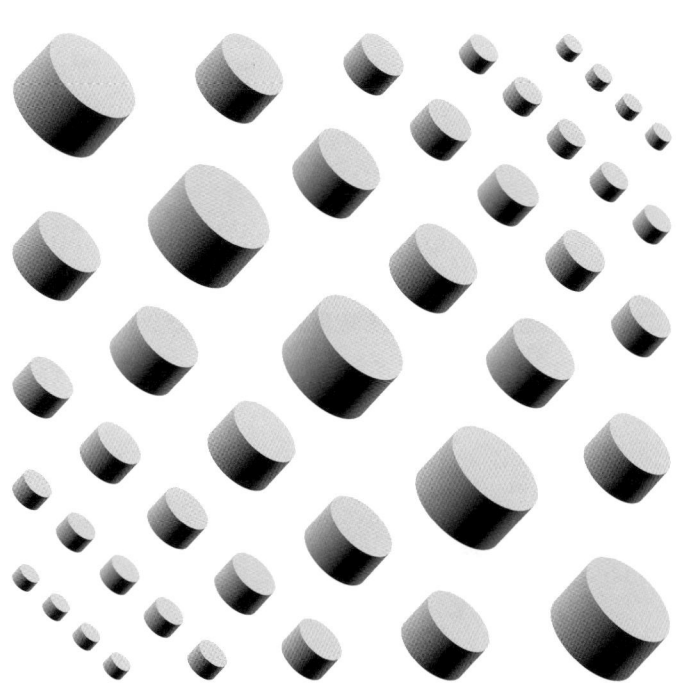

医学書院

認定内科医・認定内科専門医受験のための演習問題と解説[第3集]

発　行　2007年4月1日　第1版第1刷Ⓒ
　　　　2017年4月1日　第1版第8刷
総編集　石橋大海，石村孝夫，小林祥泰，西崎　統
発行者　株式会社　医学書院
　　　　　代表取締役　金原　優
　　　　　〒113-8719　東京都文京区本郷1-28-23
　　　　　電話　03-3817-5600(社内案内)
印刷・製本　横山印刷

本書の複製権・翻訳権・上映権・譲渡権・貸与権・公衆送信権(送信可能化権を含む)は株式会社医学書院が保有します．

ISBN978-4-260-00056-7

本書を無断で複製する行為(複写，スキャン，デジタルデータ化など)は，「私的使用のための複製」など著作権法上の限られた例外を除き禁じられています．大学，病院，診療所，企業などにおいて，業務上使用する目的(診療，研究活動を含む)で上記の行為を行うことは，その使用範囲が内部的であっても，私的使用には該当せず，違法です．また私的使用に該当する場合であっても，代行業者等の第三者に依頼して上記の行為を行うことは違法となります．

JCOPY 〈出版者著作権管理機構　委託出版物〉
本書の無断複製は著作権法上での例外を除き禁じられています．
複製される場合は，そのつど事前に，出版者著作権管理機構
(電話 03-3513-6969, FAX 03-3513-6979, info@jcopy.or.jp)の
許諾を得てください．

カラー口絵

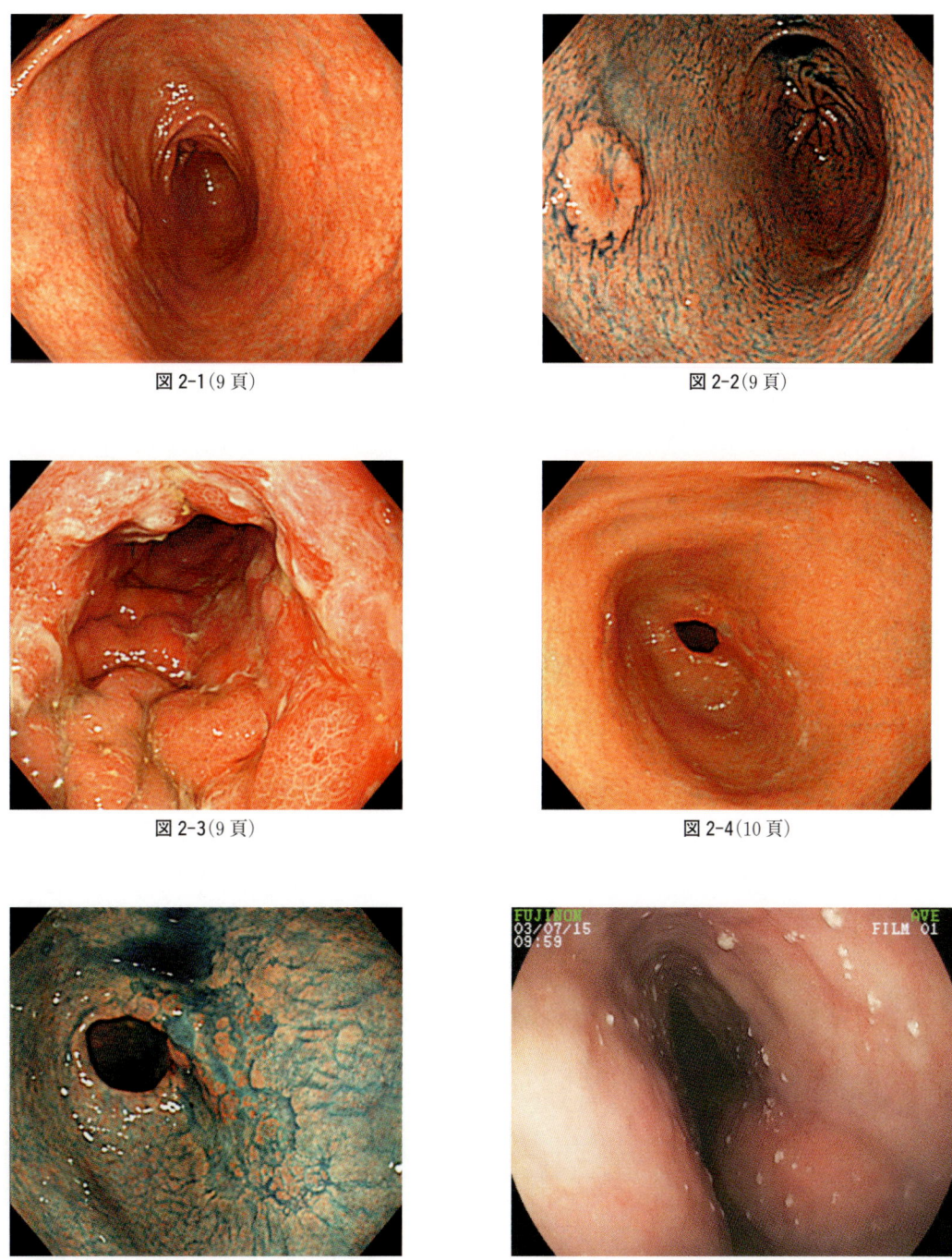

図 2-1（9 頁）

図 2-2（9 頁）

図 2-3（9 頁）

図 2-4（10 頁）

図 2-5（10 頁）

図 2-6（10 頁）

iv　　　カラー口絵

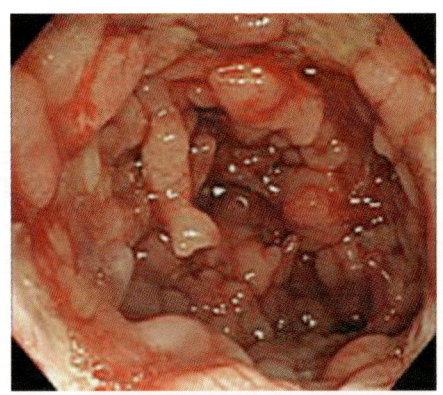

図2-7(11頁)

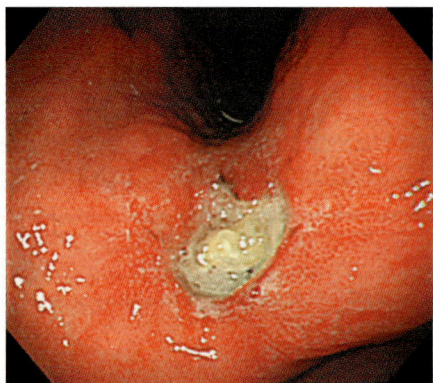

図2-12(14頁)

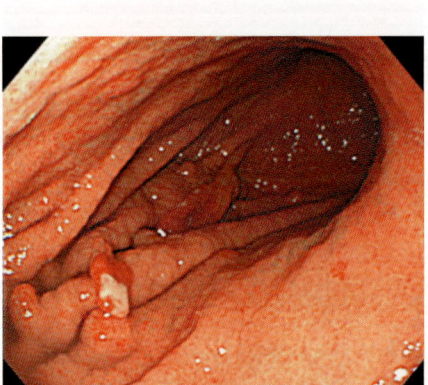

図2-13(15頁)

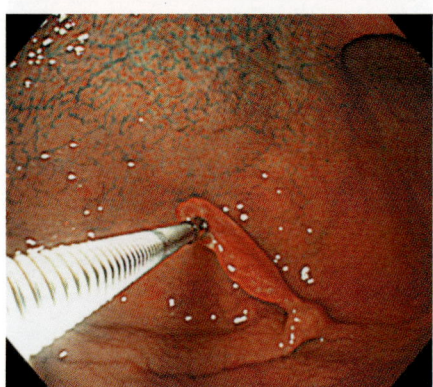

図2-14(15頁)

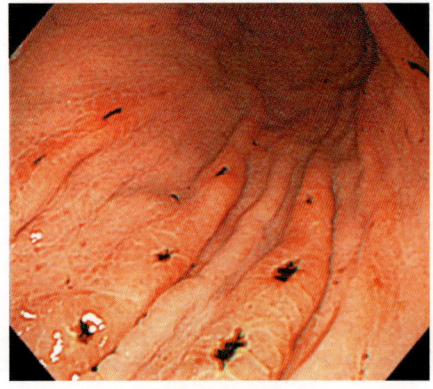

図2-15(15頁)

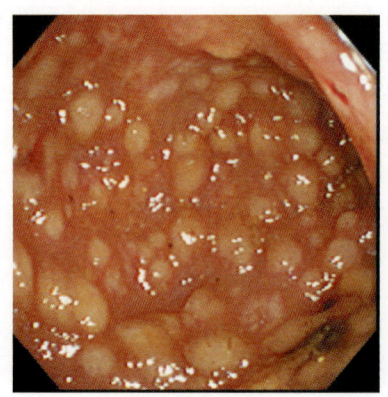

図2-16(15頁)

カラー口絵　v

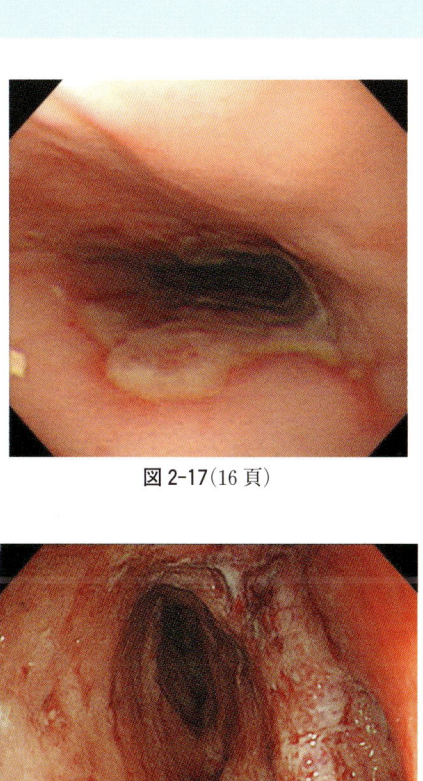

図 2-17(16 頁)

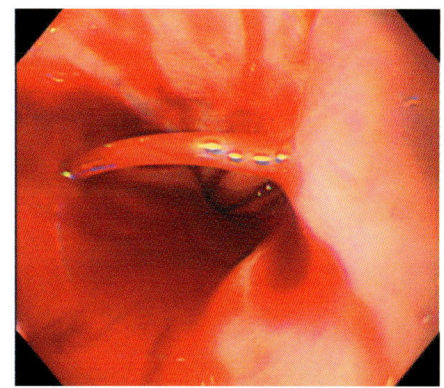

図 2-19(18 頁)

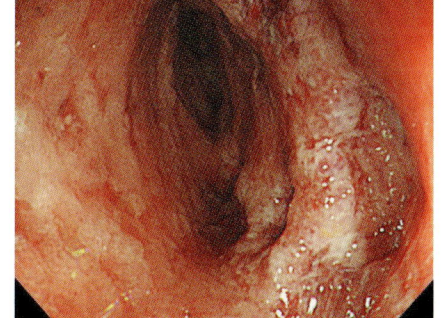

図 2-20(18 頁)

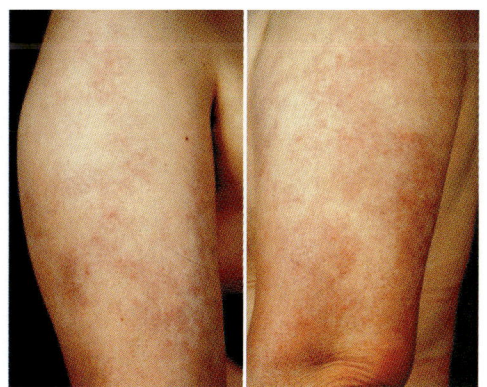

図 5-1(53 頁)

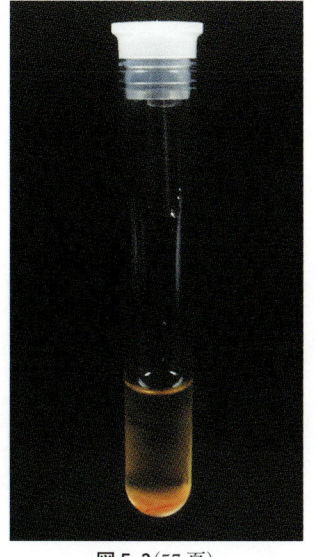

図 5-3(57 頁)

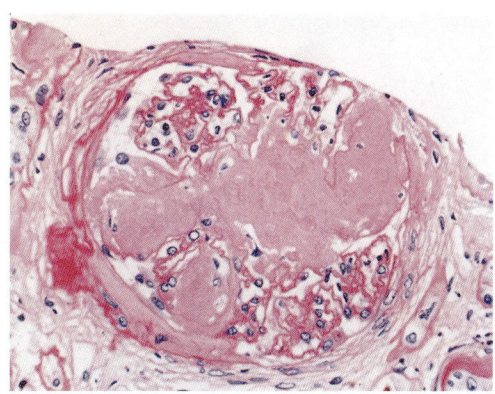

図 5-4(57 頁)

カラー口絵

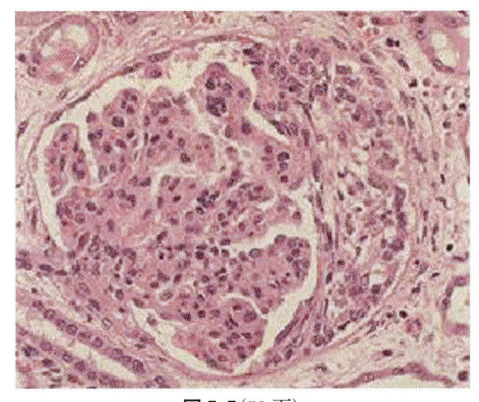

図 5-5(59 頁)

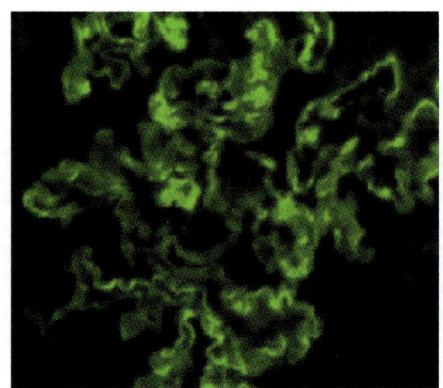

図 5-6(59 頁)

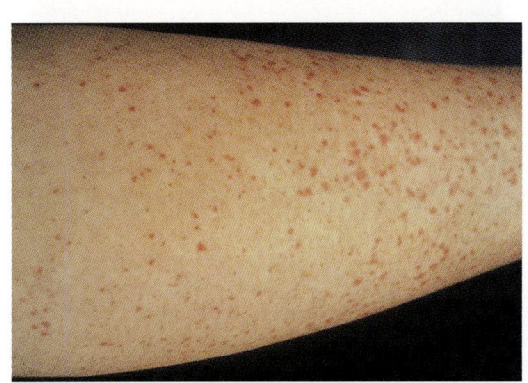

図 5-7(226 頁)

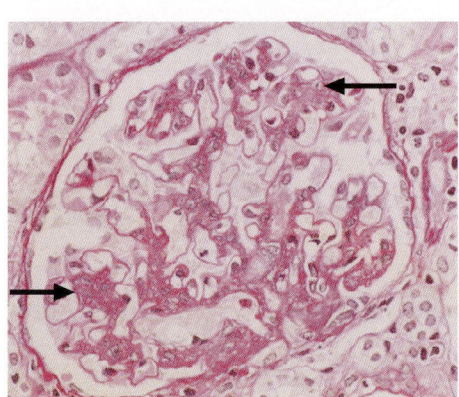

図 5-8(226 頁)

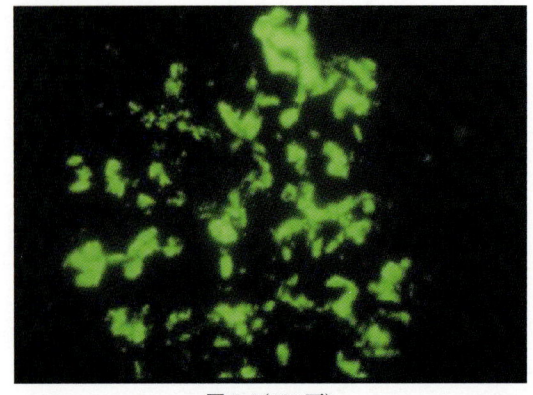

図 5-9(226 頁)

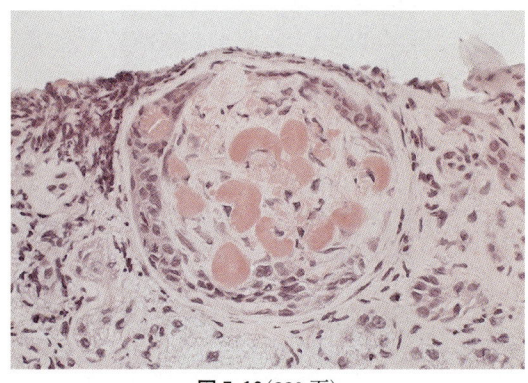

図 5-10(229 頁)

カラー口絵　vii

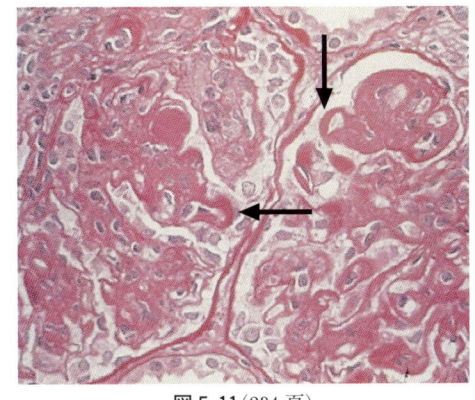
図 5-11（234 頁）

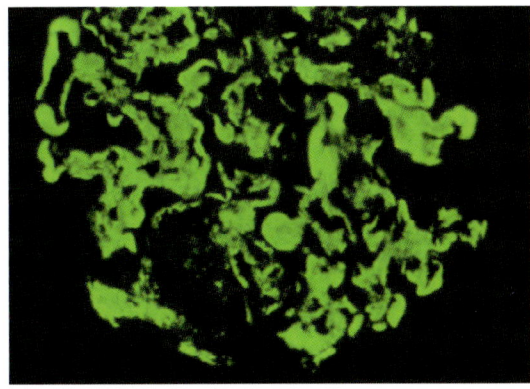
図 5-12（234 頁）

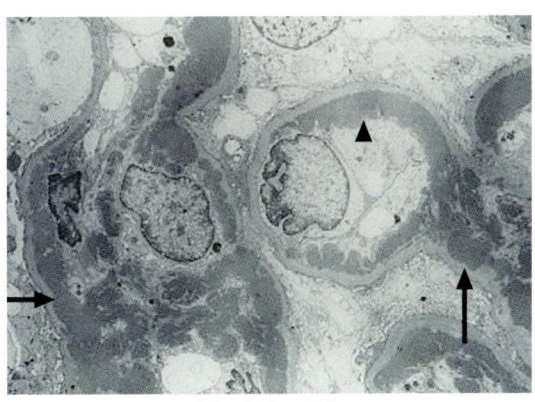
図 5-13（234 頁）

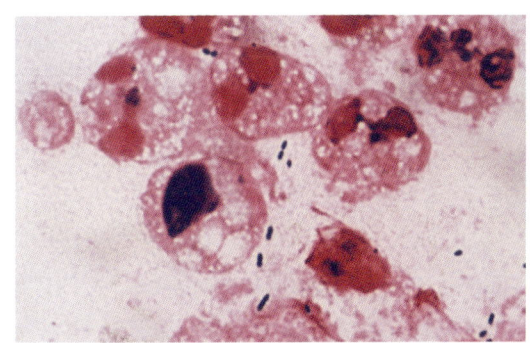
図 6-12（71 頁）

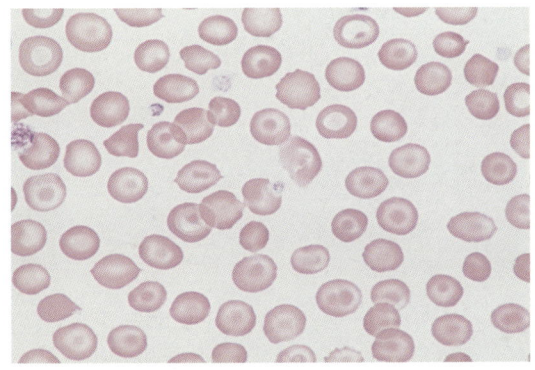
図 7-1（75 頁）

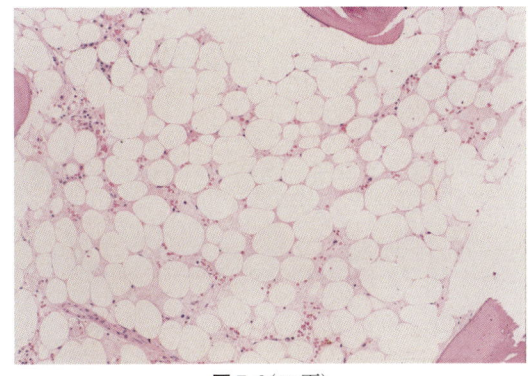
図 7-2（76 頁）

viii　　カラー口絵

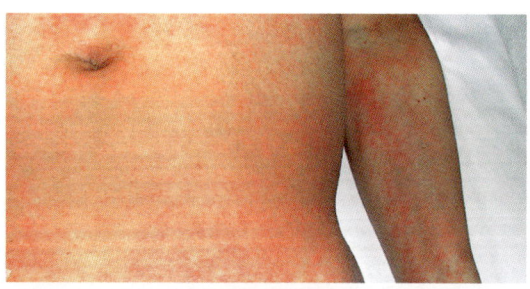

図7-3(77頁)

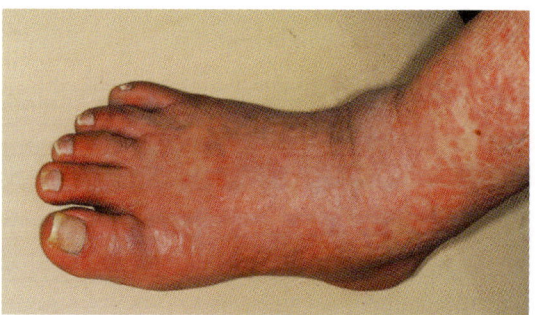

図7-4(77頁)

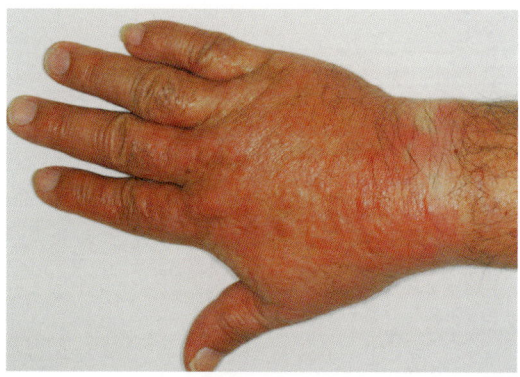

図7-5(77頁)

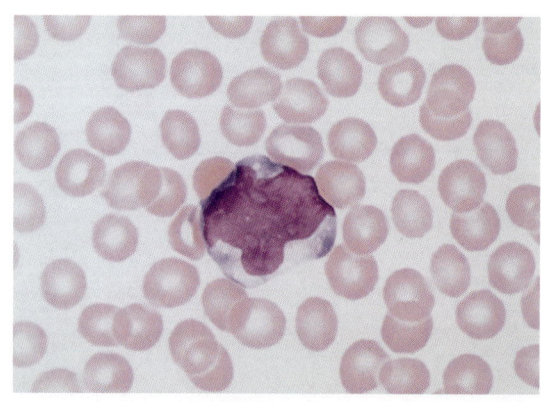

図7-7(78頁)

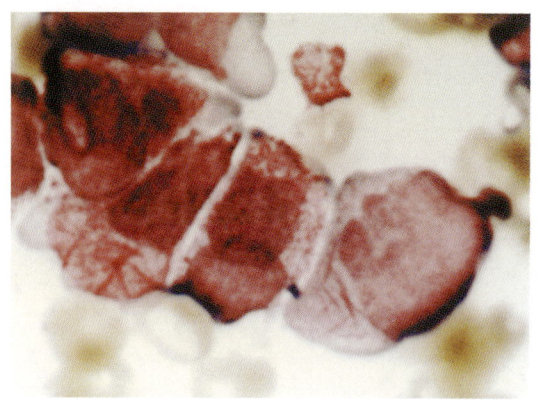

図7-9(80頁)

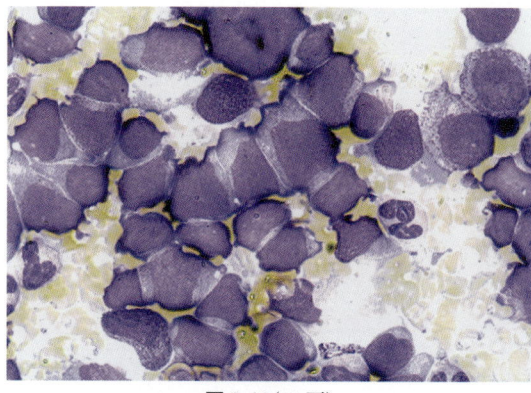

図7-10(81頁)

カラー口絵

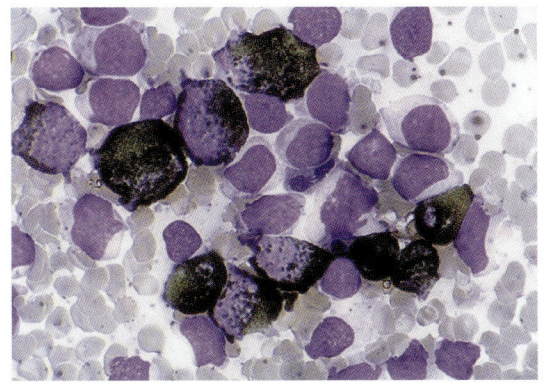
図7-11（81頁）

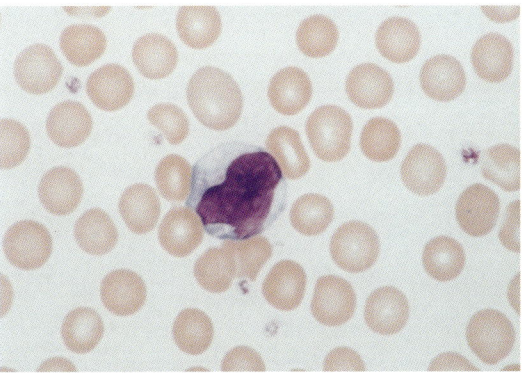
図7-12（81頁）

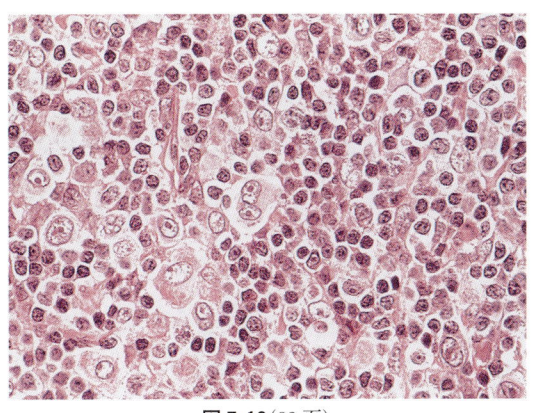
図7-13（82頁）

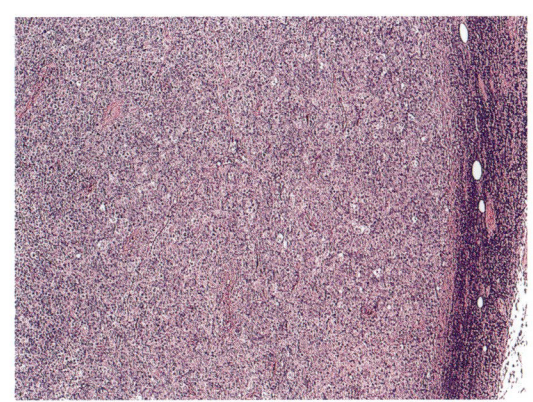
図7-14（83頁）

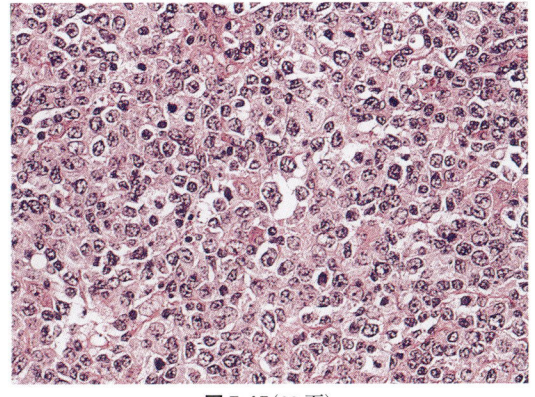
図7-15（83頁）

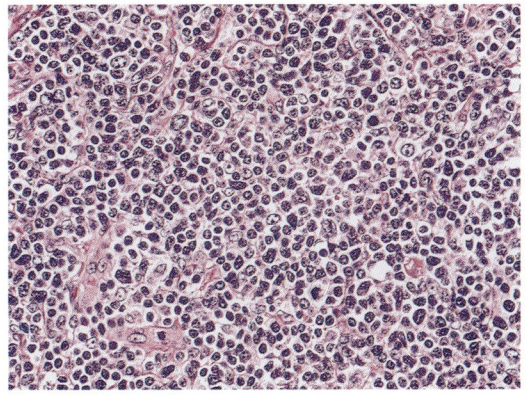
図7-16（83頁）

カラー口絵

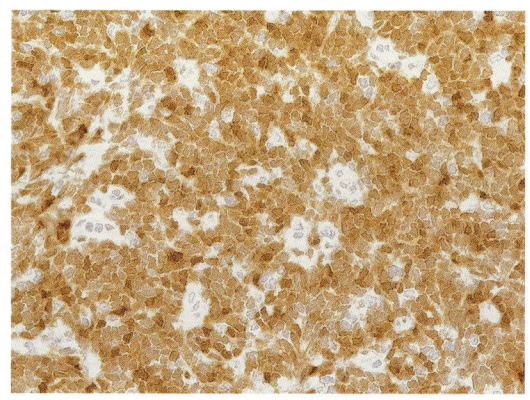
図 7-17（83 頁）

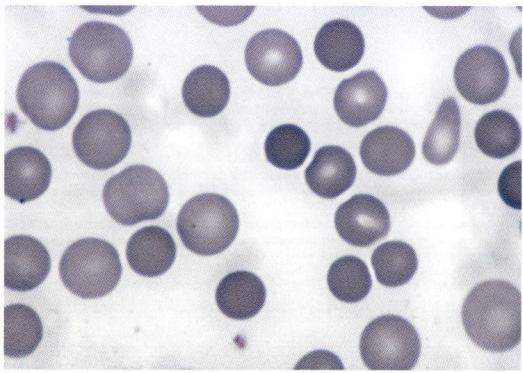
図 7-18（84 頁）

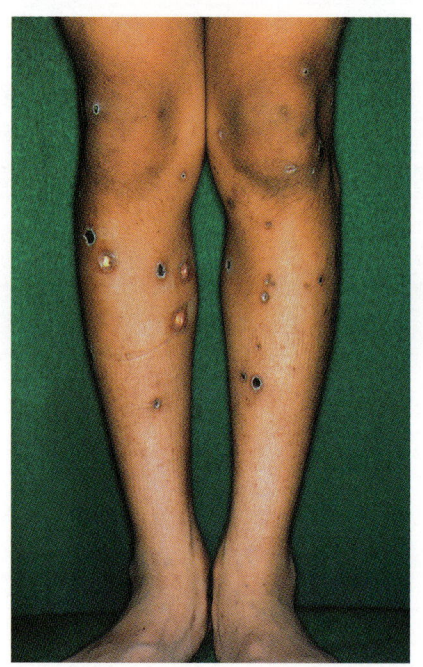
図 7-19（84 頁）

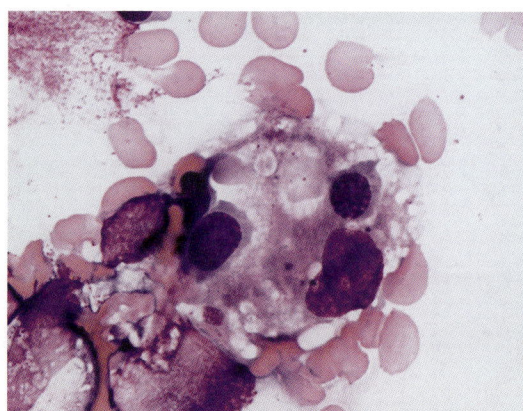
図 7-20（85 頁）

カラー口絵　xi

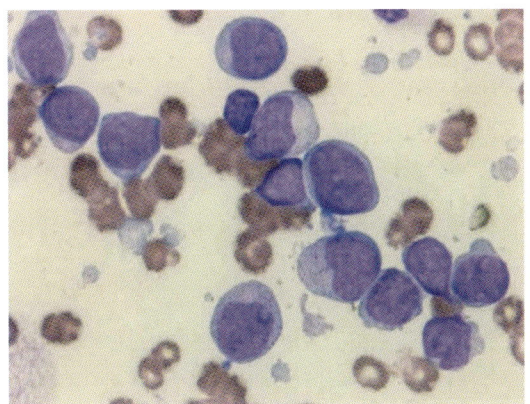

図7-21a（86頁）

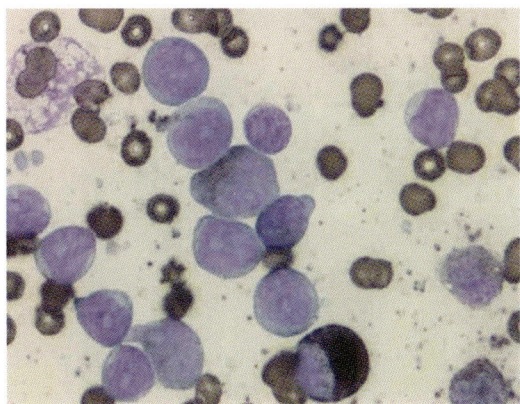

図7-21b（86頁）

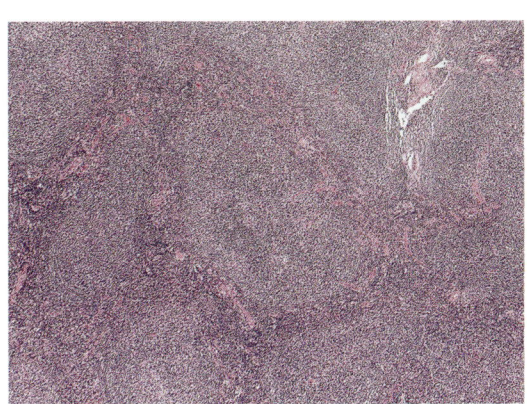

図7-22（87頁）

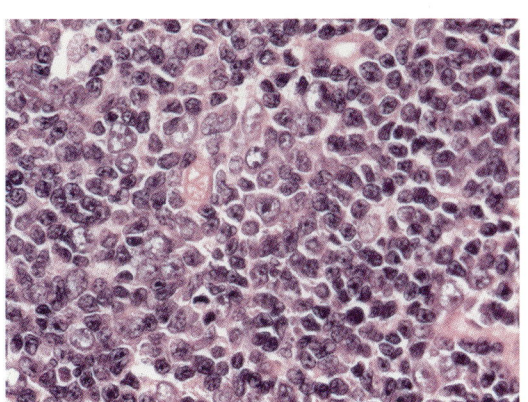

図7-23（87頁）

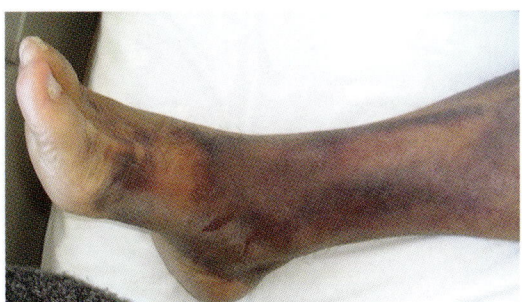

図7-24（89頁）

xii　　カラー口絵

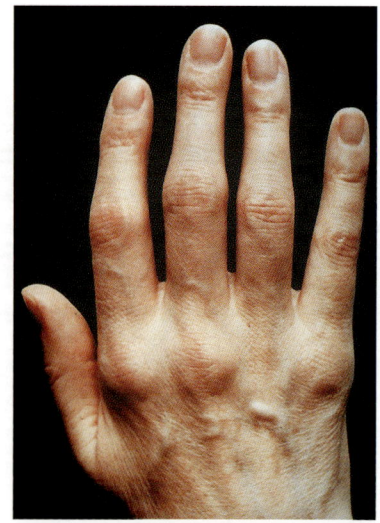

図 9-1（103 頁）

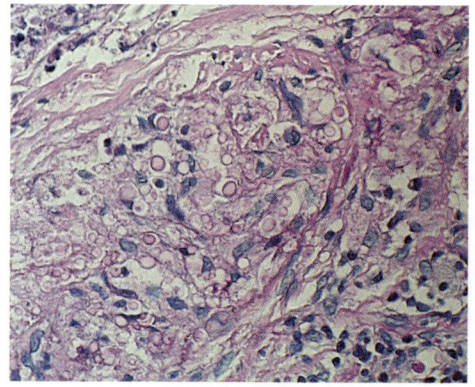

図 10-5（111 頁）

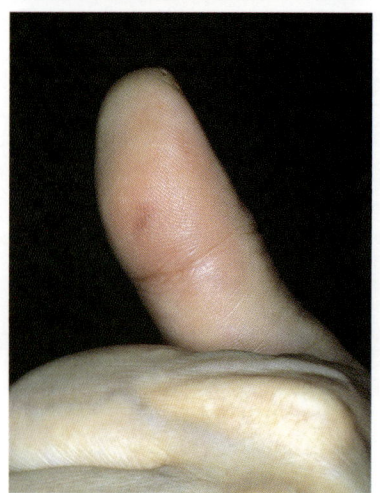

図 10-6（112 頁）

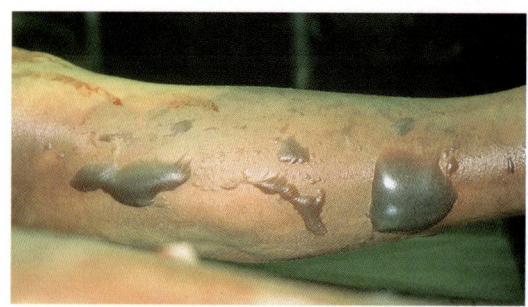

図 10-7（113 頁）

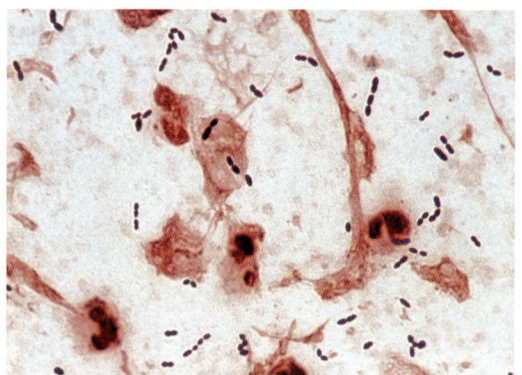

図 10-8（114 頁）

編集者・執筆者一覧

総集編

石橋大海	国際医療福祉大学福岡保健医療学部/福岡山王病院
石村孝夫	石村内科循環器科
小林祥泰	耕雲堂小林病院
西崎　統	西崎クリニック

総合問題

福井次矢*	聖路加国際病院
大生定義	立教大学社会学部
小山　弘	国立病院機構京都医療センター総合内科
新保卓郎	太田西ノ内病院
福本陽平	宇部興産中央病院
山城清二	富山大学総合診療部
山本和利	札幌医科大学地域医療総合医学

消化器

石橋大海*	国際医療福祉大学教授/福岡山王病院
西崎　統*	西崎クリニック
岩切龍一	佐賀大学光学医療診療部
上野義之	山形大学消化器内科
榎本信幸	山梨大学第1内科
上硲俊法	近畿大学臨床検査医学
齊藤　治	前・清恵会三宝病院
大黒　学	東京ミッドタウンメディカルセンター内科
竹内和男	虎の門病院消化器科
都築義和	つづきクリニック
中村哲也	獨協医科大学医学情報センター
藤田善幸	聖路加国際病院消化器内科
元雄良治	金沢医科大学腫瘍内科

循環器

石村孝夫*	石村内科循環器科
宮崎俊一*	近畿大学循環器内科
天野利男	天野内科循環器科
猪子森明	北野病院循環器内科
北岡裕章	高知大学老年病・循環器・神経内科学
木原康樹	広島大学循環器内科
清水　渉	日本医科大学循環器内科
代田浩之	順天堂大学循環器内科
高田佳史	東京医科大学循環器内科
谷口泰代	姫路循環器病センター循環器科
近森大志郎	東京医科大学循環器内科
西村重敬	埼玉医科大学国際医療センター心臓病センター
西山信一郎	西山クリニック
馬場　健	長崎大学第三内科
日村好宏	彦根市立病院循環器科
藤岡治人	前・順天堂大学循環器内科
松田光雄	市立岸和田市民病院循環器科
山科　章	東京医科大学循環器内科
吉野秀朗	杏林大学第二内科

内分泌・代謝

渡辺　毅*	福島労災病院
吉岡成人*	NTT東日本札幌病院・糖尿病内分泌内科
今川彰久	大阪大学内分泌・代謝内科学
岩崎泰正	高知大学内分泌代謝・腎臓内科
太田昌宏	太田メディカルクリニック
小野百合	小野百合内科クリニック
福田いずみ	日本医科大学糖尿病内分泌代謝内科
藤平隆司	ふじひら内科医院
山守育雄	名古屋第一赤十字病院内分泌内科
横手幸太郎	千葉大学大学院医学研究院細胞治療学
和田典男	市立札幌病院糖尿病内分泌内科

腎臓

今井裕一*	愛知医科大学腎臓・膠原病内科
山門　實*	三井記念病院総合健診センター

遠藤正之[†]	元・東海大学内科学系腎代謝内科		**神 経**	
須藤　博	大船中央病院内科		小林祥泰*	耕雲堂小林病院
西　愼一	神戸大学腎臓内科		亀井徹正*	湘南藤沢徳洲会病院神経内科
藤田芳郎	中部ろうさい病院腎臓内科		足立智英	東京都済生会中央病院内科
松村正巳	自治医科大学地域医療学センター		井田雅祥	虎の門病院リハビリテーション科
宮崎正信	宮崎内科医院		植松大輔[†]	元・植松神経内科クリニック
			北川一夫	東京女子医科大学神経内科

呼吸器

久保惠嗣*	前・信州大学内科学第一
相馬一亥*	前・北里大学救命救急医学
青柴和徹	東京医科大学茨城医療センター呼吸器内科
坂　英雄	国立病院機構名古屋医療センター呼吸器科
佐藤　誠	前・筑波大学睡眠医学講座
田口善夫	天理よろづ相談所病院呼吸器内科
蝶名林直彦	聖路加国際病院呼吸器内科
西　耕一	石川県立中央病院呼吸器内科
西川正憲	藤沢市民病院呼吸器科
花岡正幸	信州大学内科学第一
別役智子	慶應義塾大学呼吸器内科学

神 経

小林祥泰*	耕雲堂小林病院
亀井徹正*	湘南藤沢徳洲会病院神経内科
足立智英	東京都済生会中央病院内科
井田雅祥	虎の門病院リハビリテーション科
植松大輔[†]	元・植松神経内科クリニック
北川一夫	東京女子医科大学神経内科
白田明子	太田熱海病院神経内科
鈴木則宏	慶應義塾大学神経内科
山崎正博	近森病院神経内科
吉井文均	前・東海大学神経内科

アレルギー・膠原病

高林克日己*	三和病院内科
美田誠二*	川崎市立看護短期大学
天野宏一	埼玉医科大学総合医療センターリウマチ膠原病内科
岡崎仁昭	自治医科大学アレルギー膠原病学部門
北　靖彦	横浜労災病院リウマチ・膠原病内科
黒坂大太郎	東京慈恵会医科大学リウマチ・膠原病内科
鈴木貴博	川崎市立川崎病院総合診療科
滝澤　始	杏林大学呼吸器内科
西成田真	西成田医院

血 液

山田　治*	前・山口大学医学部保健学科
米倉修司	順天堂大学
浅野嘉延	西南女学院大学保健福祉学部看護学科
大橋一輝	都立駒込病院血液内科
岡田　定	聖路加国際病院血液内科
小田健司	おだ内科クリニック
川田浩志	東海大学内科学系血液腫瘍内科
佐野文明	聖マリアンナ医科大学横浜市西部病院血液・腫瘍内科
杉原　尚	川崎医科大学血液内科
武元良整	デイジークリニック
日野理彦	鳥取大学血液内科
安川正貴	愛媛大学生体統御内科学

感染症

二木芳人*	昭和大学臨床感染症学
中島正光*	広島国際大学保健医療学部
青木洋介	佐賀大学感染制御部
石田　直	倉敷中央病院呼吸器内科
石丸敏之	下関市立中央病院呼吸器科
下野信行	九州大学グローバル感染症センター
平潟洋一	宮城県立循環器・呼吸器病センター
古川恵一	聖路加国際病院感染症科
宮下修行	川崎医科大学総合内科

［責任編集者(*)以外は各領域内五十音順］

序

　各学会で専門医制度が発足し，多くの専門医が誕生しています．認定内科専門医は(社)日本内科学会によって認定されますが，第1回認定内科専門医資格認定試験は昭和48年に行われました．当初は，試験に対する認識が薄く，また問題の難易度が高いこともあって合格者は毎回10名程度でした．その後，内科専門医制度審議会は資格認定制度を2段階とし，内科研修3年終了者に認定内科医の受験資格を，さらに2年以上の臨床研修を積んだ者に認定内科専門医の受験資格を与えることに決定し，新たに「認定内科医」が設けられました．昭和60年に第1回認定内科医資格認定試験が行われ，平成18年末までに58,244人の認定内科医と，13,688人の認定内科専門医が誕生しています．

　現在，内科各subspecialtyの専門医であっても，内科医としての基礎をしっかりと持っていなければならないとの認識から，内科各subspecialtyの学会と日本内科学会の間で二階建て制度が確立しています．すなわち，各内科系subspecialtyの専門医を取得し，さらに更新するためにも，認定内科医資格を取得していなければならなくなりました．

　認定内科専門医資格認定試験では，受験者に内科全般にわたる幅広い臨床知識と技能が要求されます．特に，すでに内科各subspecialtyの領域の患者さんを中心に診療を行っている方々にとっては，準備のための勉強は大変なものです．そこで，認定内科専門医の皆さんに呼びかけ，知識の整理と新しい医学情報の習得のために，本問題集の作成を企画しました．

　執筆にあたっては，第一線で活躍している認定内科専門医それぞれが，豊富な臨床経験を活かした問題を作成し，懇切丁寧な解説を加えました．内容的には，認定内科医・認定内科専門医受験者のみならず，内科各subspecialtyの専門医試験受験者にも十分役に立ちうるものと考えています．もちろん，本書ですべてをカバーできるものではありません．関連疾患やup-to-dateな知識については，本書以外に各専門分野の成書を参考にしていただきたいと思います．

　認定医制度は，より質の高い医療を提供するために医師のレベルをより高く保ち，かつ，患者さんが受診の際によりわかりやすいようにとの主旨で作られたものです．認定内科医・認定内科専門医に限らず，各subspecialtyの専門医としても，幅広い視野を持った医師として全人的診療を行うことが大切です．一人でも多くの受験者の皆さんが，認定内科医さらに認定内科専門医資格認定試験に合格され，認定内科医，認定内科専門医，また各subspecialtyの専門医として活躍されることを祈念します．

　最後に，本書出版にあたりご尽力をいただいた医学書院の大野智志氏に厚く御礼申し上げます．

平成19年3月

総編集　石橋大海，石村孝夫，小林祥泰，西崎　統

目次

問題編 ──────────────────────────── 1
  1. 総合問題　3
  2. 消化器　9
  3. 循環器　25
  4. 内分泌・代謝　43
  5. 腎臓　53
  6. 呼吸器　63
  7. 血液　75
  8. 神経　91
  9. アレルギー・膠原病　101
 10. 感染症　109

解答・解説編 ──────────────────────── 117
解答一覧　119
解答と解説
  1. 総合問題　123
  2. 消化器　135
  3. 循環器　165
  4. 内分泌・代謝　197
  5. 腎臓　219
  6. 呼吸器　241
  7. 血液　263
  8. 神経　289
  9. アレルギー・膠原病　311
 10. 感染症　329

キーワードインデックス ────────────────── 343

凡例

　本書は，内科の10領域（総合，消化器，循環器，内分泌・代謝，腎臓，呼吸器，血液，神経，アレルギー・膠原病，感染症）について，前半に問題編，後半に解答・解説編をそれぞれまとめて掲載している．

　前半の問題編では，形式（タイプ）ごとに，基本的に下記の順序で掲載されている．

① Aタイプ　：単純択一形式　(a)(b)(c)(d)(e)の5肢の中から1つの正解を選ぶもの
② X2タイプ：多真偽形式　(a)(b)(c)(d)(e)の5肢の中から2つの正解を選ぶもの
③ X3タイプ：多真偽形式　(a)(b)(c)(d)(e)の5肢の中から3つの正解を選ぶもの
④ K2タイプ：多真偽形式　a(1,2)，b(1,5)，c(2,3)，d(3,4)，e(4,5)の2つの組合せ5肢の中から1つの正解を選ぶもの
⑤ K3タイプ：多真偽形式　a(1,2,3)，b(1,2,5)，c(1,4,5)，d(2,3,4)，e(3,4,5)の3つの組合せ5肢の中から1つの正解を選ぶもの

　なお，問題編のなかには，禁忌肢問題（患者の死亡や不可逆的廃絶につながる選択肢，医師としての倫理・態度や法律に抵触するような選択肢が含まれた問題）がある．具体的な禁忌肢については，解答・解説編に明示している．

問題編

1 総合問題

2 消化器

3 循環器

4 内分泌・代謝

5 腎　臓

6 呼吸器

7 血　液

8 神　経

9 アレルギー・膠原病

10 感染症

1 総合問題

問1 次の質問のうち，解釈モデルではない質問はどれか．1つ選べ．
(a) どのような原因で，この病気になったと考えていますか？
(b) 病気になったために，何か生活上の影響がでていますか？
(c) どのような治療をうけるべきだと考えていますか？
(d) 病気が治るまでどれくらい期間が必要だと思いますか？
(e) その症状はこれまでに何度起きましたか？

問2 42歳の女性．非喫煙者．検診で高コレステロール血症を指摘され受診した．心血管イベントの家族歴，既往歴はない．BMI 22, 血圧 154/92 mmHg．総コレステロール 260 mg/dl, HDLコレステロール 40 mg/dl, 糖尿病なし．図1-1は5年以内に心血管イベントを生じる確率を見積もるものである．スタチン系高脂血症治療薬投与による心血管イベントの相対危険減少を40%とする．この図1-1を使った場合，この患者をスタチン系高脂血症治療薬により治療する場合の5年間でのNNT (number needed to treat) はいくらになるか．1つ選べ．
(a) 10〜20
(b) 20〜30
(c) 30〜50
(d) 50〜100
(e) 100以上

問3 消化器系の進行癌患者．モルヒネ徐放製剤 (180 mg/日) と非ステロイド性抗炎症薬の内服で疼痛を管理しているが，内服が困難になりつつあり，除痛も十分ではない．次に行うべき治療として適切でないのはどれか．1つ選べ．
(a) フェンタニル経皮吸収薬への変更．
(b) 塩酸モルヒネの持続皮下注射への変更．
(c) 塩酸ケタミン持続皮下注射の追加．
(d) 非ステロイド性抗炎症薬の静脈内投与への変更．
(e) ペンタゾシン持続皮下注射の追加．

問4 50歳の男性．数週間前からの片側性の咽頭痛を主訴に受診．持続的に軽い鈍痛があるが，時に数秒の強い痛みが発作性に生じ，咽頭から耳へ放散する．痛みは咀嚼や嚥下により誘発されることがある．脈拍88/分・整，血圧146/92 mmHg．貧血黄疸なし．上顎洞上に圧痛なし．咽頭扁桃に発赤なし．甲状腺に圧痛なし．症候が最も合致する疾患はどれか．1つ選べ．
(a) 亜急性甲状腺炎
(b) 舌咽神経痛
(c) 頸動脈解離
(d) 胃食道逆流症
(e) 慢性副鼻腔炎

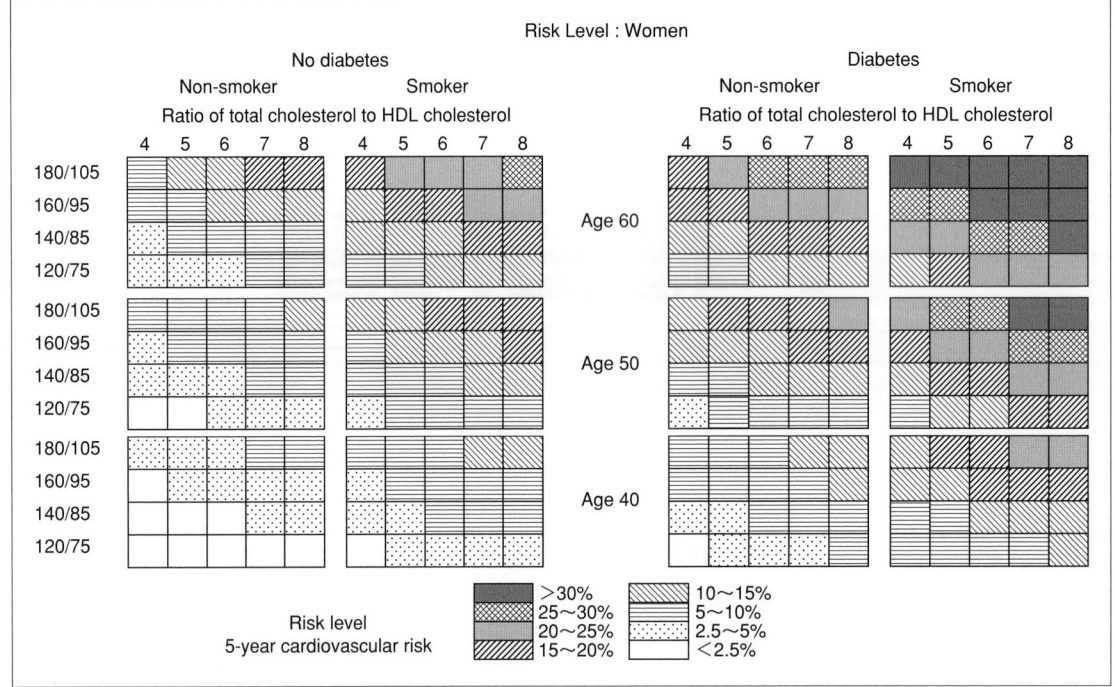

図 1-1　New Zealand cardiovascular risk prediction chart (Jackson, BMJ 2000 ; 320 : 659-661 より引用改変)

問5　30歳の男性．半日前からの右下腹部痛を主訴に救急外来を受診．腹膜炎の可能性を最も高める徴候はどれか．1つ選べ．
(a) 随意筋性防御(guarding)の存在
(b) 不随意筋性防御(rigidity)の存在
(c) 反跳痛の存在
(d) 直腸の圧痛の存在
(e) 腹壁圧痛テスト(abdominal wall tenderness test)陽性

問6　27歳の女性．これまで健康であった．このたび就職し会社の健康診断にて肝機能異常を指摘されて来院した．特に自覚症状はない．
血液所見：RBC 420万/μl, Hb 12.6 g/dl, WBC 4,200/μl, Plt 23万/μl, プロトロンビン時間14秒(基準10〜14)．
血清学的所見：血糖 98 mg/dl, TP 6.5 g/dl, AST 18単位, ALT 20単位, ALP 216単位(基準260以下), 総ビリルビン 3.4 mg/dl, 直接ビリルビン 0.8 mg/dl, HBs抗原(陽性), HBe抗原(陰性), HCV抗体(陰性)．

最も考えられる疾患はどれか．1つ選べ．
(a) 肝外閉塞性黄疸
(b) B型肝硬変症
(c) B型急性肝内胆汁うっ滞
(d) Gilbert症候群
(e) Dubin-Johnson症候群

問7　72歳の女性．独居．頭痛にて夜間，緊急に来院した．午後11時頃テレビを見た後で就寝したところ，急に悪心を生じ頭痛が始まった．一度，嘔吐があって夕食で食べたものを吐いた．頭痛は次第に増悪して，物がはっきりと見にくいようである．四肢のしびれ感や運動麻痺はない．3年前に一時うつ病の治療を受けた以外は，血圧も正常で比較的健康であった．薬に対するアレルギーもない．
　来院時，意識は清明で，体温 36.2℃，脈拍 80/分・整．血圧 142/80 mmHg．身体診察では，胸部や腹部，四肢には所見がない．
　まず行うべきことをどれか．1つ選べ．
(a) 三環系抗うつ薬の投与

(b) アスピリンの投与
(c) 消化器内視鏡検査
(d) 眼圧の測定
(e) 腰椎穿刺

問8 以下の組み合わせで誤っているのはどれか．1つ選べ．
(a) 浅い頻呼吸 ― 外傷性の肋骨骨折
(b) 起座呼吸 ― 重症の心不全
(c) Kussmaul 呼吸 ― 糖尿病性代謝性アシドーシス
(d) Cheyne-Stokes 呼吸 ― 過換気症候群
(e) Biot 呼吸 ― 大脳髄質レベルの障害

問9 性器クラミジア感染症について誤っているのはどれか．1つ選べ．
(a) 性器クラミジア感染者の30%は無症状である．
(b) 男女共に不妊症の原因になる．
(c) 感染妊婦から生まれた新生児は結膜炎に罹患しやすい．
(d) 子宮頸部に頸部子宮外妊娠を生じる．
(e) 子宮頸管炎と骨盤内炎症疾患では抗菌薬の選択が異なる．

問10 56歳の男性（Aさん）．5年前に糖尿病と診断され，食事療法の指導を受けたがほとんど実行していない．この度もノドの渇きを訴えて来院した．本日の検査では空腹時血糖 150 mg/dl，HbA_{1c} 8.9% である．
再度，食事療法の説明が必要であるが，以下の医師の説明について，最も望ましい進め方はどれか．1つ選べ．

医師の説明
(1)「糖尿病の治療である食事療法について，Aさんが既にご存じの事柄をお聞かせ下さい．」
(2)「Aさんの病気は糖尿病です．これは体の中で糖分が上手く代謝されず，余分な糖が尿の中に出てゆきます．糖尿病は始めは自覚症状もありませんが，放置すると全身の動脈硬化が進み色々な病気が出てきます．」
(3)「糖尿病とその治療法について，さらに何かご質問や気が付いたことがあれば，どうぞお聞き下さい．」
(4)「糖尿病について A さんはどのようにお考えですか．現状について何かご心配などはありませんか．」
(5)「糖尿病は膵臓で作られるインスリンという糖を代謝する物質が，相対的に不足することで起こります．そこで，血糖を厳重にコントロールすることが必要で，それにはまず1日に食べる総カロリーを制限することが大切です．これは，どんな糖尿病のお薬を使う治療にも優先する治療法です．」

(a) 3 → 4 → 2 → 1 → 5
(b) 4 → 2 → 1 → 5 → 3
(c) 4 → 3 → 1 → 2 → 5
(d) 3 → 4 → 1 → 2 → 5
(e) 1 → 5 → 4 → 2 → 3

問11 検査の感度と特異度に関して正しいのはどれか．1つ選べ．
(a) 感度は検査で陽性の時，その疾患が患者に存在する確率に等しい．
(b) 特異度は検査で陰性の時，その疾患が患者に存在しない確率に等しい．
(c) 感度が高い検査で陰性の時，その疾患がない確率が高くなる．
(d) 特異度の高い検査はスクリーニング検査に特に有用である．
(e) 特異度が高くなれば，感度も上がる．

問12 呼吸困難について正しいのはどれか．1つ選べ．
(a) SpO_2 が 100% であれば呼吸困難は起こらない．
(b) 酸素濃度と密接に関連する．
(c) 正常者では呼吸困難は起こらない．
(d) 頻呼吸と関連する．
(e) 換気の努力性と関連する．

(問13) 甲状腺の触診に関して正しいのはどれか．1つ選べ．
(a) 甲状腺の峡部は輪状軟骨の上方に位置する．
(b) 嚥下時に甲状腺は気管と離れて上下に動く．
(c) Basedow病では圧痛を伴う．
(d) 高齢者では胸郭に近い低い位置に甲状腺がある．
(e) 甲状腺に結節を触れる場合，悪性であることが多い．

(問14) 失神に関して正しい記載はどれか．1つ選べ．
(a) 病歴と診察により失神の原因の90％が特定できる．
(b) 前兆のない失神は血管迷走神経失神であることが多い．
(c) 高齢者の薬剤による失神の原因として降圧薬が多い．
(d) けいれんでは発作消失後速やかに意識が回復する．
(e) 失神の予後は原因によらず良好である．

(問15) ある疾患の検査前確率が40％であった．その後，感度55％，特異度90％の検査を行い，結果は陰性であった．検査後確率はいくらか．1つ選べ．
(a) 5％
(b) 10％
(c) 25％
(d) 40％
(e) 55％

(問16) 以下の診療行為のうち，国内の法律で認められるのはどれか．1つ選べ．
(a) 患者から診断書の作成依頼があったが断った．
(b) 患者の希望があり初診日を実際より6か月遅く記載して診断書を作成した．
(c) 外来受診を1週間前にした患者が自宅で死亡したため検案をせず死亡診断書を作成した．
(d) 勤務医を65歳定年でやめたので勤務中の患者の情報を名簿業者に譲渡した．
(e) 最後の診察から10年たった患者の診療録を破棄した．

(問17) 急性咽頭炎の診断と治療に関して正しいのはどれか．1つ選べ．
(a) 急性咽頭炎で受診した患者の3/4がA群レンサ球菌性咽頭炎である．
(b) A群レンサ球菌性咽頭炎ではウイルス性より前頸部リンパ節の腫脹・圧痛を伴う．
(c) A群レンサ球菌性咽頭炎では抗菌薬治療でも合併症を予防できない．
(d) A群レンサ球菌性咽頭炎に対する抗菌薬開始前に咽頭培養による確認が必要である．
(e) A群レンサ球菌性咽頭炎ではマクロライド系抗菌薬が第一選択である．

(問18) 医療面接について誤っているものはどれか．1つ選べ．
注：患者主体の面接とは，自由質問法を用いて，身体情報・個人情報・感情的情報を引き出すやり方である．
医師主体の面接とは，短い自由質問のあと直接診断・治療に必要なことについて閉ざされた質問で訊き出すやり方である．
(a) 患者から症状と心配事を訊きだすことは診療上，十分な価値がある．
(b) 患者主体の面接法は，患者が自分にとって何が最も重要かを表現するよう促す．
(c) 医師主体の面接だけでは心理社会的問題とわかる主たる問題の6％しか引き出せない．
(d) 患者のとっかかりの発言を医師は平均1分でさえぎっている．
(e) 一般の面接の10％が患者主体，90％が医師主体のプロセスに割かれている．

(問19) 人間関係に影響する医師または患者の個性の特色について誤っているのはどれか．1つ選べ．
(a) 負の感情は正常でありだれにでもある．

(b) 社会に適応できない依存的な患者は、際限のない心配事や面倒をみてもらいたいという願望を持っている．
(c) 社会に適応できない演技的な患者は，他人特に，同性に感情的にかかわる強い要求を持っている．
(d) 自滅的な患者は，苦しんでいるときのみ，また罰に引き続く自責の念を親が示したときのみ愛されていると感じる．
(e) 社会に適応できない妄想的な患者は，自分の過失，欠点，衝動，他人による侵害などへの恐れが強い．

(問20) 32歳の男性．思い当たることがあり，HIVの検査を受けたところ陽性であった．"もしも妻に知れたら，結婚生活は破滅してしまう．"と配偶者への告知を拒否している．
医師の対応の仕方として誤っているものはどれか．1つ選べ．
(a) 患者の意思を尊重し知らせないことを約束する．
(b) 患者の不安な気持ちを聴く．
(c) 感染予防の教育をする．
(d) 配偶者に知らせる必要性を話す．
(e) 開示または非開示による影響について話し合う．

(問21) 70歳女性．2年前に滑って転んでから背部の痛みが続いていた．最近，再度滑ってから徐々にその痛みが悪化した．痛みは肩甲骨下端を結んだ背部中央部にあり，時に鋭い痛みもあるが常に鈍い痛みがある．体を捻ると痛みが増し，安静や鎮痛薬内服で軽減する．小柄な体格（BMI＝19）で猫背である．胸腹部に異常なく，背部（Th7～8）に叩打痛がある．
最も考えられる診断はどれか．1つ選べ．
(a) 変形性脊椎症
(b) 骨粗鬆症による脊椎圧迫骨折
(c) 脊椎ヘルニア
(d) 脊椎すべり症
(e) 脊椎管狭窄

(問22) 65歳の男性．進行期肺癌に対して2サイクルの化学療法を行ったが奏効せず，今後は緩和ケアが目標となると話したところである．患者は"これからどうなるのでしょうか？"と質問した．治療関係を深めるための対応として，より適切なのはどれか．2つ選べ．
(a) 進行はかなり遅いと思われますので，それほど苦痛が強くなることはないでしょう．
(b) 何かが起きたら，その都度それに対処していきましょう．
(c) 一番心配されていることがどんなことか，話していただけませんか？．
(d) 今後のことについて，とても心配していらっしゃるのですね．
(e) そのことについては，今の時点ではよくわかりません．

(問23) 30歳の男性．急性薬物中毒で救急車で搬送されてきた．縮瞳していた．考えられる薬物はどれか．
(1) 麻薬
(2) 抗コリン薬
(3) 三環系抗うつ薬
(4) コカイン
(5) 有機リン
a(1,2)　b(1,5)　c(2,3)　d(3,4)　e(4,5)

(問24) わが国の保険診療で認められている行為はどれか．
(1) 医師が自分自身を対象に診療する．
(2) 被保険者が健康診断目的で胸部X線検査を希望したので，それに応じる．
(3) 入院時食事療養費の自己負担額の請求を行う．
(4) 研究目的の治療を研究費で行う．
(5) カルテの訂正に修正液を使用する．
a(1,2)　b(1,5)　c(2,3)　d(3,4)　e(4,5)

(問25) バイタルサインについて正しいのはどれか．
(1) 収縮期血圧が140 mmHg以上または拡張期

血圧が 90 mmHg 以上を高血圧という．
(2) 下肢の収縮期血圧は上肢と同じか，20 mmHg 以内の範囲で高い値を示す．
(3) 脈拍は吸気時に増加し，呼気時に減少するが，これを呼吸性不整脈という．
(4) 吸気時に聞かれる喘鳴(stridor)は，主に気管支喘息で聞かれる．
(5) 通常，体温は朝が最も低く午後から夕方にかけて，0.5〜1.0℃高くなる．

a(1, 2, 3)　b(1, 2, 5)　c(1, 4, 5)　d(2, 3, 4)　e(3, 4, 5)

問 26　25歳の女性．数日間の全身倦怠感と発熱，咽頭痛のため総合外来を受診した．

身体診察：血圧 100/60 mmHg，脈拍数 80/分，呼吸数 20/分，体温 38.5℃
咽頭は発赤，口蓋扁桃は発赤，腫脹，白苔がみられた．頸部リンパ節腫脹，自発痛はないが圧痛がある．心音呼吸音正常，腹部で季肋下約 3 cm 肝臓が触れる．神経学的診察は異常なし．

検査所見：WBC 9,900/μl（桿状核球 3%，分葉核球 7%，リンパ球 60%，単球 4%，好酸球 0%，好塩基球 0%，異型リンパ球 26%），RBC 352 万/μl，Hb 11.0 g/dl，Ht 33%，Plt 16 万/μl，AST 265 IU/l，ALT 213 IU/l，LDH 642 IU/l，γGT 144 IU/l，CRP 0.65 mg/dl．

この疾患の検査や治療について正しいのはどれか．

(1) EB ウイルス，サイトメガロウイルス抗体検査の提出
(2) 解熱薬
(3) 抗菌薬投与
(4) 抗結核薬投与
(5) 腹部エコー検査

a(1, 2, 3)　b(1, 2, 5)　c(1, 4, 5)　d(2, 3, 4)　e(3, 4, 5)

問 27　失神とけいれんの鑑別上，有用な問診事項や診察所見はどれか．

(1) 発作直後の見当識
(2) 発作前の悪心や発汗
(3) 尿失禁
(4) 外傷
(5) 舌のかみ傷

a(1, 2, 3)　b(1, 2, 5)　c(1, 4, 5)　d(2, 3, 4)　e(3, 4, 5)

2 消化器

問1 59歳の男性．特に腹部症状はないが，検診目的での上部消化管内視鏡検査を希望して来院した．既往歴に特記すべきことはない．内視鏡写真を図2-1に，色素内視鏡所見を図2-2に示す．

今後の治療方針について正しいのはどれか．1つ選べ．
(a) 内視鏡による経過観察を定期的に行う．
(b) *Helicobacter pylori* の除菌治療を行う．
(c) 内視鏡的粘膜切除術（EMR）を行う．
(d) 胃全摘術を行う．
(e) 内視鏡的レーザー焼灼術を行う．

問2 69歳の男性．半年前から上腹部膨満感および食欲不振が出現し，ここ3か月で5kgの体重減少を認めたため，精査目的で来院した．初診時の上部消化管内視鏡写真を図2-3に示す．内視鏡検査施行医によれば，胃内で内視鏡の反転ができなかった．

正しいのはどれか．1つ選べ．

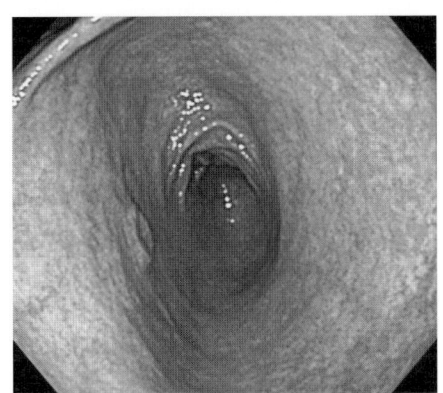

図2-1 （カラー口絵参照）

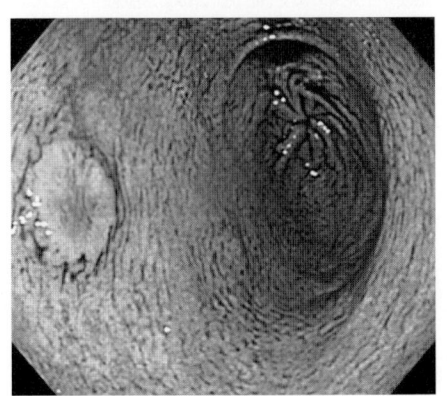

図2-2 （カラー口絵参照）

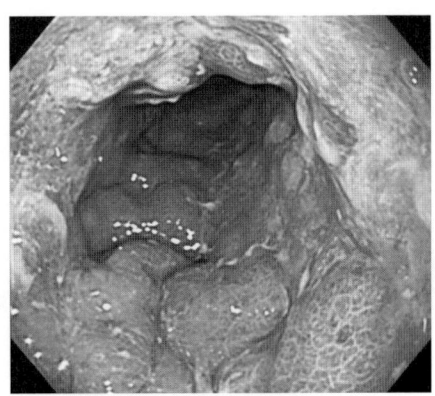

図2-3 （カラー口絵参照）

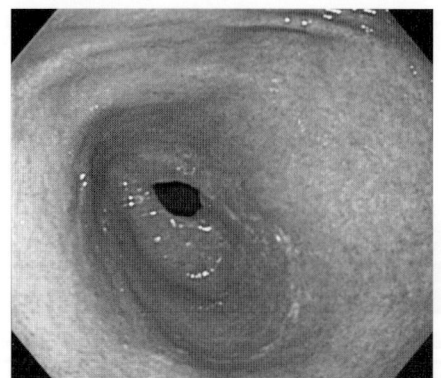

図 2-4 （カラー口絵参照）

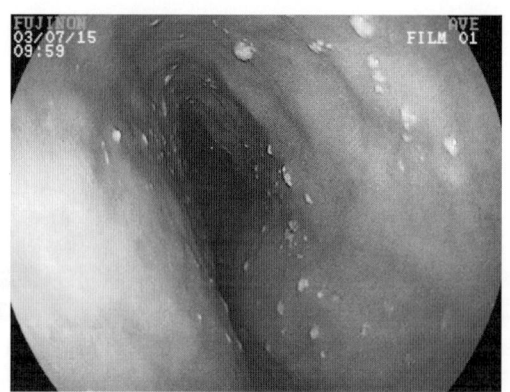

図 2-6 （カラー口絵参照）

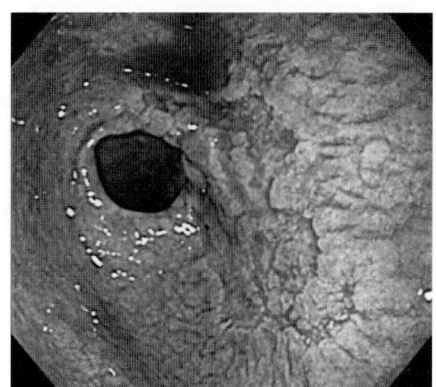

図 2-5 （カラー口絵参照）

(a) 胃 MALT リンパ腫
(b) 広範囲 IIc 型胃癌
(c) びらん性胃炎
(d) びまん浸潤型胃癌
(e) 巨大ひだ症

問3 49歳の女性．特に腹部症状はないが，最近胃癌で亡くなった親類がいたため，上部消化管内視鏡検査を希望して来院した．既往歴に特記すべきことはない．内視鏡写真を図 2-4 に，色素内視鏡所見を図 2-5 に示す．
今後の治療方針について正しいのはどれか．1つ選べ．

(a) *Helicobacter pylori* を調べ，陽性であれば除菌治療を行う．
(b) 内視鏡的粘膜切除術（EMR）を行う．
(c) 胃全摘術を行う．
(d) 酸分泌抑制薬と防御因子増強薬を投与し，外来で経過観察を行う．
(e) 開腹縮小手術を行う．

問4 食道の内視鏡像を図 2-6 に示す．この所見と関連の低いのはどれか．1つ選べ．

(a) 血液透析
(b) 副腎皮質ホルモン薬の服用
(c) *Helicobacter pylori* 菌感染
(d) 悪性腫瘍
(e) 糖尿病

問5 食道・胃静脈瘤に関する下記の記述の中で誤っているのはどれか．1つ選べ．

(a) 白色静脈瘤よりも青色静脈瘤の方がより出血しやすい．
(b) 発赤所見のない症例では，形態の増大に伴い易出血傾向となる．
(c) 発赤所見の中で血マメ様所見は特に出血の危険性が高い．
(d) フィブリン栓では白色栓が止血 2～7 日後に観察されることが多い．
(e) 食道・胃静脈瘤患者の主な死因は肝癌および肝不全である．

問6 32歳の男性．腹痛，嘔吐を主訴に来院した．5年前に1日5～6回の水様性下痢が約2か

月継続し，以後時々下痢を繰り返していた．今回は昨日から1日10回の下痢と腹痛が出現したため救急受診した．既往歴，家族歴に特記すべきことはない．薬剤アレルギーはない．

身体所見：身長160cm，体重43kg．体温37.3℃．脈拍90回/分で整．血圧124/72mmHg．眼瞼結膜に貧血を認めない．眼球結膜に黄疸を認めない．腹部は軟で，グル音の亢進と腹部全体に軽い圧痛を認める．筋性防御を認めない．腸雑音なし．

血液所見：RBC 360万，Hb 11.6g/dl，WBC 11,000（好中球95％），Plt 36万．

血清生化学所見：血糖150mg/dl．TP 5.0mg/dl，BUN 15mg/dl，Cr 0.8mg/dl，総コレステロール160mg/dl，中性脂肪120mg/dl，Na 133mEq，K 3.0mEq．CRP 3.0mg/dl（基準0.3以下）．

便培養陰性．

入院後，禁食および中心静脈栄養（IVH）管理とし，保存的に加療した．大腸内視鏡の所見を図2-7に示す．同様の所見がS状結腸，上行結腸，回腸に見られた．

今後の治療方針として適切なのはどれか．1つ選べ．

(a) サラゾピリン
(b) メトロニダゾール
(c) アザチオプリン
(d) ファモチジン
(e) 成分栄養剤

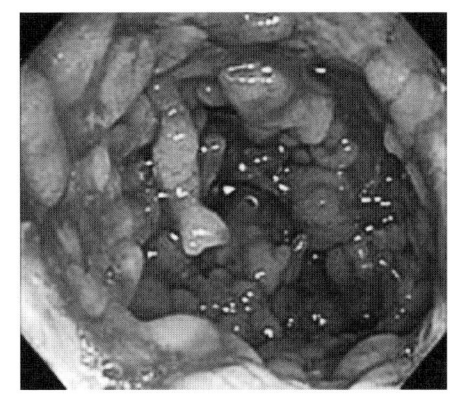

図2-7（カラー口絵参照）

（基準25～40秒）．

血清生化学所見：血糖103mg/dl．TP 4.0mg/dl，血清Alb 2.1mg/ml，AST 20IU/l（基準10～40IU/l），ALT 23（基準5～40IU/l），IgG 900mg/dl，IgA 100mg/dl，BUN 15mg/dl，Cr 0.6mg/dl，総コレステロール170mg/dl，中性脂肪120mg/dl，Na 133mEq，K 3.0mEq．CRP 0.3mg/dl（基準0.3以下）．

尿所見：糖（-），蛋白（-）．

胸部X線上異常を認めない．

診断のために有用な検査はどれか．1つ選べ．

(a) 糞便中脂肪定量
(b) 乳糖負荷試験
(c) α_1アンチトリプシンクリアランス試験
(d) D-キシロース試験
(e) シーリング試験

問7 42歳の女性．数週間前からの全身の浮腫，食欲不振を主訴に来院した．既往歴，家族歴に特記すべきことはない．薬剤アレルギーはない．

身体所見：身長157cm，体重38kg．体温36.8℃．脈拍50回/分で整．血圧102/72mmHg．心音正常，眼瞼結膜に軽度貧血を認める．眼球結膜に黄疸を認めない．腹部は軟で，グル音の亢進と腹部全体に圧痛を認める．筋性防御を認めない．腸雑音なし．

血液所見：末梢血；RBC 360万，Hb 9.6g/dl，WBC 4,000（好中球80％），Plt 16万．血液凝固系：PT 98％（基準70～140％），APTT 30秒

問8 小腸腫瘍について正しいのはどれか．1つ選べ．

(a) 全消化管腫瘍の1％未満である．
(b) 良性腫瘍の中では平滑筋腫が最も多い．
(c) 悪性腫瘍の中では平滑筋肉腫が最も多い．
(d) 小腸癌は回腸に多い．
(e) カルチノイドは空腸に多い．

問9 65歳の男性．下痢，腹痛を主訴に来院した．下痢が約2か月継続したため近医を受診し慢性腸炎と診断された．原因精査のため紹介された．

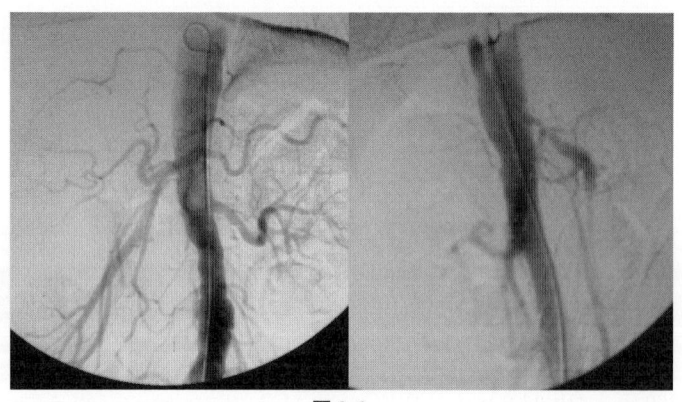

図 2-8

既往歴，家族歴に特記すべきことはない．

身体所見：身長 167 cm，体重 52 kg．体温 37.8℃．脈拍 88 回/分で整．血圧 110/62 mmHg．眼瞼結膜に貧血を認めない．眼球結膜に黄疸を認めない．腹部は平坦で軟．グル音の亢進と腹部全体に軽い圧痛を認める．筋性防御を認めない．弱い腸雑音を聴取．

血液所見：RBC 410 万，Hb 13.6 g/dl，WBC 11,000（好中球 95%），Plt 36 万．

血清生化学所見：血糖 150 mg/dl．TP 6.0 mg/dl，BUN 15 mg/dl，Cr 0.8 mg/dl，総コレステロール 250 mg/dl，中性脂肪 210 mg/dl，Na 133 mEq，K 3.1 mEq．CRP 2.3 mg/dl（基準 0.3 以下）．

入院後，胃および大腸内視鏡，小腸造影にて回腸末端部の浅いびらんと十二指腸の多発潰瘍を認めた．食事開始直後より心窩部および腹部に激痛が出現した．腹腔動脈および上腸間膜動脈造影を図 2-8 に示す．

この疾患に対し適切でない治療法はどれか．1 つ選べ．

(a) 動脈のバルーン拡張術
(b) 抗菌薬投与
(c) 完全中心静脈栄養
(d) 血栓溶解療法
(e) 大腸部分切除

(問 10) 下痢の治療について誤っているのはどれか．1 つ選べ．

(a) 急性下痢では診断の確定を待たずに治療を開始することがある．
(b) 軽度の脱水症では経口補液が有効な場合が多い．
(c) 急性下痢には，発症早期に強力な止瀉薬を使用すべきである．
(d) 感染性下痢に対しても抗菌薬はむやみに使用すべきでない．
(e) 毒素型食中毒（ボツリヌス菌，ブドウ球菌）では一般に抗菌薬の適応はない．

(問 11) 35 歳の男性．特に自覚症状はないが，人間ドックにて軽度の黄疸を指摘され精査目的にて受診した．

検査所見：WBC 4,600/μl，RBC 485×10^4/μl，Hb 14.8 g/dl，GOT 23 IU/l，GPT 17 IU/l，総ビリルビン 4.5 mg/dl，直接ビリルビン 3.7 mg/dl，血中胆汁酸 8 μM（基準 10 μM 以下），尿中コプロポルフィリン排泄量 81 μg/日（基準 50〜110 μg/日），尿中コプロポルフィリン I 92%．腹部超音波検査にて肝臓に異常を認めず．

検査所見から考えられるのはどれか．1 つ選べ．

(a) 肝 UGT1A1 活性の完全欠損
(b) ICG 排泄の高度遅延
(c) 黒色肝
(d) 尿ウロビリノーゲン陰性
(e) 尿ポルフォビリノーゲンの著増

(問 12) B 型肝炎ウイルスマーカーについて正しいのはどれか．1 つ選べ．

(a) HBs 抗体陽性であれば過去の感染の既往と判断してよい．
(b) HBe 抗原陽性は変異株の増殖を示す．
(c) HBe 抗体陽性は血中からの B 型肝炎ウイルスの消失を示す．
(d) DNA ポリメラーゼ陰性は血中からの B 型肝炎ウイルスの消失を示す．
(e) わが国に最も多い B 型肝炎ウイルスの遺伝子型は C である．

(問 13) インドシアニングリーン (ICG) 15 分停滞率が最も高いのはどれか．1 つ選べ．
(a) Gilbert 症候群
(b) Dubin-Johnson 症候群
(c) Rotor 症候群
(d) 代償性肝硬変
(e) 慢性腎不全

(問 14) 肝腎症候群について正しいのはどれか．1 つ選べ．
(a) 高度の蛋白尿を認める．
(b) 肝内胆汁うっ滞に高率に合併する．
(c) 尿中ナトリウム排泄は低下する．
(d) 中心静脈圧は低下することが多い．
(e) 腎移植が有効である．

(問 15) 劇症肝炎の診断に必要な臨床検査はどれか．1 つ選べ．
(a) 血清トランスアミナーゼ値
(b) 血中アンモニア値
(c) 血清ビリルビン値
(d) プロトロンビン時間
(e) 脳波

(問 16) 45 歳の男性．C 型慢性肝炎．Plt 11 万/μl，AST 105 IU/l，ALT 130 IU/l，HCV genotype 1b，HCV-RNA 量 800 KIU/ml，肝生検で A2F3，症状はない．
現時点で最も適切と考えられる治療はどれか．

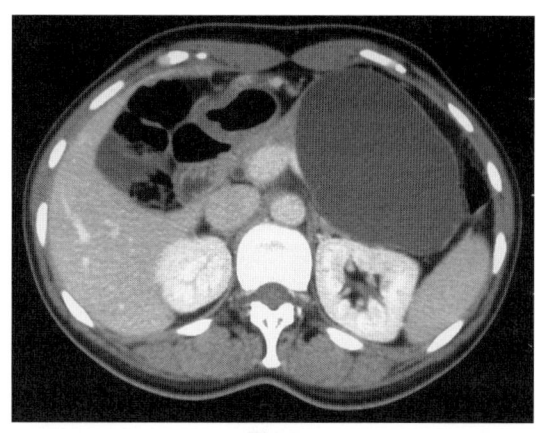

図 2-9

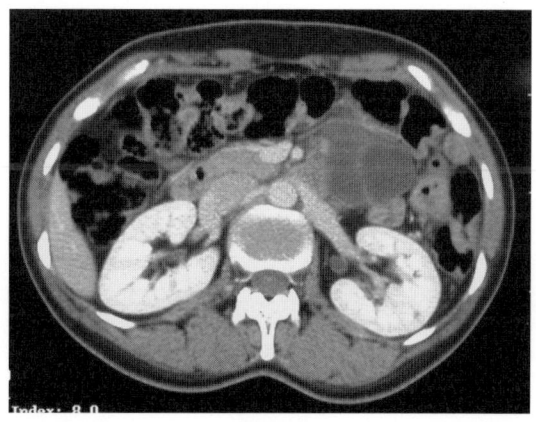

図 2-10

1 つ選べ．
(a) 経過観察
(b) ウルソデオキシコール酸投与
(c) 6 か月間のインターフェロン単独療法
(d) 12 か月間のペグインターフェロン単独療法
(e) ペグインターフェロン/リバビリン併用療法

(問 17) 32 歳の女性．腹部腫瘤の精査目的に来院した．アルコール歴なし．
血液・生化学検査所見：WBC 3,800/μl，RBC 407 万/μl，Hb 10.1 g/dl，Plt 18.3 万/μl，GOT 16 IU/l，GPT 14 IU/l，ALP 253 IU/l，γ-GTP 11 IU/l，血清アミラーゼ 65 IU/l，CA 19-9 7 U/ml，CEA<2.0 ng/ml，Fe 53 μg/dl，TIBC 414 μg/dl．
腹部造影 CT (図 2-9，2-10) を示す．

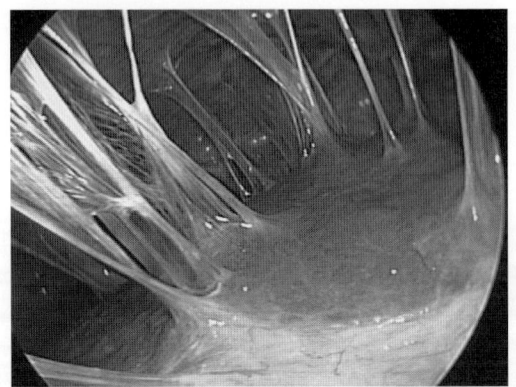

図 2-11

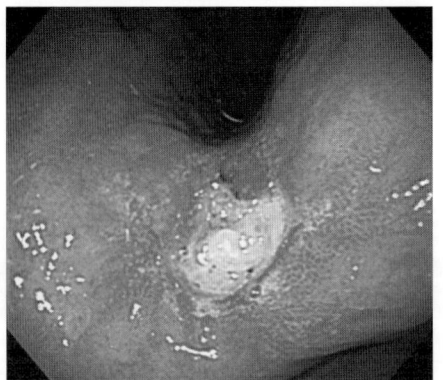

図 2-12 （カラー口絵参照）

最も考えられるのはどれか．1つ選べ．
(a) 膵石症
(b) 膵癌
(c) 粘液性膵嚢胞性腫瘍
(d) 膵管内乳頭腫瘍
(e) 膵内分泌腫瘍

問 18 32 歳の女性．発熱と右季肋部痛を主訴に来院した．既往歴として 28 歳時に帝王切開あり．

身体所見：体温 37.2℃，貧血および黄疸を認めず．表在リンパ節触知せず．右季肋部に圧痛，筋性防御あり．肝脾は触知せず．

検査所見：WBC 8,500/μl（好中球 72.4%），Hb 13.9 g/dl，CRP 12.5 mg/dl，T-Bil 0.5 mg/dl，AST 15 IU/l，ALT 12 IU/l，LDH 288 IU/l，ALP 126 IU/l，抗核抗体陰性．超音波検査，CT 検査，上部消化管内視鏡検査では異常所見は認められず．

腹腔鏡検査所見を**図 2-11** に示す．

考えられる疾患はどれか．1つ選べ．
(a) 結核性腹膜炎
(b) 腹膜中皮腫
(c) Fitz-Hugh-Curtis 症候群
(d) 腹膜偽粘液腫
(e) 急性間欠性ポルフィリン症

問 19 31 歳の男性．心窩部痛，食欲不振を主訴に来院した．2〜3 か月前より心窩部痛が出現し，時々便が黒くなることに気づいていた．市販薬を内服して一時的におさまったが，徐々に食欲不振を伴うようになった．血液生化学検査で軽度の貧血を認め，上部消化管内視鏡検査で**図 2-12** に示す所見を胃角部小彎に認めた．

今後の治療方針について正しいのはどれか．2つ選べ．
(a) 直ちに外科医に紹介し，手術を依頼する．
(b) *Helicobacter pylori* を調べ，陽性であれば除菌治療を行う．
(c) 直ちに内視鏡的止血術を行う．
(d) プロトンポンプ阻害薬を投与する．
(e) 防御因子増強薬のみを投与し，外来で経過観察する．

問 20 71 歳の女性．検診時の胃透視で複数の隆起性病変が疑われ，精査目的で来院した．既往歴に特記すべきことはない．上部消化管内視鏡写真を**図 2-13** および**図 2-14** に示す．

今後の治療方針で正しいのはどれか．2つ選べ．
(a) 多発癌が疑われるため，胃全摘術を行う．
(b) 早期胃癌の多発が疑われるため，内視鏡的粘膜切除術（EMR）を行う．
(c) 生検を行って悪性が否定できれば，定期的な経過観察を行う．
(d) *Helicobacter pylori* を調べ，陽性であれば除菌治療を行う．
(e) 患者の同意を得たのち，ポリペクトミーを行う．

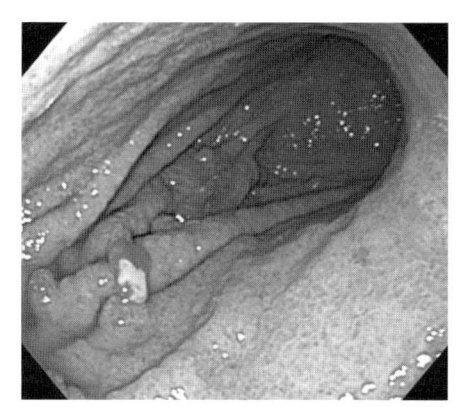

図 2-13 （カラー口絵参照）

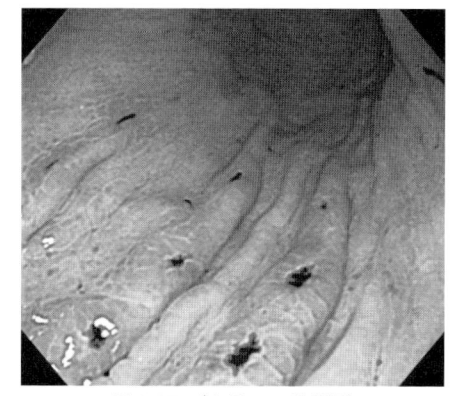

図 2-15 （カラー口絵参照）

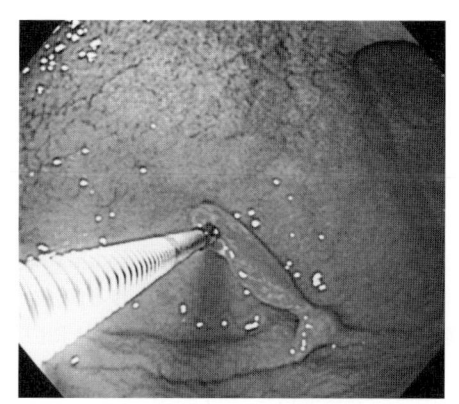

図 2-14 （カラー口絵参照）

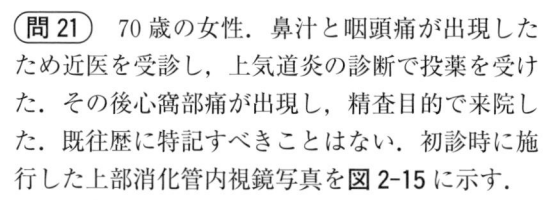

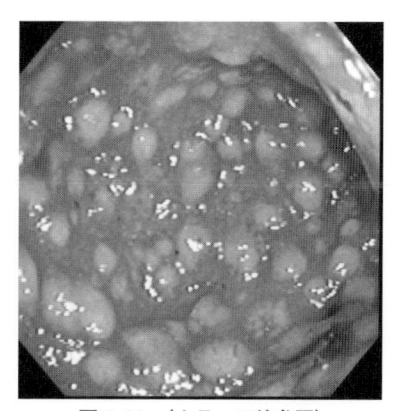

図 2-16 （カラー口絵参照）

問 21　70 歳の女性．鼻汁と咽頭痛が出現したため近医を受診し，上気道炎の診断で投薬を受けた．その後心窩部痛が出現し，精査目的で来院した．既往歴に特記すべきことはない．初診時に施行した上部消化管内視鏡写真を図 2-15 に示す．
この症例に関して正しいのはどれか．2 つ選べ．
(a) Helicobacter pylori の感染が原因であり，まず除菌治療を行う．
(b) 多発性早期胃癌の可能性が高いため，すべての病変から胃生検を行う．
(c) 服用薬の中に NSAIDs が含まれていないかどうかを確認する．
(d) 多発性出血が疑われるため，純エタノール局注による止血を行う．
(e) プロトンポンプ阻害薬などの酸分泌抑制薬や防御因子増強薬などを投与する．

問 22　脂肪便（steatorrhea）がみられるのはどれか．2 つ選べ．
(a) 盲係蹄症候群
(b) 大腸全摘後
(c) 膵石症
(d) 過敏性腸症候群
(e) 潰瘍性大腸炎

問 23　大腸内視鏡写真を図 2-16 に示す．正しいのはどれか．2 つ選べ．
(a) 重篤な基礎疾患で加療中の高齢者に多い．
(b) 起炎菌として Klebsiella oxytoca が重要である．
(c) バンコマイシン経口投与が有効である．
(d) 抗 TNF-α 抗体投与が有効である．
(e) 副腎皮質ステロイド薬注腸療法が有効である．

問 24 劇症肝炎の治療で正しいのはどれか．2つ選べ．
(a) 血漿交換療法
(b) 特殊組成アミノ酸製剤大量補充療法
(c) ステロイドリバウンド療法
(d) ヘパリン療法
(e) 消化管出血の予防

問 25 肝硬変でみられる門脈側副血行路について正しいのはどれか．2つ選べ．
(a) 食道静脈瘤の形成に関与する主な側副血行路は脾腎短絡路である．
(b) 臍傍静脈を介する側副血行路が発達している例ではしばしば腹壁静脈怒張（caput medusae）がみられる．
(c) 脾腎短絡路では脾門部から右腎静脈へつながる側副血行路を認める．
(d) 遠肝性側副血行路が発達している例では高アンモニア血症をきたしやすい．
(e) 側副血行路の発達は肝細胞灌流血流を低下させ，肝不全を助長する．

問 26 重症急性膵炎で正しいのはどれか．2つ選べ．
(a) 病理学的には浮腫性膵炎である．
(b) 感染の兆候があればすぐ専門医へ紹介する．
(c) 大量輸液にならないように注意する．
(d) 造影 CT 検査は禁忌である．
(e) 胆石嵌頓例では外科手術よりも内視鏡的乳頭切開術を行う．

問 27 慢性膵炎の診断について正しいのはどれか．2つ選べ．
(a) 成因として自己免疫性が含まれる．
(b) 大きな膵石はアルコール性慢性膵炎で多い．
(c) 女性患者が減少している．
(d) 腹痛は代償期に多く認められる．
(e) 診断基準では，症状，膵外分泌機能検査，画像診断が3本柱である．

問 28 腫瘍マーカーについて正しいのはどれか．2つ選べ．
(a) DU-PAN-2 は慢性肝炎や肝硬変でも高値になることがある．
(b) CA19-9 は閉塞性黄疸の際に偽陽性を示すことがある．
(c) CEA は胃癌で最も陽性率が高い．
(d) SLX（シアリル SSEA-1）は良性疾患でも陽性率が高い．
(e) DU-PAN-2 は Lewis 式血液型陰性（Le^{a-b-}）の人では産生されない．

問 29 52歳の女性．1年前より前胸部痛，嘔吐が出現するようになり上部消化管内視鏡検査を施行．その後プロトンポンプ阻害薬を内服するも症状持続するため入院となった．
身体所見：全身皮膚の硬化，色素沈着，色素脱失あり，両側下肺野にて fine crackle の聴取．両手指関節と肩関節の拘縮を認める．
検査所見：WBC 8,000, Hb 7.5 g/dl, Plt 60万, CRP 1.67 mg/dl, 抗核抗体 2,560 倍, 抗 Scl-70 抗体 500 U/ml 以上．上部消化管内視鏡写真（図 2-17），24時間食道内 pH 測定グラフ（図 2-18）を示す．
この症例についての記述で正しいのはどれか．3つ選べ．
(a) 内視鏡所見はロサンゼルス分類/Grade A に相当する逆流性食道炎である．
(b) 粘膜の固有層や粘膜下層の膠原組織の増加が

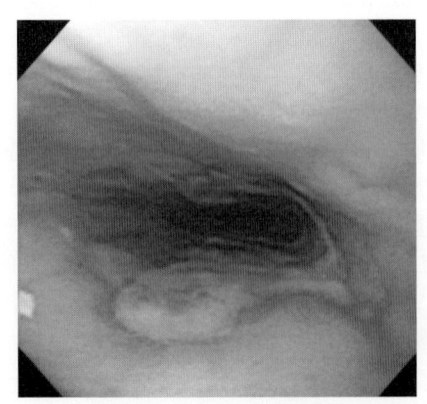

図 2-17 （カラー口絵参照）

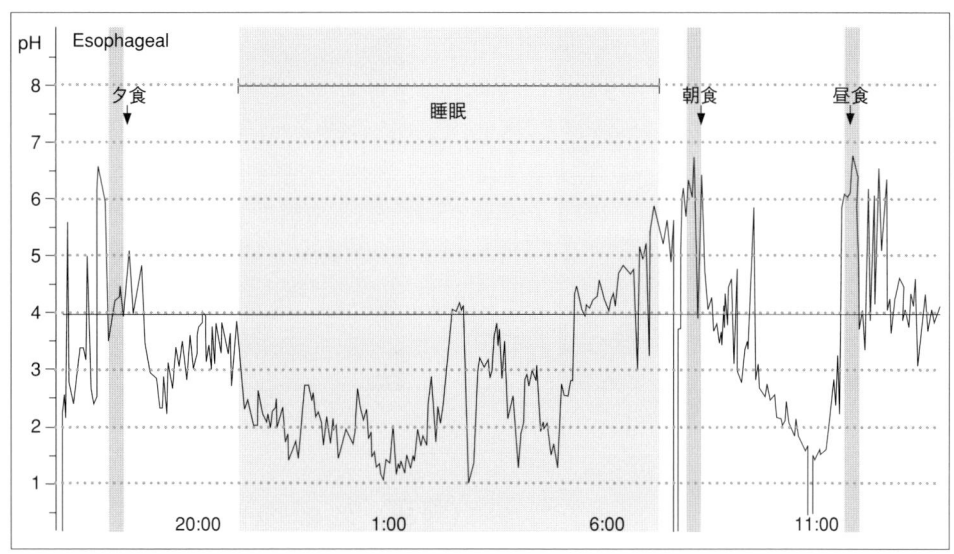

図2-18

予測される．
(c) nocturnal gastric acid breakthrough がみられる．
(d) 下部食道括約部機能の廃絶が存在し，薬物療法に抵抗を示すことが予測される．
(e) 外科的治療法として Heller 法などがある．

問 30　大腸内視鏡検査について正しいのはどれか．3つ選べ．
(a) 急性腹症や激しい炎症を伴うような症例では，一般に禁忌である．
(b) 偶発症で多いのは出血と穿孔である．
(c) 前処置として前日から経口腸管洗浄液を投与する．
(d) イレウス状態にある患者には，経口の下剤による前処理は禁忌である．
(e) ワルファリン服用中の患者に内視鏡的治療が必要な場合には，術前24時間休薬する．

問 31　肝性腹水について正しいのはどれか．3つ選べ．
(a) 血清アルブミン濃度より腹水中アルブミン濃度が高値であることが多い．
(b) 難治性腹水に対する腹水穿刺・排液は利尿薬投与に比し腎機能を温存する．
(c) 腹水中の好中球増加は特発性細菌性腹膜炎の存在を示唆する．
(d) 肝疾患者で腹痛を伴う血性腹水の出現は，肝癌の破裂を考慮する．
(e) 肝硬変患者における腹水試験穿刺は多くの場合禁忌である．

問 32　急性膵炎の生化学検査に用いるのはどれか．3つ選べ．
(a) α_1 アンチキモトリプシン
(b) アミラーゼ
(c) ペプシノゲン
(d) リパーゼ
(e) トリプシン

問 33　膵癌の診断で正しいのはどれか．3つ選べ．
(a) 小膵癌は上皮内癌である．
(b) 発生部位は頭部の方が体尾部より多い．
(c) 腫瘍マーカーでは Lewis 血液型陰性者で CA19-9 陰性となる．
(d) 造影 CT では低吸収域になる．
(e) 腹部エコーでは膵管が腫瘍内を貫通する所見

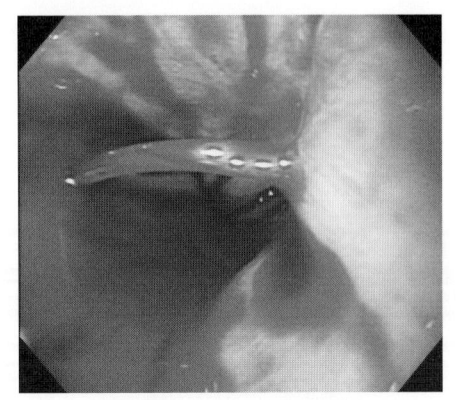

図 2-19 （カラー口絵参照）

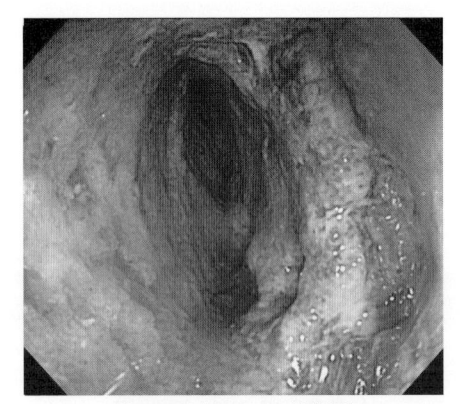

図 2-20 （カラー口絵参照）

が特徴的である．

問34　正しいのはどれか．
(1) 異所性胃粘膜は中部食道に多い．
(2) トルイジンブルー染色では正常粘膜が青色に染色される．
(3) 頸部食道の内視鏡観察は抜去時が挿入時よりも重要である．
(4) 粘膜筋板に接する食道癌は深達度 m₃ とする．
(5) 食道表在癌は内視鏡的粘膜切除術（EMR）の適応である．

a(1,2)　b(1,5)　c(2,3)　d(3,4)　e(4,5)

問35　63歳の男性．5年前から肝硬変として加療されていた．本日突然吐血したため来院した．全身状態が安定しているのを確認し，緊急内視鏡検査を施行した．その結果，下部食道の静脈瘤より噴出状の出血を認めた（図 2-19）．
　行うべき処置として適切なものはどれか．
(1) アルゴンプラズマ焼灼
(2) 内視鏡的硬化療法（EIS）
(3) 内視鏡的静脈瘤結紮術（EVL）
(4) プロプラノール内服
(5) 観察中に出血が自然止血したのを確認したため検査を終了し安静とした

a(1,2)　b(1,5)　c(2,3)　d(3,4)　e(4,5)

問36　22歳の女性．血便，腹痛を主訴に来院した．3年前から時々粘血便を自覚していたが放置していた．昨日から発熱，頻回（15回/日）の下血，強い腹痛が出現したため救急外来を受診した．既往歴，家族歴に特記すべきことはない．薬剤アレルギーはなし．
身体所見：身長 170 cm，体重 52 kg．体温 38.2℃．脈拍 90 回/分で整．血圧 114/72 mmHg．眼瞼結膜に軽度貧血を認める．眼球結膜に黄疸を認めない．腹部は軟．グル音の亢進と腹部全体に圧痛を認める．筋性防御を認めない．腸雑音なし．
血液所見：RBC 360 万，Hb 9.6 g/dl，WBC 11,000（好中球 95%），Plt 36 万．
血清生化学所見：血糖 150 mg/dl，TP 6.0 mg/dl，BUN 15 mg/dl，Cr 0.8 mg/dl，総コレステロール 160 mg/dl，中性脂肪 120 mg/dl，Na 133 mEq，K 3.0 mEq，CRP 3.0 mg/dl（基準 0.3 以下），赤沈 52 mm/時．
　入院後，禁食および中心静脈栄養（IVH）とし，保存的に加療した．大腸内視鏡像を図 2-20 に示す．写真でみられる所見が直腸から盲腸にかけて存在した．
　この疾患について適切でない治療法はどれか．
(1) アミノサリチル酸製剤注腸
(2) アミノサリチル酸製剤内服
(3) 30 mg 副腎皮質ステロイド薬動脈投与
(4) 1.5 mg/kg/日副腎皮質ステロイド薬静脈投与
(5) 副腎皮質ステロイド坐剤

a(1,2)　b(1,5)　c(2,3)　d(3,4)　e(4,5)

問37　69歳の男性．発熱，腹部膨満を主訴に来院した．2,3か月前から腹部膨満が出現し，1週間前から発熱がみられることから，入院となった．既往歴，家族歴に特記すべきことはない．
　身体所見：身長170 cm，体重57 kg．体温37.8℃．脈拍84回/分で整．血圧110/62 mmHg．眼瞼結膜に貧血を認めない．眼球結膜に黄疸を認めない．腹部はやや膨隆で軟．グル音の亢進と腹部全体に軽い圧痛を認める．筋性防御を認めない．
　血液所見：RBC 410万，Hb 13.6 g/dl，WBC 11,000（好中球95％），Plt 36万．
　尿所見：蛋白（−），糖（−）．
　血清生化学所見：血糖170 mg/dl．TP 5.8 mg/dl，BUN 15 mg/dl，Cr 0.9 mg/dl，Na 133 mEq，K 3.2 mEq．CRP 3.8 mg/dl（基準0.3以下）．
　入院後の腹部造影CTを図2-21に示す．病変部位を矢印で示す．
　適切な治療法はどれか．
(1) 動脈根部のバルーン拡張術
(2) 小腸部分切除
(3) 抗血小板療法
(4) 血栓溶解薬
(5) 副腎皮質ステロイド薬
a(1,2)　b(1,5)　c(2,3)　d(3,4)　e(4,5)

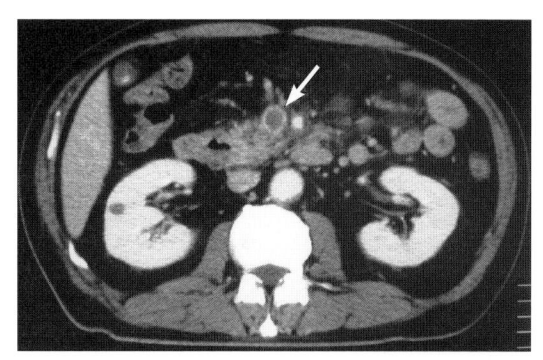

図2-21

問38　一般に内視鏡的胃瘻造設術（PEG）の適応にならないのはどれか．
(1) 誤嚥性肺炎の既往のある患者．
(2) 神経筋疾患による嚥下機能障害のある患者．
(3) 内視鏡が通過困難な食道癌の患者．
(4) 高度の出血傾向．
(5) 脳血管障害による自発的な摂食意欲の障害．
a(1,2)　b(1,5)　c(2,3)　d(3,4)　e(4,5)

問39　劇症肝炎について正しいのはどれか．
(1) 急性型は亜急性型より予後不良例が多い．
(2) 全急性肝炎の約30％で発症する．
(3) 初期の黄疸が高度であれば生命予後は不良である．
(4) 肝臓移植による救命例は増加している．
(5) C型肝炎に由来する劇症肝炎は少ない．
a(1,2)　b(1,5)　c(2,3)　d(3,4)　e(4,5)

問40　B型急性肝炎について正しいのはどれか．
(1) ラミブジン投与は禁忌である．
(2) B型肝炎ウイルス陽性血液による針刺し事故ではワクチンを投与する．
(3) HBs抗体が陽性であれば治癒と判定できる．
(4) genotype CのB型肝炎ウイルス感染によるものは成人感染でも慢性化しやすい．
(5) IgM型HBs抗体が陽性となる．
a(1,2)　b(1,5)　c(2,3)　d(3,4)　e(4,5)

問41　B型慢性肝炎について正しいのはどれか．
(1) HBe抗原がセロコンバージョンすると免疫抑制剤は安全に使用できる．
(2) HBe抗体陽性患者ではインターフェロンは使用できる．
(3) HBe抗体陽性患者の血液には感染性がある．
(4) HBc抗体高値であれば治療の適応はない．
(5) HBe抗原陽性患者は肝癌にならない．
a(1,2)　b(1,5)　c(2,3)　d(3,4)　e(4,5)

問42　C型肝硬変例での超音波像（右肋間走査像）を示す（図2-22）．正しいのはどれか．
(1) モザイクパターンを呈している．

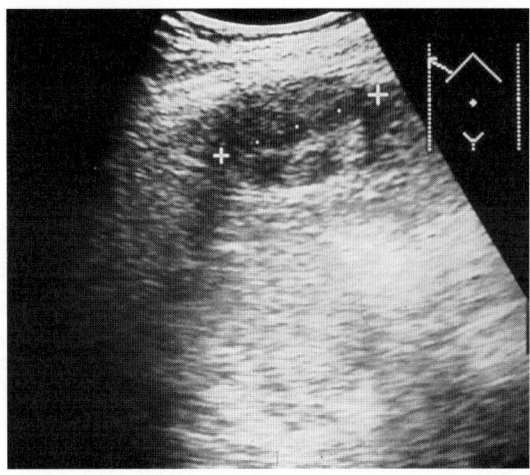

図2-22

(2) ダイナミックCTの後期相では欠損像を示す.
(3) MRIのT2強調画像ではlow intensityを示す.
(4) 診断には細径針を用いた腫瘍生検が適応となる.
(5) 選択的肝動脈血管造影では綿花状濃染像がみられる.

a(1,2)　b(1,5)　c(2,3)　d(3,4)　e(4,5)

問43　アルコール性肝障害について正しいのはどれか.
(1) アルコール性肝障害は,女性の方が男性に比べてより進展しやすい.
(2) アルコール性肝炎では,GPT＞GOTのパターンを呈する.
(3) 重症型アルコール性肝炎は禁酒によって予後が改善される.
(4) 肝硬変に進展した場合,禁酒をしても予後は改善されない.
(5) 肝細胞の風船化は,アルコール性肝炎の組織像の特徴である.

a(1,2)　b(1,5)　c(2,3)　d(3,4)　e(4,5)

問44　薬剤性肝障害について正しいのはどれか.
(1) 中毒性肝障害では初発症状として,約半数に発熱,発疹がみられる.
(2) アレルギー性の機序によるものが圧倒的に多い.
(3) アレルギー性肝障害では,胆汁うっ滞型のパターンをとることが多い.
(4) リンパ球刺激試験(lymphocyte stimulation test by drug:DLST)が陰性ならば,その薬剤を起因薬剤として否定できる.
(5) チャレンジテストは起因薬剤確定のために役に立つ検査法である.

a(1,2)　b(1,5)　c(2,3)　d(3,4)　e(4,5)

問45　脂肪肝について正しいのはどれか.
(1) アルコールによる脂肪肝は大滴性である.
(2) 診断には造影CT検査が有用である.
(3) 非アルコール性脂肪肝炎(NASH)でもアルコール性肝炎と同様に発熱,腹痛,白血球増多を伴う.
(4) 脂肪肝の予後はきわめて良好である.
(5) 非アルコール性脂肪肝炎(NASH)の診断には肝生検が必須である.

a(1,2)　b(1,5)　c(2,3)　d(3,4)　e(4,5)

問46　40歳の女性.主婦健診で肝機能異常を指摘され来院した.アルコールは付き合い程度で,喫煙歴はなし.既往歴として,手術・輸血を含め特記すべきことはない.常習薬はなし.

検査所見;WBC 5,200/μl, Hb 12.2 g/dl, Plt 220×10^3/μl. TP 8.4 g/dl, T-Bil 0.5 mg/dl, ALP 466 IU/l, LDH 409 IU/l, AST 236 IU/l, ALT 338 IU/l, γ-GTP 164 IU/l, CHE 131 IU/l. 蛋白分画;Alb 53.4%, α_1グロブリン 3.9%, α_2グロブリン 5.8%, βグロブリン 9.6%, γグロブリン 27.4%. HBsAg(-), HCV抗体(-), IgMHA(-). ANA 1:160(diffuse), RA 6 IU/ml, IgG 2,337 mg/dl, IgM 151 mg/dl.

腹部エコー検査;肝胆膵に異常は認めない.
この患者の疾患について正しいのはどれか.
(1) 女性に高頻度に発症する遺伝性疾患である.
(2) AMA(anti-mitochondrial antibody)が陽性

である可能性が高い．
(3) ウイルス性に比べて肝硬変症への進展が早く肝細胞癌を高率に合併する．
(4) 肝生検は活動性の慢性肝炎像を呈する．
(5) 副腎皮質ステロイド薬の投与が第一選択である．

a(1,2)　b(1,5)　c(2,3)　d(3,4)　e(4,5)

問47　正しいのはどれか．
(1) 遺伝性ヘモクロマトーシスは常染色体優性遺伝形式をとる．
(2) ヘモクロマトーシスの3主徴は糖尿病，肝硬変症，神経症状である．
(3) ヘモクロマトーシスでは肝細胞癌の合併頻度が高い．
(4) Wilson病では血清セルロプラスミンの低下，尿中銅の増加がみられる．
(5) 瀉血療法はWilson病に有効な治療法である．

a(1,2)　b(1,5)　c(2,3)　d(3,4)　e(4,5)

問48　40歳の男性．約1か月前から持続する下痢を主訴に来院した．以前からHIV陽性を指摘されており，末梢血中のCD4陽性Tリンパ球は著明に減少（100個/μl）している．体重減少も著明である．
　まず行うべき検査はどれか．
(1) 便培養
(2) 便中虫体・虫卵検査
(3) 便中pH測定
(4) 便中キモトリプシン活性定量
(5) 便中 *Clostridium difficile* 毒素の検出

a(1,2,3)　b(1,2,5)　c(1,4,5)　d(2,3,4)
e(3,4,5)

問49　原発性ヘモクロマトーシスの病態について正しいのはどれか．
(1) 腸管からの鉄吸収が亢進している．
(2) 大部分は *HFE* 遺伝子の点突然変異に起因する．
(3) 血清フェリチン値が上昇する．
(4) 血清トランスフェリン飽和度は低下する．
(5) 病初期においては鉄は肝のクッパー細胞主体に沈着する．

a(1,2,3)　b(1,2,5)　c(1,4,5)　d(2,3,4)
e(3,4,5)

問50　肝性脳症の治療について正しいのはどれか．
(1) 急性肝不全に伴う例より慢性肝不全に伴う例が多い．
(2) 食事療法の基本は高蛋白低塩食である．
(3) 芳香族アミノ酸の静注療法が有効である．
(4) 血中アンモニア値と意識状態に乖離を認める場合がある．
(5) 便秘は脳症の誘因となる．

a(1,2,3)　b(1,2,5)　c(1,4,5)　d(2,3,4)
e(3,4,5)

問51　24歳の男性．全身倦怠感が2～3日前より出現し，同時に発熱もあったため近医を受診した．

　検査所見：T-Bil 9.8 mg/dl, D-Bil 4.2 mg/dl, AST(GOT) 10,400 IU/l, ALT(GPT) 9,750 IU/l, LDH 15,600 IU/l, BUN 2 mg/dl, Cr 0.7 mg/dl, UA 1.0 mg/dl, TP 6.2 g/dl, Alb 3.7 g/dl, αフェトプロテイン 580 ng/ml（正常20以下），PT 9%, HPT 11%, WBC 12,300/μl, RBC 487×10^4/μl, Hb 13.9 g/dl, Plt 91,400/μl, HBs抗原陰性，HBs抗体陽性，HCV抗体陰性．
高度の肝機能異常のため転院となる．搬送時意識昏迷．腹部超音波検査で軽度肝萎縮と腹水の存在を認めるが，脾腫は存在しない．
　この症例について正しいのはどれか．
(1) 血液貪食性症候群との鑑別が必要である．
(2) 肝細胞増殖因子（HGF）が異常高値の場合予後は不良である．
(3) 直接/総ビリルビン比は保たれている．
(4) αフェトプロテイン高値は肝細胞癌の合併を示唆する．
(5) B型肝炎ウイルスによる劇症肝炎の可能性がある．

a(1, 2, 3)　b(1, 2, 5)　c(1, 4, 5)　d(2, 3, 4)
e(3, 4, 5)

問 52 C 型慢性肝炎について正しいのはどれか.
(1) genotype 2a は，肝発癌率が他の genotype よりも高い．
(2) genotype 1b はペグインターフェロン/リバビリン併用療法の効果が他の genotype よりも低い．
(3) HCV 抗体陽性でも血中に C 型肝炎ウイルスが存在しないことがある．
(4) 血小板数は肝線維化および発癌率を反映する．
(5) HCV 陽性血液による針刺し事故では 48 時間以内にインターフェロンを投与する．

a(1, 2, 3)　b(1, 2, 5)　c(1, 4, 5)　d(2, 3, 4)
e(3, 4, 5)

問 53 A 型急性肝炎について正しいのはどれか.
(1) 発熱を伴わない．
(2) 潜伏期間は約 1 週間である．
(3) A 型肝炎ワクチンが予防に有効である．
(4) インターフェロン投与の適応はない．
(5) 発症後にも胆汁中に A 型肝炎ウイルスが排泄される．

a(1, 2, 3)　b(1, 2, 5)　c(1, 4, 5)　d(2, 3, 4)
e(3, 4, 5)

問 54 原発性肝細胞癌にみられる腫瘍随伴症候群 (paraneoplastic syndrome) として正しいの症候はどれか.
(1) 高コレステロール血症
(2) 高カリウム血症
(3) 高アミラーゼ血症
(4) 低血糖
(5) 血小板増多

a(1, 2, 3)　b(1, 2, 5)　c(1, 4, 5)　d(2, 3, 4)
e(3, 4, 5)

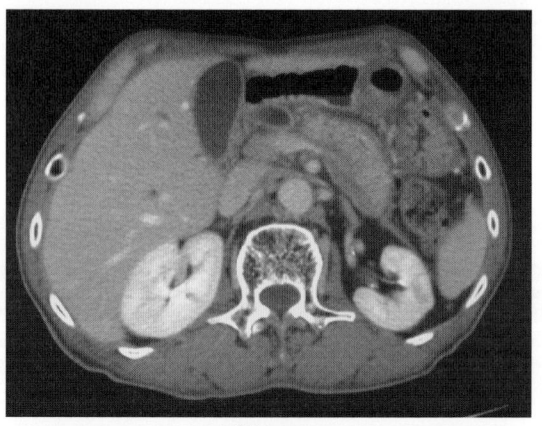

図 2-23

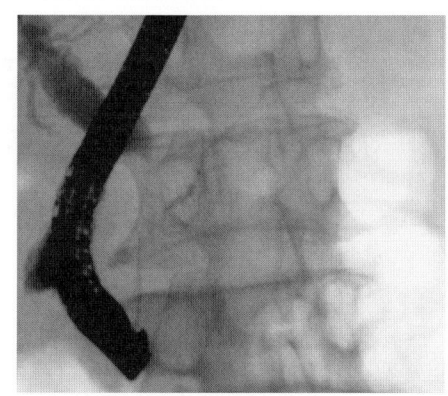

図 2-24

問 55 77 歳の男性．1 か月前より上腹部痛を認め近医を受診．膵頭部腫瘤，肝機能障害を指摘され来院した．飲酒歴は若い頃のみあり．
血液・生化学検査所見：WBC 4,300/μl, Hb 14.7 g/dl, Plt 20.8 万/μl, GOT 25 IU/l, GPT 36 IU/l, ALP 1,322 IU/l, γ-GTP 334 IU/l, アミラーゼ 183 IU/l, CEA 10.6 ng/ml, CA19-9 20 U/ml, FBS 115 mg/dl, HbA$_{1C}$ 6.2%.
腹部 CT 像 (図 2-23), ERCP 像 (図 2-24) を示す.

正しいのはどれか.
(1) 膵癌が否定できず膵切除術をすべきである．
(2) 高齢の男性ではまれな例である．
(3) 血清 IgG4 測定は診断的価値がある．
(4) 合併疾患では Sjögren 症候群が最も多い．
(5) 副腎皮質ステロイド薬投与の適応である．

a(1, 2, 3)　b(1, 2, 5)　c(1, 4, 5)　d(2, 3, 4)

e(3, 4, 5)

問 56 MRCP (magnetic resonance cholangio-pancreatography) について正しいのはどれか.
(1) 総胆管結石に対する診断能に優れている.
(2) 胆道気腫の存在下では胆道病変の診断能が低下する.
(3) 乳頭部癌に対する診断能に優れている.
(4) 急性膵炎の重症度判定に有用である.
(5) 胆道ドレナージの要否, 方法を選択する際に有用な情報を提供する.
a(1, 2, 3)　b(1, 2, 5)　c(1, 4, 5)　d(2, 3, 4)
e(3, 4, 5)

問 57 胆道癌のハイリスクと考えられているのはどれか.
(1) 胆嚢腺筋症
(2) 原発性硬化性胆管炎
(3) 膵・胆管合流異常
(4) 総胆管拡張症
(5) 原発性胆汁性肝硬変
a(1, 2, 3)　b(1, 2, 5)　c(1, 4, 5)　d(2, 3, 4)
e(3, 4, 5)

問 58 原発性硬化性胆管炎について正しいのはどれか.
(1) わが国では炎症性腸疾患の合併率が高い.
(2) 胆管癌を合併することがある.
(3) 進行例では肝移植の適応がある.
(4) 内視鏡的逆行性胆管造影では肝内外胆管の多発性の狭窄と拡張が特徴である.
(5) 確定診断は肝生検で行う.
a(1, 2, 3)　b(1, 2, 5)　c(1, 4, 5)　d(2, 3, 4)
e(3, 4, 5)

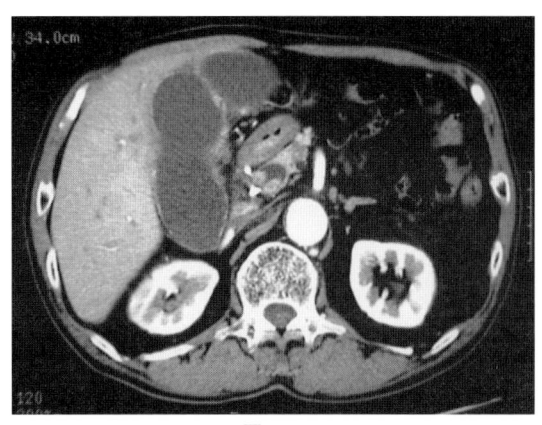

図 2-25

問 59 76 歳の女性. 夕食後に悪寒を伴う発熱と右季肋部痛が出現し, 入院となった. 既往歴としては 73 歳時に完全房室ブロックのため心臓ペースメーカ植え込み術を受けている.

身体所見：意識混濁あり, 体温 39.8℃, 血圧 62/48 mmHg, 脈拍 120/分, 黄疸あり. 右季肋部に圧痛あり.

検査所見：WBC 15,800/μl (好中球 88%), Plt 98,000/μl, プロトロンビン活性値 67.3%, CRP 20.8 mg/dl, T-Bil 6.5 mg/dl, AST 136 IU/l, ALT 187 IU/l, ALP 996 IU/l, γ GTP 598 IU/l

腹部 CT を図 2-25 に示す.

この患者に次に行うべき検査あるいは処置として適切なのはどれか.
(1) MRCP
(2) 体外衝撃波結石破砕術
(3) 内視鏡的乳頭括約筋切開術
(4) 経皮経肝胆道ドレナージ
(5) 内視鏡的胆道ドレナージ
a(1, 2, 3)　b(1, 2, 5)　c(1, 4, 5)　d(2, 3, 4)
e(3, 4, 5)

3 循環器

問1 非ST上昇型急性冠症候群の短期予後予測に有用でないのはどれか．1つ選べ．
(a) トロポニンT測定
(b) 運動負荷試験
(c) 糖尿病の既往
(d) 安静時胸痛
(e) 左脚ブロックの新規出現

問2 非ST上昇型急性冠症候群の治療ついて誤っているのはどれか．1つ選べ．
(a) アスピリンを経口投与する．
(b) アスピリンが服用できない場合，チクロピジンを投与する．
(c) ヘパリンを静脈内投与する．
(d) 血栓溶解薬を投与する．
(e) β遮断薬を投与する．

問3 74歳の女性．6時間前より続く激しい前胸痛を主訴に来院した．血圧180/90 mmHg，心拍数90回/分であった．心電図(図3-1)を示す．

問3-1 入院後，経過は順調であったが，第2病日に突然意識が消失し，脈拍の触知が困難となった．モニター心電図(図3-2)を示す．
　最も考えられる診断はどれか．1つ選べ．
(a) 左心室自由壁破裂
(b) 乳頭筋不全
(c) 完全房室ブロック
(d) 右室梗塞
(e) 心室中隔穿孔

問3-2 この合併症の危険因子はどれか．3つ選べ．
(a) 高齢者
(b) 女性
(c) 梗塞前狭心症の存在
(d) 梗塞後高血圧の持続
(e) アスピリンの使用

問4 70歳の男性．突然の胸背部痛で来院した．来院時，意識は清明，血圧は184/102 mmHgであった．緊急に施行した胸部CT(図3-3：単純CT，図3-4：造影CT)を示す．この患者の疾患について正しいのはどれか．1つ選べ．
(a) 偽腔開存型の急性大動脈解離でありStanford分類のA型である．
(b) 偽腔開存型の急性大動脈解離でありStanford分類のB型である．
(c) 偽腔閉塞型の急性大動脈解離でありStanford分類のA型である．
(d) 偽腔閉塞型の急性大動脈解離でありStanford分類のB型である．
(e) 紡錘状胸部大動脈瘤である．

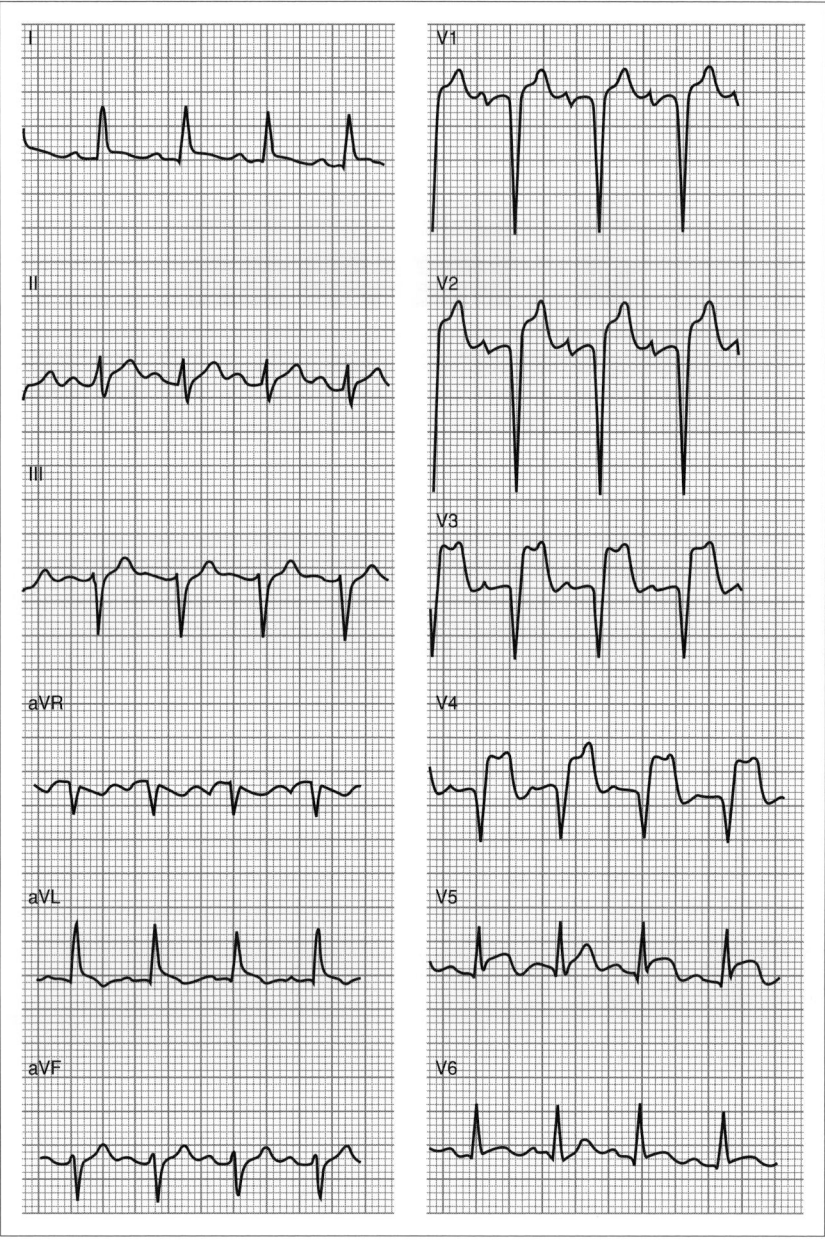

図 3-1

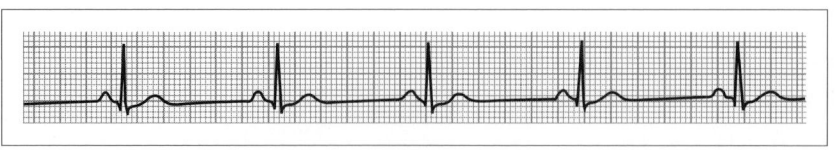

図 3-2

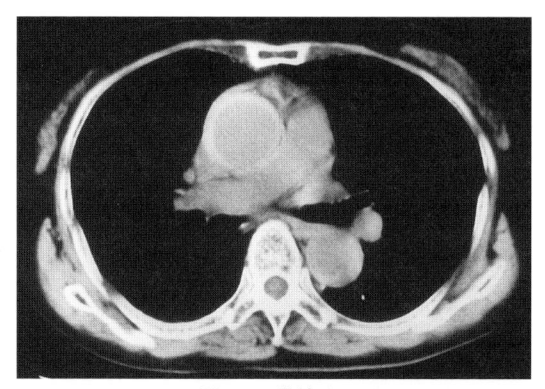

図 3-3　単純 CT

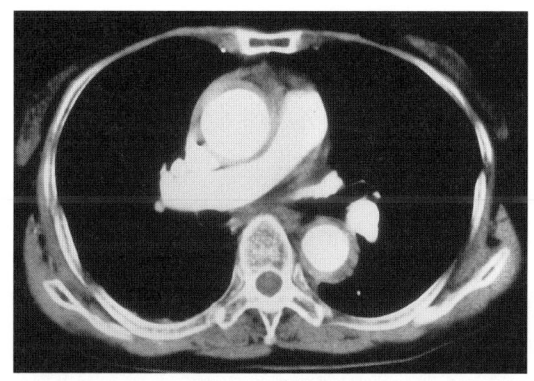

図 3-4　造影 CT

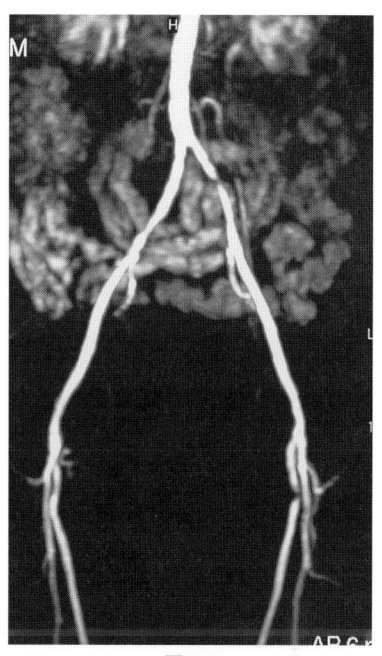

図 3-5

問 5　67 歳の男性．約半年前より 200 m ほどの歩行で左下肢に疼痛が出現し休むと消失するようになった．最近数十 m の歩行でも疼痛が出現するようになった．下肢の磁気共鳴血管造影（MRA）（図 3-5）を示す．正しい診断はどれか．1 つ選べ．
(a) 閉塞性血栓血管炎（Buerger 病）
(b) 急性大動脈閉塞
(c) 閉塞性動脈硬化症
(d) 大動脈解離
(e) 血栓性静脈炎

問 6　76 歳の女性．高血圧，高脂血症，糖尿病で近医で治療中であった．以前より呼吸困難がしばしば出現していたが放置していた．胸部圧迫感および呼吸困難が突然増悪してきたため来院した．来院時，意識清明，血圧 122/82 mmHg，脈拍 122/分であった．胸部 X 線写真には異常を認めず，心エコーでは肺動脈圧が 64 mmHg と高値であった．来院時の心電図（図 3-6），造影 CT（図 3-7），肺血流シンチ（図 3-8）を示す．最も考えられる診断はどれか．1 つ選べ．
(a) 急性心筋梗塞
(b) 肺塞栓
(c) 原発性肺高血圧症
(d) 心タンポナーデ
(e) 縦隔気腫

問 7　閉塞性動脈疾患の治療について誤っているのはどれか．1 つ選べ．
(a) 急性動脈閉塞では血行再建術後に代謝性筋腎症候群をきたすことがある．
(b) 閉塞性動脈硬化症には血行再建術が有効である．
(c) Burger 病は末梢動脈病変のため血行再建術は困難なことが多い．
(d) 大動脈炎症候群は活動期には副腎皮質ステロイド薬は無効である．
(e) Raynaud 症候群には β 遮断薬は禁忌である．

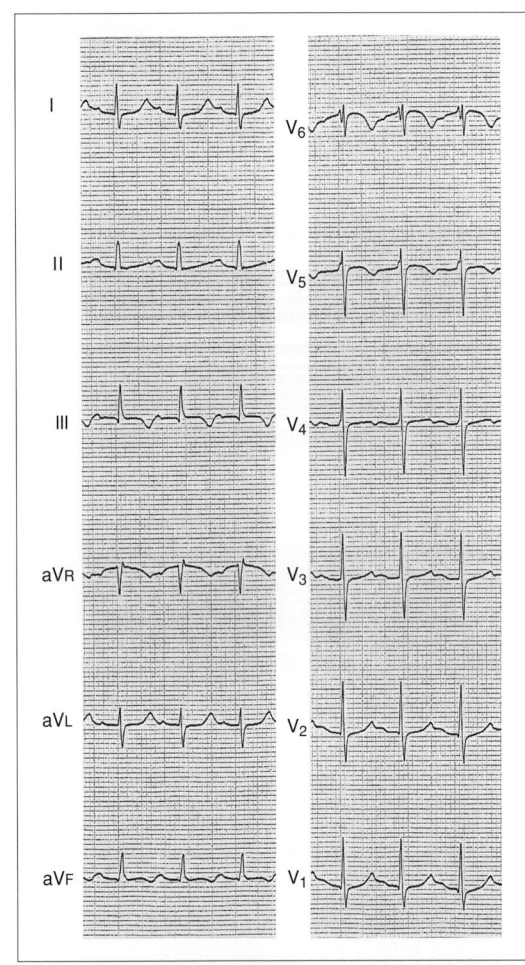

図 3-6

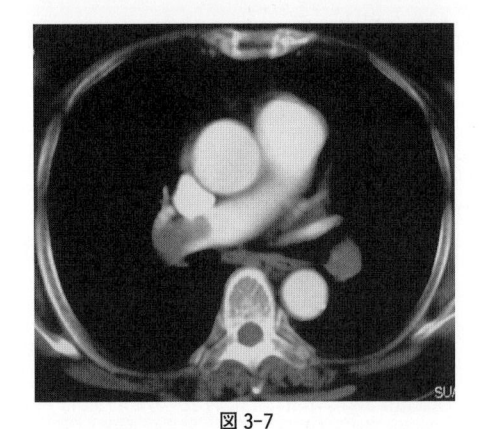

図 3-7

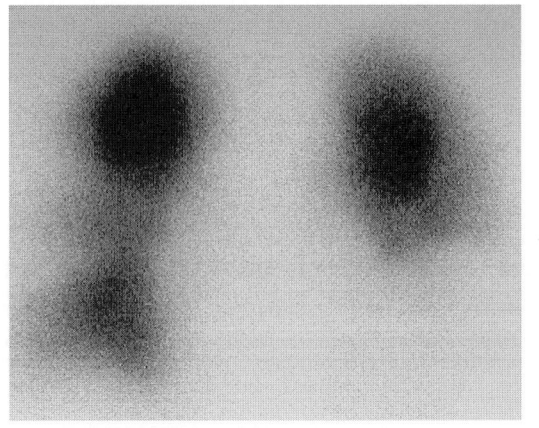

図 3-8

(b) 肺塞栓の原因となる．
(c) 経口避妊薬は誘発因子の1つである．
(d) Homans 徴候がみられる．
(e) 治療は外科的治療が第一選択となる．

問 8 深部静脈血栓症について誤っているのはどれか．1つ選べ．
(a) 下肢に好発する．

問 9 53歳の男性．午前7時頃起床後初めて突然冷汗を伴い前胸部のつまるような痛みが出現したために，30分後救急外来を受診した．来院時胸痛は既に消失していた．その時の心電図を示す（**図 3-9**）．胸部 X 線写真では心拡大を認めず，肺うっ血所見もなかった．血圧 124/70 mmHg，脈拍 65/分で整，SpO₂ 99%，救急室での採血結果は WBC 7,060，RBC 479，Plt 17.8，CK 136，CRP 0.25，GOT 30，GPT 25，LDH 250，γGTP 151，Cr 0.93 であった．入院後，抗血小板薬，硝酸薬，カルシウム拮抗薬の投与を行った．翌日朝再度冷汗を伴う強い胸痛が出現した．胸痛発生時血圧 110/80 mmHg，脈拍 66/分であった．その時の心電図を**図 3-10** に示す．この患者への対応として最初に行うべきなのはどれか．1つ選べ．
(a) ヘパリン 5,000 単位を静脈内投与し緊急心臓カテーテル検査を行う．
(b) リドカイン 50 mg 投与し，おさまらなければ電気ショック(DC)を行う．
(c) tPA 製剤を静脈内投与する．
(d) ニトログリセリンを舌下させる．
(e) 大動脈内バルーンパンピング法を行う．

図 3-9

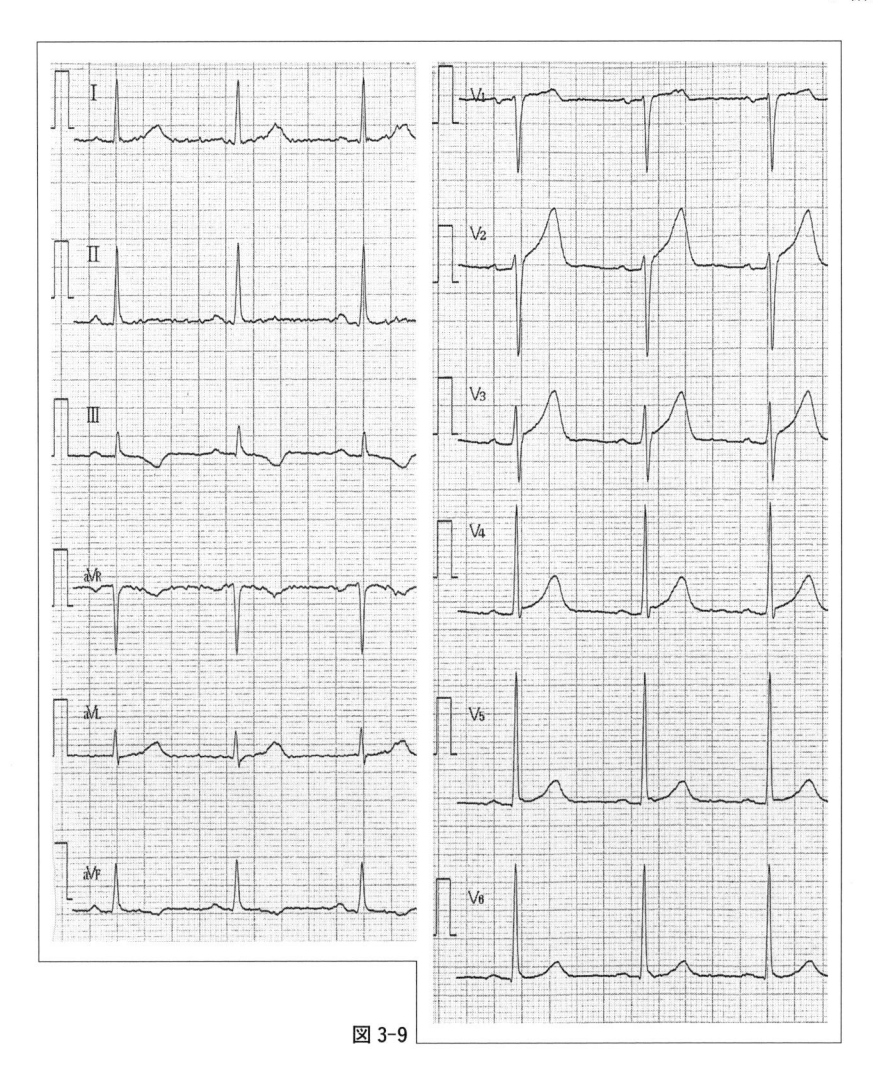

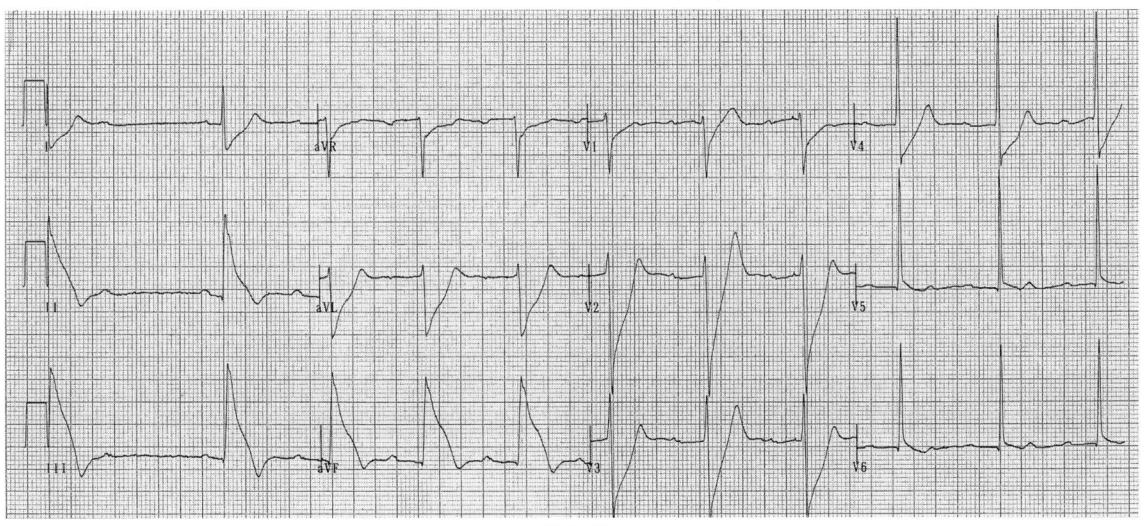

図 3-10

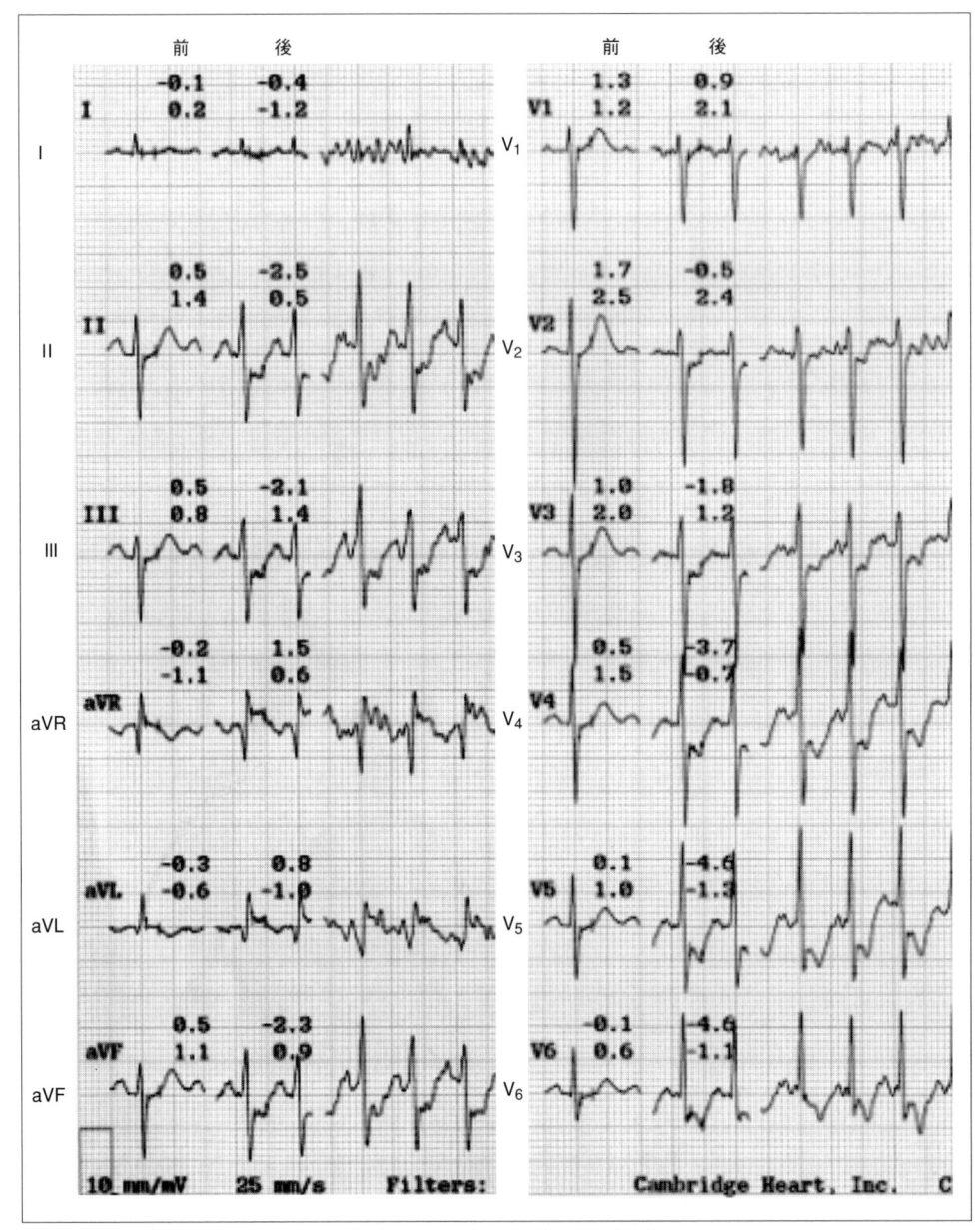

図 3-11 トレッドミル運動負荷心電図

問 10 68 歳の女性．35 歳時に高血圧，58 歳時に糖尿病と診断された．近医にてグリクラジド 80 mg で治療していたが，口渇・頻尿が持続し，糖尿病のコントロール不十分のため入院となった．

これまで胸部症状などの出現はないが，運動負荷心電図にて変化を認め(図 3-11)，冠動脈造影，および左室造影検査を行った(図 3-12)．

この患者に対する治療方針として最も適切なのはどれか．1 つ選べ．

(a) 経過観察
(b) 薬物療法
(c) 経皮的冠動脈形成術
(d) 冠動脈内血栓溶解術
(e) 冠動脈バイパス術

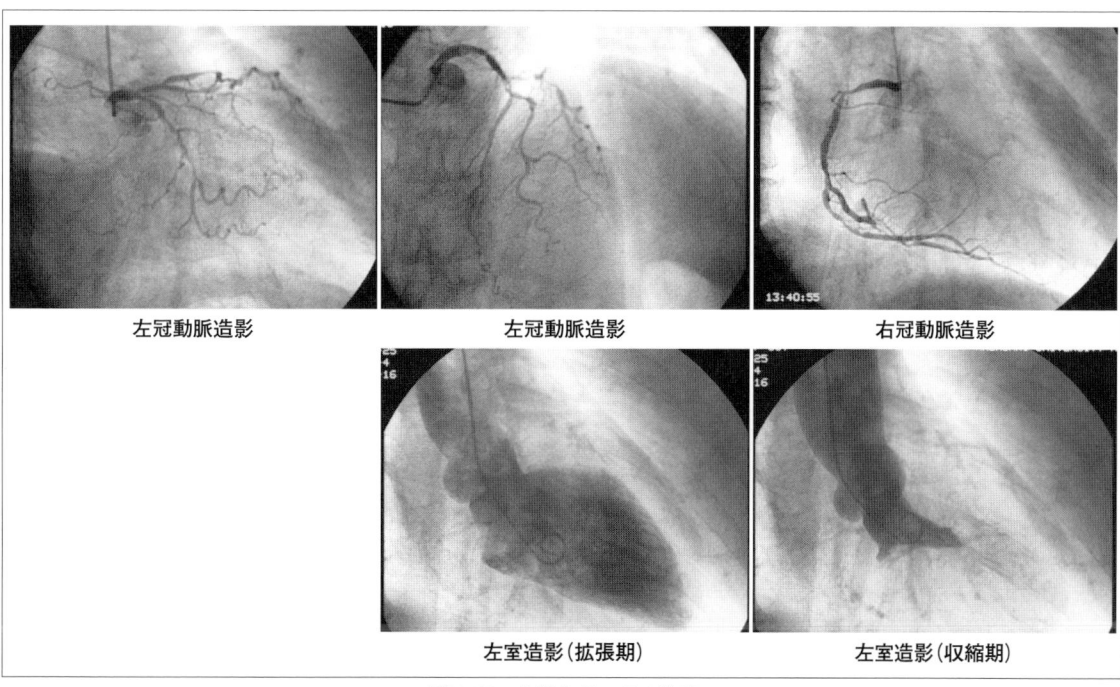

左冠動脈造影　　　　左冠動脈造影　　　　右冠動脈造影

左室造影（拡張期）　　左室造影（収縮期）

図 3-12　心臓カテーテル検査

問11　胸痛について，正しいのはどれか．1つ選べ．
(a) 大動脈解離では呼吸性に変動を伴う胸痛を認める．
(b) 心臓弁膜症では胸痛は生じない．
(c) 自然気胸は移動性の胸痛を伴う．
(d) チアノーゼによって胸痛は増悪する．
(e) 胸痛を伴わない急性心筋梗塞がある．

問12　狭心症について正しいのはどれか．1つ選べ．
(a) 下顎部に放散痛を認める場合は心筋梗塞への移行を疑う．
(b) 30 分以上持続する場合は不安定狭心症に分類される．
(c) 不安定狭心症の診断にトレッドミル負荷試験が重要である．
(d) 心筋虚血で心筋脂肪酸代謝が増加する．
(e) ST 低下は非貫壁性の虚血を反映する．

問13　高血圧治療薬と使用禁忌ないし慎重投与すべき病態の組み合わせで誤っているのはどれか．1つ選べ．
(a) β遮断薬　——　慢性閉塞性動脈硬化症
(b) ACE 阻害薬　——　高カリウム血症
(c) サイアザイド系利尿薬　——　痛風
(d) α遮断薬　——　前立腺肥大
(e) Ca 拮抗薬　——　妊婦

問14　高血圧の記述に関して，誤っているものはどれか．1つ選べ．
(a) 拡張期血圧を低下させすぎると脳血管障害，腎障害の危険度が高まる．
(b) 降圧薬のなかで心肥大の退縮率が最も高い薬剤は ACE 阻害薬である．
(c) アンジオテンシン II 受容体拮抗薬の多くは T/P（trough/peak）比が高い．
(d) 本態性高血圧症の約 40〜50％でインスリン抵抗性を有している．
(e) 白衣高血圧症の診断には携帯型 24 時間血圧測定装置が有用である．

問15　高齢者の高血圧患者で正しいのはどれか．1つ選べ．
(a) 拡張期血圧も上昇する．
(b) 起立性低血圧は増加する．
(c) 白衣高血圧は通常認められない．
(d) 腎血管性高血圧の頻度は減少する．
(e) 85歳以上にも積極的な降圧治療を行う．

問16　心房細動，心房粗動について誤っているのはどれか．1つ選べ．
(a) 発作性心房細動または心房粗動の停止には，ナトリウムチャネル遮断薬が有効である．
(b) 通常型心房粗動は高周波カテーテルアブレーションの成功率は高い．
(c) 発症後1週間以内の発作性心房細動であれば，抗凝固療法なしで電気的除細動が可能である．
(d) 心房細動または心房粗動時に頻脈となる場合には，ジギタリス，カルシウム拮抗薬，β遮断薬を使用する．
(e) WPW症候群を合併した発作性心房細動時には，ナトリウムチャネル遮断薬を使用する．

問17　先天性QT延長症候群について誤っているのはどれか．1つ選べ．
(a) 家族性を認めることが多い．
(b) 運動中に失神発作を起こす場合が多い．
(c) 約半数例で遺伝子異常が同定される．
(d) 3型QT延長症候群では，メキシレチンが有効である．
(e) Torsade de Pointes(TdP)時には，イソプロテレノールの点滴静注が有効である．

問18　Brugada症候群について正しいのはどれか．1つ選べ．
(a) 中高年の女性に多く認める．
(b) 心電図のV_1〜V_3誘導のST低下が特徴である．
(c) 主な不整脈は持続型単形性心室頻拍である．
(d) 夜間睡眠中に突然死を起こすことが多い．
(e) ナトリウムチャネル遮断薬が有効である．

問19　心房細動における直流通電(電気的除細動)について正しいのはどれか．1つ選べ．
(a) R波同期は必要ない．
(b) ジギタリス服用中の患者では禁忌である．
(c) 抗凝固療法を行っていない患者における脳塞栓症発生率は2〜3%である．
(d) フレイカイニド服用中の患者では通電量は少なくてよい．
(e) 洞調律に復帰すれば5日後からワルファリンを中止してよい．

問20　突然死を予防する目的で植込み型除細動器が適応となることのある疾患を挙げた．誤っているのはどれか．1つ選べ．
(a) Brugada症候群
(b) WPW症候群
(c) 不整脈原性右室異形成症
(d) 肥大型心筋症
(e) 収縮能低下を伴う陳旧性心筋梗塞

問21　心不全患者へのジギタリス療法について正しいのはどれか．1つ選べ．
(a) 頻脈性心房細動を伴う僧帽弁狭窄症におけるジギタリス投与の主目的は強心作用である．
(b) ジゴキシンは，洞調律の心不全患者の総死亡率を有意に低下させる．
(c) ジギタリス中毒時に出現する不整脈は，PAT with blockが最も頻度が高い．
(d) ジギタリス中毒は血中濃度は2.0 ng/dl以上でみられる．
(e) アミオダロン併用によりジギタリス血中濃度は上昇する．

問22　高齢者における大動脈弁狭窄の進行を遅らせる可能性があるのはどれか．1つ選べ．
(a) ジギタリス
(b) 硝酸薬
(c) カルシウムチャネル拮抗薬
(d) ループ利尿薬
(e) スタチン

問 23 62歳の男性．拡張型心筋症と診断され投薬されている．定期外来通院のため受診したが，2週間前に動悸とともに一過性の構語障害を生じたと訴えた．血圧 110/78 mmHg，脈拍 76/分・不整，SpO₂ 99%，体重 58 kg・不変．胸部X線写真では心拡大の増悪や肺うっ血を認めなかったが，心電図は心房細動であった．追加あるいは投薬開始すべき薬剤はどれか．1つ選べ．
(a) ジギタリス
(b) ループ利尿薬
(c) ワルファリン
(d) アスピリン
(e) ナトリウムチャネル遮断薬

問 24 大動脈弁狭窄について誤りはどれか．1つ選べ．
(a) いったん心不全をきたすと予後は不良であり，手術の適応である．
(b) 心エコー所見では，求心性左室肥大が認められる．
(c) 心拍出量の低下した重症心不全例では狭窄が重症でも圧較差が軽減する．
(d) 左室駆出率が30%以下に低下している場合には手術の非適応である．
(e) 大動脈弁狭窄では重症になるとⅡ音の奇異性分裂が認められる．

問 25 先天性心疾患と妊娠出産について誤っているのはどれか．1つ選べ．
(a) すべての心疾患妊婦は分娩開始時より抗菌薬の予防的投与がいる．
(b) 心疾患妊婦の分娩中はなるべく仰臥位にさせてモニターする．
(c) NYHA Ⅱ以上の心疾患妊婦は麻酔分娩の適応である．
(d) 人工弁置換後の妊婦はすみやかにワルファリンからヘパリンの慎重投与に変更することが推奨される．
(e) 肺高血圧症例では母体保護のために中絶，避妊を行う．

問 26 肺性心の病態について正しいのはどれか．2つ選べ．
(a) 肺動脈圧は低下する．
(b) 中心静脈圧は上昇する．
(c) 三尖弁の逆流がみられる．
(d) 低炭酸ガス血症を伴う．
(e) 赤血球数は減少する．

問 27 1枝病変を持つ安定狭心症に対する経皮的冠動脈インターベンション(PCI)について，正しいのはどれか．2つ選べ．
(a) 抗狭心症薬による薬物治療に比べて狭心症発作を減らす．
(b) 抗狭心症薬による薬物治療に比べて心筋梗塞を減らす．
(c) 抗狭心症薬による薬物治療に比べて死亡を減らす．
(d) 抗狭心症薬による薬物治療に比べて運動耐容能を増加させる．
(e) 抗狭心症薬による薬物治療に比べて心不全発症をへらす．

問 28 虚血性心疾患に対する薬物治療，経皮的冠動脈インターベンション(PCI)，冠動脈バイパス手術(CABG)に関して正しいのはどれか．2つ選べ．
(a) 左主幹部に高度病変を持つ患者において，CABGは薬物治療より長期予後改善効果を有する．
(b) 3枝病変を持つ患者において，左室機能が低下している場合はCABGは長期生命予後を悪化させる．
(c) 左前下行枝に50%狭窄を有する例では狭心症がなくても，今後の動脈硬化の進展予防のためにPCIを行う．
(d) 左回旋枝の1枝病変に対する第一選択の治療法はPCIである
(e) 左主幹部に高度病変を持つ患者でも無症候性の場合はCABGの適応とならない．

AM5:15　胸痛時

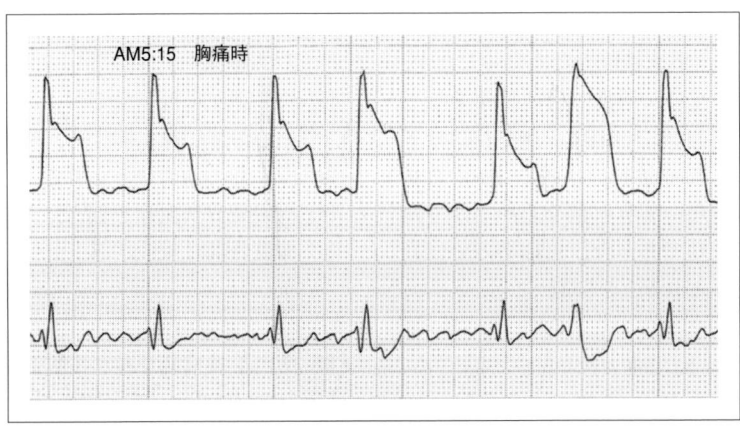

図 3-13

問 29　安定狭心症で，かつ心機能が正常である例に対する薬物治療について正しいのはどれか．2つ選べ．
(a) アスピリン，スタチンは長期予後を改善する．
(b) ACE 阻害薬は長期予後を改善する．
(c) 硝酸薬は長期予後を改善する．
(d) 短時間作用型カルシウム拮抗薬は長期予後を改善する．
(e) β遮断薬は長期予後を改善する．

問 30　67歳の女性．生来健康．1か月前から睡眠中に胸痛のため覚醒したり，起床時に胸痛を自覚するようになった．胸痛は絞めつけられるような，あるいは圧迫されるような感じで，持続は10分前後．起きあがって安静にしていると次第に軽快していた．症状は毎日ではないが，昨日までで7回ほど自覚した．本日早朝も同様の症状があり，心配して来院した．
既往歴；22歳時虫垂切除術，42歳時；高脂血症，55歳時；高血圧．
　外来にて行った Holter 心電図を図 3-13 に示す．
　Holter 心電図の所見から疑われるのはどれか．2つ選べ．
(a) 心室頻拍
(b) 冠攣縮性狭心症
(c) 不安定狭心症
(d) 早期興奮症候群
(e) Ⅱ度房室ブロック

問 31　無症候性心筋虚血について誤っているのはどれか．2つ選べ．
(a) 胸痛などの症状は存在しない．
(b) 糖尿病患者では頻度が高い．
(c) 冠攣縮で起こりやすい．
(d) 軽度の虚血は無症候になりやすい．
(e) 血行再建術は不要である．

問 32　54歳の男性．10年前より，糖尿病，高血圧でインスリン注射および降圧薬の内服を受けていた．転居のため，インスリン(中間型インスリン朝16U，夕方8U)のみ継続し，降圧薬は自己判断で約1か月間中止し来院した．
　血圧 172/108 mmHg．脈拍 72/分．心雑音は聴取せず．アキレス腱反射の減弱あり．
　尿蛋白(3+)，尿糖(-)，RBC $4.16 \times 10^6/\mu l$，Hb 12.4 g/dl，Ht 39%，Cr 1.6 mg/dl，BUN 32 mg/dl，TP 5.8 g/dl，Alb 2.6 g/dl，総コレステロール 240 mg/dl，中性脂肪 220 mg/dl，HDL コレステロール 40 mg/dl，食後2時間の血糖値 140 mg/dl，HbA_{1C} 6.1%であった．
　この患者に対する降圧薬として最も適切なのはどれか．2つ選べ．
(a) β遮断薬
(b) Ca 拮抗薬
(c) 利尿薬
(d) ACE 阻害薬
(e) アンジオテンシンⅡ受容体拮抗薬

問33 52歳の男性．5年前より高血圧と狭心症で近医に不定期で通院中．午前4時，就寝中に突然呼吸困難が出現．安静座位にてやや症状は改善したが，臥位になれないため救急車で午前8時に来院した．

来院時意識清明．血圧 220/120 mmHg．脈拍 98/分で整．呼吸数 30/分．心雑音聴取せず．両肺野に湿性ラ音を聴取．四肢に浮腫を認めず．

RBC $5.18×10^6/\mu l$, Hb 15.4 g/dl, Ht 44%, Cr 0.8 mg/dl, BUN 16 mg/dl, TP 7.8 g/dl, Alb 4.5 g/dl, GOT 16 IU/l, GPT 17 IU/l, LDH 224 IU/l, CK 98 IU/l, T-Chol 226 mg/dl, 中性脂肪 180 mg/dl, トロポニンT定性陰性であった．

経皮的酸素飽和度 89%．胸部X線写真では肺うっ血像あり，心胸郭比 55%．心電図では左室肥大所見あり．心エコーでは左室壁運動正常，中隔 15 mm，後壁 13 mm と心室肥大を認めた．

この患者の治療として適切なのはどれか．2つ選べ．

(a) Ca 拮抗薬舌下
(b) ニトログリセリン持続点滴
(c) ループ利尿薬静注
(d) β遮断薬静注
(e) ドブタミン持続点滴

問34 24歳の女性．18歳時の健康診断でA型WPW症候群の診断を受けていたが，突然動悸発作が出現し停止しないため来院した．来院時の12誘導心電図（**図 3-14**）を示す．

停止目的で使用する静注薬はどれか．2つ選べ．

(a) イソプロテレノール
(b) 硫酸アトロピン
(c) ベラパミル
(d) アデノシン三リン酸（ATP）
(e) メキシレチン

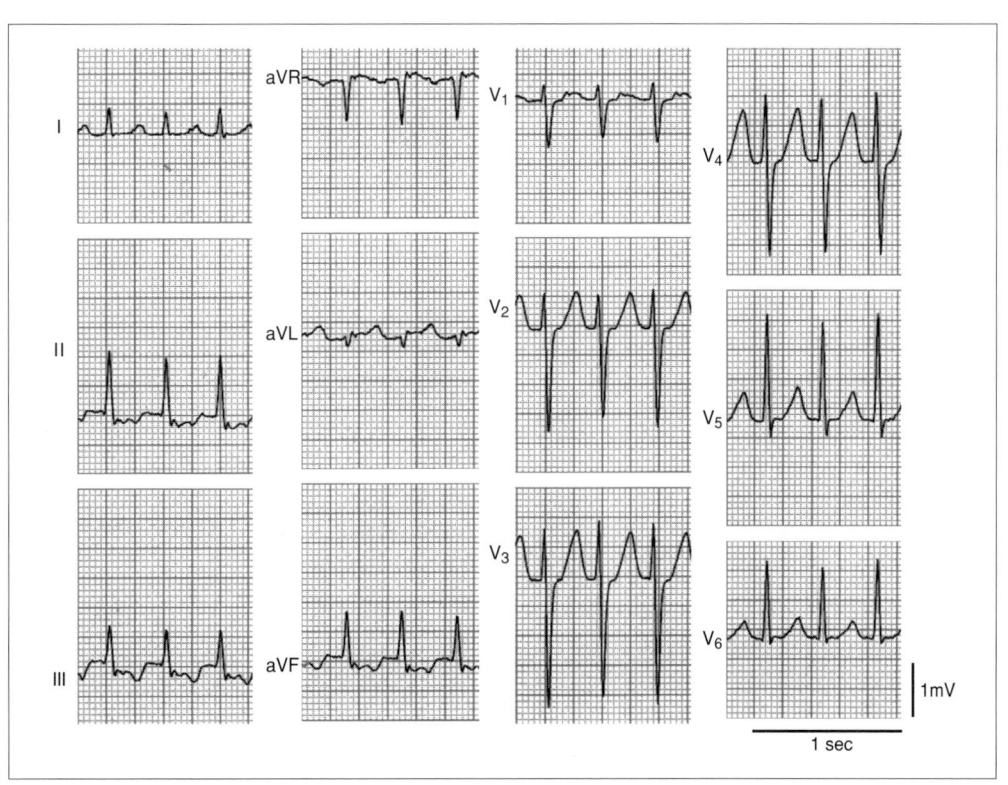

図 3-14

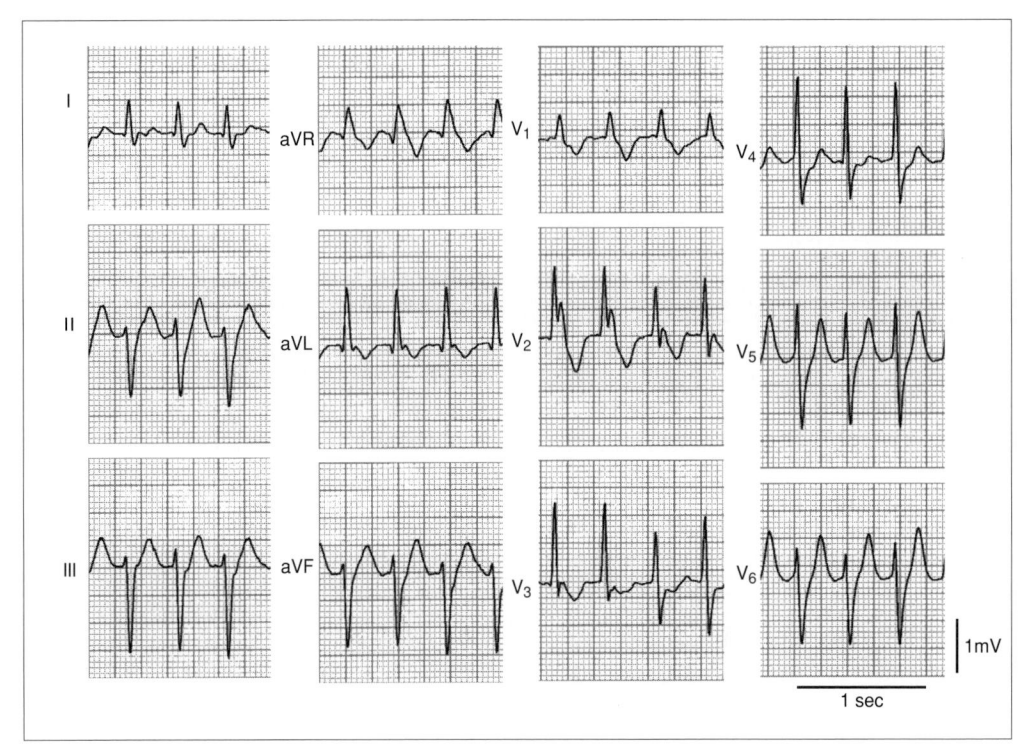

図 3-15

問 35 20歳の男性．12歳時より発作性の頻拍発作を認めるも，すぐに自然停止するため放置していた．最近仕事が忙しく睡眠不足が続いていたところ，頻拍発作が出現し，自然停止しないため来院した．来院時の12誘導心電図(図 3-15)を示す．正しいのはどれか．2つ選べ．
(a) 直ちに電気的除細動を行う．
(b) ベラパミルの静注が停止に有効である．
(c) 通常，器質的心疾患を合併する．
(d) 生命予後は不良である．
(e) 高周波カテーテルアブレーションの成功率は高い．

問 36 48歳の女性．下痢，発熱を伴う感冒症状に対して市販のエリスロマイシン系抗菌薬を服用していたところ，意識消失発作を頻回に認めるようになったため，緊急入院となった．下痢と発熱は持続しており，入院後記録されたモニター心電図(図 3-16)を示す．正しいのはどれか．2つ選べ．

(a) Ia群抗不整脈薬を静注する．
(b) プロプラノロールを静注する．
(c) 硫酸マグネシウムの点滴静注を行う．
(d) 電気的除細動を行う．
(e) エリスロマイシン系抗菌薬は直ちに中止する．

問 37 74歳の男性．毎年の定期健診では心房細動を指摘されているが器質的疾患はない．感冒をきっかけに全身倦怠感が出現し，総合外来を受診した．胸部X線写真では心胸比(CTR)61%と心拡大を認めた．このときの心電図を示す(図 3-17)．
心電図所見として正しいのはどれか．2つ選べ．
(a) 洞不全症候群
(b) 房室接合部調律
(c) 心室性調律
(d) 完全房室ブロック
(e) 心房細動

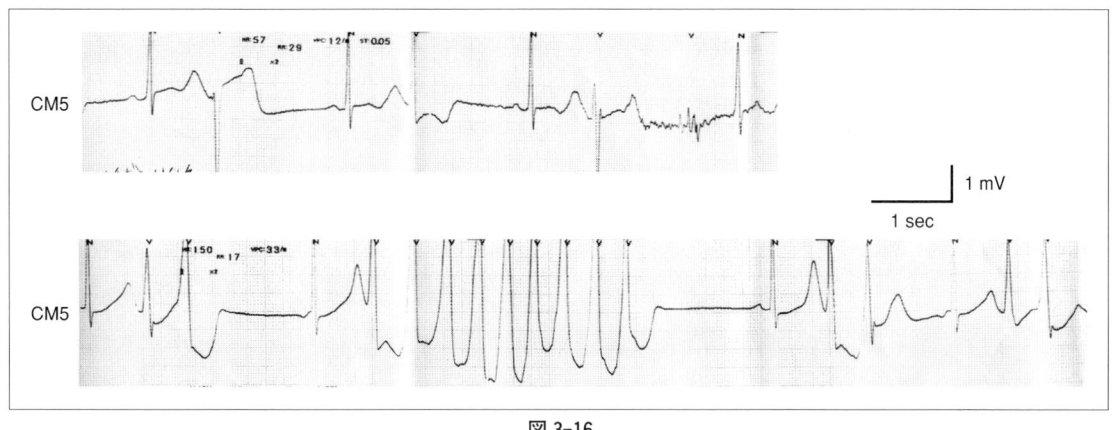

図 3-16

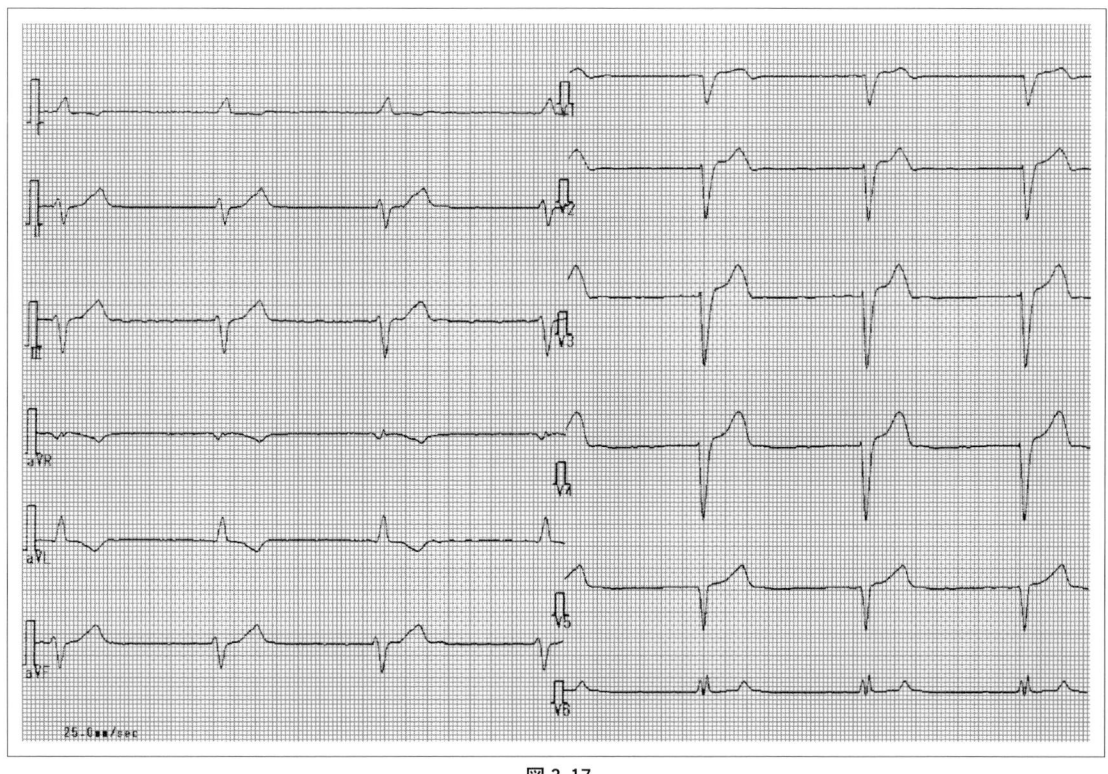

図 3-17

問 38 抗不整脈薬について正しいのはどれか. 2つ選べ.
(a) ピルジカイニドは緑内障には禁忌である.
(b) シベンゾリンには低血糖の副作用がある.
(c) アプリンジンは腎機能低下があっても投与量を減らす必要はない.
(d) アミオダロンには陰性変力作用がある.
(e) ジソピラミドは QT 延長作用が少ない.

問 39 76歳の女性. 1年前から不整脈のために内服加療を受けていた. 海外旅行のために1か月薬を服用しなかったところ, 帰国の翌日に起坐呼吸状態となり救急車で来院した. 呼吸数 26/分.

図 3-18

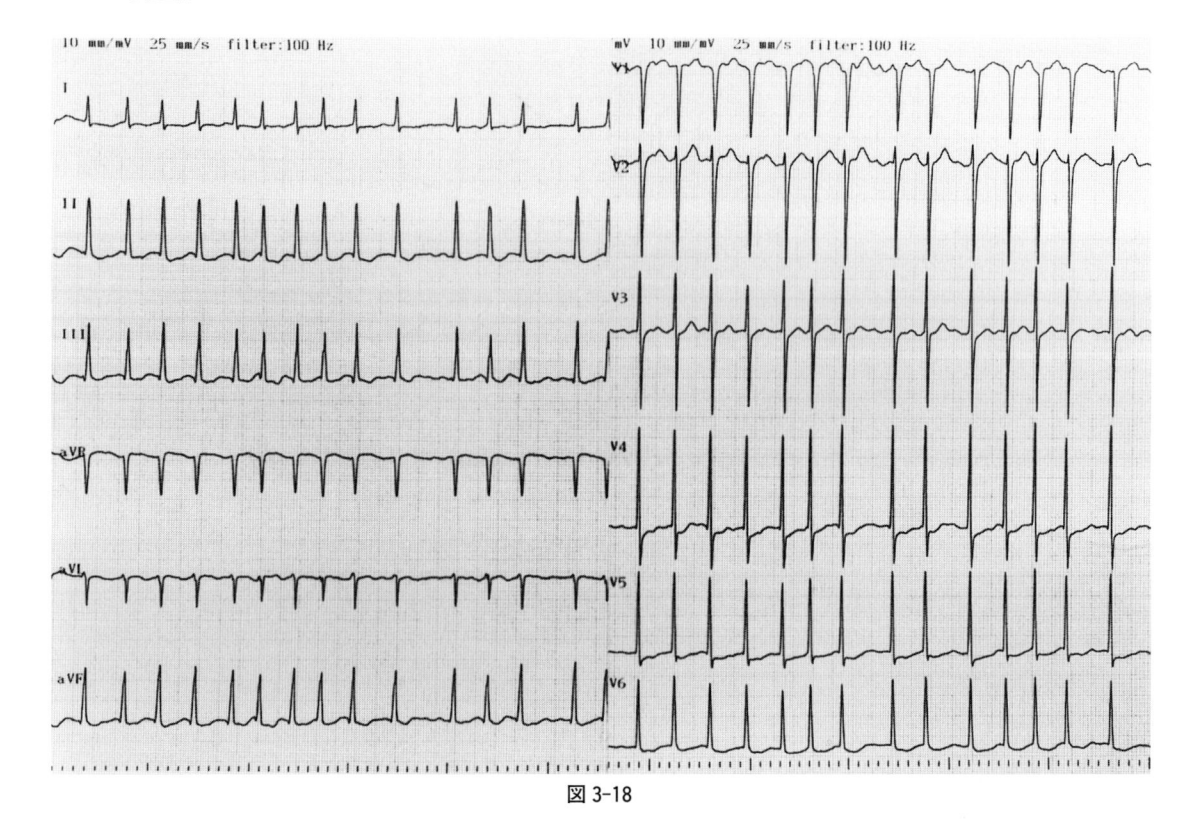

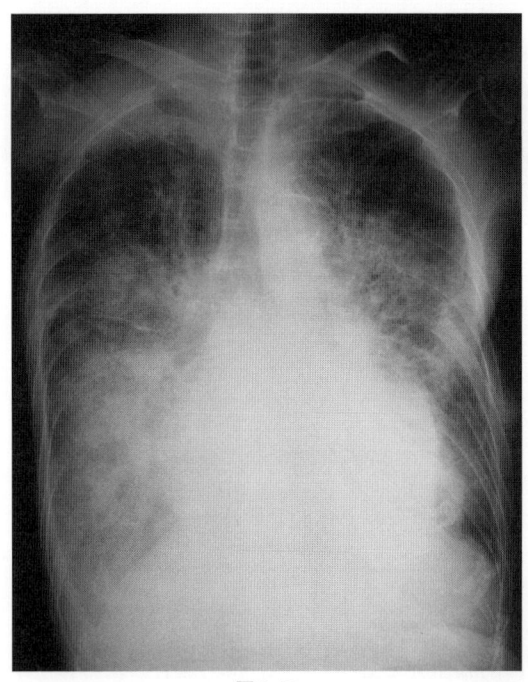

図 3-19

脈拍 110/分で不整，血圧 162/98 mmHg．心電図（図 3-18）と胸部 X 線写真（図 3-19）を別に示す．心エコー検査では左室拡張末期径は 46 mm，左室駆出率は 62％ で，右心系に異常を認めなかった．

本症例の病態について正しい記載はどれか．2つ選べ．
(a) エコノミー症候群による肺塞栓症である．
(b) 拡張型心筋症の急性増悪である．
(c) 拡張能障害による心不全である．
(d) 広範前壁心筋梗塞に心不全を合併している．
(e) 心拍数の速い心房細動が心不全を悪化させている．

(問 40) 収縮機能正常の心不全(拡張不全型心不全)について誤っているのはどれか．2つ選べ．
(a) 高齢の心不全患者の半数例では左室駆出率が正常範囲に保たれている．
(b) 頻脈型心房細動は心不全の誘因として重要で

(c) 急性期の胸部X線では心陰影の拡大がみられることが多い.
(d) パルスドプラー心エコー法による左室流入血流波形は,拡張障害の病態評価に有用である.
(e) アンジオテンシン変換酵素(ACE)阻害薬は第一選択薬として確立している.

問41 急性心筋梗塞症における急性期経皮的冠動脈形成術(PCI)に関して正しいのはどれか.3つ選べ.
(a) ステント留置は禁忌である.
(b) 待期的PCIに比べて末梢塞栓の頻度が高い.
(c) 梗塞責任血管は陰性リモデリングを生じていることが多い.
(d) 再開通率が血栓溶解療法よりも高い.
(e) 発症24時間以後であれば緊急適応とならない.

問42 急性冠症候群の発症機序として正しいのはどれか.3つ選べ.
(a) 粥腫崩壊の大多数はスパスムによる.
(b) 粥腫の崩壊には炎症が関与している.
(c) 狭窄度が大きいほど崩壊しやすい.
(d) 粥腫の脂質コアが大きいと崩壊しやすい.
(e) 粥腫を覆う被膜(fibrous cap)が薄いものは崩壊しやすい.

問43 無症候性心筋虚血について正しいのはどれか.
(1) 安定狭心症患者ではしばしば無症候性心筋虚血を伴う.
(2) 若年者や糖尿病患者に多くみられる.
(3) 無症候性心筋虚血に対してβ遮断薬の投与は無効である.
(4) 無症候性心筋虚血の診断にホルター心電図は役に立たない.
(5) 運動負荷試験陽性例では冠動脈イベント(突然死,心筋梗塞,狭心症)の発生率が高い.
a(1,2)　b(1,5)　c(2,3)　d(3,4)　e(4,5)

問44 安定狭心症の診断に関する運動負荷心電図の有用性について正しいのはどれか.
(1) 完全右脚ブロックにおいて有用である.
(2) 安静時に1mm以下のST低下を示す患者において有用である.
(3) WPW症候群において有用である.
(4) 完全左脚ブロックにおいて有用である.
(5) ペースメーカリズムにおいて有用である.
a(1,2)　b(1,5)　c(2,3)　d(3,4)　e(4,5)

問45 ACE阻害薬を投与する際に,腎機能障害を悪化させる危険性のある病態はどれか.
(1) 脱水
(2) 両側性腎血管性高血圧症
(3) 糖尿病性腎症
(4) 高齢者高血圧症
(5) 蛋白尿を有する腎障害
a(1,2)　b(1,5)　c(2,3)　d(3,4)　e(4,5)

問46 40歳の女性.数年前から,歩行時に下肢のだるさが出現するために精査を目的に受診.上肢の血圧は164/88,下肢の血圧は104/58で左右差は認められなかった.鑑別すべき疾患はどれか.
(1) 結節性多発動脈炎
(2) 高安動脈炎
(3) 大動脈縮窄症
(4) Raynaud病
(5) 抗リン脂質抗体症候群
a(1,2)　b(1,5)　c(2,3)　d(3,4)　e(4,5)

問47 3音(過剰心音)を聴取するのはどれか.
(1) 僧帽弁閉鎖不全
(2) 大動脈弁狭窄
(3) 心房中隔欠損
(4) 甲状腺機能低下症
(5) 心膜炎
a(1,2)　b(1,5)　c(2,3)　d(3,4)　e(4,5)

問48　肥大型心筋症について正しいのはどれか．
(1) 肥大型心筋症では左室流出路狭窄の程度で予後が影響される．
(2) 肥大型心筋症の突然死の原因の多くは拡張障害による心不全である．
(3) 閉塞性肥大型心筋症にβ遮断薬は禁忌である．
(4) 閉塞型肥大型心筋症において左室流出路狭窄の圧較差は利尿薬により減少する．
(5) 閉塞型肥大型心筋症において左室流出路狭窄の圧較差は血管拡張薬によって増大する．
a(1,2)　b(1,5)　c(2,3)　d(3,4)　e(4,5)

問49　拡張型心筋症による心不全患者の予後を改善することがEBM(evidence-based medicine)にて証明されていない薬剤はどれか．
(1) カルベジロール
(2) エナラプリル
(3) スピロノラクトン
(4) フロセミド
(5) ジゴキシン
a(1,2)　b(1,5)　c(2,3)　d(3,4)　e(4,5)

問50　心膜疾患について正しいのはどれか．
(1) 急性心膜炎の多くは特発性およびウイルス感染によるものである．
(2) 心膜液は貯留量が多ければ心タンポナーデとなる．
(3) 心タンポナーデを診断するには胸部CTが優れている．
(4) 収縮性心膜炎を診断するには心エコーが優れている．
(5) 心タンポナーデでは奇脈がみられる．
a(1,2)　b(1,5)　c(2,3)　d(3,4)　e(4,5)

問51　肺高血圧症の治療として使用される薬剤はどれか．
(1) プロスタグランディンE_1
(2) 塩酸モルフィン
(3) エストロゲン
(4) インドメサシン
(5) ホスホジエステラーゼⅢ阻害薬
a(1,2)　b(1,5)　c(2,3)　d(3,4)　e(4,5)

問52　先天性心疾患について正しいのはどれか．
(1) Eizenmenger症候群は大血管，心室，心房のどのレベルのシャントにでも起こりうる．
(2) 手術後に出現する完全房室ブロックは全例ペースメーカ植込みの適応となる．
(3) 動脈管開存症ではto and fro murmurを聴取する．
(4) Ebstein奇形では僧帽弁の付着が三尖弁より心室側に位置している．
(5) チアノーゼ性心疾患の成人例では腎機能低下が見られる．
a(1,2)　b(1,5)　c(2,3)　d(3,4)　e(4,5)

問53　不安定狭心症で高リスクとされるのはどれか．
(1) 発作が10分持続するもの．
(2) 48時間以内に安静時発作を認めるもの．
(3) 心筋梗塞後2週間以内のもの．
(4) トロポニンが高値を示すもの．
(5) 右脚ブロックを示すもの．
a(1,2,3)　b(1,2,5)　c(1,4,5)　d(2,3,4)　e(3,4,5)

問54　急性心筋梗塞の治療として間違っているのはどれか．
(1) ステント使用により心血管事故が減少する．
(2) ACE阻害薬の適応は心不全合併例である．
(3) 全例にリドカインを使用する．
(4) β遮断薬は禁忌である．
(5) アスピリンを開始する．
a(1,2,3)　b(1,2,5)　c(1,4,5)　d(2,3,4)　e(3,4,5)

問 55 安定狭心症例に対する冠動脈血行再建術について，経皮的冠動脈インターベンション（PCI）と外科的冠動脈バイパス術（CABG）の比較に関して正しいのはどれか．
(1) 多枝病変患者では5年間の総死亡率は同等である．
(2) 多枝病変患者では5年間で再度の冠動脈血行再建術を受ける頻度は同等である．
(3) 高脂血症合併患者で多枝病変を有する患者ではCABGのほうがPCIより5年間の死亡率は有意に低い．
(4) 糖尿病合併患者で多枝病変を有する患者ではCABGのほうがPCIより5年間の死亡率は有意に低い．
(5) 左主幹部病変患者ではPCIよりCABGが選択される．
a(1,2,3)　b(1,2,5)　c(1,4,5)　d(2,3,4)
e(3,4,5)

問 56 血管作動性物質のなかで，降圧因子として作用するのはどれか．
(1) ナトリウム利尿ホルモン
(2) バゾプレッシン
(3) エンドセリン
(4) アドレノメデュリン
(5) ブラジキニン
a(1,2,3)　b(1,2,5)　c(1,4,5)　d(2,3,4)
e(3,4,5)

問 57 原発性アルドステロン症の診断に必要な検査はどれか．
(1) カプトリル負荷レノグラム
(2) ¹³¹I-MIBG（metaiodobenzylguanidine）シンチグラム
(3) フロセミド静注立位負荷テスト
(4) ¹³¹I-アドステロールシンチグラム
(5) 副腎静脈カテーテル検査
a(1,2,3)　b(1,2,5)　c(1,4,5)　d(2,3,4)
e(3,4,5)

問 58 脈波速度を上昇させる要因はどれか．
(1) 高血圧
(2) 加齢
(3) 慢性閉塞性動脈硬化症
(4) 大動脈瘤
(5) 糖尿病
a(1,2,3)　b(1,2,5)　c(1,4,5)　d(2,3,4)
e(3,4,5)

問 59 うっ血性心不全で高値を示すのはどれか．
(1) レニン
(2) BNP
(3) ANP
(4) カテコラミン
(5) 遊離型T3甲状腺ホルモン
a(1,2,3)　b(1,2,5)　c(1,4,5)　d(2,3,4)
e(3,4,5)

問 60 慢性心不全患者に推奨される治療薬はどれか．
(1) ナトリウムチャネル遮断薬
(2) カルシウムチャネル拮抗薬
(3) β遮断薬
(4) ACE阻害薬
(5) アルドステロン拮抗薬
a(1,2,3)　b(1,2,5)　c(1,4,5)　d(2,3,4)
e(3,4,5)

問 61 僧帽弁膜症について正しいのはどれか．
(1) 僧帽弁狭窄は血栓塞栓のリスクが高い．
(2) 慢性の僧帽弁閉鎖不全は心不全症状が出現しにくい．
(3) 心房細動を合併した僧帽弁狭窄は頻脈になると心拍出量が低下する．
(4) 高度の僧帽弁閉鎖不全を合併した僧帽弁狭窄は，経皮的僧帽弁形成術が適応である．
(5) 心不全症状のない僧帽弁閉鎖不全は弁形成術の適応とならない．
a(1,2,3)　b(1,2,5)　c(1,4,5)　d(2,3,4)
e(3,4,5)

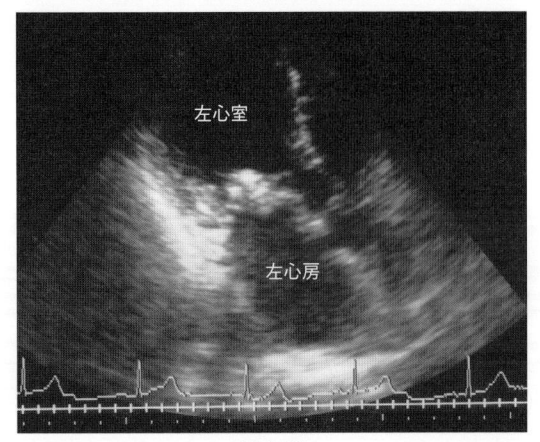

図 3-20

(左心室／左心房)

(問62) 70歳の男性，以前より心雑音を指摘されていた．2か月前から微熱を時々認めるようになり，外来で抗菌薬投与を受けると軽快するが中止すると再燃するということを繰り返していた．入院直前にも経口抗菌薬を投与されていたが，突然右下肢不全麻痺が出現し，頭部 MRI で脳梗塞の所見を認めた．図 3-20 は心エコーの画像を示している．
この疾患の検査，治療の方針として正しいものはどれか．
(1) 抗菌薬は中止せず，wide spectrum の抗菌薬を常用量投与し経過観察する．
(2) 48 時間以上抗菌薬を中止して血液培養を行う．
(3) 起炎菌種によって予後は異なる．
(4) 心不全が悪化する場合，早期に手術を行うべきである．
(5) 抗菌薬の投与で治癒した後も再発の予防のためには観血的手術の後に抗菌薬の投薬を行うことが必要である．

a(1,2,3)　b(1,2,5)　c(1,4,5)　d(2,3,4)　e(3,4,5)

(問63) 成人期における先天性心疾患の頻度（術後例を含む）の多いのはどれか．
(1) Fallot 四徴症
(2) 動脈管開存
(3) Ebstein 奇形
(4) 心室中隔欠損
(5) 心房中隔欠損

a(1,2,3)　b(1,2,5)　c(1,4,5)　d(2,3,4)　e(3,4,5)

(問64) 病初期からチアノーゼをきたすのはどれか．
(1) 動脈管開存
(2) 両大血管右室起始症
(3) Fallot 四徴症
(4) 総肺静脈還流異常
(5) 心室中隔欠損症

a(1,2,3)　b(1,2,5)　c(1,4,5)　d(2,3,4)　e(3,4,5)

4 内分泌・代謝

(問1) 32歳の男性．約1年の間に12kgの体重減少と，頭痛，発汗過多，暑がりなどの自覚症状を訴えて来院した．触診上甲状腺は中等度に腫大しているが，眼球突出は認めない．Basedow病を疑って甲状腺機能検査を行ったところ，以下の結果が得られた．

検査所見：FT_3 10.8 pg/ml（正常範囲 2.5～4.3），FT_4 5.2 ng/dl（正常範囲 1.0～1.8），TSH 7.2 μU/ml（正常範囲 0.4～4.7）．

本病態の診断の決め手となる最も重要な情報はどれか．1つ選べ．

(a) 薬剤の服用歴
(b) 下垂体MRI検査
(c) 甲状腺関連自己抗体の測定
(d) 甲状腺シンチグラム
(e) 血中TBGの測定

(問2) 32歳の女性．2か月前に出産したが，動悸，手指振戦が出現したため来院．びまん性甲状腺腫を触知するも圧痛なし．以前より甲状腺腫があったかどうかは不明．

検査所見：FT_4 3.2 ng/dl, FT_3 7.6 pg/ml, TSH 0.005 μU/ml．TRAbは9.7%で陰性．

この患者への適切でない対応はどれか．1つ選べ．

(a) すぐにチアマゾールを開始する．
(b) 眼症状がある場合はPTUにて治療を開始する．
(c) TSAbを測定する．
(d) ^{123}I甲状腺摂取率を測定して治療方針を決定する．
(e) 対症療法にてホルモン値の経過をみる．

(問3) 原発性アルドステロン症について正しいのはどれか．1つ選べ．

(a) 高血圧患者における頻度は0.1%以下である．
(b) 低カリウム血症は診断に必須である．
(c) 血漿アルドステロン濃度は正常上限の5倍以上となる．
(d) CTにて副腎腫瘍を認めない場合は特発性アルドステロン症と診断する．
(e) 選択的副腎静脈サンプリングは手術の可否を判定する上で有用である．

(問4) 脂質代謝異常について正しいのはどれか．1つ選べ．

(a) 甲状腺機能亢進症は高コレステロール血症の原因である．
(b) III型高脂血症はリポ蛋白リパーゼの機能異常が原因である．
(c) 低HDLコレステロール血症は動脈硬化の独立した危険因子である．
(d) 高齢者（65歳以上）の高脂血症には薬物療法を行わない．
(e) 心筋梗塞既往患者のLDLコレステロール管理目標値は140 mg/dlである．

(問5) 高脂血症治療薬について誤っているのはどれか．1つ選べ．
(a) ニコチン酸にはLp(a)を低下させる働きがある．
(b) スタチンは血管へ直接作用して抗動脈硬化作用を示す．
(c) スタチンには細胞内へのLDL取り込みを高める作用がある．
(d) フィブラートにはレムナントリポ蛋白増加作用がある．
(e) 腎不全の患者ではフィブラートの投与は禁忌である．

(問6) 次の文章で誤っているのはどれか．1つ選べ．
(a) 腎尿細管で希釈セグメントと呼ばれているのはヘンレの上行脚の太い部分である．
(b) 糸球体で濾過された原尿は等張であるが，遠位尿細管に到達する尿は低張である．
(c) 集合尿細管での水の再吸収は水チャンネルを介して行われる．
(d) 腎髄質の浸透圧濃度勾配はカリウムで形成されている．
(e) 低カリウム血症では，尿の濃縮力が低下する．

(問7) 次の文章で正しいのはどれか．1つ選べ．
(a) 抗利尿ホルモン(ADH)は脳下垂体後葉で産生され血中へ分泌される．
(b) ADH分泌不適切症候群(SIADH)ではADHが高値を呈する．
(c) SIADHでは血中尿酸値が上昇する．
(d) 尿崩症では抗利尿ホルモン(ADH)の分泌は低下する．
(e) 腎性尿崩症には水チャンネル(AQP2)異常が原因のものがある．

(問8) 次の文章の中で誤っているのはどれか．1つ選べ．
(a) 糸球体で濾過された尿酸はほとんど尿中へ排泄される．
(b) 尿細管から分泌された尿酸の約10%が尿中へ排泄される．
(c) 高尿酸血症の原因には尿酸産生過剰型，尿酸排泄低下型，混合型がある．
(d) 尿酸値の上昇により心血管イベントのリスクは増加する．
(e) 高尿酸血症の治療で，尿酸排泄促進薬を使用した場合，尿をアルカリ性にする必要がある．

(問9) 次の文章で誤っているものはどれか．1つ選べ．
(a) 尿崩症と心因性多飲症はともに低張多尿を呈するが，その鑑別には，日中の飲水量の測定が参考になる．
(b) 腎不全に伴う多尿は等張多尿である．
(c) 腎性尿崩症の多尿の治療にはサイアザイド系利尿薬が有効である．
(d) 中枢性尿崩症の脳下垂体T1強調MRI像では，脳下垂体後葉の高信号が消失する．
(e) 脱水の評価に尿中カリウム/ナトリウム(K/Na)比が有用である．

(問10) 35歳の男性．一年前よりしばしば頭痛を自覚していた．最近になり視力低下，全身倦怠感を訴え近医を受診．頭部CTにてトルコ鞍上部に径3cm大の腫瘤を認めた．

身体所見：体温35.3℃，血圧80/50 mmHg，意識レベル1(3-3-9)，皮膚・舌は乾燥．胸部・腹部に異常所見なし．

検査所見：WBC 7,500(分葉核好中球55%，好酸球11%，単球9%，リンパ球25%)，RBC 400万，Hb 11.5 mg/dl，Ht 45%，Plt 35万．BUN 19 mg/dl，Cr 1.0 mg/dl，UA 3.0 mg/dl，Na 130 mEq/l，K 5.3 mEq/l，Cl 109 mEq/l，FPG 75 mg/dl，血漿浸透圧265 mOsm/kg，尿浸透圧280 mOsm/kg，TSH 1.5 μIU/ml，FT$_4$ 0.44 ng/dl，ACTH 8 pg/ml，コルチゾール2 μg/dl，GH 1.1 ng/dl，ADH 2.2 pg/ml，PRL 40 mg/dl．

この症例において誤っているのはどれか．1つ選べ．

(a) 汎下垂体機能低下症が考えられる．
(b) 低ナトリウム血症，高カリウム血症，好酸球増加は副腎皮質機能低下症を疑わせる．
(c) ホルモンの補充はまず甲状腺ホルモンから投与する．
(d) ステロイドホルモン補充後は尿量の増加に注意が必要である．
(e) 血漿浸透圧に比し，抗利尿ホルモン(ADH)は高値である．

(問11) 2型糖尿病患者の運動療法について正しいのはどれか．1つ選べ．
(a) 無酸素運動によりインスリン抵抗性が改善する．
(b) インスリン抵抗性改善効果は翌日には消失する．
(c) 50歳の患者では130/分程度の心拍数の運動が望ましい．
(d) 高血糖の患者ほど運動療法は効果的である．
(e) 運動により高血圧の改善が期待できる．

(問12) 糖尿病治療薬と副作用についての組み合わせで誤っているのはどれか．1つ選べ．
(a) チアゾリジン誘導体(塩酸ピオグリタゾン) ― 浮腫
(b) αグルコシダーゼインヒビター ― 肝障害
(c) ビグアナイド薬 ― 胃腸障害
(d) SU薬 ― 低血糖
(e) フェニルアラニン誘導体(ナテグリニド) ― 乳酸アシドーシス

(問13) 血糖コントロールの指標について誤っているのはどれか．1つ選べ．
(a) 1.5-anhydro-D-glucitol(1.5 AG)は約1週間前の平均血糖値を反映している．
(b) 糖化アルブミンは約2週間前の平均血糖値を反映している．
(c) フルクトサミンは約2週間前の平均血糖値を反映している．
(d) ヘモグロビン A_{1C} (HbA_{1C})は1～2か月前の平均血糖値を反映している．
(e) 尿糖は排泄閾値に個人差があるので目安として用いる．

(問14) 38歳の男性．今まで検診にて糖尿病を指摘されたことはなかった．1年前より，5 kgの体重減少，口渇，夜間尿を認め受診し入院となった．親族に糖尿病患者は認めない．身長170 cm，体重63 kg．
検査所見：空腹時血糖200 mg/dl，HbA$_{1C}$ 12.1%，抗GAD抗体35 U/ml(正常1.5 U/ml)，グルカゴン負荷試験では前CPR 1.5→後CPR 3.0 (ng/ml)，尿中CPRは40～45μg/日．
本例について正しいのはどれか．1つ選べ．
(a) 2型糖尿病である．
(b) インスリン分泌能は低下している．
(c) インスリン依存状態となる可能性は低い．
(d) SU薬の良い適応である．
(e) インスリン治療を行う．

(問15) 25歳の1型糖尿病患者から"急性胃腸炎となり食事がとれない"と電話があった．指導内容で誤っているのはどれか．1つ選べ．
(a) 尿ケトン体を測定する．
(b) 十分な水分をとる．
(c) 口当たりの良い糖質を含むものをとる．
(d) 食事がとれない場合はインスリンを中止する．
(e) 高血糖の場合はインスリンを多く打つ．

(問16) 低血糖症の原因として考えにくいものはどれか．1つ選べ．
(a) インスリノーマ
(b) ACTH単独欠損症
(c) 大量飲酒
(d) 抗不整脈薬服用
(e) インターフェロンα投与

(問17) 51歳の主婦．市民検診で糖尿病を指摘された．

身体・検査所見：身長 158 cm，体重 65 kg．アキレス腱反射正常．糖尿病網膜症は認めない．尿蛋白陰性．空腹時血糖値 177 mg/dl，HbA$_{1c}$ 7.4%．

専業主婦で，普段は家で過ごすことが多く，特に定期的な運動は行っていない．

まず行う治療として正しいのはどれか．1つ選べ．
- (a) 食事療法 1,200 kcal/日
- (b) 食事療法 1,500 kcal/日
- (c) 食事療法 1,800 kcal/日
- (d) 食事療法 2,100 kcal/日
- (e) 食事療法 2,400 kcal/日

問 18 糖尿病性腎症の診断に有用でない検査はどれか．1つ選べ．
- (a) 尿沈渣
- (b) 尿中アルブミン
- (c) 腎生検
- (d) 血清クレアチニン
- (e) 眼底検査

問 19 糖尿病患者への処置のうち不適切なのはどれか．1つ選べ．
- (a) 運動療法の前に負荷心電図を行う．
- (b) 若年肥満2型糖尿病にBG剤を投与する．
- (c) 抗GAD抗体陽性者にSU剤を投与する．
- (d) ケトアシドーシスの患者にインスリンを投与する．
- (e) 前増殖網膜症に光凝固術を行う．

問 20 正しいのはどれか．2つ選べ．
- (a) TRAb（TSH receptor antibody）は未治療 Basedow 病で 50〜60% が陽性である．
- (b) non-thyroidal illness では血清 reverse T$_3$ 値が増加する．
- (c) 妊娠では TBG が増加し，血清総 T$_4$ 値は低値となる．
- (d) Basedow 病と無痛性甲状腺炎の鑑別にマイクロゾームテストは有用である．
- (e) 触診上甲状腺峡部は輪状軟骨の下方に位置する．

問 21 誤っているのはどれか．2つ選べ．
- (a) 甲状腺濾胞癌の診断には穿刺吸引細胞診が有用である．
- (b) マイクロゾームテストが陽性の場合，サイログロブリンの測定値に影響する．
- (c) MEN2B 型では *ret* 遺伝子の変異を認める．
- (d) 悪性腫瘍患者の高カルシウム血症は PTHrP が原因の場合が最も多い．
- (e) 甲状腺髄様癌の腫瘍マーカーとして，カルシトニンが有用である．

問 22 褐色細胞腫について正しいものはどれか．2つ選べ．
- (a) 副腎偶発腫として発見されることはまれである．
- (b) 甲状腺髄様癌の症例では褐色細胞腫の合併を疑うべきである．
- (c) 尿中メタネフリン，ノルメタネフリンの測定が診断に有用である．
- (d) 確定診断にはレギチーン負荷試験を行って血圧降下を証明する必要がある．
- (e) ^{131}I-MIBG シンチグラフィは良性，悪性の鑑別に有用である．

問 23 66歳の男性．1週間前より倦怠感，食思不振，嘔吐，下痢が出現し入院となった．入院時血圧 90〜60 mmHg，呼びかけに返事はあるが傾眠状態である．

検査所見：血清 Na 118 mEq/*l*，血清 K 5.2 mEq/*l*，血清 Cl 83 mEq/*l*，血糖 68 mg/dl，FT$_3$ 1.71 pg/ml，FT$_4$ 0.82 ng/dl，TSH 8.91 μU/ml，血漿 ACTH，血清コルチゾール，血漿 ADH は未着である．

この症例の治療として正しいのはどれか．2つ選べ．
- (a) 飲水制限を行い，補液は最低限の量に制限する．
- (b) 負荷試験による診断確定を優先させる．

(c) 最初に甲状腺ホルモン薬（T₃製剤）を投与する．
(d) ヒドロコルチゾンを6時間ごとに100〜200 mg 静注する．
(e) 5％ブドウ糖と生理的食塩水を1：1に混じて点滴静注する．

問24 45歳の女性．高血圧の治療中にスクリーニング検査として施行された腹部超音波検査にて右副腎腫瘍を指摘され，腹部造影CTにて右副腎に2.0×1.5 cmの腫瘍を認めた．

身体所見：身長163 cm，体重63 kg，中心性肥満，満月様顔貌，水牛様脂肪沈着，皮膚線条，多毛は認めない．

検査所見：血圧148〜90 mmHg．空腹時血糖96 mg/dl，HbA$_{1c}$ 5.2%，血清K 3.9 mEq/l．早朝空腹時の血漿ACTH 18.1 pg/ml，血清コルチゾール10.8 μg/dl，午後11時の血清コルチゾール9.7 μg/dl，デキサメサゾン1 mg服用後の血清コルチゾール7.1 μg/dl，8 mg服用後の血清コルチゾール5.9 μg/dl，血清DHEAS 178 ng/ml，血漿レニン活性0.6 ng/ml/hr，血漿アルドステロン濃度10.3 ng/dl．

図4-1に腹部造影CT，図4-2に^{131}I-アドステロールシンチグラフィ（背面像）を示す．

この症例について正しいのはどれか．2つ選べ．
(a) 数年以内に顔貌や体型の変化が生じると予想される．
(b) 腫瘍からのコルチゾールの自律的分泌は認められない．
(c) 高血圧の改善や動脈硬化進展の予防の面から手術を考慮する．
(d) 悪性腫瘍の可能性はほとんどない．
(e) 副腎摘出後の副腎皮質ステロイド薬の投与の必要はない．

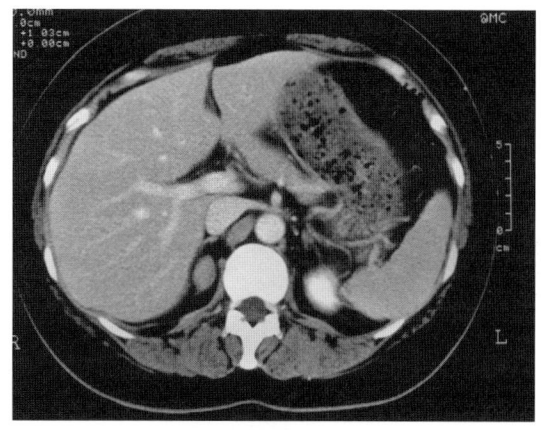

図4-1

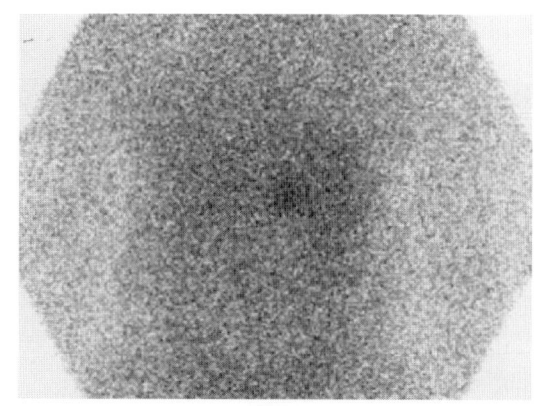

図4-2

問25 45歳の男性．20歳頃，献血の際に高脂血症を指摘されたが放置．最近労作時に前胸部不快感を自覚するようになったため内科外来を受診した．

身体所見：身長180 cm，体重72 kg．母親が高脂血症に対する薬物治療を受けている．診察上，両眼に角膜輪，両側肘部伸側に黄色腫を認める．安静時心電図検査では異常を認めない．

血清脂質検査：総コレステロール値333 mg/dl，トリグリセリド値42 mg/dl，HDLコレステロール値42 mg/dl．

アキレス腱軟線X線撮影の結果を図4-3に示す．

問25-1 本症例の高脂血症について，正しいのはどれか．2つ選べ．
(a) LDL受容体遺伝子の変異が原因である．
(b) 常染色体劣性遺伝形式をとる．
(c) 女性患者の場合には治療を必要としない．
(d) 無治療の場合，高率に脳梗塞を発症する．
(e) 重症例には血中リポ蛋白の吸着療法を行う．

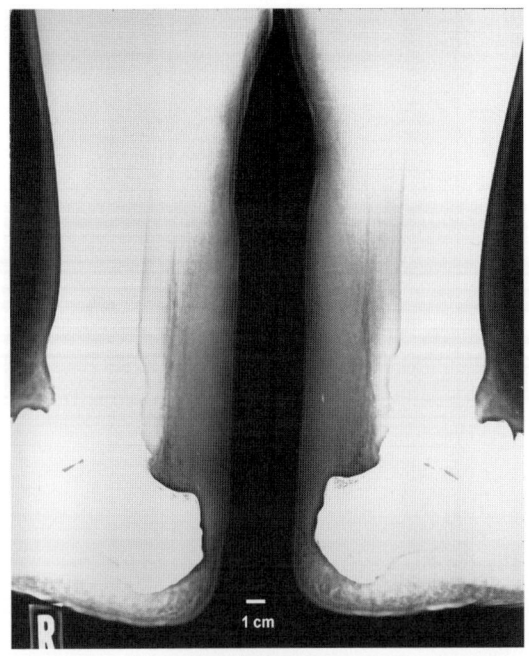

図 4-3

問 25-2 本症例に最初に行なう治療として正しいのはどれか．3つ選べ．
(a) 禁煙を指導する．
(b) カロリー制限と脂肪制限を開始する．
(c) 1日 8,000 歩の歩行を開始する．
(d) HMG-CoA 還元酵素阻害薬（スタチン）を投与する．
(e) フィブラートを投与する．

問 26 肥満に関して正しいのはどれか．2つ選べ．
(a) 身長 169 cm，体重 67 kg の人は肥満と判定される．
(b) 脂肪細胞が分泌する TNF-α はインスリン感受性を亢進させる．
(c) 肥満者は正常体重者に比べ，約5倍の頻度で糖尿病を合併しやすい．
(d) sleep apnea syndrome は二次性肥満を呈する代表的疾患である．
(e) 肥満症の食事療法ではビタミン類の欠乏に注意する．

問 27 糖尿病合併妊娠について正しいのはどれか．2つ選べ．
(a) 計画妊娠例の奇形頻度はほぼ正常妊婦と同様である．
(b) 奇形率は1型の方が2型より高い．
(c) 高血圧症合併例はアンジオテンシンⅡ受容体拮抗薬を使用する．
(d) 妊娠希望者は SU 薬をインスリンに切り替える．
(e) 妊娠月齢が進むにつれてインスリン必要量は低下する．

問 28 32歳の女性．母と母方の祖母，叔父に糖尿病あり．母，兄に難聴あり．不妊治療中の産婦人科で初めて尿糖を指摘され，糖尿病と診断された．身長 157 cm，体重 54.2 kg，血圧 106/62 mmHg．空腹時血糖 146 mg/dl，HbA_{1C} 7.3%．合併症なし．
正しいのはどれか．2つ選べ．
(a) ミトコンドリア遺伝子異常による糖尿病の可能性がある．
(b) 1,200 kcal の食事療法を指導する．
(c) 血糖コントロール改善まで避妊を指導する．
(d) α グルコシダーゼ阻害薬を投与する．
(e) SU 剤を投与する．

問 29 副腎皮質機能低下症の際に認められる検査所見はどれか．3つ選べ．
(a) 低カリウム血症
(b) 低ナトリウム血症
(c) 好酸球増多
(d) 低血糖
(e) 高コレステロール血症

問 30 62歳の女性．うつ病のため SSRI（選択的セロトニン再取り込み阻害薬）を内服していたが，"頭がぼんやりする"との訴えで緊急入院した．
検査所見：受診時の採血で血清 Na 118 mEq/l と著明な低ナトリウム血症を認めた．
行うべき処置・検査はどれか．3つ選べ．

(a) SSRIの内服を中止する．
(b) 水分摂取の制限を行う．
(c) 高張食塩水を投与する．
(d) ループ利尿薬を投与する．
(e) 副腎不全や甲状腺機能低下症の有無を確認する．

問31 副腎腺腫によるCushing症候群について正しいのはどれか．3つ選べ．
(a) デキサメサゾン8mgの投与によって尿中17-OHCSが抑制されない．
(b) 夜間の血清コルチゾール値が低下しない．
(c) CRH負荷試験にて血漿ACTHが過剰反応を示す．
(d) 腫瘍径は1cm以下のものが多い．
(e) 腫瘍摘出後，副腎皮質ステロイド薬の補充が必要である．

問32 血中ゴナドトロピンの増加をきたすのはどれか．3つ選べ．
(a) ムンプス睾丸炎
(b) Klinefelter症候群
(c) 神経性食欲不振症
(d) Kallmann症候群
(e) Turner症候群

問33 睾丸女性化症候群について正しいのはどれか．3つ選べ．
(a) 染色体は46XYである．
(b) 外性器は女性型である．
(c) 腟は正常である．
(d) 卵巣と精巣を有している．
(e) 睾丸を認める．

問34 メタボリックシンドロームの病態と関連が深い要素はどれか．3つ選べ．
(a) 皮下脂肪蓄積
(b) 内臓脂肪蓄積
(c) 高アディポネクチン血症
(d) 高トリグリセリド血症
(e) インスリン抵抗性

問35 糖尿病腎症と治療の組み合わせについて正しいのはどれか．3つ選べ．
(a) 早期腎症 ― 厳格な血糖コントロール
(b) 顕性腎症前期 ― アンジオテンシンⅡ受容体拮抗薬
(c) 顕性腎症後期 ― 厳格な血圧コントロール
(d) 顕性腎症後期 ― 高蛋白食
(e) 透析療法期 ― 蛋白制限食

問36 肺小細胞癌によるCushing症候群において認められる特徴的な所見はどれか．
(1) 中心性肥満，満月様顔貌の症候
(2) 低カリウム血症，代謝性アルカローシス
(3) 血清コルチゾール値の著明な高値
(4) CRH試験におけるACTHの過大反応
(5) 血清DHEASの低値
a(1,2)　b(1,5)　c(2,3)　d(3,4)　e(4,5)

問37 カルシウム代謝について正しいのはどれか．
(1) 偽性副甲状腺機能低下症のⅠ型では，Ellsworth-Howard試験で尿中cAMPが上昇する．
(2) 血液検査でCa 9.9 mg/dl，P 2.8 mg/dl，Alb 2.8 g/dlは高カルシウム血症と診断される．
(3) BMD(bone mineral density)測定では若年成人平均値(YAM)の70%未満を骨粗鬆症と定義している．
(4) NTxは骨芽細胞のマーカーである．
(5) Trousseau徴候は高カルシウム血症の診断に有用である．
a(1,2)　b(1,5)　c(2,3)　d(3,4)　e(4,5)

問38 38歳の男性．検診の際に尿糖陽性を指摘されていたが放置していた．2週間前に感冒に罹患し，以後口渇があるため，1日に清涼飲料水

のボトルを5〜10本飲んでいた．感冒様症状は一度改善したが，全身倦怠感が持続していた．心配した家族につれられて来院．

身体・検査所見：身長166 cm，体重77.9 kg．来院時血糖882 mg/dl，HbA$_{1c}$ 13.2%．尿ケトン体(#)，動脈血液ガス pH 7.223，抗GAD抗体陰性．

直ちに入院となり，インスリン投与などの治療により，症状は改善した．退院時には，インスリン注射は不要となり，尿中Cペプチドは133 μg/日（基準値：48.7〜97.7 μg/日）であった．

正しい診断はどれか．
(1) 1型糖尿病
(2) 糖尿病ケトアシドーシス
(3) 2型糖尿病
(4) 高浸透圧性非ケトン性昏睡
(5) 乳酸アシドーシス

a(1,2)　b(1,5)　c(2,3)　d(3,4)　e(4,5)

(問39)　糖尿病と診断できるのはどれか．
(1) 初回来院時空腹時血糖値 130 mg/dl，次回来院時空腹時血糖値 124 mg/dl
(2) 空腹時血糖値 140 mg/dl，糖尿病網膜症の存在
(3) 初回来院時食後血糖値 217 mg/dl，次回来院時空腹時血糖値 140 mg/dl
(4) 空腹時血糖値 140 mg/dl，蛋白尿(+)
(5) 空腹時血糖値 140 mg/dl，75 g OGTTにおける2時間血糖値 190 mg/dl

a(1,2)　b(1,5)　c(2,3)　d(3,4)　e(4,5)

(問40)　正しいのはどれか．
(1) 単純糖尿病網膜症は光凝固療法の適応である．
(2) 微量アルブミン期の糖尿病腎症の治療にはACE阻害薬が有効である．
(3) 無自覚性低血糖の対策として家族にグルカゴン注射を指導する．
(4) 糖尿病に合併した心筋梗塞でもほとんどの場合胸痛を主訴とする．
(5) 糖尿病末梢神経障害に有効な薬剤はない．

a(1,2)　b(1,5)　c(2,3)　d(3,4)　e(4,5)

(問41)　合併症を認めない糖尿病患者の管理目標として正しいのはどれか．
(1) 血圧 130/80 mmHg
(2) LDLコレステロール 120 mg/dl
(3) HbA$_{1c}$ 8.5%
(4) 総コレステロール 220 mg/dl
(5) 尿酸 9.0 mg/dl

a(1,2)　b(1,5)　c(2,3)　d(3,4)　e(4,5)

(問42)　先端巨大症に関して正しいのはどれか．
(1) 発見時の腫瘍は小型（ミクロアデノーマ）のことが多い．
(2) 75 g経口ブドウ糖負荷により血中GH値は正常域まで抑制される．
(3) 血中IGF-Iが高値を呈する．
(4) 血中GHはTRHやLHRH負荷に対する奇異性反応を高頻度に示す．
(5) 大腸癌の合併頻度が高い．

a(1,2,3)　b(1,2,5)　c(1,4,5)　d(2,3,4)
e(3,4,5)

(問43)　正しいのはどれか．
(1) 市販のやせ薬の中には甲状腺ホルモンを含むものがある．
(2) Basedow病眼症は抗甲状腺薬によるホルモンの改善と並行して軽快する．
(3) Basedow病に合併する周期性四肢麻痺は空腹時に発症しやすい．
(4) Basedow病のアイソトープ治療は通院で可能である．
(5) Basedow病ではアルカリホスファターゼ(ALP)の上昇がみられる．

a(1,2,3)　b(1,2,5)　c(1,4,5)　d(2,3,4)
e(3,4,5)

(問44)　女性に男性化症状をきたすのはどれか．
(1) 多嚢胞性卵巣症候群
(2) 先天性17α-ヒドロキシラーゼ欠損症
(3) 下垂体ゴナドトロピン産生腫瘍
(4) 先天性21-ヒドロキシラーゼ欠損症

(5) Cushing症候群
a(1,2,3)　b(1,2,5)　c(1,4,5)　d(2,3,4)
e(3,4,5)

問45　19歳の男性．この春から大学生となったが，二次性徴がみられず，紹介により来院．なお，以前からものの臭いを全く感じないという．
身体所見：血圧130/80 mmHg．腋毛，恥毛は欠如しており，外性器はTanner I度．
内分泌検査所見：LH<0.2 mIU/ml，FSH 1.9（基準値：2.1〜18.6）mIU/ml，テストステロン30（基準値：285〜800）ng/dl，ACTH 21.5 pg/ml，コルチゾール11.2 μg/dl，IGF-I 370 ng/ml，TSH 0.88 μU/ml，FT$_4$ 1.47 ng/dl．
この症例にみられる所見として正しいのはどれか．
(1) LHRH負荷試験でLH，FSHは低反応である．
(2) テストステロン補充で精子所見は改善する．
(3) MRIで嗅球の腫大がみられる．
(4) 左手のX線で骨年齢の遅延がみられる．
(5) LHRH連続負荷試験でLH，FSHの反応は回復する．
a(1,2,3)　b(1,2,5)　c(1,4,5)　d(2,3,4)
e(3,4,5)

問46　高VLDL血症を認めやすい病態の組み合わせとして，正しいのはどれか．
(1) 家族性高コレステロール血症（IIa型）
(2) 家族性複合型高脂血症
(3) 2型糖尿病
(4) 肥満
(5) 家族性リポ蛋白リパーゼ欠損症（I型）
a(1,2,3)　b(1,2,5)　c(1,4,5)　d(2,3,4)
e(3,4,5)

問47　インスリン製剤について正しい組み合わせはどれか．
(1) 速効型インスリンは食事の30分前に皮下注射する．
(2) 中間型インスリンは食事の60分前に皮下注射する．
(3) 超速効型インスリンは食事の30分前に皮下注射する．
(4) 中間型インスリンは静脈内投与しない．
(5) 超速効型インスリンは静脈内投与しない．
a(1,2,3)　b(1,2,5)　c(1,4,5)　d(2,3,4)
e(3,4,5)

問48　58歳の男性．生来健康で健診を受けたことがなかった．感冒を機会に受診し，今回初めて糖尿病と診断された．
身体所見：身長160 cm，体重66.6 kg，血圧164/96 mmHg．単純網膜症あり，膝蓋腱反射減弱，アキレス腱反射消失．
嗜好歴：喫煙20本/日，飲酒ビール500 ml/日．
検査所見：空腹時血糖191 mg/dl，HbA$_{1C}$ 9.8%，抗GAD抗体陰性，尿中Cペプチド183 μg/日，尿中Alb 162 mg/日，血清総コレステロール227 mg/dl，中性脂肪375 mg/dl，HDLコレステロール35 mg/dl．
正しいのはどれか．
(1) 数年前から糖尿病状態にあった．
(2) 冠動脈疾患の高リスク状態にある．
(3) HMG還元酵素阻害薬の良い適応である．
(4) インスリンの良い適応である．
(5) ACE阻害薬の良い適応である．
a(1,2,3)　b(1,2,5)　c(1,4,5)　d(2,3,4)
e(3,4,5)

5 腎臓

問1 40歳の女性．急性憩室炎のためにクリンダマイシンとゲンタマイシンの治療を受けていた．数日前から乏尿となり受診した．身体所見として，意識は清明で，うっ血性心不全の徴候はない．心音では，収縮期と拡張期に心雑音が聴取される．BUN 90 mg/dl, Cr 8.0 mg/dl, 血清 K 5.0 mEq/l. 心電図ではすべての誘導で ST の上昇がある．

治療として最も妥当なのはどれか．1つ選べ．
(a) 心外膜切開
(b) 血栓溶解療法
(c) グルコン酸カルシウムをゆっくり静脈注射
(d) 血液透析
(e) 小量アスピリン内服

問2 55歳の男性．腎不全のために通院中の患者が，突然の頭痛を訴えて来院した．外来のデータでは，BUN 50 mg/dl, Cr 4.3 mg/dl であった．腹部が膨隆しており多発性嚢胞腎と診断されている．

この患者の頭痛に関して最も可能性の高いのはどれか．1つ選べ．
(a) 脳梗塞
(b) ヘルペス脳炎
(c) くも膜下出血
(d) 硬膜下血腫
(e) 片頭痛

問3 56歳の男性．虚血性心疾患があり心臓カテーテル検査を行った後から腎機能が低下し，好酸球増加が出現し四肢に網状皮斑が出現した（図5-1）．

最も考えられる病態はどれか．1つ選べ．
(a) アレルギー性紫斑病
(b) ヨード過敏症
(c) 結節性多発動脈炎
(d) コレステロール塞栓症
(e) アレルギー性肉芽腫性血管炎

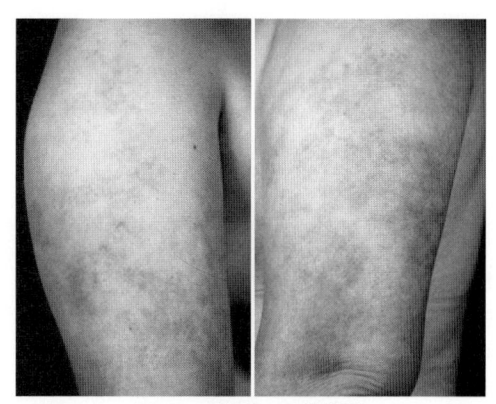

図5-1 （カラー口絵参照）

問4 維持透析患者が意識レベルの低下があり救急外来を受診した．図5-2のような心電図であった．

直ちにとるべき処置はどれか．1つ選べ．

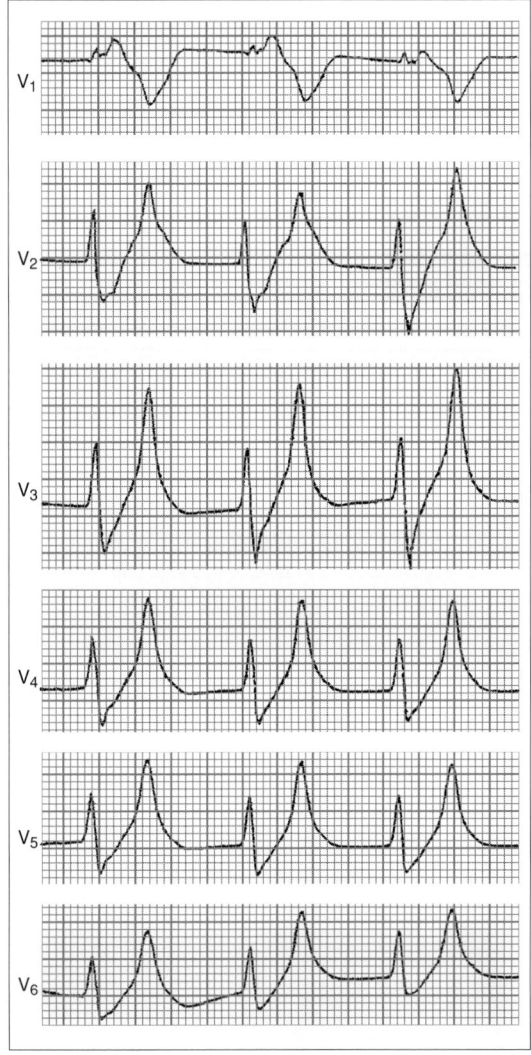

図 5-2

(a) 血液透析
(b) グルコース・インスリン療法
(c) 7%重炭酸ナトリウムを静脈注射
(d) グルコン酸カルシウムをゆっくり静脈注射
(e) 陽イオン交換樹脂を注腸

問5 45歳の女性．15年前に検診で蛋白尿，血尿を指摘されたが，放置していた．5年前から高血圧があり，3年前から2.0 g/日台の蛋白尿を指摘されていた．3か月前に近医を受診したが，その後受診していない．2週間前から，悪心，嘔吐，食欲不振が持続し外来を受診した．浮腫と中等度高血圧が認められた．

検査所見：pH 7.24，PaO_2 70 Torr，$PaCO_2$ 24 Torr，HCO_3^- 9 mEq/l，Na 127 mEq/l，K 6.7 mEq/l，Cl 88 mEq/l，BUN 150 mg/dl，Cr 8.8 mg/dl．

酸塩基平衡の異常の原因として最も考えられるのはどれか．1つ選べ．

(a) 乳酸の蓄積
(b) アセト酢酸とβハイドロオキシブチル酸の蓄積
(c) 重炭酸イオンの再吸収障害
(d) 硫酸イオンとリン酸イオンの蓄積
(e) 二酸化炭素の蓄積

問6 50歳の男性，胃癌手術後に高カロリー輸液を行っている．1か月後から次第に応答が悪くなり，意識障害が出現してきた．

検査所見：pH 7.23，PaO_2 80 Torr，$PaCO_2$ 23 Torr，HCO_3^- 8 mEq/l，Na 136 mEq/l，K 6.8 mEq/l，Cl 101 mEq/l，BUN 45 mg/dl，Cr 2.1 mg/dl，血糖 195 mg/dl，尿・血清アセトン陰性．

直ちに行うべき対処として最も適切なのはどれか．1つ選べ．

(a) インスリン投与
(b) 血液透析
(c) $NaHCO_3$ 投与
(d) ビタミンB_1 投与
(e) 高カロリー輸液中止

問7 56歳の女性．1か月前から全身倦怠感と四肢の脱力があった．次第に脱力が進行し，呼吸困難も生じてきたため受診した．診察中に呼吸が停止し直ちに気管挿管がなされた．

検査所見：血液ガス分析（酸素吸入 2l/分）；pH 7.28，$PaCO_2$ 33.3 Torr，PO_2 161.9 Torr，HCO_3^- 15.2 mmol/l．Na 148 mEq/l，K 1.6 mEq/l，Cl 119 mEq/l，BUN 28 mg/dl，Cr 1.8 mg/dl，尿酸 2.8 mg/dl，尿；pH6.9，蛋白(2+)，尿潜血反応(2+)．

この患者への適切な治療はどれか．1つ選べ．

(a) 炭酸水素ナトリウム（メイロン®）投与
(b) 血液透析
(c) カリウム補給
(d) 副腎皮質ステロイド薬投与
(e) 利尿薬（ラシックス®）投与

問8 ある疾患の有病率が0.5%の集団において，感度90%，特異度85%の検査をスクリーニングとして行ったとする．このとき検査陽性者の中でこの疾患を持つ患者の確率（陽性予測率〔positive predictive value：PPV〕）はどのくらいと推定されるか．1つ選べ．

(a) 0.5%
(b) 1%
(c) 3%
(d) 7.5%
(e) 10%

問9 73歳の女性．高血圧と陳旧性脳血管障害で通院中であった．降圧薬を内服し普段の血圧は160/80 mmHg程度であった．数日前より尿路感染による発熱を契機として食事がとれず，ぐったりしてきたとのことで救急搬送されてきた．

身体所見：推定体重50 kg程度．血圧110/70 mmHg，脈拍110/分，体温36.8℃，皮膚ツルゴールは低下．頸静脈は臥位でも平坦でみえず．

緊急検査所見：Na 130 mEq/l，K 3.5 mEq/l，Cl 86 mEq/l，BUN 38 mg/dl，Cr 2.0 mg/dl，尿比重1.030，尿中Na 9 mEq/l．

この患者において最初の12時間に投与すべき輸液と輸液速度で最も妥当なのはどれか．1つ選べ．

(a) 生理食塩液　200 ml/時
(b) 1/2生理食塩液　80 ml/時
(c) 5%ブドウ糖液　80 ml/時
(d) 3号液　80 ml/時
(e) 生理食塩液　40 ml/時

問10 46歳の男性．悪心・嘔吐，頭痛のため救急外来に搬送された．患者は10年来，統合失調症の内服治療中であり，数日前より悪心，頭痛があり食事摂取不良となっていたという．救急搬送時に意識混濁あり，先行する発熱，上気道感染症状などはなかった．

来院時身体所見：血圧110/70 mmHg，脈拍90/分，体温36.4℃，意識；失見当識あり発語は不明瞭．貧血，黄疸なし．項部硬直なし．胸部；呼吸音清，心音正常，過剰心音なし．腹部；肋骨弓下に肝を1～2横指触知．四肢；末梢に浮腫なし．神経学的所見；左上肢にて指鼻試験やや稚拙．四肢筋力低下なし．腱反射左右差なし．病的反射なし．皮膚ツルゴール正常．

検査所見：血清検査；Na 117 mEq/l，K 3.4 mEq/l，Cl 81 mEq/l，BUN 6 mg/dl，Cr 0.4 mg/dl．尿検査；比重1.002，pH 6.5，蛋白（－），糖（－），尿浸透圧80 mOsm/l．

この患者の低ナトリウム血症の原因として考えられるのはどれか．1つ選べ．

(a) 心因性多飲症
(b) ADH不適切分泌症候群（SIADH）
(c) 細胞外液喪失
(d) 肝硬変
(e) 心不全

問11 46歳の男性．20年来，高血圧治療を受けていたが，転居のため治療継続を希望して来院した．前医では数年前から低カリウム血症を指摘され，経口カリウム製剤を服用していたが，現在は中止している．また過敏性腸症候群もあり1日2回の軟便があるという．心血管系の症状はない．内服薬は降圧薬アムロジピン5 mg/日のみ．

身体所見：意識清明，体重70 kg，血圧150/88 mmHg，脈拍74/分・整．眼底で軽度の動脈硬化性変化を認めた．肺野は清，心音は純でリズムは整で，心雑音，過剰心音なし．腹部所見に異常なし．下肢の脈は正常で浮腫なし．

検査所見：血算正常，Na 142 mEq/l，K 2.7 mEq/l，Cl 105 mEq/l，HCO$_3^-$ 30 mEq/l，尿所見；pH 5.0，比重1.020，尿蛋白（－），潜血（－），尿沈渣異常なし．24時間蓄尿所見；U-Cr 1,200 mg/日，U-Na 180 mEq/日，U-K 82

mEq/日，U-Ca 200 mEq/日．
患者の低カリウム血症の原因として最も疑わしいのはどれか．1つ選べ．
(a) 遠位尿細管性アシドーシス
(b) 原発性アルドステロン症
(c) Gitelman 症候群
(d) 下痢
(e) 嘔吐

(問12) 45歳の女性．5日前より持続する嘔吐のため来院した．
身体所見：血圧 100/60 mmHg，脈拍 90/分．皮膚ツルゴールはやや低下し，頸静脈は臥位で平坦で見えない．
入院時検査所見：血清 Na 140 mEq/l，K 2.2 mEq/l，Cl 86 mEq/l，HCO$_3^-$ 42 mEq/l，血液ガス；pH 7.53，PCO$_2$ 53 Torr．BUN 80 mg/dl，Cr 1.9 mg/dl．尿所見；pH 5.0，Na 2 mEq/l，K 21 mEq/l，Cl 3 mEq/l．
入院後輸液療法が開始され，24時間後の血清 HCO$_3^-$ は 30 mEq/l となった．またこの時点で尿所見は pH 7.8，尿中 Na 100 mEq/l，K 20 mEq/l，Cl 5 mEq/l であった．
本症例について誤っているのはどれか．1つ選べ．
(a) 胃酸喪失による代謝性アルカローシスである．
(b) 輸液として 1/2 生理食塩液に塩化カリウムを加えた溶液を用いる．
(c) 入院当初は細胞外液量低下を反映してナトリウム部分排泄率(FENa)は低値と考えられる．
(d) 24時間後の時点で尿へは HCO$_3^-$ が排泄されていると考えられる．
(e) 24時間後の時点で細胞外液の補充は十分と考えられる．

(問13) 60歳の男性．検尿にて試験紙法にて尿蛋白(±)，スポット尿定量で蛋白/クレアチニン比 2.5 であった．最も可能性の高いのはどれか．1つ選べ．
(a) 尿中に多量のアルブミン漏出
(b) 尿中 β_2-ミクログロブリン高値
(c) 尿中 α_1-ミクログロブリン高値
(d) 尿中に多量の IgG が存在
(e) 尿中に多量の Bence Jones 蛋白が存在

(問14) 30歳の男性．16歳時に蛋白尿と血尿を指摘され，腎生検にて IgA 腎症と診断された．その後2年間通院した後，放置されていた．今回，食思不振と息切れを訴え来院した．
身体所見：血圧 190/110 mmHg，脈拍 80/分・整，眼瞼浮腫(+)，眼瞼結膜に貧血あり，眼球結膜に黄疸なし，肺野に crackle を聴取．
検査所見：RBC 260万/μl，Ht 23%，Hb 7.3 g/dl，BUN 110 mg/dl，Cr 15.2 mg/dl，Na 138 mEq/l，K 5.8 mEq/l，Cl 102 mEq/l，動脈血ガス分析(room air)；pH 7.20，PO$_2$ 70 Torr，PCO$_2$ 27 Torr，HCO$_3^-$ 12 mEq/l．
腹部超音波検査で両腎の萎縮あり．
早急に行うべきものとして正しいのはどれか．1つ選べ．
(a) ニフェジピンの舌下投与
(b) 重炭酸ナトリウムの投与
(c) メチルプレドニゾロンのパルス療法
(d) 血液透析
(e) スピロノラクトン投与

(問15) 紫斑病性腎炎(HSPN)について正しいのはどれか．1つ選べ．
(a) 血小板減少を伴う．
(b) 糸球体に IgA の沈着が認められる．
(c) 高齢者に多い．
(d) 溶血性貧血を伴う．
(e) 糸球体メサンギウム融解を認める．

(問16) 70歳の男性．発熱後に下痢が持続していた．乏尿となり受診した．体重 50 kg，血清 TP 8.0 g/dl，BUN 56 mg/dl，血清 Cr 2.5 mg/dl，血漿浸透圧 320 mOsm/kg・H$_2$O，血清 Na 152 mEq/l，血清 K 5.2 mEq/l，血糖値 108 mg/dl，尿浸透圧 620 mOsm/kg・H$_2$O，FENa 0.4% であった．

最も望ましい輸液はどれか．1つ選べ．
(a) 生理食塩水
(b) 乳酸加リンゲル液
(c) 1号輸液
(d) 3号輸液
(e) 5%グルコース

問17 56歳の男性．15年前から糖尿病で通院中である．身長175 cm，体重70 kg，標準体重は67 kgである．網膜症があり光凝固療法を何度か行っている．蛋白尿は2.5 g/日であり，最近，下肢に中等度の浮腫が出現してきた．クレアチニンクリアランスは25 ml/分であった．

食事療法として妥当なのはどれか．1つ選べ．
(a) 総エネルギー 2,000 kcal/日，蛋白質 60 g/日，食塩 10 g/日
(b) 総エネルギー 2,200 kcal/日，蛋白質 60 g/日，食塩 7 g/日
(c) 総エネルギー 2,400 kcal/日，蛋白質 40 g/日，食塩 10 g/日
(d) 総エネルギー 2,400 kcal/日，蛋白質 40 g/日，食塩 5 g/日
(e) 総エネルギー 2600 kcal/日，蛋白質 20 g/日，食塩 7 g/日

問18 45歳の女性．C型肝炎ウイルスによる慢性活動性肝炎と診断されており，下腿の紫斑と浮腫を訴えて受診した．

検査所見：尿蛋白定量 4.0 g/日，尿沈渣赤血球 15/毎視野，TP 5.5 g/dl，血清 Alb 2.5 g/dl，BUN 24 mg/dl，血清 Cr 1.2 mg/dl，血清学的検査では，C3 32 mg/dl（60～120），C4 13 mg/dl（14～60），血清補体価 8 U/l（30～40），血清を4℃に放置すると図5-3のように沈殿が出現した．

腎生検組織所見として最も可能性の高いのはどれか．1つ選べ．
(a) IgA腎症
(b) 膜性増殖性糸球体腎炎
(c) 膜性腎症
(d) 微小変化群ネフローゼ症候群

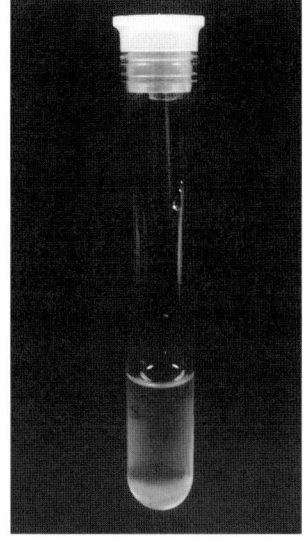

図5-3 （カラー口絵参照）

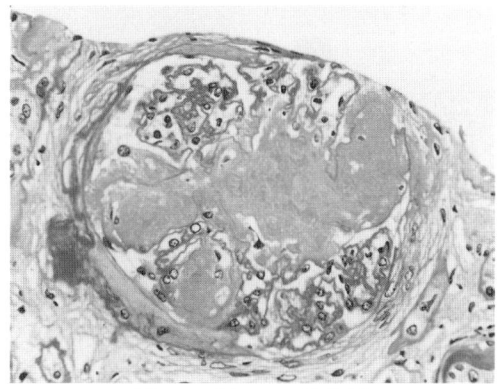

図5-4 （カラー口絵参照）

(e) 巣状分節性糸球体硬化症

問19 66歳の男性．下肢の浮腫に気づき近医を受診し，蛋白尿が陽性であることを指摘された．

検査所見：血圧 160/90 mmHg，TP 5.5 g/dl，血清 Alb 2.7 g/dl，BUN 28 mg/dl，血清 Cr 1.4 mg/dl，血糖値 140 mg/dl，HbA_{1c} 5.5，IgG 2,400 mg/dl，IgA 130 mg/dl，IgM 50 mg/dl，尿蛋白定量 4.0 g/日，尿沈渣赤血球 3/毎視野．腎生検の光顕結果を図5-4（PAS染色）に示す．異常を示す可能性が高い検査はどれか．1つ選べ．
(a) 抗核抗体

(b) 抗GBM抗体
(c) 抗好中球細胞質抗体(ANCA)
(d) 眼底検査
(e) 尿中Bence Jones蛋白

(a) 腎前性急性腎不全
(b) 腎性急性腎不全
(c) 腎後性急性腎不全
(d) 慢性腎不全
(e) 腎機能正常

問20 血尿に関する以下の記述の中で誤っているのはどれか．1つ選べ．
(a) 尿沈渣正常で尿潜血反応陽性 ── ヘモグロビン尿
(b) 顕微鏡的血尿 ── 強拡大(400倍)で1視野2〜5個以上の赤血球の存在
(c) 大量のビタミンCの服用 ── 尿潜血反応偽陰性
(d) 多数の変形赤血球や赤血球円柱 ── 泌尿器科的血尿
(e) 肉眼的血尿 ── 膀胱鏡検査

問23 78歳の女性．身長152cm，体重38kg．胸痛があり冠動脈造影検査のために入院となった．血液検査で尿素窒素72mg/dl，血清クレアチニン2.3mg/dlを指摘されている．
正しいのはどれか．1つ選べ．
(a) 冠動脈造影検査後には血液透析が必要である．
(b) 脱水の可能性がある．
(c) Fishberg試験を施行する．
(d) 血清クレアチニン値より実際の腎機能低下は軽度である．
(e) FENaは急性腎不全と慢性腎不全の鑑別に役立つ．

問21 検診で，尿蛋白(1+)を指摘された患者が受診した．随時尿から1日尿蛋白量を推測するのに有効な方法はどれか．1つ選べ．
(a) 尿蛋白濃度(mg/dl)÷尿中尿素窒素濃度(mg/dl)
(b) 尿蛋白濃度(mg/dl)÷尿中尿酸濃度(mg/dl)
(c) 尿蛋白濃度(mg/dl)÷尿中クレアチニン濃度(mg/dl)
(d) 尿蛋白濃度(mg/dl)÷尿中ナトリウム濃度(mg/dl)
(e) 尿蛋白濃度(mg/dl)÷尿中カリウム濃度(mg/dl)

問24 次の症状の中で，急速進行性糸球体腎炎が最も考えにくいのはどれか．1つ選べ．
(a) 発熱
(b) 上気道炎症状
(c) 倦怠感
(d) 関節痛
(e) 下痢

問22 68歳の男性．倦怠感を訴え来院し，BUN 55.6mg/dl，血清Cr 3.0mg/dlであり入院となった．半年前のBUN 16mg/dl，Cr 1.2mg/dlであった．意識清明．仰臥位での血圧187/91mmHg，心拍数64/分・整であった．
検査所見：血清Na 137mEq/l，尿中Na 38mEq/l，血清K 3.8mEq/l，尿中Cr 90mg/dl，血清Cl 98mEq/l，血清尿酸(UA)値13.3mg/dl．
この患者について正しいのはどれか．1つ選べ．

問25 56歳の女性．4か月前に微熱，手の震えを主訴に近医を受診し，甲状腺機能亢進症の診断でPTU(プロピルチオウラシル)150mgの投与を開始された．2週間前から全身倦怠感が出現し受診した．
尿所見：蛋白尿(+)，血尿(2+)．
検査所見：WBC 10,200/μl，Hb 8.6g/dl，Plt 20.5万/μl，総蛋白6.8g/dl，Alb 3.6g/dl，BUN 32mg/dl，Cr 1.9mg/dl，CRP(3+)．
入院後施行された腎生検の結果を図5-5に示す．次の検査で陽性となる可能性の高い項目はどれか．1つ選べ．
(a) 抗核抗体

図 5-5 （カラー口絵参照）

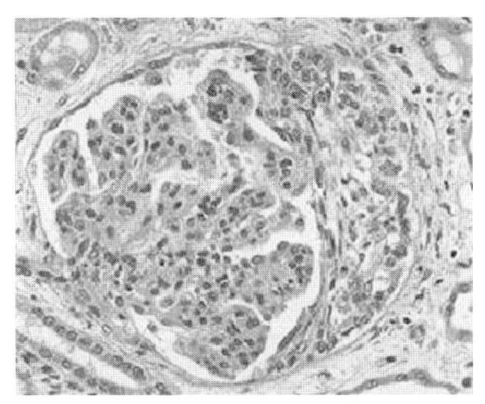

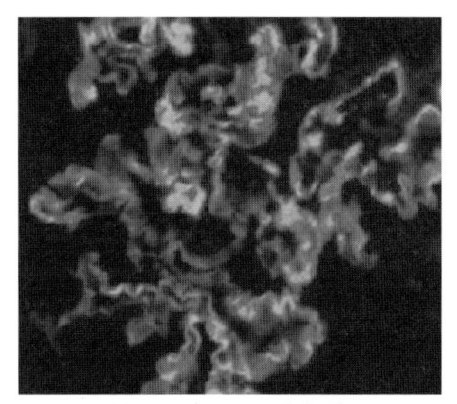

図 5-6 （カラー口絵参照）

(b) MPO-ANCA（ANCA；抗好中球細胞質抗体）
(c) PR3-ANCA
(d) 抗糸球体基底膜抗体
(e) サイログロブリン

問 26 65 歳の男性．生来健康で健診でも異常を指摘されたことはなかった．1 か月前から 38℃ の発熱が持続し全身倦怠感，食思不振のために来院した．

入院時尿所見：蛋白尿(2+)，潜血(2+)．
入院時血液所見：WBC 15,000/μl，Hb 8.2 g/dl，Plt 34 万/μl，BUN 58 mg/dl，Cr 4.8 mg/dl，CRP 5.8 mg/dl．

腎生検では半月体が多く認められ IgG の蛍光抗体法の結果は図 5-6 であった．
起こりうる病態はどれか．1 つ選べ．
(a) 脳出血
(b) 深部静脈血栓症
(c) 心筋梗塞
(d) 尿路結石
(e) 肺出血

問 27 15 歳の女性．数日前から急激に全身浮腫が出現し受診した．蛋白尿(3+)〔15 g/日〕，尿潜血反応(1+)，TP 4.0 g/dl，Alb 2.2 g/dl，総コレステロール 453 mg/dl，大量の胸腹水を認めた．BUN 45 mg/dl，Cr 1.9 mg/dl であった．
直ちに開始するべきこととして適切なのはどれか．2 つ選べ．
(a) 血液透析
(b) 副腎皮質ステロイド薬投与
(c) アルブミン・利尿薬投与
(d) LDL-アフェレーシス
(e) 経静脈的腎盂造影

問 28 15 歳の男子．2 週間前に咽頭痛，発熱があり近医を受診した．扁桃腫大と滲出物がみられ，扁桃炎として治療を受けた．その後，咽頭培養検査で溶連菌が検出された．1 週間かかり軽快したが，2 日前から顔面，下肢の浮腫が出現し，全身倦怠感が出現し受診した．検尿では，尿蛋白(2+)，潜血反応(3+)であった．

問 28-1 検査で異常となる可能性が高いのはどれか．2 つ選べ．
(a) 抗核抗体陽性
(b) 抗リン脂質抗体陽性
(c) ASO 高値
(d) IgA 高値
(e) 血清補体価低下

問 28-2 本人および家族への説明として正しいのはどれか．1 つ選べ．
(a) 前医の診断が誤っている可能性が高いこと．
(b) 再発を繰り返す可能性が高いこと．
(c) 緩徐に進行する可能性が高いこと．
(d) 自然治癒する可能性が高いこと．

(e) 副腎皮質ステロイド薬治療が必要となる可能性が高いこと.

問29 膜性腎症について正しいのはどれか. 2つ選べ.
(a) HIV感染に伴って発症する.
(b) 銀染色でスパイク形成がみられる.
(c) IgAが糸球体係蹄壁に沿って存在する.
(d) 低補体血症がみられる.
(e) 日本人は欧米人に比べて予後がよい.

問30 25歳の女性. 3週間前から顔面紅斑が出現し,関節痛も出現したため近医を受診したところ,尿異常を指摘された. 発熱があり胸部X線検査で,胸水が存在していた. 血液検査で抗核抗体が強陽性であった.
このような疾患にあてはまるのはどれか. 2つ選べ.
(a) 患者の20%で腎炎が合併する.
(b) 腎機能予後が最も悪い組織型はWHO III型（巣状分節状型）である.
(c) 血清補体価は疾患活動性の良い指標である.
(d) ネフローゼを呈するのはまれである.
(e) 糸球体にIgG主体の免疫複合体の沈着を認める.

問31 55歳の男性. 数年前から検診で蛋白尿を指摘されていたが放置していた. 2か月前から下肢に浮腫が出現し受診した.
尿所見：蛋白尿(4+),血尿(−).
血液検査：総蛋白5.0 g/dl, Alb 2.3 g/dl, BUN 23 mg/dl, Cr 1.3 mg/dl.
可能性の高い疾患はどれか. 2つ選べ.
(a) 膜性腎症
(b) 半月体形成性腎炎
(c) 管内増殖性腎炎
(d) IgA腎症（メサンギウム増殖性腎炎）
(e) アミロイド腎症

問32 17歳の男性. 10日前から,両下肢,顔がむくんできたことを主訴に来院した. 尿量が減少しており,この10日間で体重が55 kgから68 kgに増えた. 最近,感冒様症状はなかったという. 既往歴,家族歴に特記事項はない.
身体所見：血圧134/82 mmHg, 体温36.4℃, 脈拍86/分, 顔面と両上肢,下肢に浮腫(3+)を認める.
検査所見：尿蛋白(4+),血尿(−),尿糖(−), 1日尿蛋白量18.5 g/日, TP 4.1 g/dl, Alb 2.0 g/dl, BUN 25.7 mg/dl, Cr 0.89 mg/dl.
この患者の所見と合致する可能性の高いのはどれか. 2つ選べ.
(a) 指で押さえて離してもくぼみができる浮腫.
(b) 血清補体価の低下.
(c) 蛋白尿はアルブミン主体で選択性は高い.
(d) 管内増殖性糸球体腎炎.
(e) IgG, C3の糸球体係蹄壁に沿った顆粒状沈着.

問33 48歳の女性. 1か月前から,徐々に足がむくんできたことを主訴に来院した. この1か月で体重が60 kgから62 kgに増えた. 12年前から関節リウマチの治療を受けており,現在,ロキソプロフェンナトリウム120 mg/日, ブシラミン300 mg/日を服用している.
身体所見：血圧114/72 mmHg, 体温36.0℃, 脈拍90/分, 顔面と両下肢に浮腫(2+)を認める. 両手にボタン穴変形を認める.
検査所見：尿蛋白(4+),血尿(1+),尿糖(−), 1日尿蛋白量5.6 g/日, TP 5.0 g/dl, Alb 2.4 g/dl, BUN 11.2 mg/dl, Cr 0.64 mg/dl, 血沈72 mm/hr, リウマチ因子(2+), C3 125.0 mg/dl, C4 34.7 mg/dl, CRP 5.0 mg/dl.
可能性の高い疾患はどれか. 2つ選べ.
(a) 微小変化型ネフローゼ症候群
(b) 膜性腎症
(c) 巣状分節性糸球体硬化症
(d) 間質性腎炎
(e) 二次性アミロイドーシス

問34 尿路感染症について正しいのはどれか．2つ選べ．
(a) 膀胱炎では肋骨脊椎角部叩打痛が特徴的である．
(b) 急性腎盂腎炎では下腹部痛が特徴的である．
(c) 上行性腎盂腎炎の原因菌として大腸菌が多い．
(d) 腎盂腎炎では上行性より血行性が多い．
(e) 男性では尿路閉塞疾患を伴うことが多い．

問35 50歳の男性．体重65 kg．蛋白尿(1+)が持続している．血清クレアチニン値が1.8 mg/dlである．この患者において腎機能を急性に増悪させる危険因子はどれか．3つ選べ．
(a) 生理食塩水の点滴静注
(b) 造影剤
(c) アセトアミノフェン
(d) ACE阻害薬
(e) アミノグリコシド

問36 シュウ酸結石と尿酸結石の混合結石を有する症例に使用すべきでない薬剤はどれか．
(1) アロプリノール
(2) プロベネシド
(3) ビタミンD製剤
(4) クエン酸製剤
(5) マグネシウム製剤
a(1,2)　b(1,5)　c(2,3)　d(3,4)　e(4,5)

問37 65歳の男性．20年前に糖尿病，10年前に高血圧を指摘され，4年前に眼底出血に対して光凝固療法を受けている．蛋白尿を指摘され来院した．血圧184/94 mmHg，尿蛋白(3+)，尿潜血陰性，BUN 35 mg/dl，Cr 2.6 mg/dl，尿酸7.8 mg/dl，Na 142 mEq/l，K 5.6 mEq/l，Cl 102 mEq/l，血糖187 mg/dl．
この患者に使用する降圧薬で注意すべきなのはどれか．
(1) ループ利尿薬
(2) アンジオテンシン変換酵素阻害薬
(3) アンジオテンシンⅡ受容体拮抗薬
(4) Ca拮抗薬
(5) α_1遮断薬
a(1,2)　b(1,5)　c(2,3)　d(3,4)　e(4,5)

問38 尿異常があり腎機能が低下している慢性腎臓病患者において腎不全への進行防止に有効性が証明されているのはどれか．
(1) 130/85 mmHg以下の血圧コントロール
(2) 糖尿病性腎症におけるHbA_{1c} 6.5%以下の血糖コントロール
(3) ACE阻害薬の使用
(4) 食後1時間の臥位安静
(5) エリスロポエチンの使用
a(1,2,3)　b(1,2,5)　c(1,4,5)　d(2,3,4)　e(3,4,5)

問39 次の薬物と腎障害の組み合わせで正しいのはどれか．
(1) 金製剤 ― 膜性腎症
(2) シクロスポリン ― 溶血性尿毒症症候群
(3) シクロホスファミド ― 腎前性急性腎不全
(4) シスプラチン ― 微小変化群ネフローゼ症候群
(5) ペニシリン ― 尿細管間質性腎炎
a(1,2,3)　b(1,2,5)　c(2,3,4)　d(1,4,5)　e(3,4,5)

問40 血栓性細小血管症(TMA)の病因と関連するのはどれか．
(1) ベロ毒素
(2) ボツリヌス毒素
(3) 第Ⅷ因子欠損
(4) large multimer von Willebrand factor
(5) factor H欠損
a(1,2,3)　b(1,2,5)　c(1,4,5)　d(2,3,4)　e(3,4,5)

6 呼吸器

問1 画像診断について誤っているのはどれか．1つ選べ．
(a) 肺癌のリンパ節転移の有無の判定には胸部CTの縦隔条件がよい．
(b) 片側性の大量胸水貯留の場合，縦隔陰影は患側にシフトする．
(c) 左舌区(S5)の浸潤性病変は心陰影とシルエットサイン陽性を呈する．
(d) FDG-PETは，腫瘍のみならず慢性の活動性炎症部位にも集積する．
(e) 強い低酸素血症と胸部X線所見正常の場合には，急性肺血栓塞栓症も考慮する．

問2 呼吸機能について誤っているのはどれか．1つ選べ．
(a) 睡眠時無呼吸症候群に対するポリソムノグラフィーには胸腹壁の動き，SpO_2，EOG(眼輪筋筋電図)が含まれる．
(b) 気管支喘息で1秒率とピークフロー値とはよい相関を示す．
(c) 肺気腫症の重症度をみるには1秒量の予測値に対する比率がよい指標となる．
(d) 肺線維症(UIP)の進行例では拡散能が増加する．
(e) 残気量(RV)は，スパイログラム上全肺気量(TLC)から肺活量(VC)を引いたものである．

問3 慢性閉塞性肺疾患(COPD)について正しいのはどれか．1つ選べ．
(a) 日本におけるCOPDの死亡率は欧米より高い．
(b) COPDの診断の根拠は1秒率である．
(c) COPDでは咳，痰は必須である．
(d) 肺気腫性病変の程度は喫煙量により規定される．
(e) 日本では汎小葉性肺気腫が多い．

問4 病態の進行した肺気腫患者の肺機能検査成績として誤っているのはどれか．1つ選べ．
(a) 肺活量の減少
(b) 残気量の減少
(c) 1秒量の減少
(d) 肺拡散能の低下
(e) 肺コンプライアンスの増加

問5 70歳の男性．主訴は喀痰と呼吸困難．喫煙は一日30本を50年間．約5年前より動悸と労作時息切れを感じるようになり，かぜ症状を契機に喘息様発作を繰り返すようになる．3日前より，38℃台の発熱と呼吸困難が増強．痰量増加，不眠などが出現したため救急外来を受診した．

身体所見・検査所見：聴診上呼吸音に左右差なく，全肺に喘鳴(wheeze)を聴取した．意識は清明，体温38.2℃，脈拍105/分，呼吸数28/分，

血圧 110/50 mmHg,下腿に浮腫を認めない.
血液ガスでは,大気下で PaO₂ 42 Torr, PaCO₂ 69 Torr, HCO₃⁻ 34 mEq/l, pH 7.33, SaO₂ 71%であった.

問 5-1 4日前からの病態を説明する原因として考えられるのはどれか.1つ選べ.
(a) 肺塞栓症
(b) 気胸
(c) うっ血性心不全
(d) 気道感染
(e) 尿路感染

問 5-2 救急外来での処置として正しいのはどれか.1つ選べ.
(a) 酸素投与(鼻カニューラで 0.5 l/分)
(b) 酸素投与(酸素マスクで 10 l/分)
(c) 吸入副腎皮質ステロイド薬の使用.
(d) テオフィリン製剤の経口投与.
(e) 利尿薬の投与

問 6 気管支喘息の喘息増悪(喘息発作)時に,まず吸入すべき薬剤として適切なのはどれか(カッコ内に代表的な薬剤の商品名を記す).1つ選べ.
(a) 短時間作動型 β₂ 刺激薬(サルタノール®, メプチン® など)
(b) 抗アレルギー薬(インタール®)
(c) 抗コリン薬(アトロベント®, テルシガン® など)
(d) 副腎皮質ステロイド薬(フルタイド®, パルミコート® など)
(e) 長時間作動型 β₂ 刺激薬(セレベント®)

問 7 62歳の女性.7月中旬から 37.0℃台の発熱,咳嗽,喀痰が出現した.前医で総合感冒薬や抗菌薬投与を受けるも改善せず,胸部X線写真にて両側肺野の陰影を指摘されたため,11月4日紹介受診となった.前年の夏から秋にかけても同様の症状があった.住居は築28年の木造家屋である.
身体所見・検査所見:胸部聴診にて捻髪音を聴

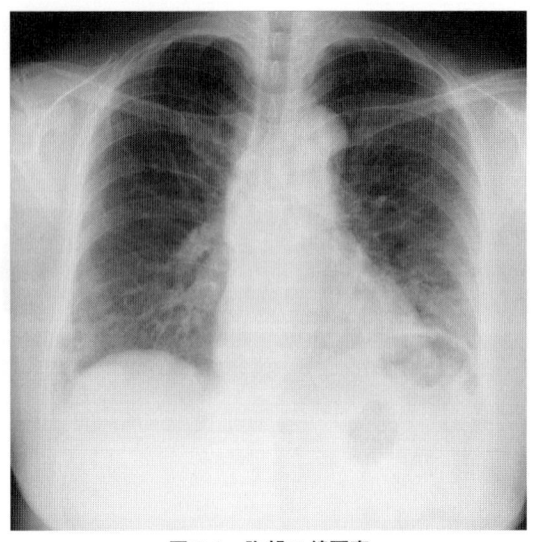

図6-1 胸部X線写真

取.WBC 8,700/μl(好中球 71.0%), CRP 0.5 mg/dl.室内空気吸入下で PaO₂ は 57.6 Torr であり,肺活量(VC)= 1.15 l, %VC = 52%, 1秒量(FEV₁.₀)= 1.02 l, FEV₁.₀% = 89%であった.ツベルクリン反応は陰性であった.左舌区枝で施行した気管支肺胞洗浄液中ではリンパ球 63.5%, CD4/8 比 0.45 であった.*Tricosporon asahi* および *Tricosporon mucoides* に対する沈降抗体が陽性であった.胸部X線写真(図6-1)とCT写真(図6-2)を示す.
本症に対する治療として適切なのはどれか.1つ選べ.
(a) 抗菌薬投与
(b) 抗ウイルス薬投与
(c) 抗結核薬投与
(d) 抗悪性腫瘍薬投与
(e) 入院(自宅からの隔離)

問 8 45歳の女性.4日前から発熱と息切れが出現して受診.1か月前から手足の浮腫としびれを自覚していた.胸部聴診所見に異常はない.
検査所見:尿検査;蛋白(2+), 赤血球多数.血算;WBC 4,500/μl, Hb 7.6 g/dl, Plt 35万/μl.生化学;AST 22 IU/l, ALT 26 IU/l, BUN 31 mg/dl, Cr 2.6 mg/dl.血清学;CRP 2.1

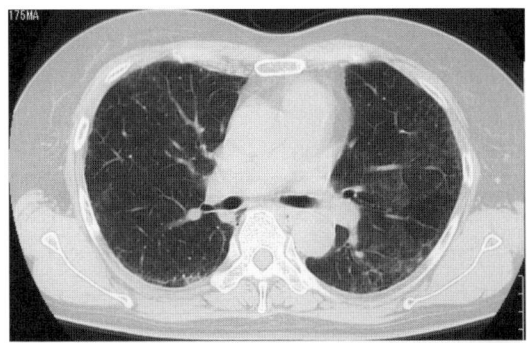

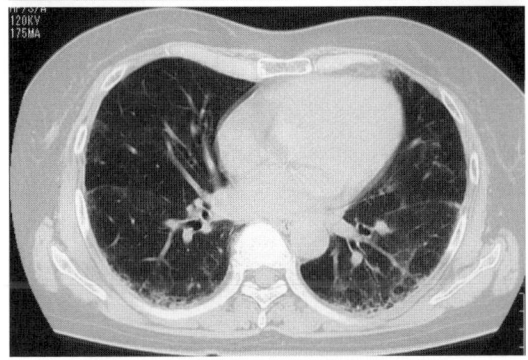

図 6-2 胸部 CT 写真

mg/dl．抗核抗体 1,280×，MPO-ANCA 陽性，PR3-ANCA 陰性，抗基底膜抗体陰性．空気吸入下の動脈血ガス分析；pH 7.42, PaO_2 65 Torr, $PaCO_2$ 34 Torr．胸部 X 線写真では，両肺野にスリガラス影が認められる．胸部 CT 写真を図 6-3 に示す．入院後，気管支肺胞洗浄を行った．期待される検査結果はどれか．1つ選べ．
(a) 好中球分画の増加
(b) 好酸球分画の増加
(c) ヘモジデリン貪食マクロファージの検出
(d) ニューモシスチス・カリニの検出
(e) 結核菌の検出

問 9 急性呼吸促迫症候群（acute respiratory distress syndrome：ARDS）の呼吸管理で，予後を改善させるものはどれか．1つ選べ．
(a) 高レベルの呼気終末陽圧換気
(b) 高頻度換気
(c) 液体換気
(d) 腹臥位呼吸管理
(e) 低1回換気量

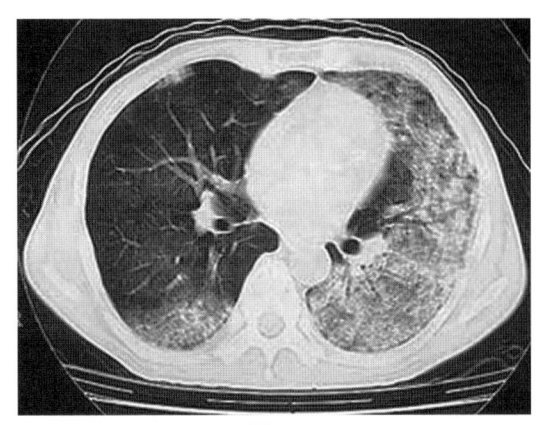

図 6-3

問 10 胸部造影 CT 写真（図 6-4）を見て，(a)～(e) の中から肺動脈を選べ．

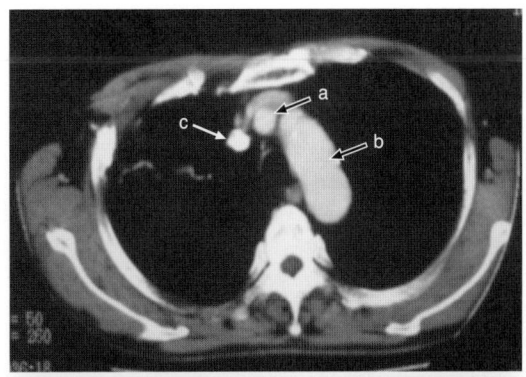

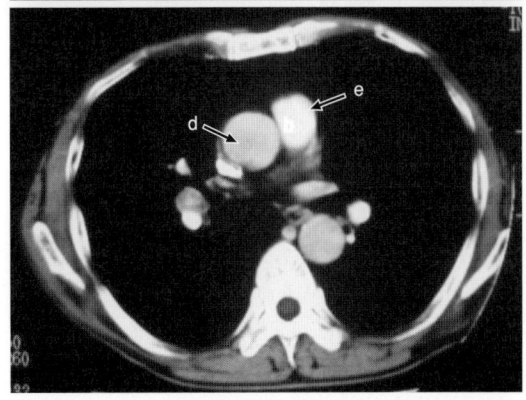

図 6-4

問 11 前縦隔腫瘍のうちで最も多いのはどれか．1つ選べ．
(a) 悪性リンパ腫
(b) 胸腺腫
(c) 奇形腫

(d) 先天性嚢腫
(e) 神経原性腫瘍

問12 小細胞肺癌で正しいのはどれか．1つ選べ．
(a) 抗腫瘍薬の腫瘍縮小効果が低い．
(b) 放射線治療に対する反応性は高い．
(c) 遠隔転移巣として脳はまれである．
(d) 縦隔リンパ節が腫大することはまれである．
(e) 治療による延命効果は望めない．

問13 80歳の男性．主訴は，食思不振，咳嗽，および労作時呼吸困難．1週間前から食思不振，咳嗽，および労作時呼吸困難を認め，徐々に悪化するため，受診した．胸部X線写真において異常所見を指摘され(図6-5)，入院した．

身体所見：身長160 cm，体重53.0 kg．体温36.0℃．血圧130/60 mmHg，脈拍72/分，呼吸数20/分．頸静脈の怒張，ばち状指など爪の異常，くも状血管腫，手掌紅斑，女性化乳房はいずれも認めない．心音は正常．胸部聴診により右肺の呼吸音の減弱．腹部は平坦・軟で肝臓は触知せず．

血液所見：WBC 5,600/μl，RBC 332×10⁴/μl，Hb 11.2 g/dl，Ht 31.6％，Plt 8.6×10⁴/μl，TP 5.6 g/dl，Alb 2.9 g/dl，総ビリルビン1.13 mg/dl，ZTT 11.4 KU，TTT 7.4 KU，GOT(AST) 49 IU/l，GPT(ALT) 39 IU/l，LDH 286 IU/l，ALP 336 IU/l，γGTP 51 IU/l，ChE 115 IU/l，血清アミラーゼ266 SU，BUN 19.4 mg/dl，Cr 0.96 mg/dl，CRP 0.6 mg/dl，赤沈26 mm/hr，CEA＜1.0 ng/ml，AFP＜3.0 ng/ml，HBs抗原陰性，HBs抗体陽性，HCV抗体(PHA)陰性，HCV-RNA定性陰性．

胸水所見：色調；漿液性，pH 7.0，有核細胞数276/3/μl(単核球164，分葉52，マクロファージ60)，総蛋白1.3 g/dl，LDH 74 IU/l，糖107 mg/dl，アミラーゼ150 SU，ADA 5.1 IU/l．一般細菌・抗酸菌培養陰性，細胞診class I．上部消化管内視鏡所見を図6-6，腹部X線CT所見を図6-7に示す．

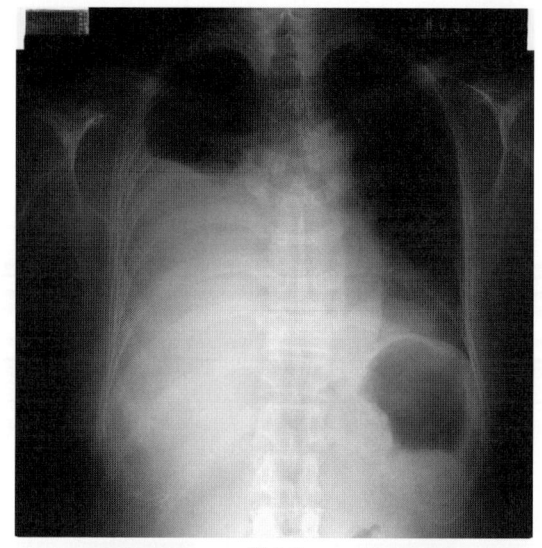

図6-5

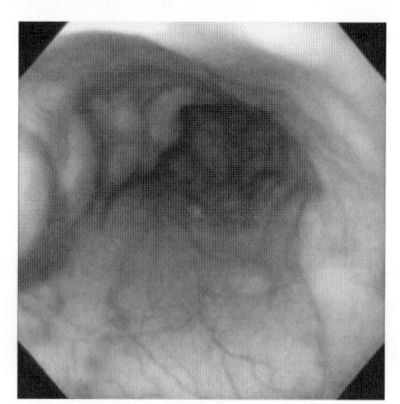

図6-6

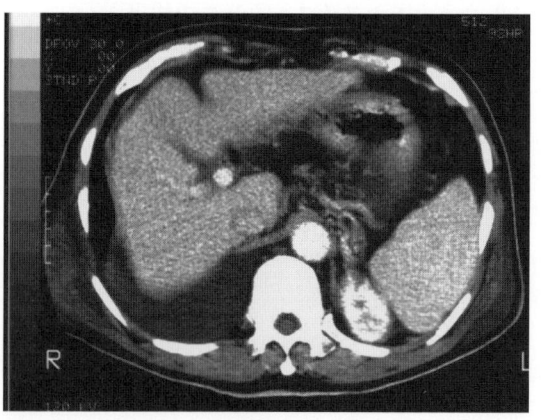

図6-7

最も考えられる診断はどれか．1つ選べ．
(a) 癌性胸膜炎を伴う胃癌
(b) 膵性胸水
(c) 低アルブミン血症
(d) yellow-nail 症候群
(e) 肝性胸水

問 14 自然気胸の基礎疾患として男性より女性に頻度の高いのはどれか．1つ選べ．
(a) 慢性閉塞性肺疾患
(b) サルコイドーシス
(c) 肺好酸球肉芽腫症（肺ランゲルハンス細胞組織球症）
(d) *Pneumocystis jiroveci* 肺炎
(e) 肺リンパ脈管筋腫症

問 15 32歳の男性．主訴は起床時の頭痛，全身倦怠感．自宅で仕事をしているため，ほとんど外出せず，23歳頃には体重が100 kgを超え，30歳時には体重が145 kgまで増加した．最近2か月で20 kg以上体重が増え，起床時の頭痛，昼間の傾眠，全身倦怠感が出現するようになったため受診した．

身体所見：身長172 cm，体重176 kg，意識は清明だが，しばらくすると眠ってしまう．眼瞼結膜は充血し，全身にチアノーゼと浮腫を認めた．血圧159/106 mmHg，脈拍数108回/分・整，呼吸数13回/分．肥満と浮腫のため呼吸音，心音の聴取は困難であった．パルスオキシメーターで酸素飽和度が75%であったため入院した．

問 15-1 最初に行うべき検査はどれか．1つ選べ．
(a) 心電図
(b) 胸部X線写真
(c) 呼吸機能測定
(d) 動脈血ガス分析
(e) 血中の一酸化炭素ヘモグロビン(CO)測定

問 15-2 初期治療として不適切なものはどれか．
(1) 経鼻的非侵襲的人工呼吸(NPPV)を開始する．
(2) 気管挿管して人工呼吸を開始する．
(3) フェイスマスク下に，酸素3 l の吸入を開始する．
(4) 高圧酸素療法を開始する．
(5) 経鼻的持続陽圧呼吸(CPAP)を開始する．
a(1,2)　b(1,5)　c(2,3)　d(3,4)　e(4,5)

問 16 22歳の女性．神経性食欲不振症(anorexia nervosa)のため，17歳の時から心療内科に通院しているが，自己誘発性嘔吐を繰り返している．大学入学後は，アパートでひとり暮らしを始めた．4年生の秋になり，卒業論文の作成，就職活動が軌道に乗らないため，アパートに閉じこもることが増えていた．ある夜，友人の携帯電話に，"心療内科から処方されている薬を1週間分服用した"という連絡があり，アパートを訪れたところ，意識が朦朧としているため救急車で搬送された．意識は朦朧としているが，問いかけには正常に答える．

身体所見：身長160 cm，体重30 kg，足背に軽い浮腫を認め，右手甲に「はきだこ」を認めた．チアノーゼはなく，血圧88/54 mmHg，脈拍数98/分・整，呼吸数12回/分．呼吸音，心音正常．

検査所見：パルスオキシメーターで酸素飽和度が89%であったため，動脈血液ガス分析(室内気・自発呼吸)と，血清電解質を測定したところ，pH 7.340，PaO_2 60.6 Torr，$PaCO_2$ 67.0 Torr，HCO_3^- 34.0 mEq/l，Na 140 mEq/l，K 3.3 mEq/l，Cl 105 mEq/l であった．

本症例で正しいのはどれか．1つ選べ．
(a) アニオンギャップは正常な代謝性アシドーシスと呼吸性アシドーシスの合併
(b) アニオンギャップが増加した代謝性アシドーシスと呼吸性アシドーシスの合併
(c) アニオンギャップは正常な代謝性アシドーシスと呼吸性アルカローシスの合併
(d) アニオンギャップが増加した代謝性アシドーシスと呼吸性アルカローシスの合併
(e) 代謝性アルカローシスと呼吸性アシドーシスの合併

問17　VAP（人工呼吸器関連肺炎）について正しいのはどれか．1つ選べ．
(a) 気管挿管チューブのカフ上吸引は予防効果がない．
(b) 起炎菌は嫌気性菌が多い．
(c) 予防に気管挿管チューブの定期的な交換が有用である．
(d) 予防上経鼻挿管が推奨される．
(e) 早期の適切な抗菌薬投与がVAPの予後を改善する．

問18　気管支ファイバースコープ検査について正しいのはどれか．2つ選べ．
(a) 特発性肺線維症ではBAL（気管支肺胞洗浄）でリンパ球が増加する．
(b) TBLB（経気管支肺生検）を行う場合，抗凝固薬投与中の患者でも止血を十分に行う前提で，TBLBは可能である．
(c) 局所麻酔として用いられるリドカイン（キシロカイン®）は，経気道的に投与されるため中毒症状を起こすことはない．
(d) TBLBは，びまん性肺疾患の鑑別に有用である．
(e) 気管支鏡検査によって，胸部X線で陰影のない早期肺癌を見つけうる．

問19　喫煙と関連する疾患はどれか．2つ選べ．
(a) 肺ランゲルハンス細胞組織球症
(b) 剥離性間質性肺炎
(c) 過敏性肺炎
(d) 特発性器質化肺炎
(e) じん肺

問20　58歳の女性．息切れを訴えて来院した．チアノーゼとばち指を認め，聴診上，左右の側胸部に持続性雑音を聴取する．
　検査所見：動脈血ガス分析（室内気吸入下）；pH 7.439，PCO_2 36.6 Torr，PO_2 58.8 Torr，HCO_3^- 24.4 mmol/l，SaO_2 90.3%．胸部X線写真正面像（図6-8）および側面像（図6-9）を示す．

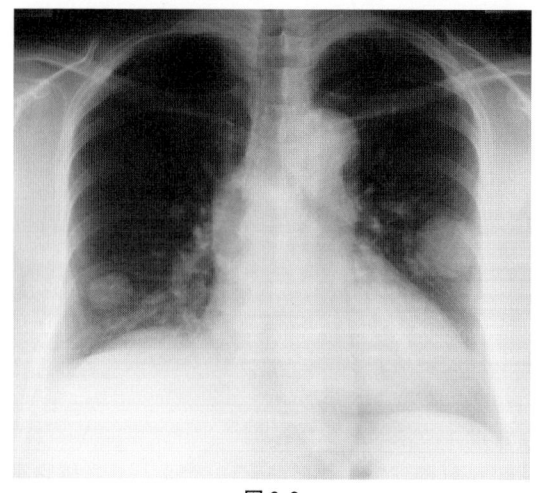

図6-8

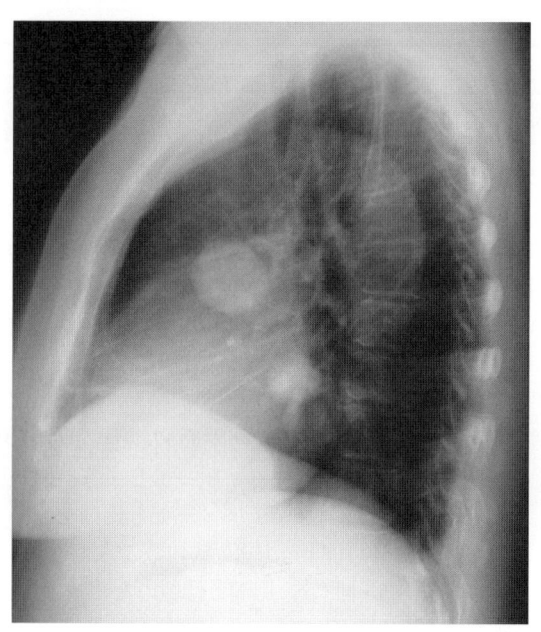

図6-9

診断のために必要な検査はどれか．2つ選べ．
(a) 喀痰塗抹・培養
(b) 胸部造影CT
(c) ガリウムシンチグラフィ
(d) 経気管支生検
(e) 肺動脈造影

問21　85歳の男性．呼吸困難が徐々に増強し，胸部X線写真を撮ったところ右上葉に腫瘤影と

大量胸水の貯留を認め紹介された．縦隔影は左側へ偏位しており，胸水穿刺により腺癌細胞を検出した．その他の自覚症状はなかった．
行うべき治療はどれか．2つ選べ．
(a) 肺癌原発巣の摘出
(b) 胸水の排液
(c) 気管支動脈への抗腫瘍薬注入
(d) 胸膜の癒着療法
(e) 経口モルヒネ投与

問22 縦隔腫瘍について正しいのはどれか．2つ選べ．
(a) 約50%を中縦隔腫瘍が占める．
(b) 症状としては痛み，咳，呼吸困難が多い．
(c) 重症筋無力症は胸腺腫の30〜50%に認められる．
(d) 侵襲性胸腺腫はしばしば遠隔転移をきたす．
(e) 悪性リンパ腫は後縦隔腫瘍として発症することが多い．

問23 肺病変以外に眼病変と皮膚病変の両方を伴う疾患はどれか．3つ選べ．
(a) サイトメガロウイルス肺炎
(b) Wegener 肉芽腫症
(c) サルコイドーシス
(d) 粟粒結核
(e) 全身性強皮症

問24 肺の解剖に関して正しいのはどれか．
(1) 気管支拡張症による喀血に対しての動脈塞栓術は肺動脈に行う．
(2) 気管分岐部リンパ節は，縦隔リンパ節に属する．
(3) 肺の間質には基底膜，血管内皮細胞，リンパ管が含まれる．
(4) 呼吸細気管支は肺胞構造を持たない．
(5) 左肺には右肺の中葉に相当する区域はない．
a(1,2)　b(1,5)　c(2,3)　d(3,4)　e(4,5)

問25 急性好酸球性肺炎について正しいのはどれか．
(1) 肺の異常陰影が経過とともに移動する．
(2) 気管支喘息がみられる．
(3) 気管支肺胞洗浄液中の好酸球数は増加する．
(4) 喫煙と関連する．
(5) 比較的高齢者に多い．
a(1,2)　b(1,5)　c(2,3)　d(3,4)　e(4,5)

問26 サルコイドーシスについて正しいのはどれか．
(1) 中年以降に発症することは少ない．
(2) 病変リンパ節に *Propionibacterium acnes* のDNAが高率に検出される．
(3) 気管支肺胞洗浄液の細胞所見では CD4/CD8 比が上昇する．
(4) 血清 ACE 値は予後の指標となる．
(5) 病期Ⅰ期(肺門・縦隔リンパ節腫大のみ)から副腎皮質ステロイド薬治療を行う．
a(1,2)　b(1,5)　c(2,3)　d(3,4)　e(4,5)

問27 83歳の女性．整形外科にて膝関節の手術を受けた．歩行訓練を開始したところ，突然呼吸困難を訴え意識消失したため，救急車で当院へ搬送されてきた．来院時，意識清明．
身体所見：血圧 148/104 mmHg，脈拍数 104 回/分，SpO$_2$ 90.1%(O$_2$ 3 l/分)．
胸部X線写真(**図 6-10**)と胸部CT(**図 6-11**)を示す．

問27-1 本例において認めがたいものはどれか．
(1) Ⅱ音亢進
(2) D-ダイマー上昇
(3) 高炭酸ガス血症
(4) 左房圧上昇
(5) 心電図 ST-T 変化
a(1,2)　b(1,5)　c(2,3)　d(3,4)　e(4,5)

問27-2 行うべき治療はどれか．1つ選べ．
(a) ヘパリンの投与

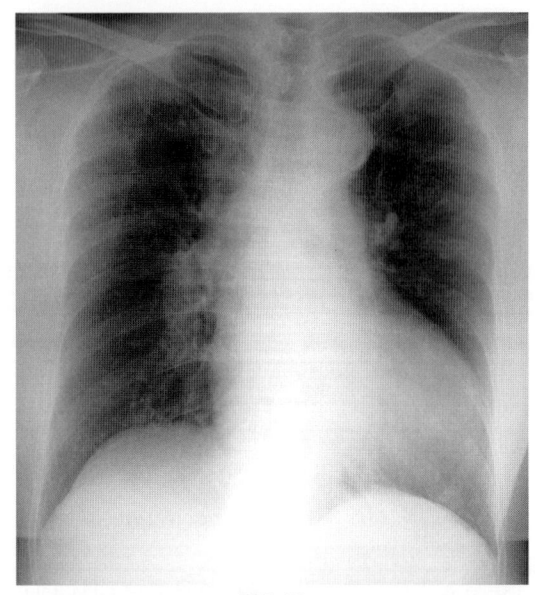

図 6-10

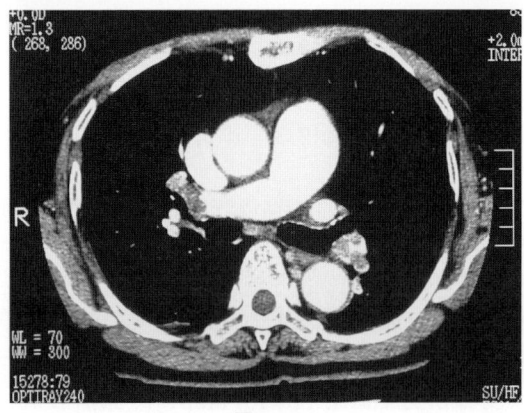

図 6-11

(b) ワルファリンの投与
(c) プロスタサイクリンの投与
(d) 恒久的下大静脈フィルターの挿入
(e) 外科的血栓摘出術

(問 28) 胸腔穿刺について正しいのはどれか．
(1) 超音波検査で 1 cm を超える液貯留を認めた場合に適応がある．
(2) 約 50％の症例で確定診断が可能である．
(3) 出血傾向のある患者は絶対的禁忌である．
(4) 一側大量胸水の場合，肺炎に伴う反応性胸水であることが明らかであれば適応とならない．
(5) 胸水と血清の蛋白濃度の測定は滲出性と濾出性の鑑別に有用である．
a(1,2)　b(1,5)　c(2,3)　d(3,4)　e(4,5)

(問 29) 禁煙支援・指導について，正しいのはどれか．
(1) 慢性閉塞性肺疾患の家族歴のある喫煙者に対して禁煙を勧める場合，タバコと慢性閉塞性肺疾患との関連性について明確に強調して説明することが効果的である．
(2) タバコによる健康被害が明らかでない喫煙者に対して医療従事者は禁煙を勧めてはいけない．
(3) 一気に禁煙するより，徐々に毎日の喫煙本数を減らす方が成功しやすい．
(4) ニコチン置換療法は禁煙に伴うニコチン離脱症状を軽減し，禁煙率を高めるため，6 か月以上の長期投与が推奨される．
(5) 医療従事者は禁煙した者に対して定期的にフォローアップする必要がある．
a(1,2)　b(1,5)　c(2,3)　d(3,4)　e(4,5)

(問 30) 結核菌について正しいのはどれか．
(1) 胃液の中でも生育可能である．
(2) 培地は血液培地でも充分である．
(3) 飛沫感染で人に伝播する．
(4) 通常のマスクで吸入を防げる．
(5) 遺伝子診断が可能である．
a(1,2)　b(1,5)　c(2,3)　d(3,4)　e(4,5)

(問 31) 50 歳の男性．過労気味で感冒様症状が軽快せず，悪寒戦慄を伴う 38℃の発熱，咳，鉄錆色の痰が出現してきたため来院した．胸部の所見で，右上肺で水泡音を聴取．検査成績では，血算で WBC 12,000/μl（好中球 84％，リンパ球 13％，単球 3％，好酸球 0％）．CRP 15.0 mg/dl であった．喀痰のグラム染色（図 6-12）および胸部 X 線写真（図 6-13）を示す．
　選択すべき経口抗菌薬はどれか．
(1) ペニシリン系

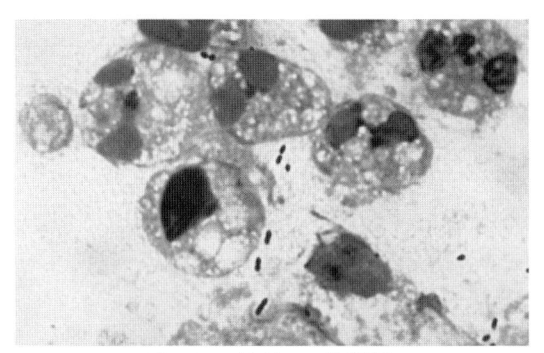

図6-12（カラー口絵参照）

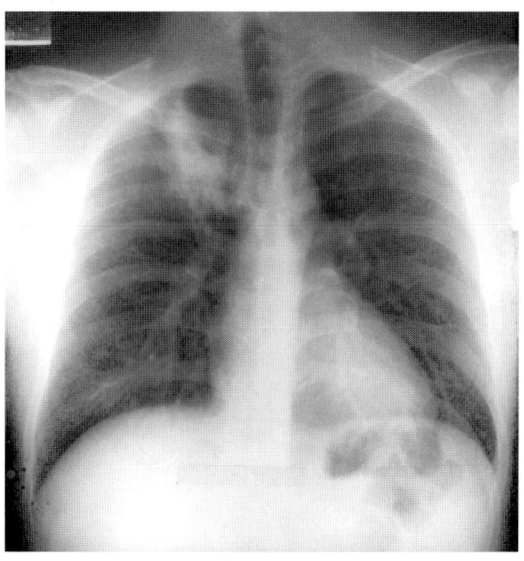

図6-13

(2) ペネム系
(3) テトラサイクリン系
(4) アミノグリコシド系
(5) ニューマクロライド系
a(1,2)　b(1,5)　c(2,3)　d(3,4)　e(4,5)

(問32) 呼吸生理に関して正しいのはどれか.
(1) 調節呼吸の場合，設定1回換気量を増やし呼吸数を減らしたほうが肺胞換気量は増加する.
(2) 肺拡散能の低下により $PaCO_2$ は上昇する.
(3) 高山病による息切れは気圧の低下による呼吸調節障害である.
(4) 糖尿病性昏睡でみられる Kussmaul 呼吸は代謝性アシドーシスを呼吸性に代償しているものである.
(5) 睡眠時無呼吸症候群の原因は上気道の閉塞が主である.
a(1,2,3)　b(1,2,5)　c(1,4,5)　d(2,3,4)　e(3,4,5)

(問33) アレルギー性気管支肺アスペルギルス症について正しいのはどれか.
(1) 鉄錆色の喀痰がみられる.
(2) 血清中 IgE 値の上昇がみられる.
(3) 中枢性気管支拡張症がみられる.
(4) 末梢血好酸球増加がみられる.
(5) 肺気腫がみられる.
a(1,2,3)　b(1,2,5)　c(1,4,5)　d(2,3,4)　e(3,4,5)

(問34) Churg-Strauss 症候群でみられるのはどれか.
(1) 中小血管の壊死性血管炎
(2) 気管支喘息
(3) 血小板数減少
(4) 抗基底膜抗体
(5) 末梢血好酸球増加
a(1,2,3)　b(1,2,5)　c(1,4,5)　d(2,3,4)　e(3,4,5)

(問35) 膠原病に合併しやすい肺病変の組み合わせはどれか.
(1) 全身性硬化症 ― 胸膜炎
(2) 関節リウマチ ― 細気管支炎
(3) 全身性エリテマトーデス ― 肺胞出血
(4) 混合性結合組織病（MCTD）― 肺高血圧症
(5) Sjögren 症候群 ― 肺血栓塞栓症
a(1,2,3)　b(1,2,5)　c(1,4,5)　d(2,3,4)　e(3,4,5)

(問36) 多発性筋炎・皮膚筋炎に合併する急性進行性間質性肺炎の特徴として正しいのはどれか.
(1) 典型的皮疹がある.

(2) CKが低値である．
(3) 抗Jo-1抗体が陰性である．
(4) 組織学的には非特異的間質性肺炎（NSIP）を呈する．
(5) 副腎皮質ステロイド薬治療によく反応する．
a(1, 2, 3)　b(1, 2, 5)　c(1, 4, 5)　d(2, 3, 4)
e(3, 4, 5)

(問37) Wegener肉芽腫症について正しいのはどれか．
(1) 初発症状は上気道症状であることが多い．
(2) 胸部X線写真では空洞陰影がみられることが多い．
(3) PR-3 ANCAは活動性の指標となる．
(4) 経気管支肺生検（TBLB）による組織診断率は高い．
(5) 副腎皮質ステロイド薬単独療法を行う
a(1, 2, 3)　b(1, 2, 5)　c(1, 4, 5)　d(2, 3, 4)
e(3, 4, 5)

(問38) 70歳の男性．主訴は労作時呼吸困難．喫煙歴；30本/日×50年間，飲酒歴；機会飲酒，粉塵暴露歴なし．家族歴，既往歴には特記すべきことなし．1年程前より坂道を登るときに息苦しさを自覚するようになる．その後徐々に呼吸困難が増強し，1か月前からは平地歩行でも呼吸困難を自覚するようになった．
　身体所見：身長170cm，体重60kg，呼吸数20/分，脈拍72/分・整，血圧136/86 mmHg，SpO_2 96%，表在リンパ節触知せず．ばち指（+），心音清，下肺背側にて吸気終末期にfine cracklesを聴取．腹部に異常なく，神経学的にも異常を認めない．
　血液学的検査では特記すべきことなし．胸部X線写真（図6-14）．
優先すべき検査はどれか．
(1) HRCT
(2) 呼吸機能検査
(3) 気管支肺胞洗浄
(4) 経気管支肺生検
(5) 外科的肺生検

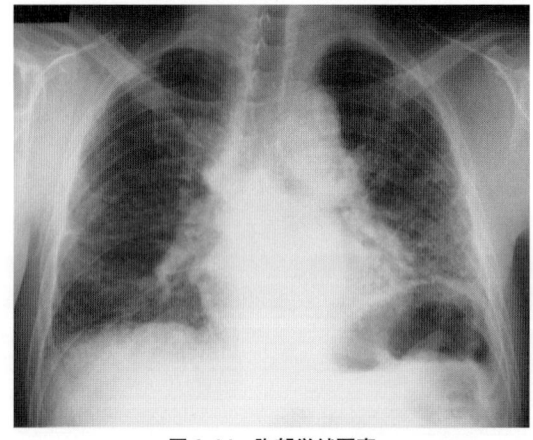

図6-14　胸部単純写真

a(1, 2, 3)　b(1, 2, 5)　c(1, 4, 5)　d(2, 3, 4)
e(3, 4, 5)

(問39) 特発性肺線維症の予後を規定する因子はどれか．
(1) 呼吸不全
(2) 感染症
(3) 気胸
(4) 肺癌
(5) 急性増悪
a(1, 2, 3)　b(1, 2, 5)　c(1, 4, 5)　d(2, 3, 4)
e(3, 4, 5)

(問40) 正しい組み合わせはどれか．
(1) 特発性間質性肺炎　―　経気管支肺生検
(2) 薬剤性肺炎　―　薬剤再投与
(3) 慢性好酸球性肺炎　―　気管支肺胞洗浄
(4) 石綿肺　―　気管支肺胞洗浄
(5) 過敏性肺炎　―　環境誘発試験
a(1, 2, 3)　b(1, 2, 5)　c(1, 4, 5)　d(2, 3, 4)
e(3, 4, 5)

(問41) 透過型肺水腫（permeability pulmonary edema）の原因となるのはどれか．
(1) 敗血症
(2) 尿毒症

(3) 癌性リンパ管症
(4) 輸液過剰
(5) 高濃度酸素
a(1,2,3)　b(1,2,5)　c(1,4,5)　d(2,3,4)
e(3,4,5)

問42　肺癌のTNM分類で正しいのはどれか.
(1) Tは原発腫瘍の進展度を表す.
(2) Nは所属リンパ節転移の状態を表す.
(3) Mは遠隔転移の状態を表す.
(4) 病期分類はTNM分類と患者の全身状態で決める.
(5) 病期分類はⅠ期からⅤ期までに分類される.
a(1,2,3)　b(1,2,5)　c(1,4,5)　d(2,3,4)
e(3,4,5)

問43　睡眠時無呼吸症候群について正しいのはどれか.
(1) 閉塞型が中枢型より多い.
(2) 男性が女性より多い.
(3) 二次性高血圧症の原因になる.
(4) 成人の疾患である.
(5) わが国では欧米に比べてまれな疾患である.
a(1,2,3)　b(1,2,5)　c(1,4,5)　d(2,3,4)
e(3,4,5)

問44　院内肺炎の治療無効例への対応として正しいのはどれか.
(1) 他部位の感染巣の検索を考慮する.
(2) 投与薬剤の薬力学/薬物動態を再検討する.
(3) 病因細菌以外の病因微生物を考慮する.
(4) 肺への移行性からアミノ配糖体を選択する.
(5) 経気道的に抗菌薬を投与する.
a(1,2,3)　b(1,2,5)　c(1,4,5)　d(2,3,4)
e(3,4,5)

問45　非定型肺炎の特徴はどれか.
(1) 60歳未満である.
(2) 頑固な咳がある.
(3) 水泡音が聴取される.
(4) 胸膜炎を合併しやすい.
(5) 末梢血白血球数が10,000/μl未満である.
a(1,2,3)　b(1,2,5)　c(1,4,5)　d(2,3,4)
e(3,4,5)

7 血液

問1 26歳の女性．貧血の精査で来院した．過多月経があるという．RBC 380万，Hb 7.5 g/dl，Ht 22.2%，網赤血球 10‰，WBC 4,200，Plt 41.2万．血清鉄(μg/dl)，総鉄結合能〔TIBC〕(μg/dl)，血清フェリチン(ng/ml)を測定した．

予想される値の組み合わせはどれか．1つ選べ．
(a) 血清鉄 30，TIBC 410，フェリチン 5
(b) 血清鉄 190，TIBC 220，フェリチン 200
(c) 血清鉄 110，TIBC 310，フェリチン 50
(d) 血清鉄 50，TIBC 220，フェリチン 30
(e) 血清鉄 50，TIBC 230，フェリチン 160

問2 発作性夜間ヘモグロビン尿症でみられる所見はどれか．1つ選べ．
(a) 直接クームス試験陽性
(b) CD59陰性好中球
(c) 血清フェリチン高値
(d) ショ糖水試験陰性
(e) NAPスコア高値

問3 18歳の女性．貧血の精査で来院した．
血液所見：RBC 410万，Hb 8.6 g/dl，Ht 26.2%，網赤血球 12‰，WBC 4,200，Plt 32.5万．血清鉄 136 μg/dl，総鉄結合能 320 μg/dl，血清フェリチン 96 ng/ml．
末梢血塗抹 May-Giemsa 染色標本を示す(図7-1)．

この患者に必要な検査はどれか．1つ選べ．
(a) 尿ヘモジデリン
(b) 骨髄生検
(c) 赤血球浸透圧抵抗試験
(d) グロビン鎖合成比
(e) 直接クームス試験

問4 65歳の男性．労作時の息切れ，歯肉出血を訴え来院した．
血液所見：RBC 220万，Hb 7.4 g/dl，Ht 23.1%，網赤血球 2‰，WBC 2,100(桿状核好中球1%，分葉核好中球19%，好酸球3%，リンパ球75%，単球2%)，Plt 0.9万．血清総ビリルビン 0.8 mg/dl(直接型62%)，LDH 180 IU/l(基準 120～240)．
骨髄生検組織像HE染色標本を示す(図7-2)．

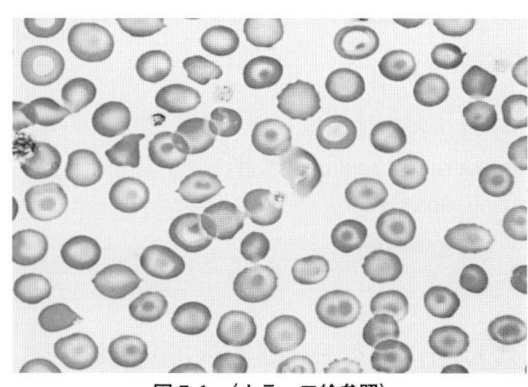

図7-1 (カラー口絵参照)

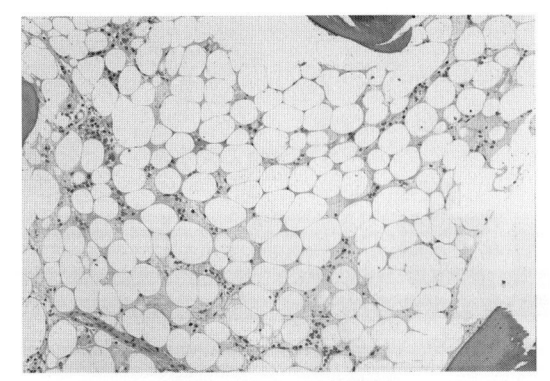

図7-2 （カラー口絵参照）

この患者の治療はどれか．1つ選べ．
(a) 蛋白同化ホルモン
(b) オールトランスレチノイン酸
(c) 同種骨髄移植
(d) ビタミンK
(e) 抗胸腺細胞グロブリン

問5　血友病について正しいのはどれか．1つ選べ．
(a) 凝固因子活性8%は中等症に相当する．
(b) 遷延する皮下血腫は切開除去が望ましい．
(c) 血友病の1/3は孤発例で，この場合男女共に発症する．
(d) 血友病Aでは体重1kgあたり1単位の第Ⅷ因子製剤輸注で2%の活性上昇が期待できる．
(e) 中等症ないし軽症の血友病Aでは酢酸デスモプレシンの筋注が有効である．

問6　血小板減少を認めないのはどれか．1つ選べ．
(a) 巨赤芽球性貧血
(b) 抗リン脂質抗体症候群
(c) Bernard-Soulier症候群
(d) Evans症候群
(e) 血小板無力症

問7　34歳の女性．自然流産の既往が2度ある．今回，自宅で家事をしているときに突然の胸痛と呼吸困難があり救急車で搬送された．A-aDO$_2$の開大を認め，緊急肺血流シンチグラフィーにて左下肺野の血流低下を認めた．検査所見では，血小板は4.8万/μl，活性化部分トロンボプラスチン時間の著明な延長が認められた．
この症例の病態について正しいのはどれか．1つ選べ．
(a) 血栓症の発生部位は静脈で動脈血栓症は起こらない．
(b) 抗カルジオリピン抗体の診断感度は低い．
(c) ループスアンチコアグラントは疾患特異性が低い．
(d) Factor ⅨからFactor Ⅸaへの反応のみが障害されている．
(e) 全身性エリテマトーデス(SLE)は二次性抗リン脂質抗体症候群の最も多い基礎疾患である．

問8　多発性骨髄腫(MM)の診断基準項目に一致するのはどれか．1つ選べ．
(a) 血清β$_2$-ミクログロブリン値が5.0 mg/l以上．
(b) 骨髄の骨髄腫細胞が30%以上．
(c) 血清総蛋白9.0 g/dl以上．
(d) 血清フェリチン値は，1,000 ng/ml以上．
(e) 骨代謝マーカーのオステオカルシンは正常の1.5倍以上．

問9　多発性骨髄腫細胞が最も高い陽性率を示す抗原はどれか．1つ選べ．
(a) CD5
(b) CD13
(c) CD20
(d) CD33
(e) CD38

問10　monoclonal gammopathy of undetermined significance(MGUS)として正しいのはどれか．1つ選べ．
(a) MGUSは10年間に約50%が多発性骨髄腫へ移行する．
(b) MGUSは骨髄中plasm cellは20%以上で

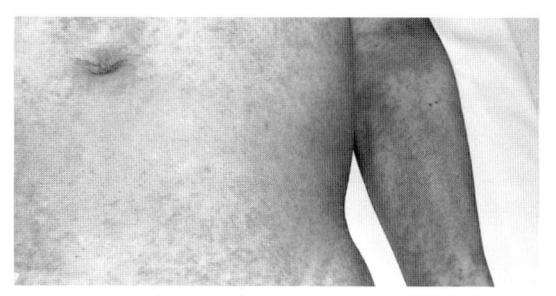

図 7-3 （カラー口絵参照）

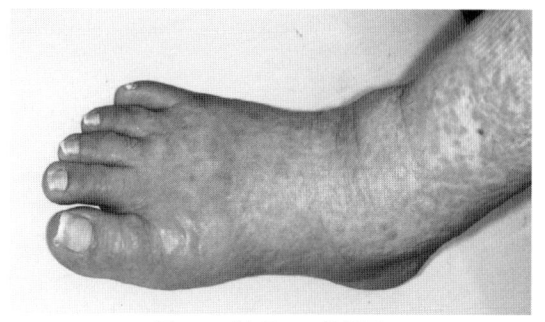

(c) MGUS は溶骨性病変を認めない．
(d) MGUS は尿中 BJP は認めない．
(e) MGUS はヘモグロビン 10 g/dl 以下である．

問 11 46 歳の男性．急性骨髄性白血病の第 2 寛解期に骨髄バンク登録ドナーから骨髄移植を施行した．移植後の経過は良好であった．移植後 60 日目に腹部から四肢にかけて図 7-3 のような皮疹がみられ，体表面積の約 60% を占めた．シクロスポリン 200 mg/日を内服中である．
　診断の確定のため皮膚生検を行った．
　皮疹の治療について正しいのはどれか．1つ選べ．
(a) 強力ミノファーゲン C 静注
(b) 抗ヒスタミン薬内服
(c) シクロスポリン中止
(d) メチルプレドニゾロン 2 mg/kg 点滴開始
(e) 無処置で皮膚生検の結果が判明するまで経過観察

問 12 55 歳の男性．鹿児島県出身．2 か月前からの皮疹で来院した．全身に隆起性，膨疹様の紅斑を認める（図 7-4, 7-5）．HTLV-1 陽性を指摘されている．生化学検査では LDH が 760 IU/l 以外は正常．脾腫はない．薬剤や食物のアレルギーの既往はない．内服治療なしで経過していた．
　検査所見：WBC 15,400/μl，RBC 503 万/μl，Hb 16.1 g/dl，Ht 47.9%，Plt 20 万/μl．末梢血分類は好中球 36%，リンパ球 54%，異常リンパ球 10%．

図 7-4 （カラー口絵参照）

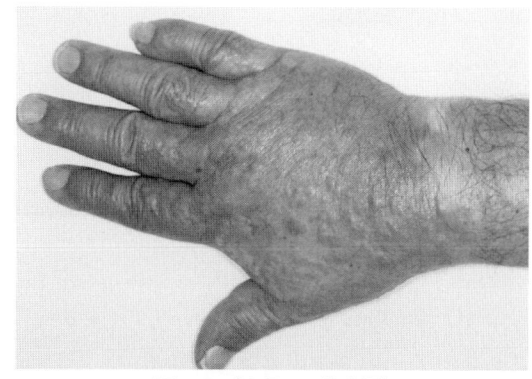

図 7-5 （カラー口絵参照）

最も考えられる診断はどれか．1つ選べ．
(a) 慢性骨髄性白血病
(b) 成人 T 細胞白血病
(c) 骨髄異形成症候群
(d) 帯状疱疹
(e) 急性リンパ性白血病の皮膚浸潤

問 13 40 歳の女性．慢性骨髄性白血病に対して末梢血幹細胞移植を施行．移植後の生着と臨床経過は良好．移植後 40 日目に皮膚の急性移植片対宿主病（GVHD）のⅡ度を合併．メチルプレドニゾロン投与で軽快．69 日目にシクロスポリン内服にて外来通院となる．120 日目に発熱と乾性咳，呼吸困難で来院．
　血液検査では WBC 4,600/μl，RBC 375 万/μl，Ht 38.5%，Plt 23 万/μl．酸素飽和度は 88%，その後に酸素 2 l/分投与にて 98% にまで増加．胸部 X 線写真を図 7-6 に示す．
　現在の内服薬剤はシクロスポリンの他にはスル

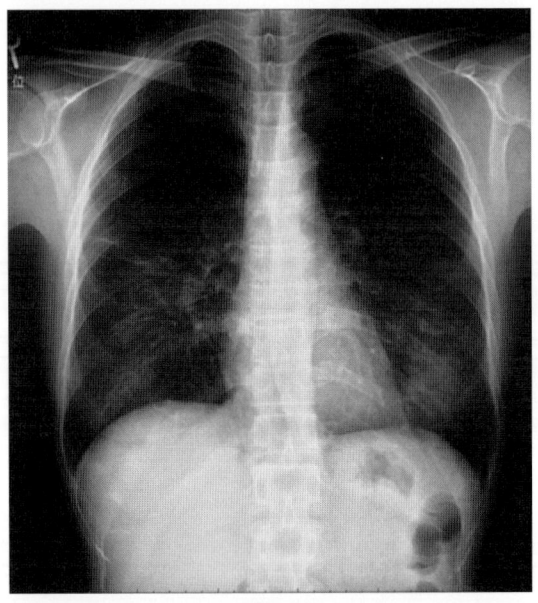

図7-6

ファメトキサゾールトリメトプリム（バクタ®），フルコナゾール（ジフルカン®）である．

治療薬として正しいのはどれか．1つ選べ．
(a) アムホテリシンB
(b) ペニシリン
(c) タクロリムス
(d) ガンシクロビル
(e) ペンタミジン

問14 19歳の男性．発熱，頸部リンパ節腫脹，肝脾腫，扁桃炎を認める．
末梢血 WBC 13,200/μl, Hb 14.5 g/dl, Plt 11.5万/μl．末梢血で図7-7に示すような細胞を白血球分画中85%認めた．

正しいのはどれか．1つ選べ．
(a) この細胞はBリンパ球である．
(b) 免疫不全患者に発症する．
(c) 扁桃炎に対してペニシリン製剤を投与する．
(d) EBウイルス EBNA抗体は陰性である．
(e) しばしば非Hodgkinリンパ腫を合併する．

問15 63歳の女性．軽度の息切れとめまいを主訴に受診した．既往歴に特記すべきものはない．

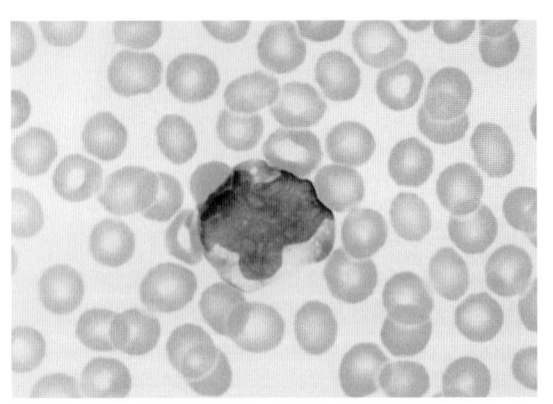

図7-7 （カラー口絵参照）

身体所見上，眼瞼結膜に軽度の貧血を認めたが，肝脾腫はなかった．血液検査で，WBC 2,500/μl（好中球44%，リンパ球46%，単球5%，好酸球4%，好塩基球1%），RBC 264×10^4/μl, Hb 8.5 g/dl, Ht 27.1%, Plt 27.8×10^4/μlであった．骨髄穿刺検査では赤芽球系の軽度の低形成が認められたが，骨髄球系に粗大な異常は認めなかった．芽球の増加はなく，また巨核球数も正常範囲であった．骨髄の染色体解析結果を図7-8に示す．

適切な治療方針はどれか．1つ選べ．
(a) 副腎皮質ホルモン・パルス療法
(b) ミニ移植を含めた造血幹細胞移植療法
(c) 鉄剤投与
(d) ビタミンB$_{12}$投与
(e) 経過観察

問16 46歳の男性．血液検査で WBC 25,700/μl（好中球40%，リンパ球22.5%，単球27%，好酸球10%，好塩基球0.5%），RBC 345×10^4/μl, Hb 10.0 g/dl, Ht 29.4%, Plt 11.5×10^4/μlと異常を指摘され血液内科を紹介された．身体所見上，肋骨弓下4横指の脾腫を認めた．生化学検査で，LDH 429 IU/l（施設基準値 120～220），β_2MG 6.9 mg/lであった．血清・尿リゾチームはそれぞれ44.4 μg/ml, 19.5 μg/mlであった．骨髄穿刺検査では過形成で芽球を10%認めた．また，染色体解析では t(5;12)(q33;p13)を認めた．

最も疑われる疾患はどれか．1つ選べ．
(a) 慢性骨髄性白血病

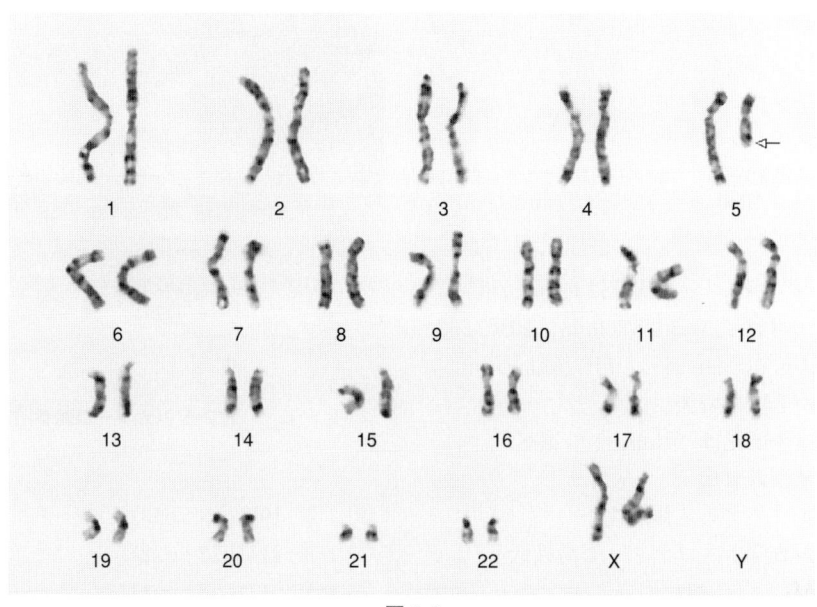

図 7-8

(b) hypereosinophilic syndrome(HES)
(c) 慢性骨髄単球性白血病
(d) 骨髄線維症
(e) 急性骨髄性白血病(M4)

問17 40歳の男性．3年前に手術不能の胚細胞腫(セミノーマ)に対して，シスプラチン，エトポシド，ブレオマイシンによる多剤併用化学療法(PEB療法)を4コース施行後，自家末梢血幹細胞移植を併用した大量化学療法を行って完全寛解を得た．以降，経過観察を続けてきたが，数週前から全身倦怠感と動悸を自覚して来院した．末梢血ではWBC 1,800/μl，Hb 6.2 g/dl，MCV 119 fl，Plt 7.6×10^4/μlであった．骨髄穿刺では，芽球を30%以上認め，治療関連性白血病が疑われた．

この症例についてあてはまるのはどれか．1つ選べ．

(a) 芽球はCD10, 19, 20が陽性である可能性が高い．
(b) 5番または7番染色体の異常を伴う可能性が高い．
(c) 治療関連性白血病の原因薬剤としてはシスプラチンが疑われる．
(d) 通常の化学療法により寛解にいたる可能性は高い．
(e) 骨髄異形成症候群からの移行の可能性が高い．

問18 69歳の男性．健康診断で著明な白血球増加を指摘された．

血液所見：WBC 106,000/μl(骨髄芽球 0.8，前骨髄球 5.8，骨髄球 16.6，後骨髄球 9.8，桿状核球 12.6，分葉核球 44.2，好塩基球 3.2，リンパ球 3.6，単球 3.4%)，Hb 12.0 g/dl，Plt 41.7万/μl，フィラデルフィア染色体陽性．

第一選択とすべき治療法はどれか．1つ選べ．

(a) ハイドロキシウレア
(b) インターフェロンα
(c) メシル酸イマチニブ
(d) 多剤併用化学療法
(e) 造血幹細胞移植

問19 60歳の男性．慢性リンパ性白血病と診断されている．自覚症状はなく，リンパ節腫脹や肝脾腫もない．WBC 18,000/μl(分葉核球 33.0，好酸球 1.5，好塩基球 0.5，リンパ球 61.5，単球 3.5%)，Hb 16.3 g/dl，Plt 23.8万/μl．

第一選択とすべき治療法はどれか．1つ選べ．

(a) シクロホスファミド
(b) フルダラビン
(c) ハイドロキシウレア
(d) アドリアマイシン
(e) 無治療で経過観察

問20 56歳の女性．全身状態は良好だが時に指先がピリピリする．WBC 8,200/μl, RBC 362万/μl, Hb 11.4 g/dl, Ht 36%, Plt 162.0万/μl, 骨髄は巨核球が著明に増加．
予想される検査所見はどれか．1つ選べ．
(a) 偽性高カリウム血症
(b) フィラデルフィア染色体陽性
(c) 好中球アルカリホスファターゼ活性低下
(d) 涙滴赤血球
(e) 血清フェリチン低下

問21 慢性骨髄性白血病，本態性血小板血症，真性赤血球増加症，骨髄線維症について誤っているのはどれか．1つ選べ．
(a) どれも多能性造血幹細胞レベルの腫瘍である．
(b) 慢性骨髄性白血病だけがフィラデルフィア染色体陽性である．
(c) 慢性骨髄性白血病だけが急性白血病に移行する．
(d) 真性赤血球増加症だけが赤血球増加をきたす．
(e) 骨髄線維症だけが赤血球形態異常を示す．

問22 18歳の男性．息切れ，口腔内出血を主訴に来院し入院となった．入院時身体所見で眼瞼結膜は貧血様で四肢に紫斑を認めた．
検査所見：RBC 201万/μl, Hb 6.7 g/dl, Ht 19.9%, WBC 800/μl, Plt 1.1万/μl, 直接ビリルビン 0.6 mg/dl, AST 34単位, ALT 35単位, LDH 722単位, APTT 35秒(対照28.8秒), フィブリノゲン 85 mg/dl, FDP 62 μg/ml であった．骨髄検査では図7-9に示すような細胞を85%認めた．

問22-1 染色体異常はどれか．1つ選べ．

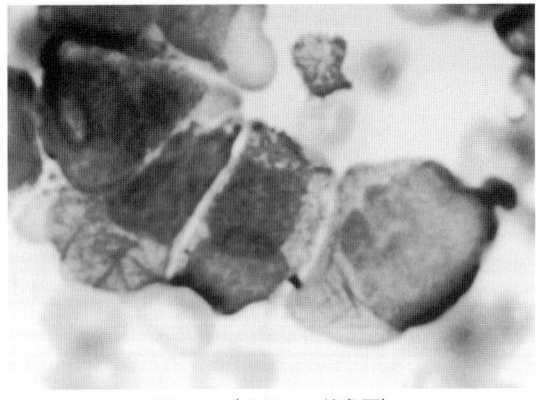

図7-9 （カラー口絵参照）

(a) t(1;19)(q23;p13)
(b) t(8;21)(q22;q22)
(c) t(15;17)(q22;q11)
(d) t(9;22)(q34;q11)
(e) t(8;14)(q24;q32)

問22-2 まず行うべき治療はどれか．
(1) 抗腫瘍薬による寛解導入療法
(2) オールトランスレチノイン酸投与
(3) 血小板輸血
(4) 新鮮凍結血漿輸注
(5) ヘパリン投与
a(1,2,3)　b(1,2,5)　c(1,4,5)　d(2,3,4)　e(3,4,5)

問23 36歳の男性．全身倦怠感を主訴に来院．既往歴に特記事項なし．身体所見で脾臓を左肋骨下に5 cm触知．
検査所見：RBC 418万/μl, Hb 12.5 g/dl, Ht 37.7%, WBC 296,500/μl (芽球49%, 前骨髄球17.0%, 骨髄球10.5%, 後骨髄球2.0%, 桿状核好中球11.0%, 分葉核好中球5.0%, リンパ球3.0%, 単球2.0%), Plt 6.8万/μl, AST 95単位, ALT 156単位, LDH 2,805単位, ビタミンB$_{12}$ 4,130 pg/ml, 好中球アルカリホスファターゼ陽性率19%
骨髄染色体検査では46, XY, t(9;22)(q34;q11)を全分裂細胞に認めた．骨髄検査所見を図7-10(Wright Giemsa染色)と図7-11(ミエロペル

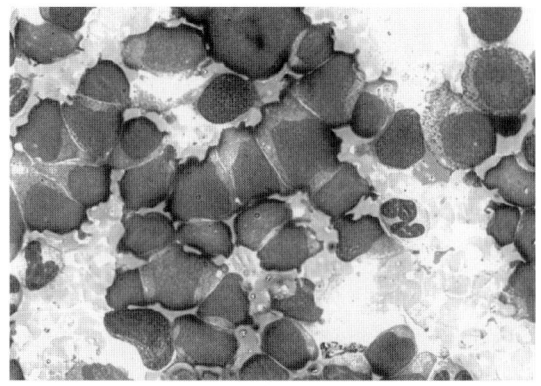

図 7-10 （カラー口絵参照）

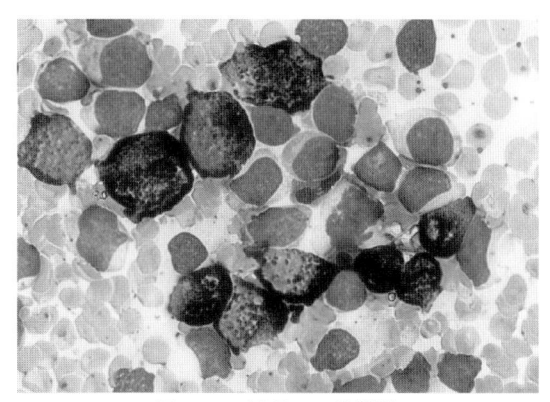

図 7-11 （カラー口絵参照）

オキシダーゼ染色）に示す．

問 23-1 考えられる診断はどれか．1つ選べ．
(a) 慢性骨髄性白血病慢性期
(b) 急性リンパ性白血病
(c) 急性骨髄性白血病
(d) 慢性骨髄性白血病急性転化
(e) 急性単球性白血病

問 23-2 今後の治療法として正しいのはどれか．
(1) 抗腫瘍薬による寛解導入療法
(2) インターフェロン投与
(3) ヒドロキシカルバミド（ハイドロキシウレア）内服
(4) 造血幹細胞移植
(5) メシル酸イマチニブ投与
a(1,2,3)　b(1,2,5)　c(1,4,5)　d(2,3,4)
e(3,4,5)

問 24 白血病と治療薬の組み合わせで正しくないものはどれか．1つ選べ．
(a) 急性前骨髄球性白血病 ― 亜ヒ酸
(b) 慢性骨髄性白血病 ― メシル酸イマチニブ
(c) 急性前骨髄球性白血病 ― オールトランスレチノイン酸
(d) 急性骨髄性白血病 ― 抗CD33抗体
(e) 急性赤白血病 ― 抗CD20抗体

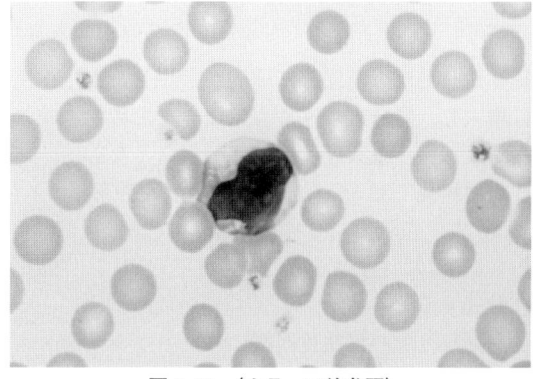

図 7-12 （カラー口絵参照）

問 25 22歳の女性．発熱と咽頭痛を主訴に来院した．両側の頸部に複数のリンパ節を触知した．
検査所見：WBC 14,800/μl，Hb 13.7 g/dl，Plt 12.8万/μl，AST 84 IU/l，ALT 102 IU/l，LDH 513 IU/l，CRP 2.2 mg/dl，EBウイルス抗体検査；VCA-IgM抗体 80×．白血球分画では78%がリンパ球であり，そのうち約30%に図7-12に示すような細胞を認めた．
最も疑われる疾患はどれか．1つ選べ．
(a) 急性リンパ性白血病
(b) 亜急性壊死性リンパ節炎
(c) 伝染性単核球症
(d) リンパ節結核
(e) Burkittリンパ腫

問 26 化学療法後の顆粒球減少に対するG-CSF製剤の投与について正しいのはどれか．1つ

選べ．
(a) 化学療法と同時に G-CSF 製剤を開始するほうがよい．
(b) 静注より皮下注のほうが高い効果が期待できる．
(c) 好中球数が 10,000/μl 以上に回復するまで投与を続行する．
(d) 固形腫瘍に対する化学療法後には使用すべきではない．
(e) 急性骨髄性白血病では G-CSF 製剤の投与は禁忌である．

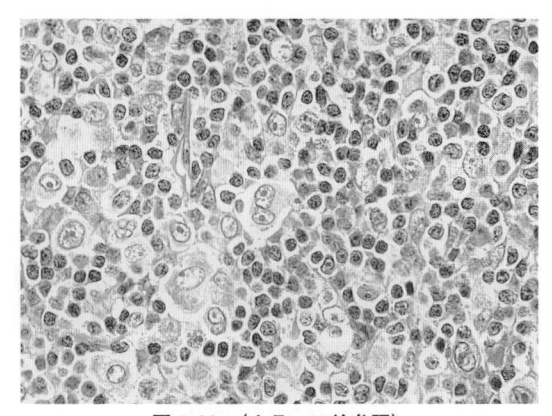

図 7-13 （カラー口絵参照）

問 27 36 歳の男性．主訴は左頸部腫瘤，発熱．約 3 か月前から左頸部に腫瘤が出現したが，徐々に増大し，発熱も伴うようになったため，来院した．既往歴・家族歴に特記すべきことなし．
　身体所見：38.5℃の発熱を認め，左頸部に 9×7 cm 大，左腋窩に 3×3 cm 大，両側鼠径部に 3×4 cm 大（右）と 3×3 cm 大（左）のリンパ節を触知する．
　左頸部リンパ節生検組織のヘマトキシリン・エオジン染色標本を図 7-13 に示す．
　適切な治療法はどれか．1 つ選べ．
(a) ABVD 療法
(b) CHOP 療法
(c) 抗 CD20 抗体療法
(d) 大量シタラビン療法
(e) 抗菌薬療法

問 28 59 歳の男性．主訴は右頸部腫瘤．約 2 か月前に右頸部の無痛性腫瘤に気づいたが，ほかに自覚症状がないため放置していた．昨日，腫瘤が以前より大きくなったことに気づいて来院した．既往歴は 3 年前に虫垂炎のため虫垂切除で輸血歴はなし．家族歴には特記すべきことなし．
　身体所見：身長 171 cm，体重 63 kg，体温 37.5℃．両側の頸部，腋窩部，鼠径部に，それぞれ 2 cm 以上のリンパ節を数個ずつ触知する．また，右肋骨弓下に肝臓を 3 cm，左肋骨弓下に脾臓を 4 cm 触知する．
　血液所見：WBC 4,500/μl（好中球 67%，好酸球 2%，好塩基球 1%，単球 5%，リンパ球 25%），RBC 463 万/μl，Hb 13.8 g/dl，Ht 45%，Plt 17 万/μl．
　血清生化学所見：TP 7.5 g/dl，Alb 4.1 g/dl，GOT 45 IU/l（基準 40 以下），GPT 48 IU/l（基準 35 以下），LDH 658 IU/l（基準 175～363），CRP 0.85 mg/dl（基準 0.3 以下）．
　左頸部リンパ節生検組織のヘマトキシリン・エオジン染色標本を図 7-14，その強拡大像を図 7-15 に示す．

問 28-1 この患者に対する適切な治療はどれか．1 つ選べ．
(a) 経過観察
(b) 放射線療法
(c) 免疫療法
(d) 化学療法あるいは免疫療法併用化学療法
(e) 同種骨髄移植

問 28-2 この患者の予後が不良であることを示すのはどれか．2 つ選べ．
(a) 発熱
(b) performance status（PS）
(c) 血清 LDH 値
(d) 病変の広がり
(e) 発症から治療開始までの期間

問 29 68 歳の男性．主訴は右頸部腫瘤．約 1 か月前から右頸部の腫瘤に気づき様子をみていた

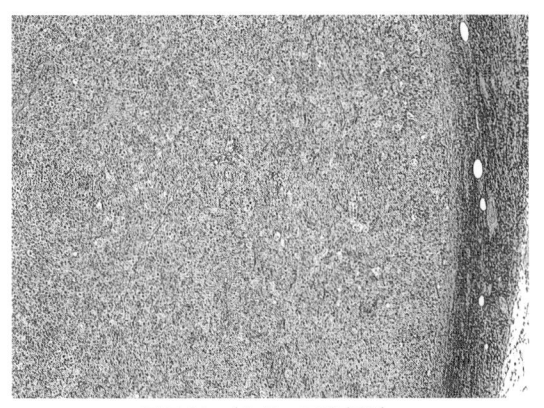

図 7-14 （カラー口絵参照）

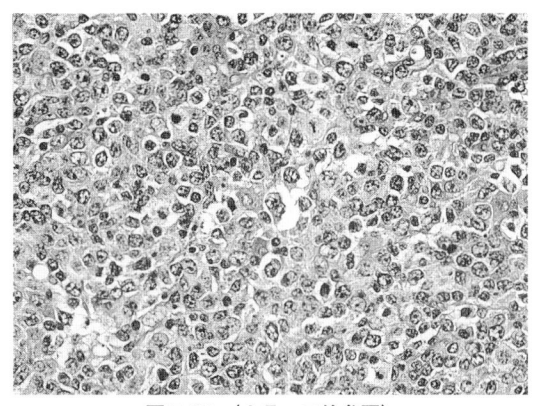

図 7-15 （カラー口絵参照）

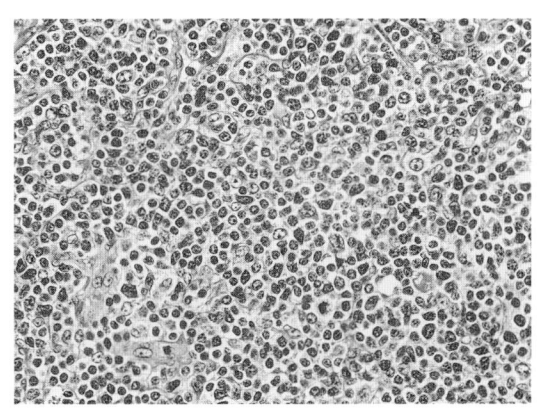

図 7-16 （カラー口絵参照）

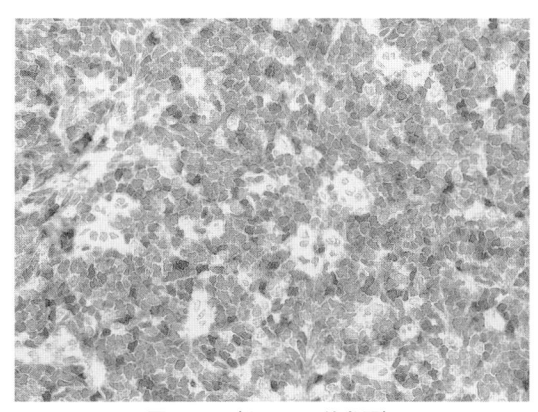

図 7-17 （カラー口絵参照）

が，腫瘍が増大してきたため来院した．既往歴・家族歴に特記すべきことなし．

身体所見：右頸部に 5×3 cm 大，右腋窩に 2×3 cm 大，両側鼠径部に 3×4 cm 大(右)と 2×2 cm 大(左)のリンパ節を触知する．右肋骨弓下に肝臓を 2 cm，左肋骨弓下に脾臓を 5 cm 触知する．

右頸部リンパ節生検組織のヘマトキシリン・エオジン染色標本を**図 7-16** に，cyclin D1 に対する免疫組織染色標本を**図 7-17** に示す．

細胞表面マーカー検索上，これらの細胞は CD5 ならびに CD20 が陽性であった．さらに染色体分析を行った結果，t(11 ; 14) の相互転座が認められた．

最も考えられる診断はどれか．1 つ選べ．
(a) 慢性リンパ性白血病
(b) マントル細胞リンパ腫
(c) 未分化大細胞型リンパ腫(anaplastic large cell lymphoma)
(d) Burkitt リンパ腫
(e) MALT リンパ腫

問 30 環状鉄芽球のみられるのはどれか．2 つ選べ．
(a) 骨髄異形成症候群
(b) 鉄欠乏性貧血
(c) 抗結核薬服用患者
(d) 長期赤血球輸血患者
(e) 特発性ヘモクロマトーシス

問 31 32 歳の女性．生来健康であったが，労作時の息切れ，歯肉出血，四肢の紫斑を訴え来院

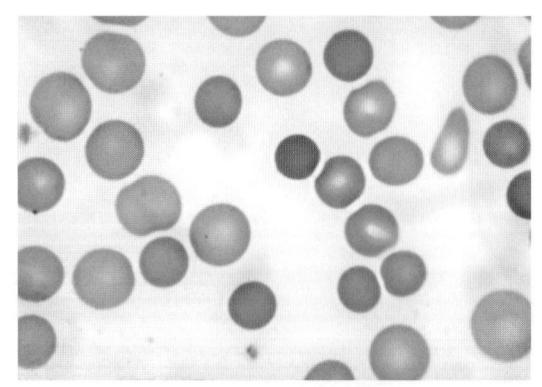

図 7-18 （カラー口絵参照）

した．
　血液所見：RBC 220万，Hb 7.4 g/dl, Ht 23.1％，網赤血球 225‰，WBC 7,200（桿状核好中球 8％，分葉核好中球 55％，好酸球 4％，リンパ球 28％，単球 5％），Plt 1.3 万．PT 11.2 秒（基準対照 11.5），APTT 34.1 秒（基準対照 33.1），FDP 7 μg/ml（基準 10.0 以下）．血清総ビリルビン 2.5 mg/dl（直接型 12％），LDH 380 IU/l（基準 120〜240，I 型優位），ALT 25 IU/l（基準 7〜42），AST 65 IU/l（基準 10〜35）．骨髄有核細胞 35.2 万/μl（基準 10〜25 万），巨核球 280/μl（基準 50〜150），赤芽球系 53.2％，顆粒球系 34.5％，成熟ピラミッドは保たれている．末梢血塗抹 May-Giemsa 染色標本を示す（**図 7-18**）．
診断に必要な検査はどれか．2つ選べ．
(a) 染色体分析
(b) 直接クームス試験
(c) 赤血球浸透圧抵抗試験
(d) 血小板関連 IgG
(e) 好中球アルカリホスファターゼスコア

問 32　18歳の男性．10歳頃より発熱とリンパ節腫脹を繰り返しており，副腎皮質ステロイド薬投与によって軽快していた．3年前頃から蚊に刺された後，**図 7-19** に示すような皮膚潰瘍を認めるようになった．
正しいのはどれか．2つ選べ．
(a) 常染色体劣性遺伝疾患である．

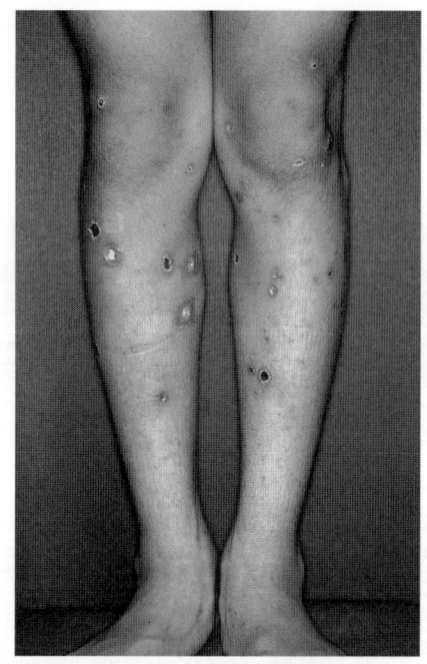

図 7-19 （カラー口絵参照）

(b) X 染色体優性遺伝疾患である．
(c) EB ウイルスの活性化が認められる．
(d) 同種造血幹細胞移植の適応疾患である．
(e) 悪性リンパ腫に移行することはない．

問 33　疾患とウイルスとの関連で正しいのはどれか．2つ選べ．
(a) 粘膜関連リンパ組織（MALT）リンパ腫　── HTLV-I
(b) エイズ関連非 Hodgkin リンパ腫　── HHV-6
(c) 膿胸関連リンパ腫（pyothorax-associated lymphoma）　── EB ウイルス
(d) 原発性滲出性リンパ腫（primary effusion lymphoma）　── HHV-8
(e) 移植後リンパ増殖性疾患　── ヒトサイトメガロウイルス

問 34　HIV 感染症の治療において正しいのはどれか．2つ選べ．
(a) 抗 HIV 薬は約 70％の服薬アドヒアランスで十分な治療効果が期待できる．

(b) 抗HIV療法を開始後，日和見感染症の悪化を認めることがある．
(c) 乳酸アシドーシスはヌクレオシド系逆転写酵素阻害薬の副作用の1つである．
(d) 薬剤耐性により薬剤を変更する場合には，すべての薬剤を同時に変更してはいけない．
(e) HIV感染妊婦には妊娠期間中は抗HIV薬を投与しない．

問35 伝染性単核球症(infectious mononucleosis)について正しいのはどれか．2つ選べ．
(a) VCA-IgG抗体が陽性でEBNA抗体が陰性であればEBウイルス初感染(回復期)を示唆する．
(b) 単球を主体とした白血球増加を認める．
(c) 確定診断にはリンパ節の生検が必要である．
(d) 原則的に安静と対症療法で治療する．
(e) 咽頭炎の合併には合成ペニシリンの投与が第一選択である．

問36 57歳の女性．前医にてBasedow病に対してチアマゾール(メルカゾール®)を投与されていた．投与開始5週目に38℃の発熱あり，白血球数1,400/μl(顆粒球6%)を指摘されて紹介入院した．
　適切な処置はどれか．2つ選べ．
(a) チアマゾールの投与量を半分にする．
(b) G-CSF製剤を投与する．
(c) シクロスポリンを投与する．
(d) 血液培養を行う．
(e) 薬疹を避けるため抗菌薬はできるだけ使用しない．

問37 薬剤性の顆粒球減少症について正しいのはどれか．2つ選べ．
(a) 中毒性(toxic)顆粒球減少症では赤血球(網状赤血球)や血小板の減少を伴うことが多い．
(b) アレルギー性(allergic)顆粒球減少症の原因薬剤は抗菌薬と抗甲状腺薬のみである．
(c) アレルギー性のものでは再投与試験にて原因薬剤を特定するべきである．
(d) G-CSF製剤は病状を修飾するので禁忌である．
(e) 感染症を併発した場合は十分量の広域性抗菌薬を投与する．

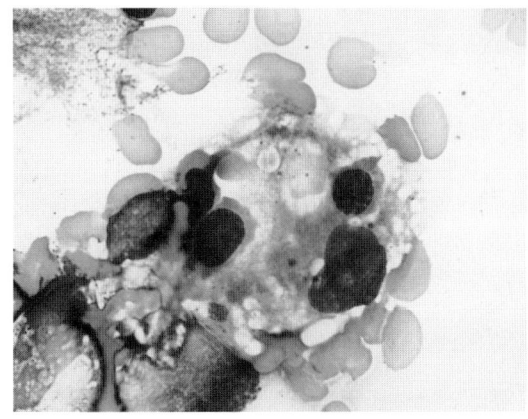

図7-20 (カラー口絵参照)

問38 AIDS関連リンパ腫(AIDS-related lymphoma)について正しいのはどれか．2つ選べ．
(a) 組織分類上，低悪性度群が多い．
(b) 組織中にEBウイルスが証明される症例が多い．
(c) 節外性病変が多い．
(d) AIDS患者における悪性リンパ腫の発症頻度は，HIVに感染していない者の約3倍である．
(e) 抗HIV-1薬が腫瘍の縮小に有効である．

問39 56歳の男性．発熱，リンパ節腫脹，肝脾腫，肝障害を認める．
　末梢血 WBC 2,900/μl, Hb 9.5 g/dl, Plt 8.5万/μl. 骨髄穿刺で図7-20に示す細胞が認められた．

問39-1 高値を示すものはどれか．3つ選べ．
(a) PAIgG
(b) カルシウム
(c) フェリチン
(d) LDH
(e) FDP

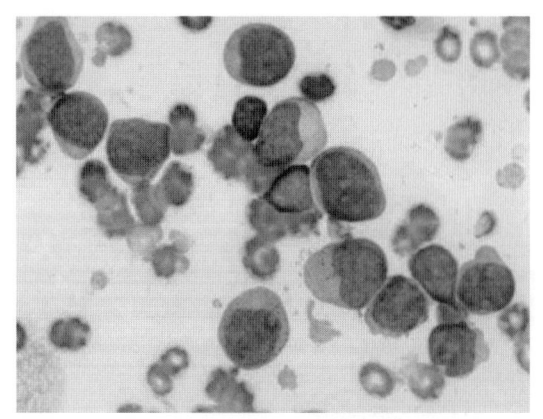

図 7-21a （カラー口絵参照）

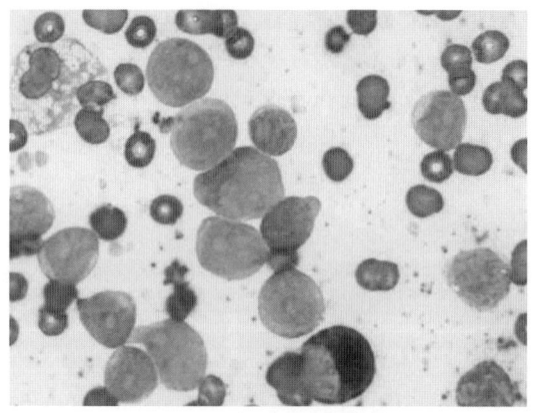

図 7-21b （カラー口絵参照）

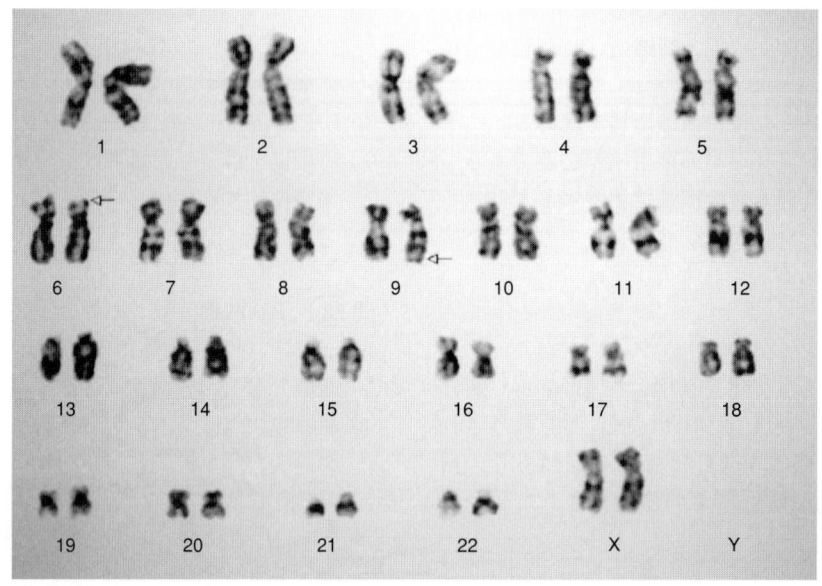

図 7-21c

問 39-2　この病態を呈する疾患はどれか．3つ選べ．
(a) 骨髄異形成症候群
(b) 非 Hodgkin リンパ腫
(c) EB ウイルス感染症
(d) 成人 Still 病
(e) 成人 T 細胞性白血病

問 40　30 歳の女性．5 日前からの発熱と咽頭痛を主訴に受診した．身体所見上，体温 38.9℃，著明な歯肉腫脹と頸部リンパ節腫脹を認めた．末梢血は WBC 36,300/μl（芽球 89.5%，好中球 6%，リンパ球 2.5%，単球 1%），RBC 186×10⁴/μl，Hb 6.2 g/dl，Plt 2.6×10⁴/μl であった．凝固系検査では PT 15.95 秒，APTT 36.7 秒，フィブリノーゲン 671 mg/dl，FDP 26.4 μg/ml であった．なお，8 か月前に施行した健康診断では WBC 2,700/μl，RBC 252×10⁴/μl，Hb 8.2 g/dl，Plt 6.5×10⁴/μl であった．

骨髄穿刺標本（**図 7-21a** May-Giemsa 染色，**図 7-21b** ペルオキシダーゼ染色）と染色体解析結果（**図 7-21c**）に示す．

下記で適切な処置はどれか．3つ選べ．

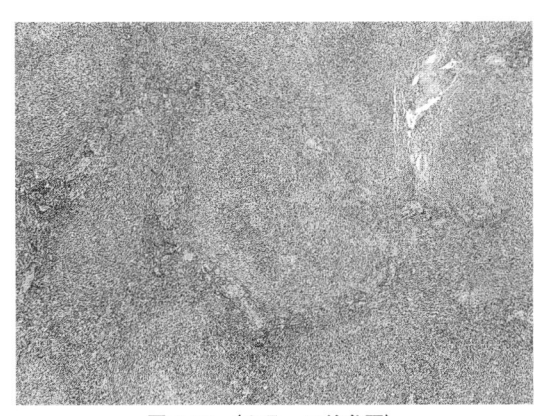

図 7-22 （カラー口絵参照）

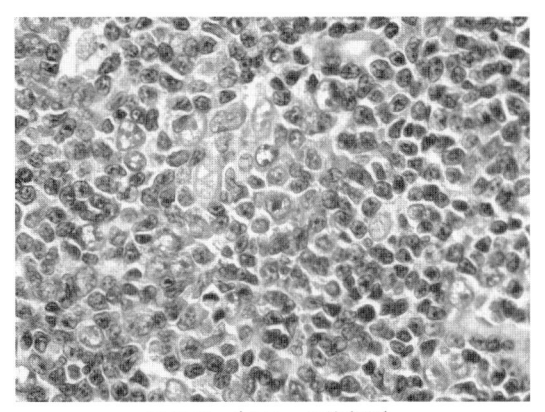

図 7-23 （カラー口絵参照）

(a) 抗菌薬投与
(b) トレチノイン（ATRA）投与
(c) イマチニブ（STI571）投与
(d) シタラビンとイダルビシンによる化学療法
(e) HLA 一致ドナーの検索

(d) 同種造血幹細胞移植
(e) 除菌療法

問 41 重症感染症に伴う白血球増加と慢性骨髄性白血病の鑑別を行う場合，下記の検査所見で慢性骨髄性白血病（慢性期）を示唆するのはどれか．3つ選べ．
(a) 白血球分画で骨髄球が出現している．
(b) 白血球分画で好塩基球が増加している．
(c) 好中球アルカリホスファターゼ活性が低下している．
(d) 血清 G-CSF 濃度が増加している．
(e) t(9；22)(q34；q11) の染色体異常を認める．

問 42 71歳の女性．高血圧の加療を受けるために訪れた近医で，全身性のリンパ節腫脹を指摘され，精査目的に来院した．精査を行い，悪性リンパ腫と診断された．腫瘍細胞は CD19，CD20 陽性であった．左頸部リンパ節生検組織のヘマトキシリン・エオジン染色標本を図 7-22 と，その強拡大像を図 7-23 に示す．
適応となりうる治療はどれか．3つ選べ．
(a) 経過観察
(b) 化学療法
(c) 免疫療法併用化学療法

問 43 単独で出血時間の延長を呈する所見はどれか．
(1) プロトロンビン時間 14.1 秒（INR 1.19）
(2) von Willebrand 因子 27%
(3) 血小板数 $3.4 \times 10^4/\mu l$
(4) PA-IgG 164 ng/10^7 plt
(5) antithrombin-III 活性 55%
a(1,2)　b(1,5)　c(2,3)　d(3,4)　e(4,5)

問 44 多発性骨髄腫の M 蛋白血症について正しいのはどれか．
(1) ZTT の上昇は認めない．
(2) 尿中 Bence Jones 蛋白は必ず検出できる．
(3) M 蛋白血症が認められれば多発性骨髄腫である．
(4) 非分泌型では血清および尿中に M 蛋白を認めない．
(5) 化学療法後の完全寛解の判定には免疫固定法が有用である．
a(1,2)　b(1,5)　c(2,3)　d(3,4)　e(4,5)

問 45 65歳の男性．1年前から IgG(λ) 骨髄腫 Stage IIIA の診断で VAD 療法（ビンクリスチン，アドリアマイシン，デカドロン）および MP

療法(メルファラン,プレドニン)を受け,部分寛解となっていた.最近強いふらつき,全身倦怠感,上肢しびれ感を訴えるようになり,巨舌,血圧低下,不整脈を認めるようになった.

骨髄中の骨髄腫細胞は約20%,RBC 395×10^4,Hb 11.5 g/dl, WBC 4,200, Plt 14.8×10^4, IgG 2,100 mg/dl, TP 6.5 g/dl, BUN 19.3 mg/dl, Cr 1.1 mg/dl である.

確定診断のため生検を行った.適切な検査部位はどれか.
(1) 胃
(2) 皮膚
(3) 肺
(4) 直腸
(5) 腹壁脂肪
a(1,2)　b(1,5)　c(2,3)　d(3,4)　e(4,5)

【問 46】 エリスロポエチン投与の適応について正しいのはどれか.
(1) 腎性貧血
(2) 急性白血病
(3) 骨髄異形成症候群
(4) 再生不良性貧血
(5) 自己血貯血
a(1,2)　b(1,5)　c(2,3)　d(3,4)　e(4,5)

【問 47】 28歳の男性.急性骨髄性白血病と診断され,14日前から寛解導入療法を受けた.本日,悪寒戦慄を伴う40℃の発熱が出現した.

血液所見：RBC 270万, Hb 8.9 g/dl, Ht 24.1%, WBC 200(分葉核好中球1%, リンパ球99%), Plt 1.5万, CRP 23.4 mg/dl.

至急に必要な処置はどれか.
(1) 胸部X線撮影
(2) 血液培養
(3) 抗菌薬投与
(4) 顆粒球輸血
(5) 解熱薬投与
a(1,2)　b(1,5)　c(2,3)　d(3,4)　e(4,5)

【問 48】 第一寛解期に同種造血幹細胞移植の適応となるのはどれか.
(1) 急性前骨髄球性白血病
(2) 染色体8;21転座を有する急性骨髄性白血病
(3) 染色体9;22転座を有する急性リンパ性白血病
(4) 初診時白血球数3万以上の急性リンパ性白血病
(5) 染色体16番逆位を有する急性骨髄性白血病
a(1,2)　b(1,5)　c(2,3)　d(3,4)　e(4,5)

【問 49】 ミエロペルオキシダーゼ反応が陽性となることが多いのはどれか.
(1) 急性前骨髄球性白血病
(2) 染色体8;21転座を有する急性骨髄性白血病
(3) 急性巨核芽球性白血病
(4) 急性骨髄性白血病最未分化型
(5) 急性赤白血病
a(1,2)　b(1,5)　c(2,3)　d(3,4)　e(4,5)

【問 50】 血清蛋白電気泳動にてM蛋白を呈する疾患はどれか.
(1) 原発性マクログロブリン血症
(2) 多発性骨髄腫
(3) 全身性Castleman病
(4) 後天性免疫不全症候群
(5) Crow-Fukase症候群
a(1,2,3)　b(1,2,5)　c(1,4,5)　d(2,3,4)　e(3,4,5)

【問 51】 82歳の男性.特に基礎疾患はない.2週間位前から突然に,打撲などの誘因なく下肢を中心に出血斑が出現するようになった(図7-24).血球数算定や生化学検査には異常なく,PT 11.4秒, APTT 58.2秒, フィブリノーゲン 231 mg/dl であった.

この患者で正しいのはどれか.
(1) 家族歴聴取および血縁者のPT, APTTを測定する.
(2) APTTの正常血漿添加補正試験を行う.

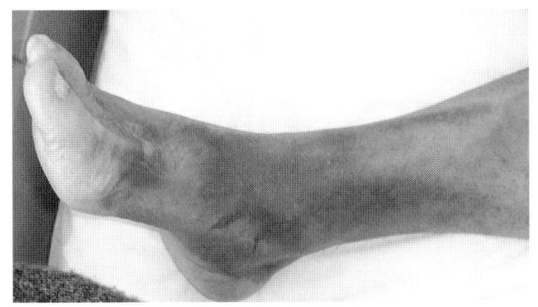

図7-24 （カラー口絵参照）

(3) 第Ⅷ因子，第Ⅸ因子の測定する．
(4) 副腎皮質ステロイド薬による免疫抑制療法を行う．
(5) 第Ⅷ因子または第Ⅸ因子製剤を経静脈的投与する．

a(1,2,3)　b(1,2,5)　c(1,4,5)　d(2,3,4)
e(3,4,5)

問52　免疫抑制剤のシクロスポリンの副作用はどれか．
(1) 高血圧
(2) 腎障害
(3) 食欲亢進
(4) 頻脈
(5) 多毛

a(1,2,3)　b(1,2,5)　c(1,4,5)　d(2,3,4)
e(3,4,5)

問53　健康ドナーに末梢血幹細胞採取目的でG-CSF（顆粒球コロニー刺激因子）を投与した．
投与時から2週間以内に副作用としてみられる可能性があるのはどれか．
(1) 高血圧
(2) 食欲亢進
(3) 発熱
(4) 腰痛
(5) 頭痛

a(1,2,3)　b(1,2,5)　c(1,4,5)　d(2,3,4)
e(3,4,5)

問54　45歳の女性．1年前に汎血球減少を指摘されていたが放置していた．最近になり歩行時のふらつきを強く自覚し受診した．末梢血ではWBC 6,200/μl（Auer小体を有するペルオキシダーゼ陽性の芽球43%），Hb 4.3 g/dl，Ht 12.3%，Plt 6.3×10^4/μl，網状赤血球4‰を指摘され入院となった．骨髄穿刺検査では過形成骨髄で，骨髄球系，巨核球系，赤芽球系の3系統に強い異形成を認め，また末梢血と同様の芽球を55.3%認めた．骨髄異形成症候群（MDS）から移行した急性骨髄性白血病（MDS overt leukemia）と診断し，シタラビンとイダルビシンによる化学療法を開始した．その後に判明した骨髄の染色体解析の結果を図7-25に示す．
適切と思われるのはどれか．
(1) この染色体異常はMDS overt leukemiaに典型的なものではない．
(2) この症例の芽球はCD56およびCD19陽性であることが推定される．
(3) この染色体異常は*AML1/ETO*融合遺伝子を形成する．
(4) この染色体異常を有する場合，化学療法による長期生存は期待できない．
(5) この染色体異常は化学療法によって消失することはほとんどない．

a(1,2,3)　b(1,2,5)　c(1,4,5)　d(2,3,4)
e(3,4,5)

問55　骨髄異形成症候群（MDS）の治療について正しいのはどれか．
(1) International Prognostic Scoring System for MDS（IPSS）のlow risk群でも血縁者間にドナーがいれば積極的に移植を施行する．
(2) エリスロポエチン（Epo）とG-CSFの併用療法の効果が期待できるのは，血清Epo値が高く輸血依存性が高い鉄芽球性貧血などの症例である．
(3) 現在のところ，advanced MDS症例に対する通常量化学療法の位置づけは明確でない．
(4) 少量シタラビン療法のよい適応となるのは，血小板数が高く，骨髄が比較的低形成で，輪状鉄芽球が認められ，染色体異常のない

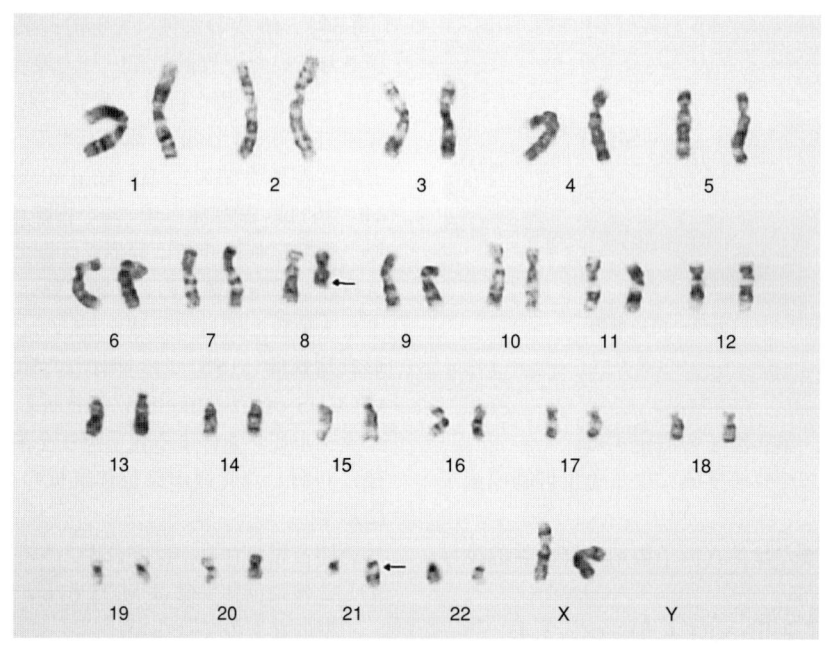

図7-25

MDSの症例である.
(5) シクロスポリンなど免疫抑制療法は輸血歴の短い，若年のless advanced MDSに効果が高い.

a(1,2,3)　b(1,2,5)　c(1,4,5)　d(2,3,4)
e(3,4,5)

問56 50歳の男性．健康診断で白血球の増加を認め，喫煙による影響あるいは慢性骨髄性白血病が疑われた．
両者を鑑別するのに有用な検査所見はどれか．
(1) WBC 12,000/μl
(2) 好塩基球5%
(3) Plt 60.0万/μl
(4) 好中球アルカリホスファターゼ活性低下
(5) Hb 14.5 g/dl

a(1,2,3)　b(1,2,5)　c(1,4,5)　d(2,3,4)
e(3,4,5)

問57 56歳の女性．頭痛があり，顔面紅潮と肝脾腫を認める．
血液所見：WBC 19,700/μl（桿状核球19.0，分葉核球62.0，好酸球4.0，好塩基球3.0，リンパ球9.0，単球3.0%），RBC 772万/μl，Hb 18.5 g/dl，Ht 61%，Plt 78.0万/μl，動脈血酸素飽和度97.0%，循環赤血球量増加．
予想される検査所見はどれか．
(1) 血清ビタミンB_{12}増加
(2) フィラデルフィア染色体陽性
(3) 骨髄ドライタップ
(4) 血清エリスロポエチン低下
(5) 血清フェリチン低下

a(1,2,3)　b(1,2,5)　c(1,4,5)　d(2,3,4)
e(3,4,5)

8 神経

問1 31歳の男性．5日前の起床後から強い拍動性の左後頭部痛があったが様子をみていた．本日，帰宅後から唾液が飲み込めなくなり，右上下肢のしびれ感，めまいを自覚したため救急外来を受診した．血圧112/60 mmHg．意識清明．左Horner徴候，嗄声，嚥下障害を認める．明らかな麻痺はなく，深部腱反射正常，病的反射なし．左小脳失調，左顔面，右上下肢の温痛覚低下を認めた．脳血管障害を疑われて入院．入院後，脳梗塞と診断された．

問1-1 責任病巣として考えられる部位はどこか．1つ選べ．
(a) 内包後脚
(b) 視床
(c) 延髄外側
(d) 橋被蓋
(e) 小脳

問1-2 本症例の脳梗塞の原因として考えられる病態はどれか．1つ選べ．
(a) 血管炎
(b) アテローム性硬化
(c) 動脈解離
(d) 心原性塞栓
(e) 線維筋形成不全(fibromuscular dysplasia)

問2 アルツハイマー型老人性認知症について正しいのはどれか．1つ選べ．
(a) アポリポ蛋白E遺伝子多型と発症に関連がある．
(b) 脳血流シンチグラフィーでは前頭葉から血流が低下する．
(c) 階段状の症状進行を示すことが多い．
(d) 人格は比較的末期まで保たれる．
(e) 脳組織病理所見ではLewy小体が特徴である．

問3 48歳の女性，突発した高血圧，頭痛，けいれん発作，視覚障害のため来院したが，翌日に頭痛は軽快し視力障害も改善傾向であった．頭部MRI，MR血管造影所見を示す(図8-1)．
最も考えられる診断はどれか．1つ選べ．
(a) 脳梗塞
(b) 一過性脳虚血発作
(c) 高血圧性脳症
(d) 後頭葉てんかん
(e) 多発性硬化症

問4 失神をきたす原因のうち，意識消失の回復が遷延するのはどれか．1つ選べ．
(a) 起立性低血圧
(b) 側頭葉てんかん
(c) 血管迷走神経性失神
(d) Adams-Stokes発作

図 8-1　MRI(FLAIR)　　MRA

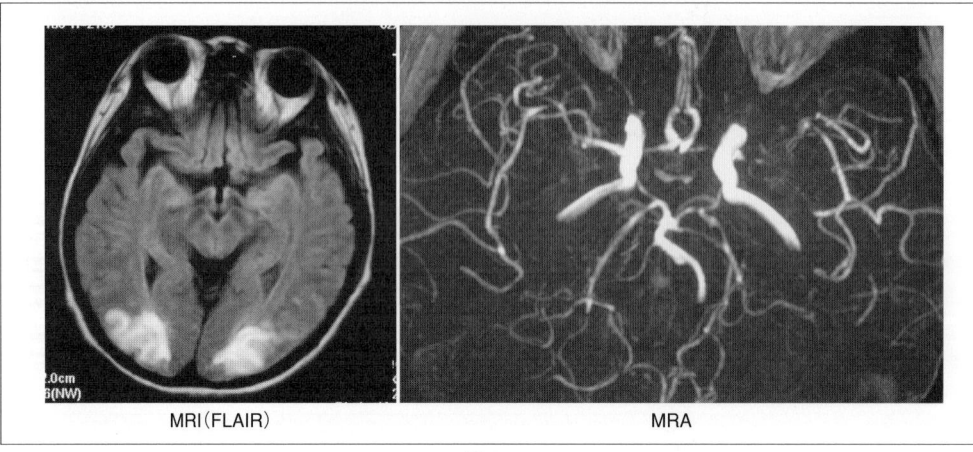

(e) 排尿失神

問5　耳鳴り，難聴を伴う回転性めまいをきたす疾患はどれか．1つ選べ．
(a) 前庭神経炎
(b) Meniere 病
(c) 良性発作性頭位めまい
(d) 一過性脳虚血発作
(e) 側頭葉てんかん

問6　筋萎縮性側索硬化症について正しいのはどれか．1つ選べ．
(a) 初発症状は下肢遠位部より始まることが多い．
(b) 上肢の深部腱反射は消失することはない．
(c) 外眼筋麻痺はほとんど認められない．
(d) 直腸膀胱障害は必発症状である．
(e) 他覚的感覚障害を認める．

問7　膝の上に置いた手に著明な振戦を認める．最も考えるべき疾患はどれか．1つ選べ．
(a) Wilson 病
(b) 本態性振戦
(c) パーキンソン病
(d) 慢性アルコール中毒
(e) 甲状腺機能亢進症

問8　筋萎縮性側索硬化症でみられないのが特徴とされている症状(陰性症状)として誤っているのはどれか．1つ選べ．
(a) 褥瘡
(b) 他覚的感覚障害
(c) 手指振戦
(d) 直腸膀胱障害
(e) 眼球運動障害

問9　56歳の男性．パーキンソン病と診断され約5年間L-ドーパ，ドパミンアゴニストを中心とした抗パーキンソン薬の投与を受けている．最近転倒しやすくなり抗パーキンソン薬の種類と量が増えた．また，夜間に"小さな動物が見える"，"亡くなったはずの母が立っている"などというようになって家人が困っている．頭部MRIでは前頭葉を中心とした軽度の脳萎縮を認めた．
どのような病態が最も疑われるか．1つ選べ．
(a) 認知症の合併
(b) 統合失調症の合併
(c) 慢性硬膜下血腫の合併
(d) パーキンソン病の悪化
(e) 抗パーキンソン薬の副作用

問10　40歳の女性．1か月前から急速に階段昇降や上肢挙上が困難となってきたため来院した．

四肢近位筋の中等度筋力低下，軽度筋萎縮，筋の圧痛を認め，四肢の腱反射は低下している．
　血液検査所見：CK 1,880 IU/l（正常 150 以下），GOT 150 IU/l，GPT 119 IU/l，赤沈 50 mm/hr，CRP 3.0 mg/dl.
　最も考えられる疾患はどれか．1つ選べ．
(a) 進行性筋ジストロフィー症
(b) 多発性筋炎
(c) 重症筋無力症
(d) Guillain-Barré 症候群
(e) 筋萎縮性側索硬化症

(問11)　重症筋無力症について正しいのはどれか．1つ選べ．
(a) 初発症状としては，呼吸筋障害が最も多い．
(b) コリン作動性クリーゼには抗コリンエステラーゼ薬を投与する．
(c) 眼筋型の抗アセチルコリン受容体抗体の陽性率は 90% 以上である．
(d) テンシロン(edrophonium)静注の効果持続は約 5 分と短い．
(e) 胸腺摘出術により臨床症状は通常 1 週間以内に著明に改善する．

(問12)　21 歳の男性（大学生）．夏休みにエチオピアへ旅行した．帰国した 3 日後から，高熱，皮膚粘膜の出血斑，関節痛が出現した．翌日，頭痛，悪心，精神症状が出現したため受診した．
　身体所見：体温 40℃ で，軽度の意識障害（JCS II-1），項部硬直を認めたが，局在徴候はみられなかった．
　検査所見：CRP 12 mg/dl，WBC 14,000/μl，貧血はなく，血小板，凝固検査は正常．髄液検査にて，初圧 200 mmH$_2$O，蛋白定性（+++），細胞数 6,000/mm^3（多核球優位）．髄液の塗抹標本の染色を行ったところ，グラム染色陰性の球菌が多数みられ，単独ないし 2 個ずつ並んでみられた．この時点で治療を開始したい．
　最も適切な薬剤はどれか．1つ選べ．
(a) アンピシリン
(b) セフォタキシム
(c) パニペネム/ベタミプロン
(d) バンコマイシン
(e) イソニアジド＋硫酸ストレプトマイシン

(問13)　多発性硬化症(MS)について誤っているのはどれか．1つ選べ．
(a) わが国の MS はオリゴクローナルバンドの陽性率が低い．
(b) 病理学的に軸索障害は末期まで認められない．
(c) 副腎皮質ステロイド療法は急性期の症状緩和には有用である．
(d) インターフェロン β-1b は再発緩解型 MS の再発予防に有効である．
(e) 髄液の細胞数が 50/mm^3 を超えることはきわめてまれである．

(問14)　55 歳の男性．数日前から感冒様症状があり 39℃ の発熱と頭痛が続いていたが，けいれん発作と右片麻痺を主訴に来院した．他の神経症状として軽度の意識障害(JCS 30)，項部硬直，右動眼神経麻痺と小脳失調症状を認めた．
　この症例について誤っているのはどれか．1つ選べ．
(a) 片麻痺はけいれん後の Todd の麻痺である可能性がある．
(b) 頭部 MRI でガドリニウム増強散在性の T2 高信号病巣がみられる．
(c) 髄液所見では蛋白細胞解離がみられる．
(d) ステロイドパルス療法を施行すべきである．
(e) ヘルペス脳炎も否定できないのでアシクロビルを投与すべきである．

(問15)　56 歳の男性．以前から肩や首のこりがあったが，数か月前から左上肢の小指側の感覚障害に気づき来院した．神経学的に図 8-2 の部位（アミかけ部分）に触覚，温痛覚の障害を認めた．スパーリング試験は陽性であった．
　最も疑わしい疾患はどれか．1つ選べ．
(a) 筋萎縮性側索硬化症
(b) 亜急性連合性脊髄変性症

図 8-2

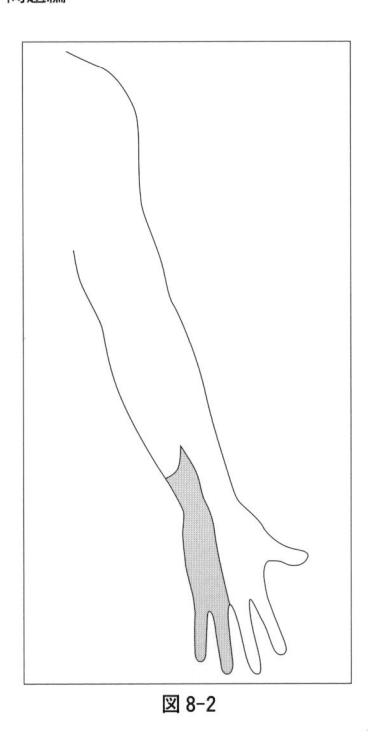

(c) 変形性頸椎症
(d) 脊髄上衣腫
(e) 手根管症候群

問16 50歳の男性．飲酒歴が長く，肝硬変および糖尿病を指摘されていた．1週間前から感冒症状が続いていたが，昨日の朝起床してまもなく，急に背部に疼痛を感じるとともに両下肢の筋力低下をきたした．今朝から両下肢が全く動かなくなったため入院した．両下肢は弛緩性麻痺で，膝蓋腱およびアキレス腱反射は消失し，Babinski 反射は陰性である．Th8 以下両側性に温痛覚が低下しているが，触覚・関節位置覚は保たれていた．排尿障害も認められた．
　最も疑わしい疾患はどれか．1つ選べ．
(a) 前脊髄動脈閉塞症
(b) 頸椎後縦靱帯骨化症
(c) Guillain-Barré 症候群
(d) アルコール性ニューロパチー
(e) 糖尿病性ニューロパチー

問17 慢性アルコール中毒における神経合併症として適切でないのはどれか．1つ選べ．
(a) Korsakoff 症候群
(b) 振戦せん妄
(c) ミオパチー
(d) ポリニューロパチー
(e) 視神経障害

問18 慢性トルエン（シンナー）中毒による神経合併症でみられないのはどれか．1つ選べ．
(a) 小脳性失調症
(b) 認知障害
(c) パーキンソン症状
(d) 痙性対麻痺
(e) 周期性四肢麻痺

問19 54歳の男性．独居で無職．食事も不規則で大酒家である．以前より手足の末梢のしびれを訴えていた．起立できなくなり，呼名にのみ応じる意識状態で動けなくなっているところを発見された．複視を訴え，呂律困難が目立ち，神経学的所見では外眼筋麻痺のほか，眼振と四肢失調が目立った．頭部 MRI 所見は図 8-3 のようであった．
　最も考えられるのはどれか．1つ選べ．
(a) 橋中心髄鞘崩壊症（CPM）
(b) Wernicke 脳症
(c) アルコール性認知症
(d) 振戦せん妄
(e) ペラグラ

問20 脳塞栓症について適切なのはどれか．2つ選べ．
(a) 出血性梗塞を起こすことは少ない．
(b) 卵円孔開存は原因疾患となる．
(c) 失語，失行など皮質症状を伴う症例が多い．
(d) 感染性心内膜炎による脳塞栓は抗凝固療法の適応となる．
(e) 発症早期の再発はまれである．

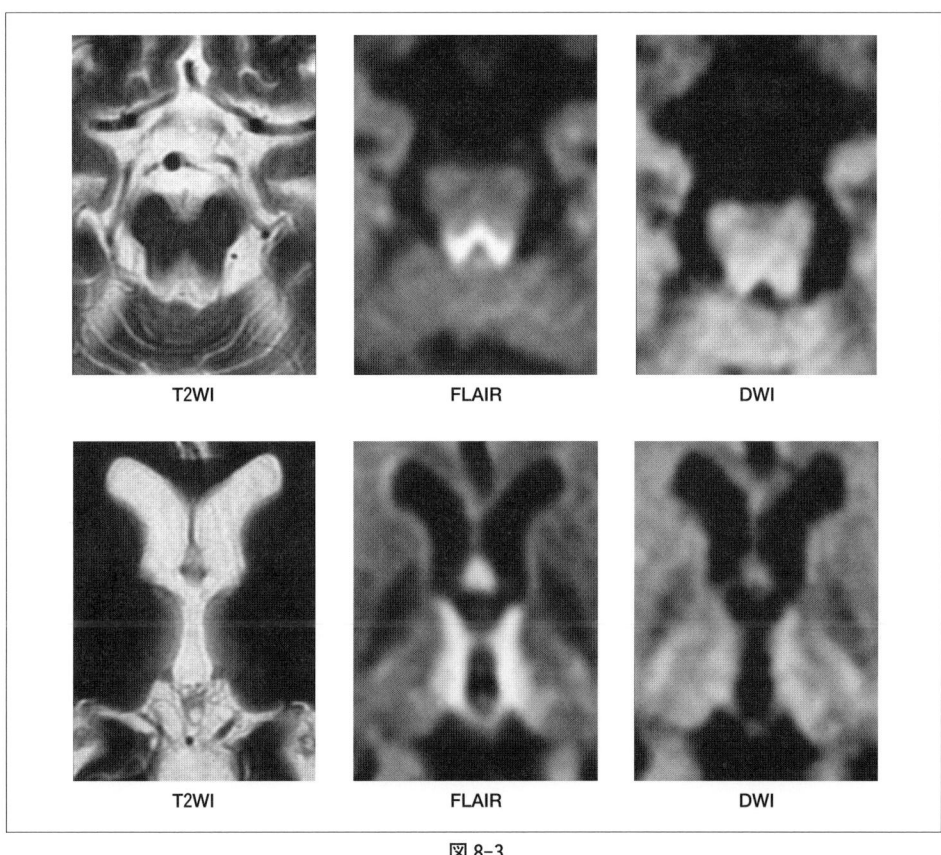

図 8-3

問 21 進行性核上性麻痺について正しいものはどれか．2つ選べ．
(a) 眼球運動は疾病が進行しても保たれる．
(b) 認知症は性格や行動上の変化を伴い重度であることが多い．
(c) L-ドーパは無効であるが三環系抗うつ薬が症状を軽減させることが多い．
(d) 構音障害は著明であるが嚥下障害は軽度であることが多い．
(e) 頭部 MRI 矢状断では中脳視蓋，中脳被蓋の萎縮により脳幹上部が「ハチドリのくちばし様」になる．

問 22 ポリメラーゼ連鎖反応（polymerase chain reaction：PCR）法について正しいのはどれか．2つ選べ．
(a) 単純ヘルペス脳炎における PCR 検査では発症直後に最も陽性率が高い．
(b) 単純ヘルペス脳炎発症後 14 日以後の陽性率は低下する．
(c) 単純ヘルペス脳炎ではアシクロビル投与後 5 日間は PCR の陽性率は高い．
(d) 髄液で結核菌培養陽性の検体では髄液 PCR が陽性となる．
(e) RNA ウイルスの検出は nested PCR を用いることによって可能である．

問 23 薬剤性の無菌性髄膜炎について，正しいのはどれか．2つ選べ．
(a) 自己免疫疾患の患者で頻度が高い．
(b) 発熱がみられないのが特徴である．
(c) ヒト免疫グロブリンが治療に用いられる．
(d) 頭痛症状にイブプロフェンならば安全に使用できる．

(e) 髄液所見では細胞，蛋白増加がみられる．

(問24) HTLV-1関連ミエロパチー（HAM）について正しいのはどれか．2つ選べ．
(a) 発症は九州，沖縄地区で多い．
(b) 輸血による感染が多い．
(c) 好発部位は頸髄中部である．
(d) 深部感覚障害を伴う．
(e) 排尿障害はみられない．

(問25) 次の脊髄腫瘍のうち，硬膜内髄外腫瘍はどれか．2つ選べ．
(a) 上衣腫
(b) 髄膜腫
(c) 星細胞腫
(d) 神経鞘腫
(e) 血管芽腫

(問26) 45歳の女性．主婦．最近ふとんの上げ下ろしの際に，両上肢の挙上が十分できないことに気づき来院した．神経学的には，両側上肢の近位側優位の筋力低下がみられた．MRIの所見を図8-4に示す．
この患者で予想されるその他の神経学的異常所見はどれか．3つ選べ．
(a) 嚥下障害
(b) 両肩筋に筋線維束攣縮

(c) 上肢の痛覚低下
(d) 上肢の振動覚低下
(e) 痙性歩行

(問27) 薬剤性ニューロパチーをきたす薬剤はどれか，3つ選べ．
(a) イソニアジド
(b) ビンクリスチン
(c) シクロスポリン
(d) シスプラチン
(e) アシクロビル

(問28) ホモシステインの代謝補酵素はどれか．3つ選べ．
(a) ビタミンB_1
(b) ビタミンB_6
(c) ビタミンB_{12}
(d) 葉酸
(e) 酢酸

(問29) 次の組み合わせで正しいのはどれか．3つ選べ．
(a) マンガン中毒 ─ パーキンソニズム
(b) 銅代謝異常 ─ Wilson病
(c) 鉛中毒 ─ 尺骨神経麻痺
(d) アルキルメチル水銀中毒 ─ Hunter-Russell症候群
(e) タリウム中毒 ─ 多発単神経炎

(問30) 脳梗塞の治療として正しいのはどれか．
(1) 脳梗塞急性期のアスピリン内服は予後を改善する．
(2) 脳梗塞急性期の高血圧は正常血圧まで降圧する．
(3) 発症後1週間程度はベッド上での安静が必要である．
(4) 非弁膜症性心房細動による脳梗塞の再発予防にはアスピリン内服が第一選択となる．
(5) 発症から3時間以内の脳梗塞にはr-tPAが

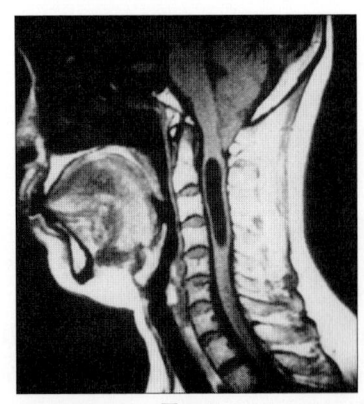

図8-4

有効である．
a(1,2)　b(1,5)　c(2,3)　d(3,4)　e(4,5)

問31　脳出血について正しいのはどれか．
(1) 診断には頭部MRIが第一選択である．
(2) 再発予防には高血圧治療が有用である．
(3) 脳アミロイド血管症は原因となる．
(4) 急性期には降圧薬を使用しない．
(5) 視床出血が最も多い．
a(1,2)　b(1,5)　c(2,3)　d(3,4)　e(4,5)

問32　低カリウム血性周期性四肢麻痺について正しいのはどれか．
(1) 筋力低下は遠位筋より近位筋に強い．
(2) 発作時には深部腱反射は低下する．
(3) 甲状腺機能低下症に合併することが多い．
(4) 高炭水化物食により発作が予防される．
(5) 発作は運動中に起こりやすい．
a(1,2)　b(1,5)　c(2,3)　d(3,4)　e(4,5)

問33　末梢性顔面神経麻痺について正しいのはどれか．
(1) 茎乳突孔より末梢の病変では味覚が障害される．
(2) アブミ骨筋への神経が障害されると聴覚過敏が生じる．
(3) Bell麻痺の頻度が最も高い．
(4) Ramsey-Hunt症候群は，単純ヘルペスウイルス感染によって生じる．
(5) 前額部の皺寄せは可能である．
a(1,2)　b(1,5)　c(2,3)　d(3,4)　e(4,5)

問34　非ヘルペス性急性辺縁系脳炎の臨床的特徴はどれか．
(1) 悪性腫瘍に合併することが多い．
(2) 頭部MRI上両側海馬・扁桃体に異常信号域が出現する．
(3) 髄液中のIL-6が高値となる．
(4) ウイルス学的検査でEBウイルスが陽性となる．
(5) 予後は不良である．
a(1,2)　b(1,5)　c(2,3)　d(3,4)　e(4,5)

問35　わが国に多い視神経脊髄型多発性硬化症の特徴はどれか．
(1) 男性に多い．
(2) 通常型MSより若年発症である．
(3) ほとんどがオリゴクローナルバンド陰性である．
(4) 比較的重症例が多い．
(5) 自己抗体や内分泌異常は認められない．
a(1,2)　b(1,5)　c(2,3)　d(3,4)　e(4,5)

問36　右中大脳動脈領域の脳梗塞でみられる症状はどれか．
(1) 半側空間無視
(2) 感覚性失語
(3) Gerstmann症候群
(4) 構成失行
(5) 病態失認
a(1,2,3)　b(1,2,5)　c(1,4,5)　d(2,3,4)　e(3,4,5)

問37　片頭痛について正しいのはどれか．
(1) 頭痛発作は，半日以上続くことが多い．
(2) 痛みを和らげるため，動き回ることが多い．
(3) 発作時に100％酸素吸入が有効である．
(4) 前兆は1時間以上持続することはない．
(5) 発作予防にトリプタン製剤は無効である．
a(1,2,3)　b(1,2,5)　c(1,4,5)　d(2,3,4)　e(3,4,5)

問38　意識障害と強直間代発作を示す40歳の男性が救急車で搬送されてきた．この患者への適切な対応はどれか．
(1) 脳CTまたは脳MRIをできるだけ早く行う．
(2) ジアゼパム10 mgを5分かけてゆっくり静脈内投与する．

(3) フェニトインはけいれん重積状態には無効なので使用しない．
(4) 特発性全般てんかんが最も考えられる．
(5) 発作直後の脳波より数日後の脳波検査の方が診断に有用である．
a(1,2,3)　b(1,2,5)　c(1,4,5)　d(2,3,4)
e(3,4,5)

問39 一側の眼痛と外眼筋麻痺をきたす疾患はどれか．
(1) Tolosa-Hunt 症候群
(2) 進行性外眼筋麻痺
(3) 群発頭痛
(4) 頸動脈海綿静脈洞瘻
(5) 外眼筋炎
a(1,2,3)　b(1,2,5)　c(1,4,5)　d(2,3,4)
e(3,4,5)

問40 糖尿病性ニューロパチーについて正しいのはどれか．
(1) 糖尿病性多発神経障害は運動障害が優位である．
(2) 感覚障害は上肢遠位部が下肢遠位部に先行することが多い．
(3) 糖尿病性脳神経障害の中で動眼神経麻痺が最も頻度が高い．
(4) 糖尿病性動眼神経麻痺では瞳孔反応は保たれることが多い．
(5) 急速な血糖改善時に急性に疼痛が出現することがある．
a(1,2,3)　b(1,2,5)　c(1,4,5)　d(2,3,4)
e(3,4,5)

問41 45歳の女性．右利き，肥満傾向．針を使う縫製業をしている．1年前より右第1～3指のしびれが出現し徐々に増強．最近は夜間に同部の痛みを伴うようになり，針をつまみにくくなったため来院．診察上，図8-5の部位に感覚低下を認めた．
この疾患でみられる所見はどれか．

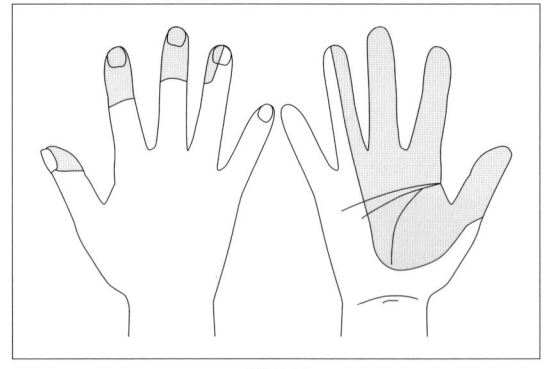

図 8-5

(1) Tinel 徴候を認める．
(2) 母指球筋の萎縮を認める．
(3) 正中神経伝導速度測定で誘発筋電位の潜時の延長を認める．
(4) 手関節屈曲によりしびれは軽減する．
(5) 母指の背屈が障害される．
a(1,2,3)　b(1,2,5)　c(1,4,5)　d(2,3,4)
e(3,4,5)

問42 髄膜炎について正しいのはどれか．
(1) 成人における化膿性髄膜炎の起炎菌は肺炎球菌が多い．
(2) 結核菌の塗抹検査は冷蔵庫で保管した髄液で検出率が高い．
(3) 髄膜炎の起炎ウイルスとしては単純ヘルペスウイルスが多い．
(4) 単純ヘルペスウイルス(HSV)による急性髄膜炎は HSV1 型による．
(5) ヒトヘルペスウイルス6型(HHV-6)は再発性髄膜炎を起こす．
a(1,2,3)　b(1,2,5)　c(1,4,5)　d(2,3,4)
e(3,4,5)

問43 脳炎，髄膜炎の合併症について正しいのはどれか．
(1) インフルエンザ脳炎・脳症の重症化にアセトアミノフェンがかかわる．
(2) Waterhouse-Friderichsen 症候群は結核性髄膜炎の合併症である．

(3) ブドウ球菌による髄膜炎の合併症として海綿静脈洞血栓症がある．
(4) 結核性髄膜炎の合併症としてADH不適合分泌症候群（SIADH）がある．
(5) クリプトコッカス髄膜炎の合併症に正常圧水頭症がある．
a(1,2,3)　b(1,2,5)　c(1,4,5)　d(2,3,4)
e(3,4,5)

(問44) Guillain-Barré症候群の診断に有用な検査はどれか．
(1) 脊髄MRI
(2) 髄液検査
(3) 血清抗ガングリオシド抗体測定
(4) 神経伝導速度測定
(5) 神経生検
a(1,2,3)　b(1,2,5)　c(1,4,5)　d(2,3,4)
e(3,4,5)

(問45) 40の歳男性．1週間前に水様性下痢があり，後に下肢から始まる両側性の運動麻痺が出現した．神経学的には深部腱反射消失，四肢弛緩性麻痺を認める．脳神経麻痺は認められない．
この症例について正しいのはどれか．
(1) 後遺症として重度の運動麻痺が残ることが多い．
(2) 血清IgM抗GM2抗体が検出される可能性が高い．
(3) *Campylobacter jejuni* 感染後のGuillain-Barré症候群が考えられる．
(4) 感覚障害は認めないことが多い．
(5) 血清IgG抗GM1抗体が検出される可能性が高い．
a(1,2,3)　b(1,2,5)　c(1,4,5)　d(2,3,4)
e(3,4,5)

9 アレルギー・膠原病

問1 69歳の男性．約1か月前より弛張熱が続き，近医にて抗菌薬を投与されたが無効であった．
初診時の検査結果：WBC 14,600/μl, Hb 9.9 mg/dl, Plt $45.5×10^4$/μl, BUN 39.7 mg/dl, Cr 2.0 mg/dl, CRP 10.5 mg/dl, 尿潜血(3+), 尿蛋白(1+).
胸部X線写真では，両側下肺野背側に淡い網状影を認めた．来院時までに，体重が約5kg減少したという．
診断上，最も重要な血液検査はどれか．1つ選べ．
(a) 抗DNA抗体
(b) ミエロペルオキシダーゼ-抗好中球細胞質抗体(MPO-ANCA)
(c) プロテイナーゼ3-抗好中球細胞質抗体(PR3-ANCA)
(d) 血清KL-6
(e) 血中可溶性インターロイキン2受容体(sIL-2R)

問2 30歳の女性．既婚だが子供はいない．2年前に全身性エリテマトーデスと診断され，ネフローゼ症候群に対してプレドニゾロン(PSL)大量療法(60mg/日)を受け軽快した．以後外来でPSL 10 mg/日で経過良好であったので妊娠を強く希望している．2か月前より血清補体価が低下し，抗ds-DNA抗体が陽性化し，蛋白尿が出現するようになった．1週間前より微熱，顔面紅斑が出現し，本日の蛋白尿は1+で，血清アルブミンは3.4g/dlであった．抗リン脂質抗体は陰性である．
現時点での治療方針として最も適切なのはどれか．1つ選べ．
(a) 妊娠をあきらめるよう説明し，PSLの大量療法(60 mg/日)を再度行う．
(b) 当面妊娠を避けるよう説明し，PSLの増量(40 mg/日)とシクロホスファミドの間欠的点滴静注療法を行う．
(c) 当面妊娠を避けるよう説明し，メチルプレドニゾロンのパルス療法を行う．
(d) 妊娠の可能性を残し，PSLの増量(40 mg/日)とアザチオプリンの内服を併用する．
(e) 妊娠の可能性を残し，PSLの増量(40 mg/日)のみで対処する．

問3 24歳の女性．主訴は頻尿，下痢，嘔吐で，既往歴には特記すべきことなし．4年前から下痢，嘔吐を繰り返し，また頻尿を自覚するようになったが，他院にて原因不明のまま経過観察されていた．頻尿症状が増悪傾向となったため2か月前，他院にて尿路精査が施行され，著明な膀胱萎縮と両側水腎症が指摘された．今回，泌尿器科に人工膀胱造設術目的で紹介受診となった．しかし，抗核抗体陽性のため精査依頼があった．
身体所見：血圧116/70 mmHg, 脈拍70/分・整，体温36.4℃，胸部聴打診異常なし，腹部異

常なし，四肢異常なし，神経学的に異常なし．
検査所見：WBC 4,300/μl（好中球84％，リンパ球10％，単球4％，好酸球2％），RBC 422万/μl，Hb 11.8 g/dl，Ht 35.8％，Plt 16.5万/μl，赤沈 48 mm/hr，AST 39 IU/l，ALT 24 IU/l，BUN 8 mg/dl，Cr 0.4 mg/dl，CRP 0.2 mg/dl（基準 0.3 mg/dl 以下），抗核抗体 1,280倍（speckled pattern），抗 ds-DNA 抗体 280 IU/ml（基準 10 IU/ml 以下），C3 25 mg/dl（基準 65～135 mg/dl），C4 10 mg/dl（基準 13～35 mg/dl），検尿；蛋白（3＋），糖（－），潜血（－），尿沈渣；顆粒円柱（＋），尿蛋白 1.6 g/日．

本症例では全身性エリテマトーデス（SLE）が疑われた．これまでに得られた所見は，SLE の分類基準（アメリカリウマチ学会）における 11 の基準項目を何項目満たしているか．1つ選べ．

(a) 2 項目
(b) 3 項目
(c) 4 項目
(d) 5 項目
(e) 6 項目

問4 26 歳の男性．脳梗塞を発症し，血栓溶解療法により症状は改善されたが，精査により抗リン脂質抗体症候群と診断された．他の疾患の合併はない．

本症例に投与すべきなのはどれか．1つ選べ．

(a) アスピリン
(b) ヘパリン
(c) 副腎皮質ステロイド薬
(d) ワルファリン
(e) シクロホスファミド

問5 43 歳の女性．主訴は両手のこわばり感で，3 か月程前から感じ，寒くなると手指が白から赤紫色に変化するようになった．今年受けた健康診断で白血球減少，ZTT 高値，RA テスト陽性を指摘され，関節リウマチが心配になり来院した．既往歴としては，3 年前から心身症といわれ治療を受けている．
身体所見：体温 36.5℃，血圧 120/80 mmHg，脈拍 72/分・整，胸部聴打診異常なし，腹部異常なし，四肢において関節の腫脹なし，手指の皮膚硬化なし，神経学的に異常なし．
検査所見：WBC 3,200/μl（好中球55％，リンパ球32％，単球5％，好酸球3％），RBC 422万/μl，Hb 11.8 g/dl，Ht 35.8％，Plt 19万/μl，赤沈 46 mm/hr，AST 34 IU/l，ALT 37 IU/l，BUN 11 mg/dl，Cr 0.5 mg/dl，CRP 0.1 mg/dl（基準 0.3 mg/dl 以下），抗核抗体 1,280倍（speckled pattern），RA テスト 86 IU/ml（基準 20 IU/ml 以下），検尿；蛋白（－），潜血（－）．

本症例において陽性の可能性の高い抗体はどれか．1つ選べ．

(a) 抗 1 本鎖 DNA 抗体
(b) 抗 2 本鎖 DNA 抗体
(c) 抗 Scl-70 抗体
(d) 抗 Jo-1 抗体
(e) 抗 SS-A 抗体

問6 68 歳の女性．主訴は呼吸困難で，既往歴として特記すべきことはない．12 年前発症の関節リウマチで，プレドニゾロン 5 mg/日，メトトレキサート（MTX）4 mg/週の投与を受けていた．最近 MTX が 6 mg/週に増量された．1 週間前から咳嗽を自覚するようになった．38℃台の発熱もあり，近医を受診したところ感冒薬と抗菌薬を処方された．しかしその後，呼吸困難が出現するようになり当院へ受診した．
身体所見：血圧 130/90 mmHg，脈拍 105/分，呼吸数 26/分，体温 38.8℃，胸部に軽度の fine crackle を両側性に聴取，腹部に異常所見なし，神経学的に異常なし．
検査所見：WBC 10,500/μl（好中球87％，リンパ球8％，単球3％，好酸球2％），RBC 302万/μl，Hb 9.6 g/dl，Plt 20万/μl，AST 24 IU/l，ALT 19 IU/l，LDH 489 IU/l，BUN 32 mg/dl，Cr 0.8 mg/dl，CRP 8.9 mg/dl，
胸部 X 線所見：上中肺野に両側性の肺胞浸潤影を認めた．

この患者への適切な対処はどれか．1つ選べ．

(a) プレドニゾロンの増量
(b) プレドニゾロンの中止

(c) MTXの増量
(d) MTXの中止
(e) 抗菌薬の投与

問7 24歳の女性．1年前から持続する両側の近位指節間関節と手関節との運動痛と腫脹とを主訴に来院した．血清学検査でリウマトイド因子は陽性である．手の写真を別に示す(図9-1)．

この患者の血清学検査で低下するのはどれか．1つ選べ．
(a) CRP
(b) SAA〈serum amyloid A〉
(c) CH$_{50}$
(d) MMP-3〈matrix metalloprotease-3〉
(e) アルブミン

図9-1 （カラー口絵参照）

問8 血清中でリウマトイド因子が陽性となるのはどれか．1つ選べ．
(a) 成人Still病
(b) 強直性脊椎炎
(c) Reiter症候群
(d) Sjögren症候群
(e) リウマチ性多発筋痛症

問9 45歳の女性．20歳時関節リウマチと診断され治療を受けていた．最近，メトトレキサートの効果が減弱したため，2週前から抗リウマチ薬レフルノミドに変更された．昨日から全身倦怠感，下痢および全身に瘙痒を伴う皮疹とが出現したため来院した．今朝からレフルノミドは服用していない．
身体所見：血圧168/92 mmHg．
血液・血清生化学所見：WBC 3,100/μl，Plt 9万/μl．AST 156 IU/l，ALT 250 IU/l，CRP 1.6 mg/dl．

直ちに投与すべき薬剤はどれか．1つ選べ．
(a) 葉酸
(b) ビタミンB$_6$
(c) ロイコボリン
(d) コレスチラミン
(e) D-ペニシラミン

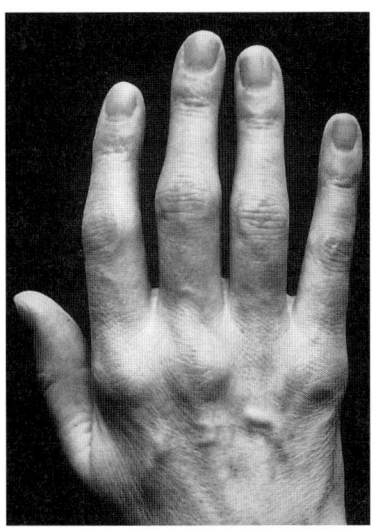

問10 変形性関節症で最も障害されやすい上肢の関節はどれか．1つ選べ．
(a) 肩関節
(b) 肘関節
(c) 手関節
(d) 中手指節関節
(e) 遠位指節間関節

問11 32歳の男性．10年前から口腔粘膜のアフタ性潰瘍が出没し，3年前に顔面と前胸部とに痤瘡様皮疹が出現した．昨年，外陰部潰瘍が認められた．1週前から両手の力が入りにくいのに気付いたため来院した．
身体所見：体温36.1℃．血圧120/82 mmHg．神経学的には深部腱反射は両上下肢で亢進し，Babinski反射陽性である．
血液・血清生化学所見：WBC 12,300/μl，赤沈34 mm/1時間，CRP 3.3 mg/dl．
髄液所見：初圧190 mmH$_2$O（基準60〜150），細胞数58/3（好中球38，リンパ球20），TP 88 mg/dl（基準15〜40）．
頭部MRIで大脳白質と脳幹部とにT$_2$強調画

像で高シグナルの点状病巣を認める．

最も適切な治療薬はどれか．1つ選べ．
(a) コルヒチン
(b) アスピリン
(c) 抗アレルギー薬
(d) シクロスポリン
(e) 副腎皮質ステロイド薬

問12 70歳の女性．2～3日前より37℃台の発熱が出現した．昨日より足を引きずるようになったため当院を受診した．

身体所見：意識清明，貧血・黄疸なし．心音純，肺野清．腹部平坦・軟，圧痛なし．手，手指，足趾の関節に異常はないが，右膝は発赤・腫脹し，圧痛あり．

検査所見：血沈 105 mm/hr，尿蛋白(－)，尿糖(－)．WBC 12,500/μl(好中球96%)，RBC 450×10^4/μl，Hb 12.0 g/dl，Plt 15×10^4/μl．TP 7.5 g/dl，AST 12 IU/l，ALT 15 IU/l，LDH 350 IU/l，CK 120 IU/l，BUN 15 mg/dl，Cr 1.0 mg/dl，UA 6.5 mg/dl，CRP 15.0 mg/dl．

問12-1 まず行うべき検査はどれか．1つ選べ．
(a) 抗核抗体
(b) 関節鏡
(c) 関節穿刺
(d) 筋電図
(e) リウマトイド因子

問12-2 関節の単純X線検査で，関節軟骨に点状，線状の石灰化像がみられた．最も可能性の高い疾患はどれか．1つ選べ．
(a) 関節リウマチ
(b) 痛風
(c) 偽痛風
(d) 細菌性関節炎
(e) リウマチ性多発筋痛症

問13 喘鳴を伴う呼吸困難の鑑別として考えにくいのはどれか．1つ選べ．
(a) 肺癌
(b) 急性心不全
(c) 気管支喘息
(d) 肺血栓塞栓症
(e) 夏型過敏性肺炎

問14 48歳の女性．2年前より寒冷時にRaynaud現象と手指のつっぱり感を感じていた．約2か月前より咳嗽および労作時の息切れが出現し，徐々に悪化．最近になり，ふとんの上げ下ろしがつらくなったため受診した．手指は浮腫状でやや固く，手指の関節背面および両側肘関節伸側にやや赤く落屑を伴う皮疹が認められた．

血液尿検査所見：WBC 6,500/μl，CRP 0.9 mg/dl，赤沈 16 mm/hr，CK 3,070 IU/l，尿蛋白陰性，尿潜血陰性．

免疫学的検査：抗核抗体 640倍(speckled)，抗DNA抗体陰性，抗U1RNP抗体陰性，抗トポイソメラーゼⅠ抗体陽性．

問14-1 この症例で考えられる疾患はどれか．
(1) 混合性結合組織病
(2) 全身性硬化症
(3) 皮膚筋炎
(4) 全身性エリテマトーデス
(5) 顕微鏡的多発血管炎
a(1,2)　b(1,5)　c(2,3)　d(3,4)　e(4,5)

問14-2 この症例の診断に有用な検査はどれか．
(1) 胸部CT
(2) 筋生検
(3) 腎生検
(4) 神経伝導速度検査
(5) 心臓超音波検査
a(1,2,3)　b(1,2,5)　c(1,4,5)　d(2,3,4)　e(3,4,5)

問15 全身性エリテマトーデス(SLE)で認められるのはどれか．
(1) DIP(遠位指節間関節)関節炎
(2) ムチランス型関節炎

(3) Jaccoud 関節炎
(4) 遊走性関節炎
(5) 骨びらん
a(1,2)　b(1,5)　c(2,3)　d(3,4)　e(4,5)

問16　正しい組み合わせはどれか．
(1) amyopathic dermatomyositis ─ 筋力低下
(2) 偽痛風 ─ 甲状腺機能低下症
(3) 掌蹠膿疱症 ─ 胸鎖関節炎
(4) 顕微鏡的多発血管炎 ─ PR3-ANCA 陽性
(5) 好酸球性筋膜炎 ─ CK 上昇
a(1,2)　b(1,5)　c(2,3)　d(3,4)　e(4,5)

問17　28歳の女性．3か月前より Raynaud 現象が出現し，1か月前より手指のこわばり感と多関節痛，下肢脱力感が出現したため来院した．診察で手指硬化と軽度の下肢筋力低下を認め，検査で赤沈亢進(70 mm/時)，白血球減少(3,200/μl)，CK 高値(2,800 IU/l)，抗核抗体陽性(2,560倍，斑紋型)を認めた．
本症例で今後注意するべき合併症はどれか．
(1) 肺高血圧症
(2) 逆流性食道炎
(3) 悪性リンパ腫
(4) 半月体形成性糸球体腎炎
(5) 下肢深部静脈血栓症
a(1,2)　b(1,5)　c(2,3)　d(3,4)　e(4,5)

問18　関節リウマチについて正しいのはどれか．
(1) 骨びらんの形成に破骨細胞が関与している．
(2) リウマトイド因子が陰性であれば関節リウマチを否定できる．
(3) 活動期には血清補体価は低下する．
(4) 合併した貧血には鉄剤が著効を示す．
(5) TNF-α の作用の阻害により疾患の活動性は低下する．
a(1,2)　b(1,5)　c(2,3)　d(3,4)　e(4,5)

問19　その作用を抑制することにより関節リウマチの治療に有用なのはどれか．
(1) IL-2 (interleukin-2)
(2) IL-4 (interleukin-4)
(3) IL-6 (interleukin-6)
(4) TNF-α (tumor necrosis factor-α)
(5) TGF-β (transforming growth factor-β)
a(1,2)　b(1,5)　c(2,3)　d(3,4)　e(4,5)

問20　全身性エリテマトーデスでみられないのはどれか．
(1) 抗 DNA 抗体
(2) 低補体血症
(3) ヘリオトロープ疹
(4) びらん性多関節炎
(5) 蝶形紅斑
a(1,2)　b(1,5)　c(2,3)　d(3,4)　e(4,5)

問21　関節リウマチについて正しいのはどれか．
(1) 本態は関節の骨や軟骨の炎症である．
(2) 高齢発症例では男女差はない．
(3) アミロイドーシスを合併しやすい．
(4) リウマトイド因子が陰性なら否定できる．
(5) 悪性腫瘍を合併したものを悪性関節リウマチとよぶ．
a(1,2)　b(1,5)　c(2,3)　d(3,4)　e(4,5)

問22　関節リウマチの変形ではないのはどれか．
(1) Heberden 結節
(2) 白鳥の頸変形
(3) ボタン穴変形
(4) 槌指
(5) Bouchard 結節
a(1,2)　b(1,5)　c(2,3)　d(3,4)　e(4,5)

問23　次の記載で正しい組み合わせを選べ．
(1) アレルギー性気管支肺アスペルギルス症

(ABPA) ― 末梢性気管支拡張
(2) 慢性好酸球性肺炎 ― 胸部X線で肺水腫様陰影
(3) アレルギー性鼻炎 ― 膿性鼻汁
(4) Churg-Strauss症候群 ― 気管支喘息
(5) キシロカインショック ― アナフィラキシー

a(1,2)　b(1,5)　c(2,3)　d(3,4)　e(4,5)

問24　関節リウマチの治療について正しいのはどれか
(1) サラゾスルファピリジンによる重篤な皮疹に注意が必要である．
(2) メトトレキサートは腎障害の頻度が高い．
(3) レフルノミドによる副作用は投与中止によりすみやかに改善する．
(4) インフリキシマブの投与による結核は肺外病変も多い．
(5) 妊娠中は抗リウマチ薬よりも副腎皮質ステロイド薬でコントロールする．

a(1,2,3)　b(1,2,5)　c(1,4,5)　d(2,3,4)　e(3,4,5)

問25　中枢神経系(CNS)ループスについて正しいのはどれか．
(1) MRIで可逆性の巣状あるいはびまん性の変化を認める．
(2) SPECTで脳微小循環障害を認める．
(3) 髄液IL-6の上昇はCNSループスに特異的である．
(4) ステロイド精神病との鑑別が困難な場合は副腎皮質ステロイド薬の大量投与はしない．
(5) 脳の血管炎が証明されることは少ない．

a(1,2,3)　b(1,2,5)　c(1,4,5)　d(2,3,4)　e(3,4,5)

問26　28歳の女性．既往に下肢静脈血栓症が2回ある．現在妊娠7か月．約1か月前より時々微熱があり，産婦人科の定期検査で血小板減少と蛋白尿を指摘され，その後，下腿の浮腫も出現してきたため入院となった．入院時，血圧は108/60 mmHgで脱毛がみられた．皮疹は認めなかったが，手指の関節の軽度腫脹，下腿から足背の浮腫を認めた．

血液尿検査：WBC 3,100/μl, Plt 4.2万/μl, 活性化部分トロンボプラスチン時間(APTT) 63.9秒, C3 40 mg/dl, C4 8 mg/dl, 尿蛋白(3+), 尿潜血(+), 尿顆粒円柱(+).

免疫学的検査：抗核抗体640倍(homogenous), 抗DNA抗体陰性, 抗Sm抗体陰性, 抗SS-A抗体陰性.

超音波検査上，胎児の発育はやや悪いものの，心電図には異常はなかった．

問26-1　本症例で今後出現が予想される症状はどれか．
(1) 胎盤梗塞
(2) 新生児ループス
(3) 新生児房室ブロック
(4) 肺塞栓
(5) 中枢神経系ループス

a(1,2,3)　b(1,2,5)　c(1,4,5)　d(2,3,4)　e(3,4,5)

問26-2　この患者の適切な治療はどれか．
(1) 副腎皮質ステロイド薬の中等量投与
(2) ワルファリン投与による抗凝固療法
(3) 帝王切開
(4) 免疫抑制剤投与
(5) ヘパリン持続点滴療法

a(1,2)　b(1,5)　c(2,3)　d(3,4)　e(4,5)

問27　関節リウマチ(RA)の治療に選択される薬剤はどれか．
(1) コルヒチン
(2) インフリキシマブ
(3) タクロリムス
(4) COX-2選択的阻害薬
(5) メルカプトプリン

a(1,2,3)　b(1,2,5)　c(1,4,5)　d(2,3,4)　e(3,4,5)

問28 原発性Sjögren症候群に合併のみられる疾患はどれか．
(1) 慢性甲状腺炎
(2) 門脈圧亢進症
(3) Basedow病
(4) 原発性胆汁性肝硬変
(5) 悪性リンパ腫
a(1,2,3)　b(1,2,5)　c(1,4,5)　d(2,3,4)
e(3,4,5)

問29 17歳の女性．主訴は右上下肢の片麻痺で，既往歴として14歳時に下肢の深部静脈血栓症で手術を行っている．3年ほど前，深部静脈血栓症で手術後ワルファリンを服用していた．朝，突然ことばのもつれと，右上下肢の脱力を自覚し来院した．

身体所見：血圧106/64 mmHg，脈拍84/分・整．体温36.2℃．一般理学所見に異常なし．意識清明．瞳孔不同なし．構音障害あり．右上下肢の片麻痺あり．上肢はかろうじて挙上可，下肢はかろうじて膝立て可．膀胱直腸障害なし．入院時の頭部MRI写真を図9-2に示す．
本症例において有用な検査はどれか．
(1) プロトロンビン時間
(2) 部分トロンボプラスチン時間
(3) 血小板数
(4) 抗カルジオリピンβ₂-グリコプロテインI抗体（抗β_2-GPI抗体）
(5) ハプトグロビン
a(1,2,3)　b(1,2,5)　c(1,4,5)　d(2,3,4)
e(3,4,5)

問30 膠原病とその疾患に特徴的な所見の組合せで適切なものはどれか．
(1) 全身性エリテマトーデス ─ 結節性紅斑
(2) 強皮症 ─ 陥凹性瘢痕
(3) 皮膚筋炎 ─ ヘリオトロープ疹
(4) Behçet病 ─ 陰部潰瘍
(5) Sjögren症候群 ─ 舌小帯短縮
a(1,2,3)　b(1,2,5)　c(1,4,5)　d(2,3,4)
e(3,4,5)

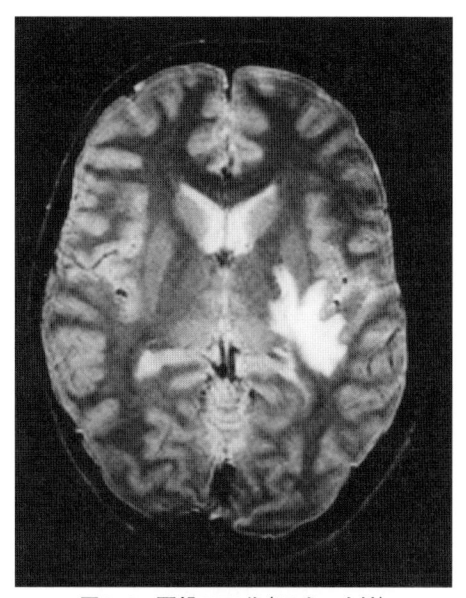

図9-2 頭部MRI像(17歳・女性)
写真右側が左脳

問31 65歳の男性．約1か月前から顔面や体幹部などに紅斑が出現し，全身倦怠感も強くなった．食欲不振，体重減少(5 kg)も出現し，精査のため入院した．入院時の診察で背部，前胸部の紅斑，上眼瞼に浮腫性紅斑，四肢や手指の関節伸側に落屑を伴う紅斑を認めた．四肢の筋力低下が軽度に認められた．頸部に小豆大のリンパ節を数個触知し，胸部では両側下肺野でfine cracklesを聴取した．
この患者への適切な対応はどれか．
(1) 抗Jo-1抗体の測定
(2) 皮膚生検
(3) ステロイドパルス療法
(4) 上下部消化管の内視鏡検査
(5) 胸部CT検査
a(1,2,3)　b(1,2,5)　c(1,4,5)　d(2,3,4)
e(3,4,5)

問32 自己抗体と膠原病の組み合わせで正しいのはどれか．
(1) 抗セントロメア抗体 ─ Sjögren症候群
(2) 抗トポイソメラーゼI抗体 ─ 全身性硬化症

(3) 抗 U1 RNP 抗体 ─ 混合性結合組織病
(4) 抗 Sm 抗体 ─ 全身性エリテマトーデス
(5) MPO-ANCA ─ Wegener 肉芽腫症
a(1,2,3)　b(1,2,5)　c(1,4,5)　d(2,3,4)
e(3,4,5)

問33　気管支拡張作用のあるのはどれか．
(1) β_2 刺激薬
(2) テオフィリン製剤
(3) 抗コリン薬
(4) 非ステロイド性抗炎症薬（NSAIDs）
(5) 副腎皮質ステロイド薬
a(1,2,3)　b(1,2,5)　c(1,4,5)　d(2,3,4)
e(3,4,5)

問34　28歳の男性．小児喘息の既往あり．3か月前から夜間の発作性呼吸困難を自覚して来院した．
胸部聴診上笛声音，呼吸機能検査では，%肺活量88%，一秒率65%．血清 IgE 値 1,800 U/ml．この症例で予想されるものはどれか．

(1) 喀痰中の好酸球数の増加．
(2) ハウスダスト抗原に対する特異的 IgE 抗体が陽性．
(3) アレルゲン吸入誘発試験により発作は吸入後1時間で誘発．
(4) 軽症なのでアレルギー性気道炎症は認めない．
(5) 非特異的な刺激で発作が誘発．
a(1,2,3)　b(1,2,5)　c(1,4,5)　d(2,3,4)
e(3,4,5)

問35　気管支喘息の発作時の治療について誤っているのはどれか．
(1) 直ちに高濃度酸素療法を行う．
(2) 副腎皮質ステロイド吸入薬は無効である．
(3) β_2 選択的刺激薬の吸入は繰り返してよい．
(4) ウイルス性上気道炎の合併には積極的に抗菌薬を投与する．
(5) 0.1%アドレナリン液（ボスミン®）1 ml の吸入を行う．
a(1,2,3)　b(1,2,5)　c(1,4,5)　d(2,3,4)
e(3,4,5)

10 感染症

問1 市中肺炎について正しいのはどれか．1つ選べ．
(a) 健康成人に起こった肺炎は，通常対症療法で改善することが多い．
(b) 50〜70％の頻度で原因菌を同定することができる．
(c) 原因菌の確定診断は，通常遺伝子診断で行われている．
(d) 抗菌薬は耐性菌を考慮し，分離菌の薬剤感受性をみた後に投与する．
(e) 悪臭を放つ検体は，汚染が考えられるため培養には適さない．

問2 急性単純性尿路感染症の原因菌のうち最も頻度の高い微生物はどれか．1つ選べ．
(a) *Treponema pallidum*
(b) *Nisseria gonorrhoeae*
(c) *Escherichia coli*
(d) *Chlamydia trachomatis*
(e) *Ureaplasma urealyticum*

問3 25歳の女性．看護師．3年前からある病院の病棟勤務を行っている．1か月前から右肩甲骨部痛が出現．3日前から38℃の発熱が出現．体温38.1℃，頸部リンパ節触知せず，右下肺野で呼吸音減弱．WBC 6,000/μl，赤沈 18 mm/hr，CRP 1.71 mg/dl，ツ反：20×20/40×40 mm，胸部X線写真を示す（図10-1）．
採用時の胸部X線写真では，異常所見なし．

問3-1 最も予想される検査結果はどれか．1つ選べ．
(a) 採用時のツ反は陰性．
(b) 胸水中に好中球が多数検出される．
(c) 胸水の ADA（adenosine deaminase）高値．
(d) 胸部 CT で肺野に空洞陰影を認める．
(e) 胸部 CT で肺門部に腫瘤影を認める．

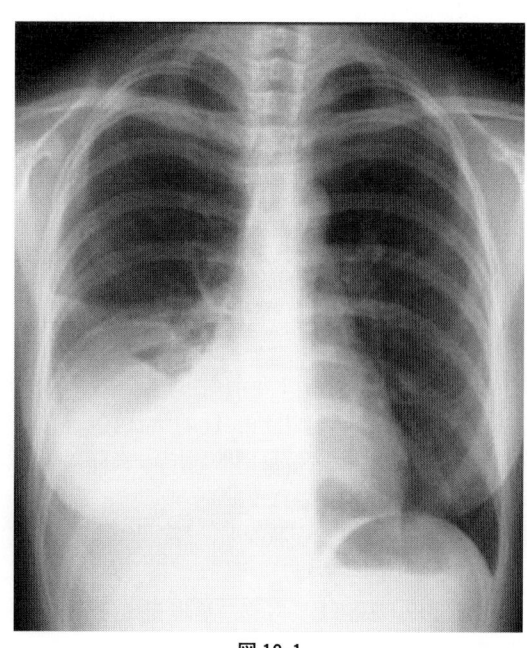

図10-1

問 3-2 今後の対応として正しいのはどれか．3 つ選べ．
(a) この看護師を直ちに隔離する．
(b) この看護師の喀痰検査を施行する．
(c) 確定診断後，48 時間以内に保健所に届け出る．
(d) 同じ病棟の看護師の胸部 X 線による定期外検診を行う．
(e) 同じ病棟の入院患者でツ反陰性者に BCG を接種する．

問 4 真菌症の診断で誤っている組み合わせはどれか．1 つ選べ．
(a) 肝組織内に菌糸状の病原体を認めた ── *Candida albicans*
(b) 血液培養から酵母様真菌が検出された ── *Candida albicans*
(c) 肺組織内に緑色の胞子形成を認めた ── *Aspergillus fumigatus*
(d) 肺組織内で球形の病原体を認めた ── *Cryptococcus neoformans*
(e) 髄液の墨汁染色で類円形の病原体を認めた ── *Cryptococcus neoformans*

問 5 次の抗真菌薬と他薬剤の組み合わせで併用禁忌のものはどれか．1 つ選べ．
(a) アムホテリシン B ── フルシトシン
(b) イトラコナゾール ── シサプリド
(c) イトラコナゾール ── ファモチジン
(d) フルコナゾール ── ファモチジン
(e) ミカファンギン ── シサプリド

問 6 43 歳の男性．1 年前から潰瘍性大腸炎の診断でプレドニンを 20 mg/日，サラゾピリン 2 g/日を服用中．会社の健康診断での胸部 X 線検査で異常陰影を指摘された．
発熱なし．呼吸器症状なし．CT ガイド下肺生検で真菌症の診断を得た．
胸部 X 線，胸部 CT 写真，病理組織像（PAS 染色）を示す（図 10-2〜5）．

この患者への治療として，最も適切なのはどれか．1 つ選べ．
(a) アムホテリシン B 1 mg/kg/日の点滴静注
(b) フルコナゾール 400 mg/日の経口投与
(c) アムホテリシン B 600 mg/日の経口投与
(d) ミカファンギン 100 mg/日の点滴静注
(e) フルシトシン 100 mg/kg/日経口投与とアムホテリシン B 0.7 mg/kg/日点滴静注の併用

問 7 30 歳の女性．生来健康．家族歴，既往歴には特記すべきことなし．現病歴として，3 月末〜4 月初にかけて東南アジアに海外旅行．4 月 21 日，38℃台の発熱．近医で感冒薬，抗菌薬の処方を受けるも解熱しなかった．4 月 28 日，精査・加療目的にて入院した．
入院時所見として，体温 38.8℃，脈拍 84/分，貧血・黄疸なく，皮膚に発疹など認めなかった．口腔内，胸部，腹部に特記所見は認めなかった．
検査所見：検尿に異常なし．赤沈は 1 時間値 26 mm，2 時間値 54 mm．末梢血で Hb 13.3 g/dl，RBC 466×10^4/μl，WBC 6,900/μl（後骨髄球 1%，桿状核球 9%，分葉核球 43%，リンパ球 30%，単球 17%，好酸球 0%，好塩基球 0%），生化学では，AST 49 IU/*l*，ALT 40 IU/*l*，LDH 529 IU/*l*，CRP 4.4 mg/dl．その他異常認めず．入院時に施行した血液培養でグラム陰性菌が検出されたと 2 日後連絡があった．

問 7-1 最も考えられる起炎菌はどれか．1 つ選べ．
(a) *Escherichia coli*
(b) *Shigella sonnei*
(c) *Vibrio parahaemolyticus*
(d) *Plesiomonas shigelloides*
(e) *Salmonella typhi*

問 7-2 この時点で考慮すべき抗菌薬はどれか．
(1) ミノサイクリン
(2) セフメタゾール
(3) シプロフロキサシン
(4) セフトリアキソン
(5) クラリスロマイシン
a(1,2)　b(1,5)　c(2,3)　d(3,4)　e(4,5)

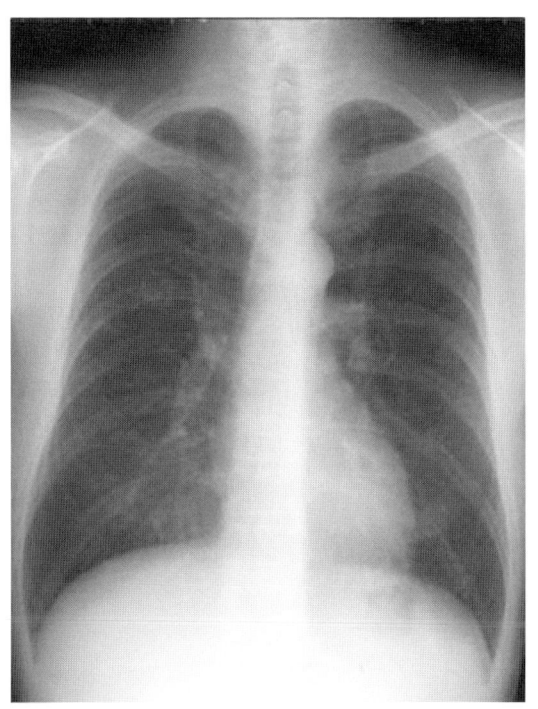

図 10-2

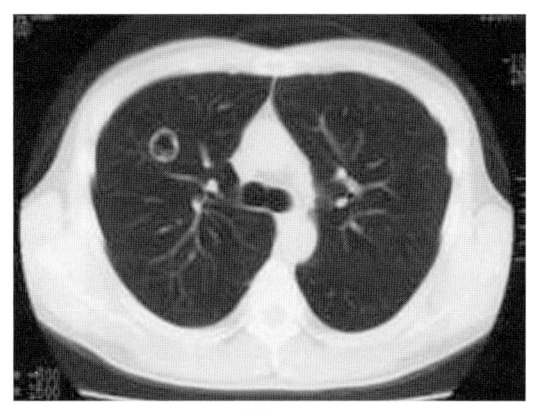

図 10-3

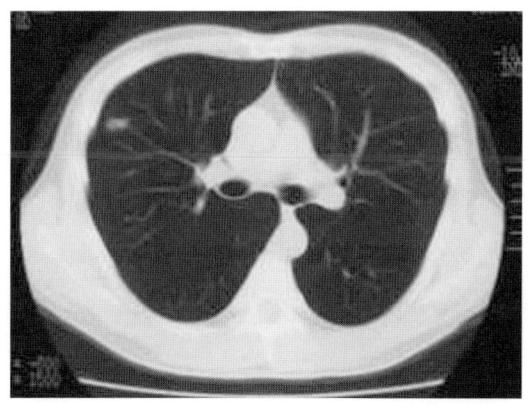

図 10-4

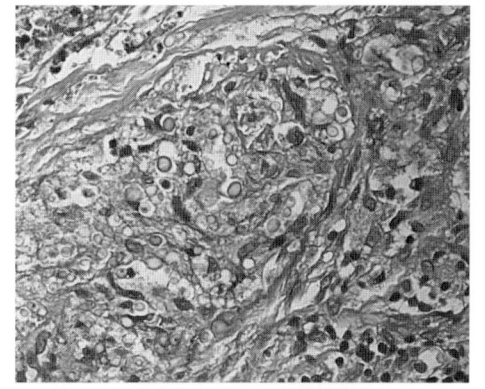

図 10-5 （カラー口絵参照）

問8 インフルエンザについて正しいのはどれか．1つ選べ．
(a) 飛沫感染と空気感染で伝播される．
(b) ワクチンは妊婦には禁忌である．
(c) ウイルスを他者に感染させるリスクがあるのは発症前1日〜発症後3日までである．
(d) 高齢者が罹患した場合は肺炎のリスクがあるので全員予防的に抗菌薬を処方する．
(e) ノイラミニダーゼ阻害薬は発症後48時間以内に投与すれば罹病期間の短縮効果がある．

問9 急性 HIV 感染症の症候としてあまりみられないのはどれか．1つ選べ．
(a) 低体温
(b) 全身性リンパ節腫脹
(c) 全身性発疹
(d) 筋肉痛
(e) 咽頭炎

問10 56歳の男性．過去数年，慢性C型肝炎で経過を観察されている以外は特記すべき既往歴は認めない．二週間前に歯科で抜歯を受けた後より，微熱および倦怠感が持続していた．本日，仕事より帰宅後，急に家族の問いかけに意味不明の言葉を返すようになり，家族に付き添われ，同日

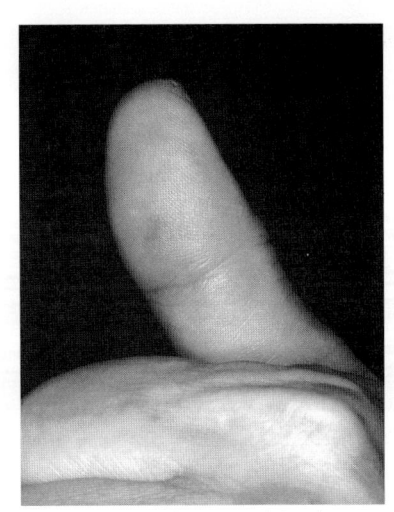

図10-6　(カラー口絵参照)

20時に救急外来を受診した．

　体温38.3℃，脈拍96/分，血圧118/70 mmHg，名前や年齢および住所の問いかけに対し"ヤマモト……，ヤマモト……"と同じ言葉を繰り返す．身体所見では心尖部にLevine III/VIの収縮期逆流性雑音を聴取する．左第1指，右第2指，3指先端の腹側に図10-6に示すような暗赤色の有痛性結節を認めた．WBC 10,100/μl，血清CRP値5.6 mg/dl．緊急造影頭部CTではSylvian fissureに接する左前頭葉皮質直下に直径3 cmほどの高吸収域が認められた．

　下記の記載で正しいのはどれか．1つ選べ．
(a) 脳血管造影を速やかに行う．
(b) 血清補体価の高値を認める．
(c) 皮膚病変(図10-6)の生検病理像で菌体を確認することが多い
(d) 黄色ブドウ球菌を想定した抗菌薬治療を開始する．
(e) 白血球数およびCRPの正常化を認めれば治療を中止してよい．

問11　SARS(重症急性呼吸器症候群)について正しいのはどれか．1つ選べ．
(a) 平成15年11月の感染症法の改訂において1類感染症に分類された．
(b) 国内では感染者の強制入院はできない．
(c) リバビリンが有効である．
(d) 発病初期にウイルスの排出量が多い．
(e) 主な感染経路は空気感染である．

問12　レジオネラ肺炎の迅速診断で，正しいのはどれか．1つ選べ．
(a) 血清抗体測定が有用である．
(b) 皮内テストが有効である．
(c) 尿中抗原検査が有用である．
(d) 喀痰中の抗体測定が有用である．
(e) 抗原，抗体測定は有用でない．

問13　正しい関係はどれか．1つ選べ．
(a) レジオネラ感染症　―　アミノグリコシド系抗菌薬
(b) マイコプラズマ感染症　―　セフェム系抗菌薬
(c) クラミジア感染症　―　アゾール系抗菌薬
(d) 肺炎球菌感染症　―　カルバペネム系抗菌薬
(e) クリプトコッカス感染症　―　セフェム系抗菌薬

問14　わが国の市中肺炎の原因菌のうち第1位と2位に位置する微生物はどれか．2つ選べ．
(a) *Klebsiella pneumoniae*
(b) *Haemophilus influenzae*
(c) *Staphylococcus aureus*
(d) *Haemophilus parainfluenzae*
(e) *Streptococcus pneumoniae*

問15　細菌性急性下痢症について誤っているのはどれか．2つ選べ．
(a) キャンピロバクター感染症では鶏肉の汚染が重要である．
(b) コレラは代表的な大腸型の下痢症である．
(c) 腸炎ビブリオ感染症では通常抗菌薬投与を要さない．
(d) 赤痢では，全例抗菌薬投与を要する．
(e) 治療当初より，強力に止痢薬を投与することが望ましい．

問 16　腸管感染症に関して正しいのはどれか．2つ選べ．
(a) 旅行者下痢症の中で最も頻度の高いものは腸管出血性大腸菌である．
(b) コレラの中で世界的に流行しているのはエルトール型コレラである．
(c) コレラの症状としては，頻回の下痢と脱水，発熱，腹痛とアルカローシスである．
(d) わが国における細菌性赤痢の患者の90%はアジアからの輸入例で，最も多い菌型はD群の *Shigella sonnei* である．
(e) 細菌性赤痢は「感染症新法」において2類感染症に分類され，たとえ保菌者であっても隔離が必要である．

問 17　非結核性抗酸菌症に関して正しいのはどれか．2つ選べ．
(a) 難治性であるために，喀痰から分離されたらすぐに治療を開始すべきである．
(b) わが国において最も頻度の高いものは，*Mycobacterium kansasii* である．
(c) 治療は排菌陰性化後9か月〜1年以上継続して行うべきである．
(d) 治療終了後，再燃することは少ない．
(e) 中葉・舌区の多発性小結節や気管支拡張を示す症例が増加してきている．

問 18　わが国の耐性肺炎球菌について正しいのはどれか．
(1) β-ラクタム系薬に対する耐性は，β-ラクタマーゼ産生による．
(2) ペニシリンGのMICが $8.0\,\mu g/ml$ 以上の株が耐性株と定義されている．
(3) ペニシリン耐性肺炎球菌(中等度耐性＋耐性)の頻度は15%である．
(4) ニューキノロン耐性肺炎球菌の頻度は1〜5%である．
(5) マクロライド耐性肺炎球菌の頻度は世界平均より上回っている．
a(1,2)　b(1,5)　c(2,3)　d(3,4)　e(4,5)

問 19　下記の症例について設問に答えよ
症例：63歳，男性，農業．
家族歴：特記すべきものなし．
既往歴：58歳時に肝機能異常を指摘されるも放置，輸血の有無不明．
飲酒歴：ビール3〜4本/日．
現病歴：199X年6月上旬の夕食にニベ(スズキ目の海水魚)の刺身を摂取．2日後朝より悪寒，水様性下痢が出現，午後に39℃台の発熱があり右外踝部に紅斑と水疱が出現し，徐々に拡大した．3日後朝には両下肢に紅斑，水疱が広がり腫脹，疼痛あり，歩行困難と呼吸困難が出現し救急外来を受診，入院となった．
入院時現症：血圧 110/54 mmHg，脈拍 80/分，呼吸数 30回/分，体温 38.9℃，意識清明，貧血，黄疸なし，表在リンパ節触れず，胸部に特記すべき所見なし，両下腿に出血性水疱を有する紅斑と腫脹を認めた(図10-7)．
入院時検査所見：表10-1に示す．
入院後経過：受診時より無尿状態あり，血圧，意識レベルの低下を認め，挿管のうえICUに入室，人工呼吸，血液浄化，抗菌薬投与行うも改善せず，入院翌日に死亡した．入院時の血液培養よりグラム陰性桿菌が検出された．
剖検所見：皮膚，筋組織で虫食い状の筋線維変性を認めるも炎症所見は乏しかった．腸管は全層性に壊死に陥っていた．肝臓は全体に偽小葉の形成がみられ肝硬変の所見であった．

この疾患について正しいのはどれか．
(1) 原因菌は，夏季に海水中より高率に検出される．
(2) 本症は感染症新法で第3類感染症に分類されている．

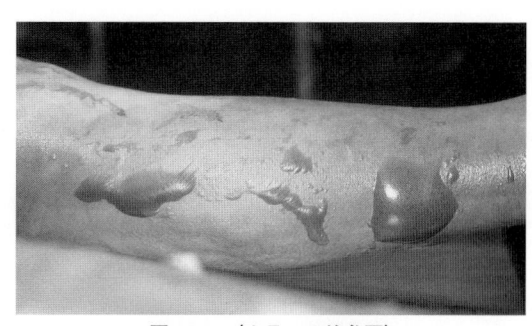

図 10-7　(カラー口絵参照)

表10-1 入院時検査成績

末梢血			
WBC	2,600/μl	BUN	39 mg/dl
RBC	309×10⁴/μl	Cr	5.3 mg/dl
Hb	12.3 g/dl	Na	140 mEq/l
Ht	39.4%	K	4.7 mEq/l
Plt	1.6×10⁴/μl	Cl	105 mEq/l
血液生化学		Fe	25 μg/dl
TP	5.5 g/dl	UIBC	99 μg/dl
Alb	2.3 g/dl	Ferritin	337 ng/ml
AST	204 IU/l	CRP	10.6 mg/dl
ALT	51 IU/l	凝固検査	
ChoE	844 IU/l	APTT	98.0 秒
T-bil	289 IU/l	Fibrinogen	259.6 mg/dl
LDH	844 IU/l	動脈血ガス	
ALP	289 IU/l	pH	7.135
γ-GTP	137 IU/l	PaO₂	101.9 Torr
CK	9,262 IU/l	PaCO₂	25.1 Torr
		HCO₃	8.2 mmol/l

(3) 患者の男女比は1：1である．
(4) 原因菌に対して一般に抗菌薬治療は無効である．
(5) 貯蔵鉄過多の状態がリスクファクターと考えられている．

a(1,2)　b(1,5)　c(2,3)　d(3,4)　e(4,5)

問20　サイトメガロウイルス（cytomegalovirus：CMV）について次の中で誤っているものを選べ．
(1) CMV に感染した既往のある人は間歇的に尿，血液，唾液，精液などから CMV が分離される可能性がある．
(2) CMV-IgG 抗体陽性の人からの臓器移植を受けた CMV-IgG 抗体陰性の患者に CMV 感染が起こるリスクが高い．
(3) 妊娠中に CMV の初感染が起こると児に，出生後視力障害や精神運動発達遅滞が起こることがある．
(4) CMV-IgG 抗体陽性の人は今後 CMV 感染症状が起こることはない．
(5) CMV 感染による成人の伝染性単核球症では高頻度で滲出性扁桃炎がみられる．

a(1,2)　b(1,5)　c(2,3)　d(3,4)　e(4,5)

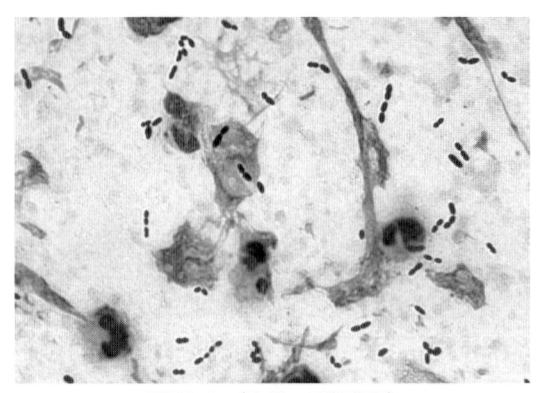

図10-8　（カラー口絵参照）

問21　33歳の男性．特に既往疾患なく，自覚症状はなかったが，検診で HIV 陽性と判明し，精密検査の結果，HIV-RNA：90,000 copies/ml，CD4：130/μl であった．理学的所見，胸部 X 線写真，血液，生化学検査などで特に異常はみられなかった．
　この患者に対するマネージメントとして正しいのはどれか．
(1) 症状がないので抗 HIV 薬は投与しない．
(2) 抗 HIV 薬 AZT のみを開始する．
(3) 抗 HIV 薬 3 剤併用による HAART 治療を開始する．
(4) カリニ肺炎の予防のために ST 合剤の予防的投与を開始する．
(5) 真菌感染予防のためにフルコナゾールを開始する．

a(1,2)　b(1,5)　c(2,3)　d(3,4)　e(4,5)

問22　45歳の男性．一週間前より風邪気味であったが，一昨日より 39℃ の発熱を認め，強い頭痛，羞明感，嘔吐を訴え救急外来を受診した．WBC 13,100/μl，項部硬直を認める．直ちに施行した髄液検査では外観は淡黄色混濁，初圧 23 cm H₂O，細胞数 4,500/mm³（多核白血球優位）であった．髄液のグラム染色で図10-8のような所見を認めた．誤っているのはどれか．
(1) デキサメサゾンの静脈内投与は有効である．
(2) メロペネムの点滴静注は有効である．
(3) リファンピシンの経口投与は有効である．

(4) セファゾリンの点滴静注は有効である．
(5) シプロフロキサシンの点滴静注は有効である．
a(1,2)　b(1,5)　c(2,3)　d(3,4)　e(4,5)

問23　抗菌薬に関する記載で正しいのはどれか．
(1) アミノグリコシド系抗菌薬は1日量を1回で投与する方が良い．
(2) クリンダマイシンは腎機能に応じて投与量を調節する．
(3) ペニシリン系抗菌薬は1回投与量が多いほど高い治療効果が期待できる．
(4) 治療効果が認められれば，副作用がなくとも投与量を減らすほうが良い．
(5) 術後感染予防目的の抗菌薬は手術開始直前に投与を行う．
a(1,2)　b(1,5)　c(2,3)　d(3,4)　e(4,5)

問24　感染症法について正しいのはどれか．
(1) 1類から4類までに分類されている．
(2) インフルエンザは3類感染症である．
(3) 4類感染症は消毒，動物の輸入禁止などの措置が必要なものである．
(4) 結核は対象外である．
(5) 天然痘は対象外である．
a(1,2)　b(1,5)　c(2,3)　d(3,4)　e(4,5)

問25　グラム染色が原因菌の推定に有用なのはどれか．
(1) 肺炎球菌
(2) *Chlamydophila (Chlamydia) trachomatis*
(3) *Cryptococcus neoformans*
(4) *Mycoplasma pneumoniae*
(5) *Moraxella catarrhalis*
a(1,2)　b(1,5)　c(2,3)　d(3,4)　e(4,5)

問26　喀痰のグラム染色所見で正しいのはどれか．
(1) 低倍率(×100)での多数の扁平上皮細胞　──　炎症の存在
(2) 肺炎球菌　──　グラム陽性のブドウ状の菌
(3) インフルエンザ菌　──　小型で短いグラム陰性桿菌
(4) キャンピロバクター　──　らせん状のグラム陰性桿菌
(5) 貪食像　──　口腔内常在菌
a(1,2)　b(1,5)　c(2,3)　d(3,4)　e(4,5)

問27　49歳の男性．生来健康．温泉旅行から帰宅後に全身倦怠感と39℃台の発熱を認め近医を受診した．軽度の意識レベルの低下を認め，脈拍数は正常であった．胸部X線写真にて右肺門部に腫瘤様陰影とその末梢側に浸潤影を認めた（図10-9）．閉塞性肺炎を伴う肺門型肺癌を疑い，第二世代セフェム系抗菌薬とクリンダマイシンの点滴静注を行ったが，陰影は拡大し急速に低酸素血症が進行し（図10-10），気管挿管を行い人工呼吸器管理となった．気管支鏡を用いて得られた喀痰のグラム染色では多数の好中球を認めたが，有意な細菌は認められなかった．

問27-1　選択する抗菌薬として正しいのはどれか．

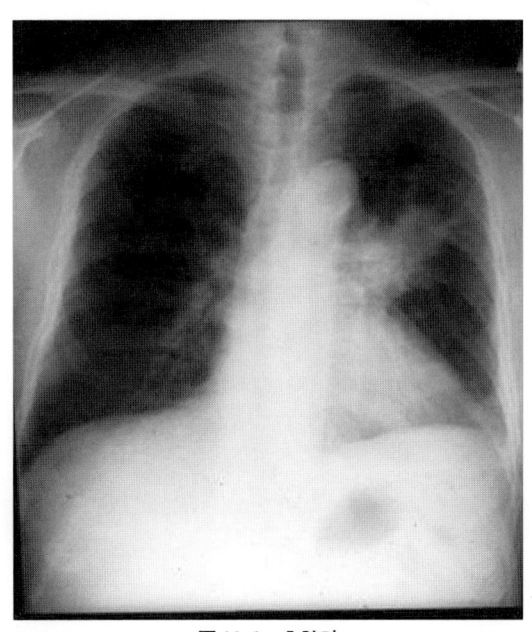

図10-9　入院時

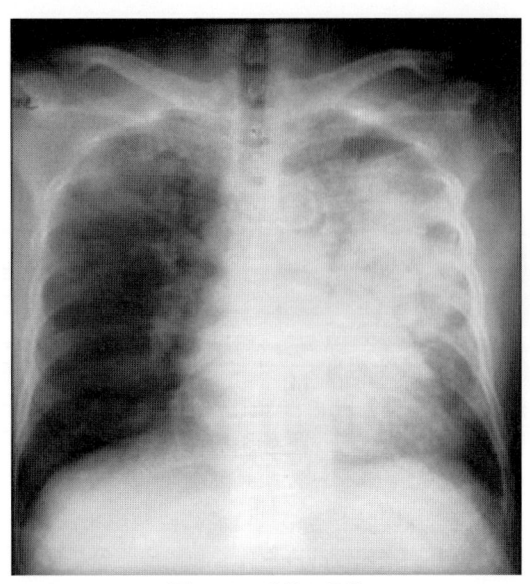

図10-10　入院3日目

(1) ペニシリン薬
(2) ペニシリン薬とβ-ラクタマーゼ阻害薬の合剤
(3) カルバペネム系薬
(4) 注射用ニューキノロン薬
(5) 注射用エリスロマイシンとリファンピシン経口投与の併用

a(1,2)　b(1,5)　c(2,3)　d(3,4)　e(4,5)

(問 27-2)　以下の呼吸器感染症の原因菌の中で本疾患と同様にグラム染色で通常染まらないのはどれか．1つ選べ．
(a) 肺炎球菌
(b) 溶血性レンサ球菌
(c) 結核菌
(d) *Moraxella catarrhalis*
(e) 緑膿菌

(問 28)　人工呼吸器関連肺炎(ventilator-associated pneumonia：VAP)について正しいのはどれか．
(1) 気管チューブ内で細菌バイオフィルムを形成しやすい．
(2) 人工呼吸開始後48時間以内に発症した肺炎である．
(3) 経鼻的な挿管は予防に有用である．
(4) 声門下部の吸引が予防に有用である．
(5) protected specimen brush(PSB)は診断に有用である．

a(1,2,3)　b(1,2,5)　c(1,4,5)　d(2,3,4)
e(3,4,5)

(問 29)　化膿性髄膜炎の起炎菌について正しいのはどれか．
(1) 乳幼児の起炎菌で最も頻度が高いのは髄膜炎菌である．
(2) 成人の起炎菌で最も頻度が高いのは肺炎球菌である．
(3) 脳外科手術後や髄膜損傷後ではブドウ球菌によるものが多い．
(4) 近年β-ラクタマーゼ陰性アンピシリン耐性のインフルエンザ菌(BLNAR)が問題となっている．
(5) リステリアに対してはセフェム系薬が第一選択である．

a(1,2,3)　b(1,2,5)　c(1,4,5)　d(2,3,4)
e(3,4,5)

解答・解説編

1	総合問題
2	消化器
3	循環器
4	内分泌・代謝
5	腎　臓
6	呼吸器
7	血　液
8	神　経
9	アレルギー・膠原病
10	感染症

2	下顎骨
3	顎関節
4	咀嚼・嚥下
6	唾液腺
7	舌
8	口臭
9	プラーク・歯周病
10	齲蝕

解答一覧

1 総合問題

1 (e)	2 (d)	3 (e)	4 (b)	5 (b)
6 (d)	7 (d) 禁(a)	8 (d)	9 (a)	10 (b)
11 (c)	12 (e)	13 (d)	14 (c)	15 (c)
16 (e)	17 (b)	18 (d)	19 (c)	20 (a)
21 (b)	22 (c) (d)	23 b (1, 5)	24 d (3, 4)	25 a (1, 2, 3)
26 b (1, 2, 5)	27 b (1, 2, 5)			

2 消化器

1 (c)	2 (d)	3 (e) 禁(d)	4 (c)	5 (b)
6 (e)	7 (c)	8 (b)	9 (e)	10 (c)
11 (c)	12 (e)	13 (c)	14 (c)	15 (d)
16 (e)	17 (c)	18 (c)	19 (b) (d)	20 (c) (e) 禁(a)
21 (c) (e)	22 (a) (c)	23 (a) (c)	24 (a) (e)	25 (d) (e)
26 (b) (e)	27 (a) (d)	28 (a) (b)	29 (b) (c) (d)	30 (a) (b) (d)
31 (b) (c) (d)	32 (b) (d) (e)	33 (b) (c) (d)	34 d (3, 4)	35 c (2, 3) 禁(4) (5)
36 b (1, 5)	37 d (3, 4)	38 d (3, 4)	39 e (4, 5)	40 c (2, 3)
41 c (2, 3)	42 a (1, 2)	43 b (1, 5)	44 c (2, 3) 禁(5)	45 b (1, 5)
46 e (4, 5)	47 d (3, 4)	48 b (1, 2, 5)	49 a (1, 2, 3)	50 c (1, 4, 5)
51 b (1, 2, 5)	52 d (2, 3, 4)	53 e (3, 4, 5)	54 c (1, 4, 5)	55 e (3, 4, 5) 禁(1)
56 b (1, 2, 5)	57 d (2, 3, 4)	58 d (2, 3, 4)	59 e (3, 4, 5) 禁(1)	

3 循環器

1 (b)	2 (d)	3-1 (a)	3-2 (a) (b) (d)	4 (c)
5 (c)	6 (b)	7 (d)	8 (e)	9 (d)
10 (e)	11 (e)	12 (e) 禁(c)	13 (d)	14 (a)

15 (b)　16 (c)　17 (e) 禁(e)　18 (d) 禁(e)　19 (c)
20 (b)　21 (e)　22 (e)　23 (c)　24 (d)
25 (b)　26 (b)(c)　27 (a)(d)　28 (a)(d)　29 (a)(b)
30 (b)(c)　31 (c)(e)　32 (d)(e)　33 (b)(c)　34 (c)(d)
35 (b)(e)　36 (c)(e) 禁(a)　37 (c)(d)　38 (b)(c)　39 (c)(e)
40 (c)(e)　41 (b)(d)(e)　42 (b)(d)(e)　43 b(1,5)　44 a(1,2)
45 a(1,2)　46 c(2,3)　47 b(1,5)　48 b(1,5)　49 e(4,5)
50 b(1,5)　51 b(1,5)　52 b(1,5)　53 d(2,3,4)　54 d(2,3,4)
55 c(1,4,5)　56 c(1,4,5)　57 e(3,4,5)　58 b(1,2,5)　59 d(2,3,4)
60 e(3,4,5) 禁(1)(2)　61 a(1,2,3)　62 d(2,3,4)　63 c(1,4,5)　64 d(2,3,4)

4　内分泌・代謝

1 (b)　2 (a)　3 (e)　4 (c)　5 (d)
6 (d)　7 (e)　8 (a)　9 (a)　10 (c)
11 (e)　12 (e)　13 (a)　14 (e)　15 (d) 禁
16 (e)　17 (b)　18 (d)　19 (c)　20 (b)(e)
21 (a)(b)　22 (b)(c)　23 (d)(e) 禁(c)　24 (c)(d)　25-1 (a)(e)
25-2 (a)(b)(d)　26 (c)(e)　27 (a)(d)　28 (a)(c) 禁(e)　29 (b)(c)(d)
30 (a)(b)(e)　31 (a)(b)(e)　32 (a)(b)(e)　33 (a)(b)(e)　34 (b)(d)(e)
35 (a)(b)(c)　36 c(2,3)　37 c(2,3)　38 c(2,3)　39 c(2,3)
40 c(2,3)　41 a(1,2)　42 e(3,4,5)　43 c(1,4,5)　44 c(1,4,5)
45 c(1,4,5)　46 d(2,3,4)　47 c(1,4,5)　48 b(1,2,5)

5　腎臓

1 (d)　2 (c)　3 (d)　4 (d)　5 (d)
6 (d)　7 (c) 禁(a)　8 (c)　9 (a) 禁(c)　10 (a)
11 (b)　12 (e)　13 (e)　14 (d) 禁(e)　15 (b)
16 (e) 禁(d)　17 (d)　18 (b)　19 (e)　20 (d)
21 (c)　22 (a)　23 (b) 禁(c)　24 (e)　25 (b)
26 (e)　27 (b)(c)　28-1 (c)(e)　28-2 (d)　29 (b)(e)
30 (c)(e)　31 (a)(e)　32 (a)(c)　33 (b)(e)　34 (c)(e)
35 (b)(d)(e)　36 c(2,3)　37 c(2,3)　38 a(1,2,3)　39 b(1,2,5)
40 c(1,4,5)

6 呼吸器

1 (b)	2 (d)	3 (b)	4 (b)	5-1 (d)
5-2 (a)	6 (a)	7 (e)	8 (c)	9 (e)
10 (e)	11 (b)	12 (b)	13 (e)	14 (e)
15-1 (d)	15-2 d(3,4) 禁(3)(4)	16 (e)	17 (e)	18 (d)(e)
19 (a)(b)	20 (b)(e) 禁(d)	21 (b)(d)	22 (b)(c)	23 (b)(c)(d)
24 c(2,3)	25 d(3,4)	26 c(2,3)	27-1 d(3,4)	27-2 (a)
28 b(1,5)	29 b(1,5) 禁(2)	30 b(1,5)	31 a(1,2)	32 c(1,4,5)
33 d(2,3,4)	34 b(1,2,5)	35 d(2,3,4)	36 a(1,2,3)	37 a(1,2,3)
38 a(1,2,3)	39 c(1,4,5)	40 e(3,4,5) 禁(2)	41 b(1,2,5)	42 a(1,2,3)
43 a(1,2,3)	44 a(1,2,3)	45 b(1,2,5)		

7 血液

1 (a)	2 (b)	3 (d)	4 (e)	5 (d) 禁(b)(e)
6 (e)	7 (e)	8 (b)	9 (e)	10 (c)
11 (d)	12 (b)	13 (d)	14 (d) 禁(c)	15 (e)
16 (c)	17 (d)	18 (c)	19 (e)	20 (a)
21 (c)	22-1 (c)	22-2 d(2,3,4)	23-1 (d)	23-2 c(1,4,5)
24 (e)	25 (c)	26 (b) 禁(a)	27 (a)	28-1 (d)
28-2 (c)(d)	29 (b)	30 (a)(c)	31 (b)(d)	32 (c)(d)
33 (c)(d)	34 (b)(c)	35 (a)(d) 禁(e)	36 (b)(d)	37 (a)(e) 禁
38 (b)(c)	39-1 (c)(d)(e)	39-2 (b)(c)(d)	40 (a)(d)(e)	41 (b)(c)(e)
42 (a)(b)(c)	43 c(2,3)	44 e(4,5)	45 e(4,5)	46 b(1,5)
47 c(2,3) 禁(5)	48 d(3,4)	49 a(1,2)	50 b(1,2,5)	51 d(2,3,4) 禁(5)
52 b(1,2,5)	53 e(3,4,5)	54 a(1,2,3)	55 e(3,4,5)	56 d(2,3,4)
57 c(1,4,5)				

8 神経

1-1 (c)	1-2 (c)	2 (a)	3 (c)	4 (b)
5 (b)	6 (c)	7 (c)	8 (c)	9 (e)
10 (b)	11 (d) 禁(b)	12 (b)	13 (b)	14 (c)
15 (c)	16 (a)	17 (e)	18 (c)	19 (b)
20 (b)(c) 禁(d)	21 (c)(e)	22 (b)(c)	23 (a)(e)	24 (a)(d)

25 (b)(d) 26 (b)(c)(e) 27 (a)(b)(d) 28 (b)(c)(d) 29 (a)(b)(d)
30 b(1, 5) 31 c(2, 3) 32 a(1, 2) 33 c(2, 3) 34 c(2, 3)
35 d(3, 4) 36 c(1, 4, 5) 37 c(1, 4, 5) 38 b(1, 2, 5) 39 c(1, 4, 5)
40 e(3, 4, 5) 41 a(1, 2, 3) 42 b(1, 2, 5) 43 e(3, 4, 5) 44 d(2, 3, 4) 禁(5)
45 e(3, 4, 5)

9　アレルギー・膠原病

1 (b) 2 (e)禁(d) 3 (c) 4 (a) 5 (e)
6 (d)禁(c) 7 (e) 8 (d) 9 (d) 10 (e)
11 (e)禁(d) 12-1 (c) 12-2 (c) 13 (e) 14-1 c(2, 3)
14-2 b(1, 2, 5) 15 d(3, 4) 16 c(2, 3) 17 a(1, 2) 18 b(1, 5)
19 d(3, 4) 20 d(3, 4) 21 c(2, 3) 22 b(1, 5) 23 e(4, 5)
24 c(1, 4, 5) 25 b(1, 2, 5) 26-1 c(1, 4, 5) 26-2 b(1, 5)禁(2) 27 d(2, 3, 4)
28 c(1, 4, 5) 29 d(2, 3, 4) 30 d(2, 3, 4) 31 c(1, 4, 5)禁(3) 32 d(2, 3, 4)
33 a(1, 2, 3) 34 b(1, 2, 5) 35 c(1, 4, 5)

10　感染症

1 (b)禁(d) 2 (c) 3-1 (c) 3-2 (b)(c)(d) 4 (c)
5 (b) 6 (b) 7-1 (e) 7-2 d(3, 4) 8 (e)
9 (a) 10 (a) 11 (a) 12 (c) 13 (d)
14 (b)(e) 15 (b)(e)禁(e) 16 (b)(d)禁(e) 17 (c)(e) 18 e(4, 5)
19 b(1, 5) 20 e(4, 5) 21 d(3, 4) 22 e(4, 5) 23 b(1, 5)
24 d(3, 4) 25 b(1, 5) 26 d(3, 4) 27-1 e(4, 5) 27-2 (c)
28 c(1, 4, 5) 29 d(2, 3, 4)

1 総合問題

問1 解答 (e)

【解説】 焦点を絞った質問(focused question)の中で，患者の考え方・信念を知るのに役立つ質問に解釈モデル(explanatory model)がある．医療者側で当然と思っている病態生理や治療法と患者が抱いている考え・信念との間にあまりにも大きな食い違いがないかをあらかじめ明確にしておくための質問である．患者の疾患に対する認識を理解することは良好な医師患者関係を確立するのに重要である．選択肢の中では(e)のみが，患者の考え方・信念にかかわる質問ではない．

問2 解答 (d)

【解説】 検査結果の解釈が検査前確率に影響されるように，治療効果も治療開始前のリスクの絶対値に影響される．

治療効果の大きさを表す指標に，absolute risk reduction の逆数である NNT (number needed to treat)がある．死亡などの避けたいアウトカムが起こる確率が，治療法 A で a%，治療法 B で b% であったとき，治療法 B と比べたときの治療法 A による absolute risk reduction は (b−a)% となる〔治療法 A は，治療法 B と比べて 100 人中 (b−a)人分より多くの患者を救うことができる〕．したがって，一人救うために 100÷(b−a)人の患者を治療法 A で治療する必要がある．これが NNT で，文字どおり何人の患者にその治療法を行うと，当該臨床アウトカムを 1 つ減らせるかを示す(NNT が 15 であれば，15 人を治療して，1 つ当該アウトカムを避けることができる)．また治療効果の大きさを判定する際に，どれだけの治療期間によるものかも重要である．

本問では，42 歳非喫煙・非糖尿病女性に関する図 1-1 (4 頁参照)で血圧 160/95 mmHg，総コレステロール/HDL コレステロール比=6 で表されるセルの 5 年間での心血管イベント発生のリスクは 2.5～5% となっている．スタチン系高脂血症治療薬による相対リスク低下が 40% であれば，絶対リスク低下は 1～2% であり，5 年間での NNT は 50～100 となる．

なお，図 1-1 はニュージーランドで行われた研究に基づくものであり，日本でのリスクと異なる可能性がある．

問3 解答 (e)

【解説】 partial opioid receptor agonist/antagonist である pentazocine は，既にオピオイドを相当量投与されている患者では，退薬症状や疼痛悪化を引き起こす可能性がある．

フェンタニル貼付剤がオピオイド鎮痛薬の継続的な投与を必要とする癌性疼痛の管理に対して適応を認められている．モルヒネ不耐症の場合や，モルヒネ内服が困難であるが持続的皮下注射などが望ましくない場合に考慮する．

内服困難な場合，持続皮下注射は比較的侵襲性が少ない薬物投与方法である．塩酸モルヒネは，

表1-1 急性の腹痛において腹膜炎を検出するための徴候(抜粋)

	感度(%)	特異度(%)	陽性尤度比
Guarding	13〜69	56〜97	2.6
Rigidity	6〜31	96〜100	5.1
Rebound tenderness	40〜95	20〜89	2.1
Rectal tenderness	20〜53	41〜96	n.s.
Positive abdominal wall tenderness test	1〜5	32〜72	0.1

n.s. : not significant

(McGee S : Evidence-Based Physical Diagnosis. Philadelphia ; WB Saunders ; 2001)

持続皮下注射で投与可能である．

質の高いエビデンスは十分ではないが，N-methyl-D-aspartate(NMDA)受容体拮抗薬であるケタミンはモルヒネへの耐性を回復させ，癌性疼痛の軽減に有効である可能性がある．なお，可能な限り非ステロイド性抗炎症薬をオピオイドと併用することが推奨されている．

問4 解答 (b)
【解説】 顔面痛の原因は様々であり，その診断と治療は困難なことがある．原因不明の顔面痛が潜在性の上咽頭癌やその他の悪性腫瘍の初発症状であることもあり，詳細な病歴聴取と身体診察が必要である．

亜急性甲状腺炎，舌咽神経痛，頸動脈解離はいずれも頸部 and/or 咽頭の痛みを生じる．舌咽神経痛は，舌咽神経・迷走神経支配領域の発作性の痛みを特徴とし，三叉神経痛と類似した性質を持つ．

胃食道逆流症でも咽頭痛が生じるとされるが，胃食道逆流症が疑われた患者の中で，逆流が確認された患者と逆流が確認されなかった患者の間に，咽頭痛の出現頻度に差がなかったとの報告がある．

急性副鼻腔炎は顔面痛の原因となりうるが，慢性副鼻腔炎が持続的な頭痛や顔面痛の原因となることはまれである．
◆文献
1) Bajwa ZH, Ho CC, Khan SA : Causes of facial pain. UpToDate 14.3

問5 解答 (b)
【解説】 急性の腹痛，圧痛を主訴とした患者を対象とした研究で，腹膜炎の診断に関して，陽性尤度比が表1-1のように報告されている．

表1-1に示すように，反跳痛の診断特性は優れたものではなく，患者に強い苦痛を与えることから，身体診察上の手技として反跳痛の有用性に疑問を唱える意見が多い．
◆文献
1) McGee S : Evidence-Based Physical Diagnosis. Philadelphia ; WB Saunders ; 2001

問6 解答 (d)
【解説】 黄疸の鑑別診断であるが，血中ビリルビンが高い場合には，まず抱合型の直接ビリルビンが優位か，非抱合型の間接ビリルビンが優位であるかを検討すべきである．本例では直接ビリルビンが低値であることから，間接ビリルビン優位の高ビリルビン血症である．非抱合型が優位に上昇する疾患には，溶血性貧血があるが本例では貧血はみられない．溶血性貧血あるいはシャント高ビリルビン血症を除くと，先天性(家族性)黄疸例があり，ビリルビン抱合酵素が少ないGilbert症候群とCrigler-Najjar症候群がある．Crigler-Najjar症候群には2型があり，Ⅰ型はビリルビン抱合酵素が完全欠如し新生児期にほとんど死亡する．Ⅱ型では成人まで成長するが総ビリルビンは高度に上昇する．そこで，正解はGilbert症候群で，時に遭遇する疾患である．また，先天性黄疸患者ではAST，ALT，ALPなどの肝機能検査

がすべて正常であることも特徴である．
　一方，本例では HBs 抗原（陽性）であるので B 型肝炎ウイルス保有者であり，先天性疾患である Gilbert 症候群に合併したと考えられる．B 型急性肝内胆汁うっ滞は急性 B 型肝炎に続いて生じる病変で，全身倦怠感や黄疸とともに AST, ALT が上昇するなどの肝機能異常を生じる．また，肝硬変症が進行し非代償期になると，黄疸が出現し AST, ALT は正常値にまで低下することもあるが，肝で合成される凝固因子が低下してプロトロンビン時間は延長する．また，非代償期には血小板も低下する．そこで，本例では B 型肝炎ウイルスの母児間感染例にみられる健常者キャリアと思われる．この場合には，血中の B 型肝炎ウイルス量は少なく，HBe 抗原は（陰性）となることが多い．肝外閉塞性黄疸は，直接ビリルビン優位の黄疸であり ALP などが上昇することから除外される．

◆ 文献
1) 山本俊夫：ビリルビン代謝と黄疸の分類・成立．In：戸田剛太郎，大原毅（編）：消化器病学第 4 版．東京；医学書院，317-334；1995

(問7) 解答 (d)
　　　禁忌肢 (a)

【解説】急に頭痛が始まり，悪心や嘔吐，視力の低下などを訴えてきた患者である．しかし，急性感染症はなさそうであり，血圧や循環器系にも所見がない．視力の低下に注目すると急性緑内障の発作を疑うことができるが，この疾患名が思い付かなければ，頭痛が軽度であると消化器疾患や神経疾患の鑑別診断にとらわれて，眼圧の測定（あるいは眼科への紹介）が行われないこともある．この例では消化器内視鏡検査や腰椎穿刺を行う前に，眼圧測定を行うべきである．急性緑内障は眼内圧の上昇による眼痛に始まり，急に発症した頭痛としてとらえられる．悪心や嘔吐を伴う場合には髄膜炎との鑑別を要し，項部硬直などの髄膜刺激症状を調べることは大切であるが，本例では，先行する髄膜炎などの感染症は考えにくい．一般に急性緑内障発作では，その他の身体所見に乏しいことが普通である．眼の所見としては，片眼性の充血や角膜混濁，散瞳などがあるので，注意深い診察を行う．放置すると不可逆性の視神経萎縮を起こすことがあるが，眼圧の上昇があれば診断は容易である．アスピリンを投与して頭痛に対応することも必要であるが，症状が隠されて，安易に放置されることもある．緑内障には三環系抗うつ薬の投与は禁忌であり，さらに眼内圧を上げることになる．
　頭痛が主訴で，背後に重篤な病態が存在する疾患として鑑別を要するのは，髄膜炎，頭蓋内出血，脳腫瘍，側頭動脈炎，緑内障などがある．また，このような症例に起こる頭痛の特徴として，初めての強い頭痛，これまでで最も強い痛み，日ごと・週ごとの悪化，頭痛よりも嘔吐が先行，体の屈曲や咳で悪化することなどが挙げられている．

◆ 文献
1) Raskin NH, Peroutka SJ：Headache, including migraine and cluster headache. In：Braunwald E, Fauci AS, Kasper DL, et al：Harrison's Principles of Internal Medicine, 15th ed. New York；McGraw-Hill, 70-79；2001

(問8) 解答 (d)

【解説】正常状態では呼吸数は 1 分間に 12〜14 回であるが，頻呼吸では 25 回以上となる．交通事故などで肋骨骨折があると痛みのために胸郭を広げて呼吸することができず，浅く回数の多い頻呼吸となる．起座呼吸とは，呼吸困難のある患者が横臥するとさらに息苦しくなるために，上半身を起こして呼吸する状態である．重症のうっ血性心不全患者や発作中の喘息患者では，就寝時に背中に枕を入れるなどして，上体を起こさないと臥床できない状態になる．代謝性アシドーシス患者の呼吸は，代償的に頻呼吸となるが重篤になれば深い呼吸を頻回に繰り返す Kussmaul 呼吸となる．糖尿病性ケトアシドーシスあるいはその他の原因（メタノールやエチレングリコールなどの薬物中毒など）による重症の代謝性アシドーシス患者でみられる．Cheyne-Stokes 呼吸は，終末期の患者の自発呼吸が停止する前に生じる呼吸で，呼吸の深さは漸増・漸減し無呼吸になるのを繰り返す．大脳皮質の障害や薬物中毒で認められる呼吸で，過換気症候群例でみられるのは頻呼吸である．

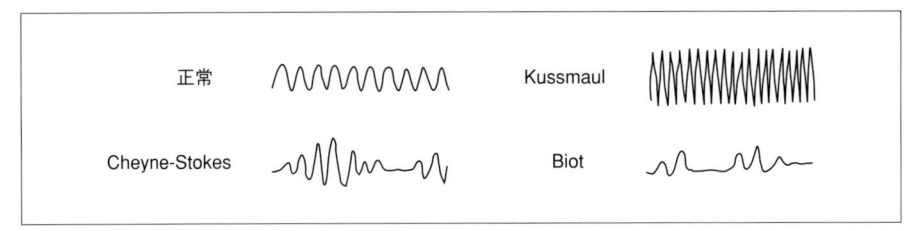

図1-2 呼吸のパターン

Biot呼吸は，規則性がなく様々の深さの呼吸と無呼吸状態が出現する．大脳髄質レベルの障害や高度の脳圧亢進状態，呼吸中枢を抑制する作用のある薬物中毒例で生じる呼吸である（図1-2）．

◆文献
1) Seidel HM, Ball JW, Dains JE, et al : Chest and Lung — Examination and Findings. In : Seidel HM, Ball JW, Dains JE, et al : Mosby's Guide to Physical Examination, 4th ed. St Louis ; Mosby, 363-391 ; 1999

(問9) 解答 (a)

【解説】 性器クラミジアは *Chlamydia trachomatis* による感染症で，主に性交渉によって感染し，最近若年者を中心に増加している疾患である．男女共にクラミジア感染者の86〜90%は無症状であることが問題で，感染が広がる原因になっている．女性の無症状感染患者では，その1/3の例で子宮頸部に所見があり，主なものは頸部からの膿性分泌物と頸部子宮外妊娠の所見である．女性における合併症として，急性尿道炎やバルトリン腺炎，子宮頸管炎，子宮内膜炎，付属器炎，卵管炎，骨盤内炎症性疾患，肝臓の被膜炎（Fitz-Hugh-Curtis症候群）などが起こる．そのために，不妊症や子宮外妊娠，慢性の骨盤内疼痛の原因となる．妊娠中に感染すると，早産や早期破水，未熟児，胎児死亡，子宮内膜症などが起こりやすくなる．分娩時に胎児に感染すると，新生児に結膜炎や鼻腔咽頭炎，肺炎を生じる．男性では，尿道炎や副睾丸炎，直腸炎，結膜炎やReiter症候群（尿道炎，結膜炎，関節炎，皮膚粘膜病変）などが起こりやすくなり，男性不妊症や前立腺炎，尿道の狭窄の原因となる．

診断法のゴールドスタンダードは，女性では子宮頸管部，男性ではペニスからの分泌物による細菌培養である．治療は性的パートナーと共に同時に行うことが必要であり，抗菌薬ではマクロライドかテトラサイクリンが第一選択薬である．女性患者での子宮頸管炎には，クラリスロマイシンやミノマイシンのいずれかを経口的に投与するが，付属器炎や卵管炎などの骨盤内炎症疾患を生じた患者では，起炎菌が単にクラミジアのみでないことが多く，セフェム系やニューキノロンに加えてマクロライドやテトラサイクリンを投与するという考え方が必要である．

◆文献
1) Peipert JF : Clinical practice. Genital chlamydial infections. N Engl J Med 349 ; 2424-2430 ; 2003

(問10) 解答 (b)

【解説】 医療面接の役割の中で重要な患者への教育，動機づけに関する会話の進め方である．医師から患者に十分な情報が伝えられても，患者側では医師の指示に従うのは22〜72%と言われている．患者を動機づけしその行動の変容を促すにはアプローチの方法やテクニックがある．患者を教育する過程は原則的に次のような段階に分けられている．① 問題に対する患者の認識を明らかにする，② 診断についての基本的な説明をする，③ 診断に対する患者の気持ちに対応する，④ 病気に関する患者の知識を確認する，⑤ 診断・治療について詳細な説明を行う，⑥ 問題に対する患者の理解度を確認する，である．そこで，本問の医師の会話は，ほぼ以下のようにこの段階と対応している．すなわち，① が (4)，② は (2)，④ は (1)，⑤ は (5)，⑥ は (3) であり，正解はこの順番

になっている(b)である．③については設問からは省略したが，この患者の感情面への対応は，会話の順番にとらわれる必要はなく，患者の苦しい状態に気づいたときにはいつでも行う対応である．

病気や治療についての教育では，まず，患者の病気に対する自分なりの考え，あるいは不安を理解する．そこで，病気について患者が持っている考えをひきだしておく(①)．患者の不安や心配に対処したなら，次に病気や診断についての基本的な説明を行う(②)．患者は病気を聞くことへの不安があるので，長々としゃべるよりも簡潔明瞭に行う．患者は既に自分の病気についてかなりの知識を持っていることが多いが，同時に誤った情報も持っている．そこで，医師は現時点での患者の知識を確認する必要がある(④)．その後で，病気の診断・治療についての詳しい説明をする(⑤)．最後に，患者に質問を行い理解度を確認したり，疑問点を明らかにしておくことは患者教育の重要な点である(⑥)．

◆文献
1) Cohen-Cole SA：第三の役割軸：教育，調整，動機づけ．In：Cohen Cole SA(原著)，飯島克巳，佐々木将人(訳)：メディカルインタビュー——三つの役割軸モデルによるアプローチ．東京；メディカル・サイエンス・インターナショナル，33-48；1994

(問11) 解答 (c)
【解説】 感度は疾患のある集団で検査が陽性になる割合である．Positive in Disease (PID) と憶えるとよい．特異度は，疾患がない(正常者)での検査が陰性である割合で，Negative in Health (NIH) と憶えるとよい．設問にある，検査が陽性であるときその疾患が被検者にある確率は陽性予測値という．陽性予測値は，検査前の確率が高ければ高いほど，あるいは感度が高く特異度が高い検査であればあるほど，高くなる．すなわち，検査前の確率が得られないと，感度や特異度だけでは得られない．

検査で診断を確実にしていくには，特異度の高い検査が陽性になるかをみていくとよい(SpPIN)．診断の除外に有用なのは，感度が高い検査が陰性のときである(SnNOUT)．スクリーニングの検査にはまず，感度の高い検査を行い，陽性例を拾い出し，そこから診断をつめていく方法がとられる．検査のカットオフポイントの決定の際には感度と特異度はトレードオフの関係があるが，通常の場合，特異度と感度には相互関係はない．

◆文献
1) Sachet DL, Straus SE, Richardson WS, et al：Evidence-Based Medicine—How to Practice and Teach EBM．2nd ed．London；Churchill Livingstone；2000
2) Evidence Based Medicine 用語集：http://www.med.nihon-u.ac.jp/department/public_health/ebm/gloss.html

(問12) 解答 (e)
【解説】 呼吸困難は自覚症状であり，要求する換気が十分に得られない不快感である．単に酸素濃度だけではなく，肺の拡がり方や換気の努力性などにも影響を受ける．正常者でも激しい運動をした際には起こりうるし，単に呼吸数の多寡とは同義ではない．心疾患，肺疾患，神経筋疾患などで違いがある．

(問13) 解答 (d)
【解説】 頸部の顕著な構造である甲状軟骨甲状突起や輪状軟骨と甲状腺との位置関係は一定である．このため甲状腺を触診するとき，これらを目標にできる．すなわち甲状腺の峡部は輪状軟骨の直下に触れる．左葉と右葉は輪状軟骨の両側に触れる．甲状腺腫とは甲状腺の腫大である．甲状腺全体の大きさで20 ml以上が甲状腺腫と考えられる．甲状腺腫は女性の10%，男性の2%にみられる．甲状突起と胸骨上窩の距離が開いている人では甲状腺が高く位置するため甲状腺腫がなくても甲状腺が目立つ．男性や高齢者では甲状腺の位置が低く，胸鎖乳突筋の下部に隠れて触れにくくなる．

甲状腺は靱帯により気管と密に結合している．このため，嚥下時は気管と同様の運動をする．すなわち，嚥下の初期に上方に動き，しばらくそこに留まり，そしてもとの位置に下がる．腫瘍や結節が嚥下時にこのように動かなければ，それは甲状腺以外の構造物である．

甲状腺を触診したとき圧痛を伴うのは，亜急性甲状腺炎や囊胞への出血，未分化癌である．

甲状腺結節は女性の5％，男性の1％に触れる．超音波検査や剖検では50％で結節を認める．結節の95％以上が良性である．甲状腺結節が悪性であることを示唆する所見は，嗄声，リンパ節腫脹，周辺組織との癒着である．ただし癌を診断するためのこのような所見の感度は低い．

以上から正解は(d)である．

◆ 文献
1) McGee SR : The thyroid and its disorders : Evidence-Based Physical Diagnosis. Philadelphia ; WB Saunders, 270-302 ; 2001
2) 百渓尚子：甲状腺の触診．In：川上義和（編）：身体所見のとりかた第2版．東京；文光堂，42-51；1995

整脈（徐脈性，頻脈性）や血流の閉塞（大動脈弁狭窄症，肥大型心筋症，肺塞栓症）がある．このような疾患が疑われるときは，心臓超音波検査，運動負荷心電図，Holter心電図，電気生理学的検査などにより診断し治療する．

以上から正解は(c)である．

◆ 文献
1) Olshansky B : Evaluation of the patient with syncope. UpToDate 14.3
2) Olshansky B : Management of the patient with syncope. UpToDate 14.3
3) Linzer M, Yang EH, Estes NA 3rd, et al : Diagnosing syncope. Part 1 : Value of history, physical examination, and electrocardiography. Clinical Efficacy Assessment Project of the American College of Physicians. Ann Intern Med 126 ; 989-996 ; 1997

【問14】 解答 (c)
【解説】 失神の鑑別では病歴と身体診察と心電図が最初に重要である．これにより約50％の症例で診断がつけられる．例えば，血管迷走神経失神では，恐怖や痛みや長時間の起立という誘因があり，悪心や発汗，蒼白という前兆を伴う．失神を起こして臥位になると短時間で意識は回復するが，悪心などの症状がしばらく残る．起立性低血圧による失神では臥位から立位になるときに生じ，診察では立位で収縮期血圧の20 mmHg以上の低下がみられる．このような血圧の低下は90％の症例で2分以内に起こる．前兆のない突然の意識消失や臥位で生じるものは不整脈によることが多い．また労作時の失神も器質的心疾患との関連を示唆する．薬剤は高齢者の失神の原因として多く，特に降圧薬と抗うつ薬が原因となることが多い．徐脈や起立性低血圧といった副作用の有無や，薬剤中止後の失神の消失により確認できる．けいれんも一過性の意識消失の原因となる．けいれんでは発作後の速やかな意識の回復はまれであり，postictal stateと呼ばれるもうろう状態，不穏，睡眠などを経て覚醒する．意識消失時の様子について目撃者から得られる情報も有用である．

失神患者の予後はその原因により大きく異なる．器質的心疾患による失神では他の原因によるものと比べて予後が悪い．このような心疾患として不

【問15】 解答 (c)
【解説】 この検査の感度は高くない．このため結果が陰性であっても疾患の可能性を除外し難く，検査後確率があまり低くならないことが予想される．実際の計算は2×2表（表1-2）を作成して，検査結果が陰性である時の検査後確率を求める．① 検査前確率40％であるので，疾患患者40人，非疾患患者60人と仮定する，② 感度55％から，疾患患者のうち検査陽性者は40×0.55=22人，検査陰性者は40×(1−0.55)=18人と計算される，③ 特異度90％から，非疾患患者60人のうち検査陰性者は60×0.9=54人と計算される，④ 検査陰性者のうち疾患患者は18/(18+54)=0.25と計算される．

他の計算方法はオッズと尤度比を用いる方法である．慣れればこの方法が容易である．最近，検査の特性を表現するためにしばしば尤度比が用いられる．検査前オッズは40:60=2:3である．

表1-2 検査と疾患の関連を示す2×2表

	疾患患者	非疾患患者
検査陽性	22	6
検査陰性	18	54
合計	40	60

これに検査が陰性時の尤度比＝（1－感度）/特異度＝（1－0.55/）0.9＝1/2を乗じると検査後オッズ＝1：3である．これを検査後確率に変換すると確率は25％となる．

以上から正解は(c)である．

◆ 文献
1) Fletcher RH, Fletcher SW, Wagner EH：臨床疫学 ― EBM 実践のための必須知識第 2 版．東京：メディカル・サイエンス・インターナショナル；2006

（問16） 解答 (e)

【解説】 医師の業務や法的義務に関しては医師法や刑法に記載されている．この設問と関連した条文は以下のとおりである．

医師法

「第十九条 診療に従事する医師は，診察治療の求があった場合には，正当な事由がなければ，これを拒んではならない．

2 診察若しくは検案をし，又は出産に立ち会った医師は，診断書若しくは検案書又は出生証明書若しくは死産証書の交付の求があった場合には，正当な事由がなければ，これを拒んではならない．」

「第二十条 医師は，自ら診察しないで治療をし，若しくは診断書若しくは処方せんを交付し，自ら出産に立ち会わないで出生証明書若しくは死産証書を交付し，又は自ら検案をしないで検案書を交付してはならない．但し，診療中の患者が受診後二十四時間以内に死亡した場合に交付する死亡診断書については，この限りでない．」

「第二十一条 医師は，死体又は妊娠四月以上の死産児を検案して異状があると認めたときは，二十四時間以内に所轄警察署に届け出なければならない．」

「第二十四条 医師は，診療をしたときは，遅滞なく診療に関する事項を診療録に記載しなければならない．

2 前項の診療録であって，病院又は診療所に勤務する医師のした診療に関するものは，その病院又は診療所の管理者において，その他の診療に関するものは，その医師において，五年間これを保存しなければならない．」

刑法

「第百三十四条 医師，薬剤師，医薬品販売業者，助産師，弁護士，弁護人，公証人又はこれらの職にあった者が，正当な理由がないのに，その業務上取り扱ったことについて知り得た人の秘密を漏らしたときは，六月以下の懲役又は十万円以下の罰金に処する．」

「第百六十条 医師が公務所に提出すべき診断書，検案書又は死亡証書に虚偽の記載をしたときは，三年以下の禁錮又は三十万円以下の罰金に処する．」

なお異状死の定義は記載されていないが，患者が診療中の疾患以外で死亡した場合である．日本法医学会は 1994 年に異状死として届け出るべき場合を「異状死ガイドライン」として発表している．

以上から正解は(e)である．

◆ 文献
1) 伊藤正男，井村裕夫，高久史麿（総編集）：医学書院 ― 医学大辞典．東京；医学書院；2003

（問17） 解答 (b)

【解説】 成人の急性咽頭炎を診療するときのポイントは，抗菌薬が考慮される A 群レンサ球菌性咽頭炎をいかにして診断するかであろう．A 群レンサ球菌性咽頭炎では，抗菌薬は罹病期間を 1～2 日短縮し，またリウマチ熱や扁桃周囲膿瘍の予防効果がある．急性糸球体腎炎の予防効果は実証されていない．

しかし急性咽頭炎で受診した患者の多くはウイルス性である．A 群レンサ球菌性咽頭炎の割合は成人では 5～15％と言われる．A 群レンサ球菌性咽頭炎を示唆する所見としては，① 発熱の病歴，② 咳がない，③ 扁桃腺の滲出物，④ 前頸部の圧痛のあるリンパ節腫脹，である．これらの所見がそろうほど A 群レンサ球菌性咽頭炎の可能性が高くなる．迅速抗原検査は有用である．この検査の特異度は高く陽性であれば咽頭培養の必要はない．感度は必ずしも高くないことが報告されており陰性のときに咽頭培養による確認が必要とするガイドラインもある．A 群レンサ球菌はペニシリン耐性ではない．このため，ペニシリン系の抗菌薬（アモキシシリンなど）が第一選択になる．

マクロライド系抗菌薬には耐性の場合があり，これはペニシリンにアレルギーのある場合に用いる．
　以上から正解は(b)である．

◆ 文献
1) Bisno AL, Gerber MA, Gwaltney JM Jr, et al : Diagnosis and management of group A streptococcal pharyngitis: a practice guideline. Infectious Diseases Society of America. Clin Infect Dis 25 : 574-583 ; 1997
2) Snow V, Mottur-Pilson C, Cooper RJ, et al : Principles of appropriate antibiotic use for acute pharyngitis in adults. Ann Intern Med 134 ; 506-508 ; 2001
3) Cooper RJ, Hoffman JR, Bartlett JG, et al : Principles of appropriate antibiotic use for acute pharyngitis in adults : background. Ann Intern Med 134 ; 509-517 ; 2001

問18　解答　(d)
【解説】　医療面接は医師主体で行われる傾向にあった．それには次のような問題がある．

医師主体の技法単独で失われてしまうもの
　医師は69％の患者で症状や関心事についてのとっかかりの発言を最後まで話させておらず，平均18秒で患者をさえぎっている．情報はほとんどが医師主体の探索で得られている．結局は心理社会的問題とわかる主たる問題のたった6％しか引き出せない．個人的な情報を無視し，医師主体の相互関係を単独で用いる"高度にコントロールされた"スタイルを使うことで不完全なデータベースが作られる．医師主体の方法から単独で得られる多くの患者データは，医師により決定され，身体症状に傾き，患者の個人的問題や関心事からはかけ離れている，ということが複数の研究からわかっている．以上のような問題があるため，それに患者主体の面接を統合することが求められている．その根拠は次のようなものである．

患者主体の面接を統合することは，科学の一般原理により合致する
　第一に，患者に関するバイアスのあるデータを生むので，医師主体の方法だけでは科学的要求を満足しない．このことは，どの科学の主題に関するデータも信頼性（一貫性があり，バイアスがないこと）がなければならないという基本的な科学的要件を誇示する．患者主体の面接は，面接者やその考えにより影響を受けることがより少ないので，より一貫性がありバイアスが少ない．
　第二に，患者主体の面接は，医師主体の面接だけでは無視される多くの個人的データや感情的問題を取り上げることができる．このことは，医師主体の方法だけで行うよりも，いかなる科学の主題についてのデータも妥当（完全であり，全体を代表していること）でなければならないという基本的な科学的要件により合致するのである．心理社会的側面を含めた統合された方法は，最終的には医学の主体である患者についてのより完全で，それゆえに，より妥当なデータをはっきりと作り上げる．
　第三に，データが信頼性があり妥当性があるだけでなく，患者主体の面接はまた，単なる病気の描写に代わり心理社会的描写をも作る．心理社会的医学は，疾患に基づく生物医学モデルを作る伝統的な単純な因果モデルよりも普遍的システム理論である近代科学の理論に由来する．比類なく個人的であり主観的であるが，症状と関心事は基本データ（医療科学の厳然たるデータ）であり，臨床医と医学生はよい面接を行うことでそのデータの科学的価値を高めることができる．

◆ 文献
1) Smith RC : Patient-Centered Interviewing—An Evidence-Based Method, 2nd ed. Philadelphia ; Lippincott Williams & Wilkins, 1-16 ; 2002

問19　解答　(c)
【解説】　多くの人はいくつかの基本的個性の特色を持っているが，ほとんどの個性というのは正常範囲に入っている．個性はそれが合わないときやうまく機能を果たすのを妨げるときのみ異常となる．これは人格障害と呼ばれている．不適合パターンは疾病によって誘発されたり悪化したりする．このようなパターンは医師を悩ませ，妨害するかもしれないし，それによってわれわれはこのような患者を「問題の」「いやな」「難しい」患者とレッテルを貼ってしまうこととなる．
　社会に適応できない依存的な患者の基本的問題は，限りのない心配事やケアに対する願望である．

そのように注目することは見捨てられること，飢餓，そして無力感に対する恐怖をやわらげる．

社会に適応できない演技的な患者の基本的問題は，感情的に他人に，特に異性にかかわることの要求である．痛みや不快を伴うにもかかわらず，感情的に強いやり方でかかわることがそのような患者を満足させることとなる．

苦しむことを必要とすることは，社会に適応できない，自滅的患者，つまり実物としての存在が問われている患者の群において根本的な問題である．このことは，いまだに子供への愛情や注目の象徴であるとされている抑圧的な育て方（身体的・性的・感情的虐待）の結果生じてくるものである．したがって患者は苦しんでいるときのみ，また罰に引き続く自責の念を親が見ていたときのみに，愛されていると感じる．

社会に適応できない妄想的な患者の基本的な問題は，自分の過失，欠点，衝動（これは報復的なことが多い）への恐れ，そして他人による侵害である．このような患者は，子供としてしばしば強く批判されており，他人をうんざりさせ，他人に向けることによって負の衝動から逃れている（彼らは自分の強い衝動を他人の中に見ている）．彼らの疑いは固く，強く，それは度を越えたものごとへの過剰注意である．

面接者は面接の間に，患者の個性の特色を見極め，その明らかとなった患者の特色の中で主要なものに自分の接し方を合わせることで患者特有の要求に応じるべきである．患者の心理学的（個性など）要求に応じることによって医師患者関係が強化される．このプロセスは正常な患者にも当てはまるものであるが，社会に適応できない患者では健康的なパターンを築くために，精神科医に相談するなどさらに多くの作業を必要とする．

◆文献
1) Smith RC : Patient-Centered Interviewing : An Evidence-Based Method, 2nd ed. Philadelphia ; Lippincott Williams & Wilkins, 181-209 ; 2002

問20　解答　(a)

【解説】医師が患者を押しきってまで配偶者に知らせるべきであろうかどうかが倫理的な問題点となる．秘密を保持することは大切であるが，致死的な感染症の危険を配偶者に警告しなくてよいものだろうか．

機密を守るということは医師に限らず重要なことであるが，医師にこの点を強く求められる理由としては，①患者のプライバシーを尊重するため，②ケアを求める患者を元気づけるため，③医師・患者間の信頼を育むため，④病気に基づく差別を予防するため，⑤患者からの保持して欲しいという期待に応えるため，などがある．本例の場合，患者の希望を尊重し機密を保持すると，配偶者の健康に害が及ぶ可能性が高い．この場合，どのようにしたらよいか．

機密を第三者に開示せざるを得ない条件があり，その例として，①第三者に及ぼす危険が深刻である場合，②害を及ぼす危険が高い場合，③そうする以外に危険を予防したり，警告したりすべき代案がない場合，④第三者が予防手段をとることができる場合，⑤開示することで害を最小化できる場合，などである．以上を考慮すると本例の場合には配偶者に知らせることになるだろう．知らせるかどうかよりも，どのように知らせるかに焦点を移したほうがよい．もちろん，告知後は配偶者をも含めた精神的なケアが必要である．

◆文献
1) Lo B : Resolving Ethical Dilemmas : A Guide for Clinicians. Baltimore ; Williams & Wilkins, 358-359 ; 1995

問21　解答　(b)

【解説】脊椎圧迫骨折は高齢女性，特に猫背のものにみられる．多くの場合，基礎に骨粗鬆症がある．副腎皮質ホルモンを長期内服していたり，癌転移したりした患者でも起こりうる．一般に，ちょっとした外傷後に起こる突然の背部痛で始まる．疼痛部位は圧迫骨折の部位に一致するが，時に側腹部や下肢に放散することがある．脊椎の中から下部に起こりやすい．その点がL4～5に起こる腰椎ヘルニアとの大きな鑑別点になる．

脊椎管狭窄の症状は立ったり，歩いたりといった脊椎が伸展されたときに増悪し座位や仰臥位のような動作で軽快するという特徴がある．部位は

殿部や下肢に多くしばしば両側性である．しびれや筋力低下が痛みに伴うこともある．この場合，動脈閉塞性の間欠跛行との鑑別が重要となる．脊椎管狭窄は登り坂では問題なく下り坂で痛むが，動脈閉塞性の場合はその反対である．前傾姿勢をとる自転車走行時に痛みが出るのは動脈閉塞性の場合であり，脊椎管狭窄では起こらない．

痛みについて次の11項目についてチェックすることでおおよその診断がつく．① 部位，② 性状，③ 強さ，④ 時間経過，⑤ 持続性か間欠性かの区別，⑥ 増悪因子，⑦ 軽快因子，⑧ 痛みの既往，⑨ 痛みへの対処法，⑩ 誘発手技，⑪ 痛みと日常生活との関連，である．

本例は典型的な脊椎圧迫骨折であると病歴から判断できる．

◆ 文献
1) Goroll AH, Mulley AG：Evaluation of Back Pain. In：Goroll AH, Mulley AG Jr：Primary Care Medicine, 5th ed. Philadelphia；Lippincott Williams & Wilkins, 955-970；2006

(問22) 解答　(c)(d)
【解説】　進行した病期の悪性腫瘍患者のケアでは，コミュニケーションの重要性がきわめて高くなる．"私はあとどのくらい生きていられるのでしょうか？"，"私は末期なのでしょうか？"，"これからどうなるのでしょうか？"などの，医師にとって「やっかいな」質問には，患者にとってきわめて切実な想いが込められている．

選択肢(a)，(b)，(e)では，その問いの背景にある患者の真意を聞きだすことなく，会話が終了してしまう可能性がある．(b)は問題が生じたときに必ず対応すると約束するという面では適切であり，また緊張の高い面談に一休みを与えるために有効であるが，この答と同時に，質問の背景にある患者の想いを聞き取る用意があることを伝える必要がある．

選択肢(c)は開かれた質問であり，様々な患者の心配事，恐怖，不安を聞きだし，受け入れることにより，多くの効果が得られるであろう．

選択肢(d)の共感的な応答も同様に，患者の心配事を聞きだすことができるであろう．

◆ 文献
1) ロバート・バックマン(原著)，恒藤暁(監訳)：真実を伝える―コミュニケーション技術と精神的援助の指針．東京；診断と治療社；2000

(問23) 解答　b(1,5)
【解説】　モルヒネなどの麻薬や有機リン，サリンなどは縮瞳する．抗コリン薬，三環系抗うつ薬，コカインは散瞳する．

(問24) 解答　d(3,4)
【解説】　(1) 自己診療は保険診療としては認められていない．医師自身が保険診療を受けようとするときは他の医師に依頼して診療のうえ，投薬などを受ける必要がある．

(2) 健診は療養担当規則により保険診療としてはできないことになっている．全額被保険者の自己負担となる．

(3)(4) 保険診療を行いながら，併せて診療報酬点数の定められていない手術や検査などの部分を被保険者から徴収することは，混合診療として認められていないが，(3)や(4)であれば可能である．

(5) カルテの訂正は，二本線で抹消し，必ず訂正前の記載が判読できるようにすべきとなっている．

◆ 文献
1) 社会保険診療研究会：医師のための保険診療入門2004．東京；じほう；2004

(問25) 解答　a(1,2,3)
【解説】　吸気時に聞かれる喘鳴(stridor)は喉頭，気管などの上気道の狭窄によって肺内への空気の流入が妨げられ吸気相が延長したときに聞こえる呼吸音である．stridorが聞こえるときには迅速な診断と治療が必要である．通常体温は午後～夕方にかけて，0.1～0.5℃高くなる．

問26 解答　b(1, 2, 5)
【解説】　この症例では，炎症性疾患が考えられる．特にウイルス性疾患の中の伝染性単核球症を最も疑う．その他の鑑別疾患としては，急性扁桃腺炎，結核性リンパ節炎，悪性リンパ腫が考えられるが，年齢的要素，発熱の程度，肝腫大の所見からはやはり伝染性単核球症が疑わしい．しかし，検査所見より，伝染性単核球症と診断できる．抗菌薬や抗結核薬の投与は不要である．急性扁桃腺炎を合併しているときには抗菌薬が必要なときはあるが，ペニシリン系やセファロスポリン系抗菌薬に発疹などのアレルギー反応を起こすことがあるので抗菌薬投与は控える．まれに脾臓破裂を合併することがあるので，エコー検査で脾腫と確認することは重要である．

問27 解答　b(1, 2, 5)
【解説】　失神の患者には発作前は体をどのように動かしていたか，立位・座位・起立位など体位の変化，周囲の状況(温度・人混みなど)，最近の健康状態・体調，経口摂取量，失神前後の症状(筋力低下，めまい感，ふらふら感，発汗，悪心，視覚・視野の変化，神経学的巣症状を思わせるもの，けいれん，息切れ，動悸，胸痛)，治療歴，薬物服用，発作の持続時間などを聞くべきである．けいれんと失神の鑑別について，一番重要な症状は発作直後の見当識である．Hoefnagalらの失神41名・けいれん53名の比較では，発作直後の失見当識は，5倍けいれんの可能性を高め，発作前の悪心，あるいは発汗はけいれん否定に有用としている．尿失禁や外傷の有無は，膀胱が充満していたかや周りの状況によることが多く，区別に役立たない．けいれんの診断を強く示唆するとされるtongue biting(舌の噛み傷)については prospective(一部 retrospective)研究がある．Benbadisらは確診できたてんかん，失神の患者を調査し，tongue biting は全身性強直性間代性けいれんの診断に24％の感度，99％の特異度を報告している．特に舌の側面の tongue biting は100％大発作に特異的という．

◆文献
1) 大生定義：考える診断学―病歴と診察の EBM：救急編；意識障害(特に失神)・痙攣. Medicina 37；1480-1482；2000

2 消化器

問1 解答 (c)

【解説】 図2-1(9頁参照)より，幽門前庭部前壁に比較的小さな扁平隆起病変を認め，中央がやや陥凹していることがわかる．図2-2(9頁参照)は色素(インジゴカルミン)撒布後の近接像であるが，陥凹部分に発赤がみられ，早期胃癌(0 IIa + IIc)と考えられる．

(a) 胃腺腫またはタコイボびらんなどと間違えて，経過観察で済ませてはいけない．

(b) 早期胃癌に対するEMR後の胃に対しては，*Helicobacter pylori* の除菌治療が望ましいとされている．

(c) 本例は生検で高分化型腺癌であった．内視鏡的に粘膜内にとどまると考えられたため，EMRを行った．

(d) この病変は幽門前庭部に存在しており，たとえ手術となっても全摘になることはない．

(e) 内視鏡的レーザー焼灼術は，EMR不能でかつ手術高危険または不能の場合に考えるべき治療法である．

◆ 文献
1) 日本胃癌学会(編)：胃癌治療ガイドライン第2版．東京；金原出版；2004

問2 解答 (d)

【解説】 図2-3(9頁参照)で，胃体部小彎を中心に前後壁にかけて広範囲に広がる不整な潰瘍性病変を認め，大彎のひだは腫大している．内視鏡が胃内で反転できなかったという点から，胃壁が硬化し内視鏡による送気で拡張しない病態と考えられ，びまん浸潤型胃癌が最も考えられる．本症例は生検で低分化型腺癌を認め，開腹手術時に既に腹膜播種がみられ，手術半年後に癌性腹膜炎で死亡した．

(a) 胃MALTリンパ腫はmucosa associated lymphoid tissue(MALT)から発生した低悪性度のリンパ腫であり，*Helicobacter pylori* との関連が示唆されている．通常，胃壁の硬化は伴わない．

(b) IIc型胃癌は早期胃癌であり，粘膜下層までの浸潤にとどまる．たとえ広範囲に浸潤しても，内視鏡が反転できないような胃壁の硬化は伴わない．

(c) びらん性胃炎では図2-3のような広範囲のびらんは認めないし，本症例のように短期間で体重減少を示すこともない．

(d) びまん浸潤型胃癌とは4型進行胃癌のことであり，胃X線検査で著明な胃壁の硬化を認め，硬癌あるいはスキルス胃癌ともいう．

(e) 巨大ひだ症とは，胃固有腺や腺窩上皮の肥大ないし過形成により胃粘膜が肥厚し，ひだが著明に腫大した状態のことで，短期間で体重減少をきたすことはない．

問3 解答 (e)
禁忌肢 (d)

【解説】 図2-4(10頁参照)で幽門前庭部後壁に不

整な陥凹性病変を認め，図2-5(10頁参照)では浅い明瞭な陥凹性病変を認めIIc型早期胃癌と診断できる．不整な境界を示し，陥凹面の一部に島状に残存する粘膜を認めることから，低分化型腺癌が疑われる．本症例は，生検で印環細胞癌を認めた．
　(a)胃癌に対する *Helicobacter pylori* 除菌治療の有効性は認められていない．
　(b)EMRの適応は，2cm以下で粘膜内にとどまる高分化型腺癌である．
　(c)幽門前庭部の病変であり，胃全摘術を行う必要はない．
　(d)プロトンポンプ阻害薬などの強力な酸分泌抑制薬を投与することにより，見かけ上癌の進行がマスクされる危険もあり，安易な経過観察はすべきでない．
　(e)胃癌治療ガイドラインに従った治療方針である．

◆文献
1) 日本胃癌学会(編)：胃癌治療ガイドライン第2版．東京；金原出版；2004

問4　解答　(c)
【解説】内視鏡所見はカンジダ食道炎に特徴的な独特の白さの白苔の集簇である．消化管真菌症は一般に何らかの基礎疾患により免疫能の低下した症例に発症することが多い．消化管内視鏡検査の発達，普及にもよるが消化管真菌症の中でも食道カンジダ症が最も高頻度に認められる．食道カンジダ症の発症要因として他の消化管真菌症と同様に悪性腫瘍，糖尿病，自己免疫疾患，肝疾患などの免疫能の低下する基礎疾患が重要である．他に，副腎皮質ホルモン薬，H_2ブロッカーなどの胃酸分泌抑制薬，抗癌剤，抗菌薬などの長期服用や逆流性食道炎，食物停滞などの局所要因なども発症要因として重要である．*Helicobacter pylori* 菌感染との関連は報告されていない．食道カンジダ症の症状は特異的なものはなく，他の上部消化器疾患に一般に認められるものと同様で，嚥下障害，吐気，上腹部痛，胸焼けなどである．症状の出現頻度も20%前後と低く，症状のみからの診断は困難である．診断は内視鏡検査が一般的で，独特の白さの白苔の集簇および粘膜の発赤やびらんを認める場合，診断は確実である．発赤やびらんを伴わない場合でも内視鏡的に独特の白苔が認められ，カンジダの菌糸が証明されれば食道カンジダ症と診断される．カンジダの白苔はルゴール染色で濃染し可動性のない glycogenic acanthosis とは全く異なり，経験を積んだ内視鏡医は内視鏡所見だけでほぼ判断できる．食道カンジダ症に起因すると思われる症状を有する場合には基礎疾患の有無や重症度にかかわらず治療が必要である．症状のない症例で内視鏡的にわずかの白苔を有するのみの症例では治療は不要で経過観察する．症状のない症例で治療の対象となるのは中等症以上の症例である．一方，重篤な基礎疾患を有する症例や副腎皮質ホルモン薬などを長期に投与されている例など，全身免疫能の低下している患者では深在性真菌症へ進展する可能性があり軽度でも治療の対象となる．

◆文献
1) Raufman JP : Esophageal Infections. In : Yamada T, Alpers DH, Owyang C, et al(ed) : Textbook of Gastroenterology. Philadelphia ; Lippincott JB, 1243-1255 ; 1995
2) 山田義也：食道カンジダ症．In：寺野彰(編)：図説消化器病シリーズ2—消化管の内視鏡検査．東京；メジカルビュー社，78-79；2001

問5　解答　(b)
【解説】(a)基本色調と出血の関係では，一般的に青色静脈瘤が白色静脈瘤よりも出血しやすいと考えられている．
　(b)形態と出血の関係は，形態の増大に伴い発赤所見が高頻度に観察されたため，F1に比べF2やF3の静脈瘤は易出血傾向にあるといえるものの，発赤所見のない症例ではその傾向はなく，静脈瘤の形態変化は出血との関連性は低いものと考えられている．
　(c)発赤所見は静脈瘤上の赤色斑で出血と密接に関係しており，静脈瘤出血は発赤所見から大部分が出血していると考えられている．特に血マメ様所見は出血の危険性がきわめて高く，早急に治療すべき所見である．
　(d)フィブリン栓の有無は治療方針に大きな影

響を与えるため，その臨床的意義は非常に高い．赤色栓は止血直後から2日後に，白色栓は止血2～7日後に観察されることが多い．

(e) 従来，肝癌，肝不全，食道・胃静脈瘤破裂が肝硬変患者の3大死因とされてきた．近年は内視鏡的硬化療法など静脈瘤に対する治療法が進歩してきたため食道・胃静脈瘤を併発している肝硬変患者でも静脈瘤破裂により失血死する症例は5%程度であり肝癌や肝不全が主な死因となっている．

◆文献
1) 高田雅博, 國分茂博：食道静脈瘤—待期的な処置：内視鏡的治療．In：戸田剛太郎, 杉町圭蔵, 中村孝司（編）：消化器疾患最新の治療 2001-2002. 東京；南江堂，80-85；2001
2) 宮本安尚, 坂本慶博, 豊永純：II. 食道静脈瘤—2. 診断．In：本郷道夫（編）：図説消化器病シリーズ 5—食道疾患．東京；メジカルビュー社，100-107；2002

問6 解答 (e)

【解説】図2-7(11頁参照)は典型的なcobblestone appearanceを示しており，若年発症の慢性腸炎が考えられることから診断はCrohn病と考えられる．Crohn病は原因不明で根治が困難であり消化管全体に起こりうる疾患で，何らかの遺伝的素因にもとづく消化管免疫機構の異常に外来抗原などの環境因子が加わり発症すると考えられている．治療方針決定のために活動度を評価する必要があり，IOIBD指数，CDAIなどが用いられている．しかし，これらの活動度評価に含まれない狭窄や瘻孔の有無が治療方針に影響することがある．狭窄や吸収低下を伴う瘻孔がない場合は栄養療法として中心静脈栄養，経腸栄養として成分栄養剤(ED)や半消化態栄養剤が有効である．薬物療法としてアミノサリチル酸製剤，副腎皮質ステロイド薬(30～60 mg/日)，アザチオプリン・6-MP・シクロスポリンなどの免疫抑制剤，メトロニダゾールなどの抗菌薬，インフリキシマブなどの生物製剤が投与される．

(a) 本例は小腸大腸型であり，サラゾピリンは大腸炎には有効であるが，小腸病変には適当ではない．

(b) メトロニダゾールは腸内に嫌気性菌が認められた場合や瘻孔を形成した場合に有効で通常単独より副腎皮質ステロイド薬と併用されることが多い．

(c) 免疫抑制剤は効果発現まで3か月程度を要し，本例での当面の加療としては適当ではない．

(d) ファモチジンはH_2ブロッカーの1つであり，Crohn病の治療薬ではない．

(e) 本例のように急性期は中心静脈栄養(intravenous high calory infusion：IVH)で管理するが，低栄養がみられ炎症も継続している時期には，栄養を改善しながら腸管の安静をはかる意味で成分栄養剤が適当であると考えられる．

◆文献
1) 佐々木巖, 舟山裕士, 福島浩平：Crohn病．In：財団法人日本消化器病学会（監），「消化器病診療」編集委員会（編）：消化器病診療．東京；医学書院，116-119；2004
2) Lofberg R：Review article—medical treatment of mild to moderately active Crohn's disease. Aliment Pharmacol Ther (Suppl 2)；18-22；2003
3) 「難治性炎症性腸管障害に関する調査研究」平成17年度研究報告書．厚生労働省，2006

問7 解答 (c)

【解説】全身浮腫，低蛋白血症からは消化器疾患のみならず心疾患，膠原病，ネフローゼ症候群を含め全身浮腫，低蛋白血症をきたす様々な鑑別診断が挙げられる．蛋白合成能の低下をきたす主たる病態である肝障害はAST, ALT, PT, APTT, Pltなどが正常であることから考えにくく，蛋白が漏出する病態が考えられる．また，身体所見，尿中蛋白陰性，胸部X線上異常を認めないことから心疾患，膠原病，ネフローゼ症候群は明らかではなく蛋白漏出性胃腸症が強く疑われる．蛋白漏出性胃腸症は血漿の蛋白が消化管の内腔に大量に漏出することにより低蛋白血症をきたす疾患の総称である．機序として，腸リンパ管系の異常によるリンパ液の漏出，消化管の炎症/潰瘍/腫瘍，原因不明に分けられる．診断としては，本症例のように血液検査で血清蛋白，アルブミンの低下，免疫グロブリン低下などを確認する．その後，蛋白漏出の有無の確認のためにα_1アンチトリプシンクリアランス試験を行う．これは，

便中 α_1 アンチトリプシン（α_1AT）1 日排泄量
　＝便中 α_1AT 濃度×糞便量(g/日)[3 日間蓄便]
から，
α_1 アンチトリプシンクリアランス
　＝（便中 α_1AT 濃度/血中 α_1AT 濃度）×糞便量

として計算する．正常は 20 ml 以下でこれを超えれば蛋白漏出と考えられる．次に ^{99m}Tc-標識ヒトアルブミンシンチグラフィーにより漏出部位を推定する．正解以外の選択肢は吸収不良症候群に対する検査である．

◆ 文献
1) 三浦総一郎，都築義和，石井裕正：全身疾患と消化吸収—その実態と対応：全身疾患としての蛋白漏出性胃腸症．消化と吸収 26；68-71；2004

問8　解答　(b)

【解説】　小腸腫瘍は全消化管腫瘍の 3～6％を占めると報告されている．胃や大腸に比較して腫瘍の頻度は少なく，その理由は腸内容物が小腸では液性であり 1 か所に停滞する時間が短いことと腸内細菌が大腸に比べて少ないため機械的刺激が少ないこと，粘膜免疫機構が発達していることが挙げられる．臨床的には初期においては症状を認めないことが多いが腫瘍の増大に伴い，腹部膨満，体重減少などが出現し，後期には嘔吐，腹痛などのイレウス症状が出現する．血管腫，平滑筋腫は出血源になりやすいため原因不明の出血では考慮すべきである．良性腫瘍の頻度は平滑筋腫，脂肪腫，血管腫の順で，悪性は悪性リンパ腫，小腸癌，平滑筋肉腫の順である．癌，平滑筋腫，平滑筋肉腫は空腸に好発し，脂肪腫，カルチノイドは回腸に多い．したがって，正解は(b)となる．

◆ 文献
1) 野田雅史，柳秀憲，山村武平：小腸腫瘍．In：財団法人日本消化器病学会(監)，「消化器病診療」編集委員会(編)：消化器病診療．東京；医学書院，103-107；2004
2) 八尾恒良，八尾健史，真武弘明，他：小腸腫瘍—分類と画像所見：小腸腫瘍；最近 5 年間（1995～1999）の本邦報告例の集計．胃と腸 36；871-881；2001

問9　解答　(e)

【解説】　食後に相対的な消化管の虚血によると思われる腹痛をきたし，血管造影から大動脈および第一分岐動脈の著明な硬化を認め，図 2-26 の矢印に示すごとく上腸間膜動脈根部および腹腔動脈に狭窄を認めることより上腸間膜動脈(superior mesenteric artery：SMA)狭窄症および腹腔動脈狭窄症と診断される．また，これらの狭窄による虚血のため胃・大腸内視鏡，小腸造影にて回腸末端部の浅いびらんと十二指腸の多発潰瘍を認めたと考えられ，虚血性の胃十二指腸小腸炎と診断される．虚血性大腸炎は腹痛と下血を主訴とし急激に発症することが多いが，それに比較して虚血性十二指腸小腸炎は比較的頻度の低い疾患であり，臨床経過から狭窄型と一過性型に大別される．本例のように狭窄型では慢性期において腸管の管状狭窄，口側腸管の拡張，小潰瘍の多発がみられる．

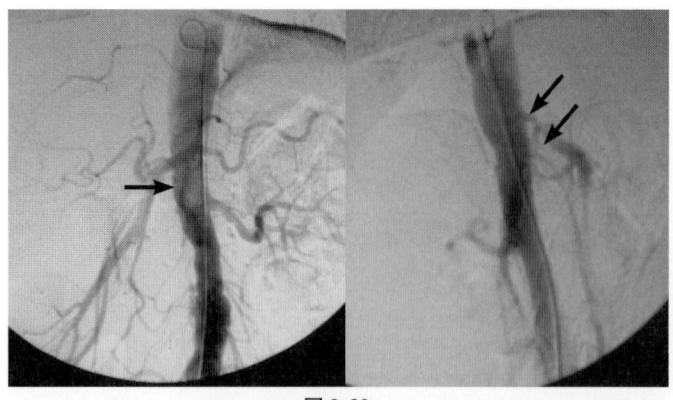

図 2-26

また，病理学的に，肉眼で境界明瞭な全周性区域性潰瘍，腸管壁の強い肥厚，組織所見として粘膜下層を主とする高度の線維化を特徴とする．完全静脈栄養とし，感染がある場合は抗菌薬を投与する．完全閉塞により腸管が壊死し，炎症反応が明らかで腹膜炎が考えられる場合は小腸切除の適応と考えられるが，本例の場合は虚血であるためバルーン拡張などの血行再建術，血栓溶解療法の適応と考えられる．本例は大腸は病変部位ではなく(e)が誤りである．

◆ 文献
1) 細田誠弥，坂本一博，鎌野俊紀：上腸間膜動静脈閉塞症．In：財団法人日本消化器病学会(監)，「消化器病診療」編集委員会(編)：消化器病診療．東京；医学書院，96-98；2004

問10 解答 (c)

【解説】下痢とは便の水分量が増加した状態で，通常，排便回数，便量の増加を伴う．1日糞便重量からみると200g以上の場合には下痢であることが多い．

下痢は臨床的には経過から急性下痢と慢性下痢(目安として3週間以上持続する下痢)に分けられる．急性下痢としては感染性，食中毒，暴飲暴食，虚血性腸炎，薬剤性下痢(抗菌薬，下剤など)などがある．慢性下痢としては過敏性腸症候群，消化吸収障害，潰瘍性大腸炎，Crohn病，甲状腺機能亢進症，糖尿病などがある．

下痢の場合，特に中等度以上の下痢の場合には，その原因にかかわらず脱水や低カリウム血症に対する注意が必要である．炎症を伴う下痢の場合は白血球増加やCRP値上昇がみられることがある．感染性下痢の原因検索には便培養が重要である．

急性下痢で脱水，電解質異常を伴う場合には診断の確定をまたずに治療を開始する．まず安静，臥床，絶食とし，必要に応じ水と電解質の補給，薬物療法を行う．水と電解質の補給の経路としては，軽度の脱水症では経口補液(市販のイオン飲料で可)の適応，中等度以上の脱水症に対しては輸液療法の適応となる．薬物療法としては整腸薬(乳酸菌製剤)，止瀉薬による一般的治療と，感染性下痢に対する抗菌薬投与がある．急性下痢は有害物質を排除する自己防衛の生理現象の場合もあ

るので，強力な止瀉薬は通常使用しない．抗菌薬は感染性下痢に対してもむやみに使用すべきでなく，患者背景および病原体から適応があるかどうかを判断する．患者背景の面からは，重症例(例えば下痢1日10回以上，発熱，血便を伴うなど)，易感染性宿主(小児，高齢者，基礎疾患のある患者)，食品取り扱い者，保育園・施設の集団生活者などの場合には抗菌薬使用の適応になりやすい．病原体からは，毒素産生性腸炎(腸炎ビブリオなど)，毒素型食中毒(ボツリヌス菌，ブドウ球菌)では一般に抗菌薬の適応はない．

◆ 文献
1) 齊藤治：便秘・下痢．In：佐藤哲男：わかりやすい疾患と処方薬の解説2003．東京；アークメディア，101-103；2002

問11 解答 (c)

【解説】本症例の異常をまとめると次のようになる．① 無症状で軽度の黄疸を認めるが，明らかな肝機能障害を有しない，② 直接ビリルビン優位である，③ 尿中コプロポルフィリン排泄量が正常であるが，尿中コプロポルフィリンIが大部分を占める(正常ではCP-IIIが75%)．① の情報のみから，本例が体質性黄疸であることが疑われる．体質性黄疸は溶血，肝細胞障害，胆汁うっ滞は関与しないと判断できる血中ビリルビン(直接型または間接型)の上昇した状態をいう．成因は何らかの先天性のビリルビン代謝異常による．体質性黄疸は，間接ビリルビンが増加するCrigler-Najjar症候群1型および2型，Gilbert症候群，直接ビリルビンが増加するDubin-Johnson症候群，Rotor症候群に分類される．前者はすべてbilirubin UDP-glucuronosyltransferase(UGT1A1)活性の低下により発症する．このうちGilbert症候群は人口の約5％に認められ，日常臨床にて高頻度に遭遇する．後者のうちDubin-Johnson症候群は肝細胞胆管側に局在するmultidrug resistance protein 2(MRP2)の欠損により発症する．MRP2は肝細胞から胆汁中に抱合型ビリルビンを輸送する蛋白質であるが，抱合型ビリルビン以外の多くの有機陰イオンも基質とする．Rotor症候群の成因はいまだ明らかではないが，

肝細胞内の glutathione-S-transferase (GST) の異常と考えられている．本例は直接型優位の血中ビリルビン上昇があることから Dubin-Johnson 症候群か Rotor 症候群である．この2つを鑑別するためには，①ブロモスルホフタレイン(BSP)負荷試験(Rotor 症候群で著明に遅延するが Dubin-Johnson 症候群では遅延は軽度で BSP の 90〜120 分での再上昇が認めらる．しかし現在わが国では BSP が使用できないので ICG 負荷試験を行い，高度排泄遅延があれば Rotor 症候群と診断する)，②尿中コプロポルフィリン(Dubin-Johnson 症候群ではその排泄量は正常であるが，尿中コプロポルフィリン I が 80% 以上占めることが特徴である)，腹腔鏡による黒色肝の確認(Dubin-Johnson 症候群に特徴的)などを行う．

◆文献
1) 小林由直, 上硲俊法, 足立幸彦：体質性黄疸. In：下条文武, 斉藤康(監)：ダイナミックメディシン4. 新潟；西村書店, 15章 68-70；2003

問12 解答 (e)
【解説】 HBs 抗原陽性は現在の感染を示す．HBs 抗体陽性は中和抗体であり，血中に B 型肝炎ウイルスが存在しないと考えてよいが，HBs 抗体陽性は過去の感染の既往以外にワクチン接種後に陽性となる．この2つの鑑別が必要な場合は HBc 抗体測定が有用である．ワクチン接種後には HBc 抗体は出現しないからである．一方 HBe 抗原/抗体に関しては，HBe 抗原は野生株の B 型肝炎ウイルスの存在を示す．HBe 抗体陽性は血中からの B 型肝炎ウイルスの消失を示す場合があるが，HBs 抗原陽性の場合は pre-C 領域の変異を有する変異株の存在を示す．DNA ポリメラーゼは，ウイルスの増殖の程度を示す．すなわち DNA ポリメラーゼ陰性は B 型肝炎ウイルスの増殖が少ないことを示し，低ウイルス量と判断することが可能であるが，ウイルスの消失を示すものではない．

他の B 型肝炎ウイルスマーカーとしては，HBV-DNA がある．HBV-DNA は抗ウイルス療法の経過を追うのに繁用されている．B 型肝炎ウイルスには，少なくとも 8 個の遺伝子型(A, B, C, D, E, F, G, H)が確認されており，各々の遺伝子型による臨床的特徴が明らかになってきている．わが国に最も多い B 型肝炎ウイルスの遺伝子型は C である(約 80%)．遺伝子型 B は日本人の約 15% を占める．遺伝子型 C は B に比してインターフェロンの感受性が低いなどの特徴がある．

◆文献
1) 岡本宏明：肝炎ウイルス. In：下条文武, 斉藤康(監)：ダイナミックメディシン4. 新潟；西村書店, 15章 16-20；2003

問13 解答 (c)
【解説】 注入された ICG は血液中でアルブミンやリポプロテイン(主に HDL)に結合する．循環した ICG は，大部分が肝細胞に取り込まれ，胆汁中に排泄される．ICG の生体内での動きはビリルビンと似ているが，肝細胞内で抱合型を形成しない点が異なる．一方，従来肝臓における色素排泄試験として用いられていたブロモスルホフタレイン(BSP)は肝細胞においてグルタチオンで抱合される．このような機序から ICG 15 分停滞率は肝血流と肝細胞から胆汁中へのビリルビンなどの有機陰イオンの排泄を反映する．

ICG 15 分停滞率が上昇する病態としては，①肝臓からのビリルビンの排泄が障害されている肝硬変，胆汁うっ滞，Rotor 症候群，②肝血流が低下している，心不全，出血，③先天的に ICG 排泄障害を認める体質性 ICG 排泄異常症，などがある．体質性 ICG 排泄異常症は，その原因はいまだ明らかではないが血清ビリルビン濃度を含めた肝機能検査が正常でかつ BSP 排泄も異常を認めない状態のことをいう．通常偶然行った ICG 試験の際に見つかるが，治療は不要である．ICG 15 分停滞率が高度に上昇する状態は，Rotor 症候群と体質性 ICG 排泄異常症であり，ともに 80% 以上の停滞率を示す．Gilbert 症候群では ICG 試験で異常を認めない．Dubin-Johnson 症候群は BSP 負荷試験で軽度の排泄障害と 90〜120 分での再上昇が認められるが，ICG 試験ではおおむね正常値となる．肝硬変では ICG 15 分停滞率が上昇するが通常 50% 程度までであり，Rotor 症候群

や体質性ICG排泄異常症のように80％以上の停滞率を示すことはない．

◆文献
1) 松田春甫，神坂和明：インドシアニングリーン（ICG），ブロモスルホフタレイン（BSP）．In：Medical Practice編集委員会（編）：臨床検査ガイド 2003〜2004. 東京；文光堂，346-348；2003

【問14】 解答 (c)

【解説】 肝腎症候群は非代償性肝硬変など重症肝障害に伴い発症する急性腎不全である．本症の病態は，腎血管の著明な収縮による有効腎動脈血流量の低下であり，腎前性腎不全と類似した検査所見を呈するが，補液が無効であることが多い．全身の末梢血管の拡張を伴うことが多く，中心静脈圧が正常より高いことが多い点で腎前性腎不全と鑑別が可能である．肝腎症候群の尿所見で特徴的な点は病初期における尿中ナトリウム排泄の低下である．しかし本症が進行すると急性尿細管壊死をきたす例も多く，尿中ナトリウム排泄が増加する例もある．蛋白尿は認めないか，あっても軽度のことが多い．

本症の診断は日常臨床上必ずしも容易ではないが，表2-1の診断基準を参考にすることは有用である．本症は，一般的に進行性であり予後はきわめて悪い．本症の発症の契機として，急速な有効循環血液量の減少（腹水穿刺，出血，過剰な利尿薬投与）や造影剤，NSAIDの使用などが知られているため，これらの原因の除去は重要である．本症の治療法として肝移植が有効であるとの報告がある（腎移植は無効である）．

◆文献
1) 勝田悌実：肝腎症候群．In：下条文武，斉藤康（監）：ダイナミックメディシン4．新潟；西村書店，15章 73-75；2003

【問15】 解答 (d)

【解説】 劇症肝炎の診断に対する設問である．わが国では，劇症肝炎と，欧米で用いられる急性肝不全とがしばしば同一概念として扱われる．しかし，劇症肝炎というのは，病理学的な病名であるのに対し，肝不全とは一種の症候群である．した

表2-1 肝腎症候群の診断基準（International Ascites Club, 1999）

大項目（すべてを満たす必要がある）
1. 進行した肝不全が存在する
2. 糸球体濾過率の低下（血清Cr＞1.5 mg/dlまたは24時間Ccr＜40 ml/分）
3. ショック，細菌感染，体液喪失，腎毒性薬剤の投与がない
4. 利尿薬の中止と1.5 lの血漿増補液輸液による血漿増容によっても持続的な腎機能の改善（血清Cr≦1.5 mg/dlまたは24時間Ccr≧40 ml/分）がない
5. 蛋白尿が＜500 mg/日でエコー上閉塞性の尿路病変や実質性腎疾患がない

付加的項目
尿量＜500 ml/日
尿ナトリウム濃度＜10 mEq/l
尿浸透圧＞血漿浸透圧
尿沈渣（赤血球）＜50/hpf
血清ナトリウム濃度＜130 mEq/l

表2-2 犬山シンポジウムによる劇症肝炎の診断基準

劇症肝炎とは肝炎のうち症状発現後8週以内に高度の肝機能障害にもとづいて肝性昏睡度以上の脳症をきたし，プロトロンビン時間40％以下を示すものとする．
そのうちには発病後10日以内に脳症が発現する急性型とそれ以後に発現する亜急性型がある．

亜急性型にはfulminant hepatitis（Lucke & Mallory, 1946）が含まれ，亜急性型には亜急性肝炎（日本消化器学会，1969）の一部が含まれる．

がって，肝不全を起こす原因は，肝炎ウイルス，薬剤，循環不全など多岐にわたるが，わが国での急性肝不全の原因としてウイルス性肝炎が多いため，わが国では劇症肝炎が急性肝不全と同義語のように使われている．ウイルス性肝疾患の中でもB型肝炎ウイルスによる劇症肝炎が原因として多い．劇症肝炎の診断基準としてわが国で最も汎用されているのは1981年の犬山シンポジウムでの基準である（表2-2）．したがって，劇症肝炎の診断に必要な検査は，凝固能検査でありトランスアミナーゼ値やビリルビン値はその診断に必須ではない．また，脳波検査も脳症の診断に必須ではない．先行する慢性肝疾患が存在しないことが原則であるが，B型肝炎ウイルスの無症候性キャリアが急性増悪した場合は含めている．

一方，プロトロンビン時間が40％以下であるが脳症がⅠ度以内の場合は急性肝炎重症型として扱われている．急性肝炎重症型からは約30％が劇症化すると考えられている．

◆文献
1) 劇症肝炎の診断基準．In：犬山シンポジウム記録刊行会（編）：A型肝炎，劇症肝炎―第12回犬山シンポジウム．東京；中外医学社，110-230；1982
2) 藤原研司，持田智，松井淳：劇症肝炎，遅発性肝不全の全国集計（2000年）．厚生労働省特定疾患対策事業「難治性の肝疾患に対する研究班」平成13年度報告書，2002
3) 杉原潤一，内藤智雄，石木佳英，他：わが国における劇症肝炎の予後予測と肝移植の適応に関する多施設研究―日本急性肝不全研究会1996年肝移植適応ガイドラインの策定の経緯．肝臓 42；543-557；2001
4) 滝川康裕，鈴木一幸：劇症肝炎・LOHFの現況―内科的治療．日本消化器病学会雑誌 99；905-912；2002

週1回の投与で有効な血中濃度を持続し，これまでのインターフェロンよりも高い効果を示す．しかし，HCV-1bに対して有効なのはウイルス量が500 KIU/ml程度までの場合であり，本症例ではウイルスの排除は期待できない．

(e) リバビリンは核酸アナログの一種の経口薬であり，効果発現の機序としてHCV遺伝子の変異を増加させることによりインターフェロン感受性を高める作用や免疫増強作用が考えられている．ペグインターフェロンとの併用により，本症例のような難治性のHCV-1b高ウイルス量（100 KIU/ml以上）症例であっても，12か月投与では50％程度のウイルス排除率が報告されている．ただし，溶血性貧血，催奇形性，脳出血などの副作用があり，使用には注意が必要である．本症例では，ウイルス排除を目的として抗ウイルス治療を施行するのであれば，ペグインターフェロン/リバビリン併用療法が必要である．

問16　解答　(e)

【解説】(a) C型慢性肝炎は無症状であっても，肝硬変，肝癌に進展する．最も有効な進展予防策は，抗ウイルス治療によるHCVの体内からの排除である．本症例は45歳と比較的若年であるにもかかわらず，既に肝線維化はF3に進展し，血小板も11万/μlでALTは130単位であり肝発癌の危険性は高い．したがって無症状であっても単なる経過観察は好ましくない．

(b) ウルソデオキシコール酸は親水性の胆汁酸製剤であり，抗アポトーシス作用，免疫調節作用などにより肝炎の活動性を軽減すると考えられている．しかし，直接の抗ウイルス効果はなく，肝線維化抑制作用，肝発癌抑制作用についても十分な証明はなされていない．抗ウイルス治療の適応がない，あるいは無効であった場合に試みる治療である．

(c) 本症例のようなHCV-1bの高ウイルス症例に対する6か月間のインターフェロン単独療法の効果はきわめて限定的であり，5％程度の有効率を示すに過ぎず，本症例の治療には不適切である．

(d) ペグインターフェロンはポリエチレングリコール（PEG）を結合したインターフェロンであり，

問17　解答　(c)

【解説】囊胞性膵腫瘍の問題であるが，近年，膵管内乳頭腫瘍（intraductal papillary mucinous tumor：IPMT）と粘液性膵囊胞腫瘍（mucinous cystic tumor：MCT）の鑑別が重要となっており，かなり明確な特徴が判明している．本症例のようなMCTはmacrocystic cystadenomaとも呼ばれ，通常厚い線維性被膜を持つ巨大球形の多房性腫瘍である．本症例のように中心部に大きな（図2-9, 13頁参照），辺縁には小さな腔を有する（図2-10, 13頁参照）傾向がある．ほぼ全員が女性で卵巣様間質を有している．悪性のポテンシャルが高く，手術の絶対適応である．一方，IPMTは膵管内に発育する乳頭腫で，主膵管型と膵管分枝型に分けられる．高齢男性の膵頭部に好発するが，男女比はほぼ2：1である．主膵管や膵管分枝は粘液の貯留のために種々の程度に拡張する．組織学的には高円柱状粘液細胞からなる乳頭増殖が主体である．異型の程度により軽度異型，中等度異型，高度異型，癌に分類される．

◆文献
1) 木村理：特殊な膵腫瘍の診断と治療―囊胞性膵腫瘍．内科 86；931-937；2000

問18　解答　(c)

【解説】　図2-11(14頁参照)の腹腔鏡所見では，肝表面と壁側腹膜との間に血管に乏しい線維性の癒着，いわゆるviolin-string adhesionを認め，肝周囲炎の存在が疑われる．若年女性に発症した右季肋部痛で，上部消化管疾患や胆石，胆嚢炎，膵炎などの疾患が否定された場合は，クラミジア肝周囲炎(Fitz-Hugh-Curtis症候群：FHCS)を念頭に置いた精査が必要である．

　FHCSは，1930年にCurtis，1934年にFitz-Hughにより報告された生殖器感染に伴う肝周囲炎であり，*Chlamydia trachomatis*が主たる起因菌であると考えられている．性行為や人工中絶などの子宮内操作が誘引となり骨盤内炎症が生じ，上行感染によって肝周囲炎が生じるものと考えられている．臨床症状としては，骨盤内炎症性疾患の症状(下腹部痛，腰痛，帯下など)が先行した後，約1週間後に突然出現する右上腹部痛が特徴的であり，腹痛は体動や呼吸によって増強する．血液検査上は炎症所見の他は正常であることが多く，超音波検査あるいは腹部CT検査で肝被膜の肥厚が描出される可能性も低い．確定診断は，腹腔鏡により肝被膜と腹壁間の特徴的な線維性癒着を確認するか，被膜病変部からの*Chlamydia trachomatis*の分離によって行うが，腹腔鏡検査は侵襲が大きな検査であるため，血清抗*Chlamydia trachomatis*抗体(IgG，IgA)および腟分泌液中の*Chlamydia trachomatis*感染を証明できれば，本症候群として差し支えない．治療は，マクロライド系，テトラサイクリン系，ニューキノロン系抗菌薬を2週間投与することが推奨されている．

　結核性腹膜炎では，腹腔鏡検査で壁側腹膜や臓側腹膜に散在する種々の大きさの黄白色結節の存在，腹水の存在が診断確定の上で重要であるが，腹腔内癒着も高頻度に認められる．腹膜中皮腫の腹腔鏡所見は，腹膜全般に散布する大小不同の結節，腹膜肥厚，腹水が特徴的とされるが，まれな疾患である．腹膜偽粘液腫や急性間欠性ポルフィリン症では腹腔内にこのような線維性癒着は認められない．

◆文献
1) Curtis AH : A cause of adhesion in the right upper quadrant. JAMA 94 ; 1221-1222 ; 1930
2) Fitz-Hugh T : Acute gonococcic peritonitis of the right upper quadrant in women. JAMA 102 ; 2094-2096 ; 1936
3) 田中一志：クラミジア・トラコマチス感染症．日本臨牀増刊号　新世紀の感染症学(上)—ゲノム・グローバル時代の感染症アップデート．東京；日本臨牀社，485-489；2003

問19　解答　(b)(d)

【解説】　病歴と図2-12(14頁参照)より，胃角部小彎にできた活動期の消化性潰瘍と考えられる．

(a) 悪性病変や胃潰瘍穿孔の場合には外科的手術が必要であるが，本例の場合は直ちに手術になることはない．

(b) 胃潰瘍の原因として*Helicobacter pylori*のかかわりが明らかとなっており，2000年11月より除菌治療が保険適用となった．

(c) 黒色便や貧血があり潰瘍からの出血が疑われるが，現時点では出血を認めないため，止血術は不要である．

(d) 胃潰瘍の初期治療は，プロトンポンプ阻害薬もしくはH₂受容体拮抗薬などの酸分泌抑制薬が主体となる．

(e) 胃潰瘍の治療において，酸分泌抑制薬に防御因子増強薬が併用されることもあるが，その効果については確定していない．

◆文献
1) 科学的根拠(evidence)に基づく胃潰瘍診療ガイドラインの策定に関する研究班編：EBMに基づく胃潰瘍診療ガイドライン．東京；じほう；2003

問20　解答　(c)(e)
　　　　禁忌肢　(a)

【解説】　図2-13(15頁参照)では胃体部大彎中心に多発するポリープを認め，図2-14(15頁参照)でわかるようにそのうちの1つは有茎性である．生検では，腺窩上皮が過形成を示す過形成ポリープの所見で，悪性所見は認めなかった．胃の良性ポリープの中で最も多いタイプで，約2％が癌化する．

(a) 良性ポリープのため手術の必要はなく，胃

全摘は禁忌である．
　(b) EMR を行う必要はない．
　(c) 2 cm 以上になると癌化する確率が高くなるとされ，生検は行う方が良い．
　(d) 除菌治療によりポリープが縮小したという報告もあるが，現時点では推奨すべき治療法ではない．
　(e) ポリペクトミーを行えば病変が完全切除でき，ポリープ表面からの出血も防止できる．

問21　解答　(c)(e)
【解説】　図 2-15 (15 頁参照) で，胃体部大彎のひだ上に多発性の出血びらんを認め，急性胃粘膜病変 (acute gastric mucosal lesion : AGML) が最も考えられる．近医で上気道炎と診断され投薬を受けているが，咽頭痛に対して NSAIDs (non-steroidal anti-inflammatory drugs) が投与された可能性が高く，NSAIDs が原因の AGML である可能性が高い．
　(a) 除菌治療を行うのは，慢性胃潰瘍で Helicobacter pylori が陽性の場合である．
　(b) 病歴と内視鏡所見から，悪性の可能性は否定される．
　(c) NSAIDs が投与されていれば，その内服を直ちに中止する．
　(d) 本症例では明らかな出血はなく，止血術は不要である．また AGML が原因の出血に対しては，純エタノール局注よりも止血薬などの薬物撒布の方が効果的である．
　(e) AGML は，原因となった薬物を中止して酸分泌抑制薬や防御因子増強薬などを投与することにより速やかに軽快することが多い．

問22　解答　(a)(c)
【解説】　各種の栄養素の中で，脂肪は消化吸収過程が複雑なために消化吸収障害が最も起こりやすい栄養素である．脂肪 (トリグリセリド) の消化吸収過程としては，① リパーゼにより水解されてモノグリセリドと遊離脂肪酸となり，② 胆汁中の抱合胆汁酸とともにミセルを形成し，③ モノグリセリドと遊離脂肪酸は小腸細胞内に吸収され，④ カイロミクロンを形成し，⑤ リンパ系へ運ばれる．
　脂肪の消化吸収障害の検査法としては，糞便を Sudan Ⅲ で染色して光顕的に観察する方法や糞便中の脂肪量を化学的に定量する方法がある．1日 6 g 以上の脂肪の糞便中排泄があれば一般に脂肪便とみなされ，脂肪の消化吸収過程の障害があることを意味する．
　盲係蹄症候群では腸内容物のうっ滞のために腸内細菌の異常増殖をきたす．その異常増殖した腸内細菌によって抱合型胆汁酸の脱抱合が進む．そのため脂肪のミセル形成が障害され，脂肪の消化吸収障害が起こる．進行した慢性膵炎では膵外分泌能の低下，すなわちリパーゼ分泌量の低下により脂肪の消化障害が起こる．さらに重炭酸塩の分泌不全により胃酸の中和ができないため，十二指腸内 pH が低下し，リパーゼ活性が低下することも脂肪の消化障害の原因になる．過敏性腸症候群では下痢はあっても脂肪の消化吸収障害はみられない．大腸全摘後，潰瘍性大腸炎は通常小腸に病変がないので下痢はあっても脂肪の消化吸収障害はみられない．

◆ 文献
1) 中村孝司：消化・吸収と吸収不良症候群．In：高久史麿，尾形悦郎，黒川清，他 (編)：新臨床内科学第 8 版．東京；医学書院，749-754；2002

問23　解答　(a)(c)
【解説】　抗菌薬関連性腸炎には，偽膜を形成する偽膜性腸炎と出血を主徴とする急性出血性腸炎がある．本問題の大腸内視鏡検査では，大きさ数 mm の円形丘状～半球状の隆起が多発しており，偽膜性腸炎の典型像といえる．
　偽膜性腸炎はセフェム系，合成ペニシリン系，リンコマイシン，クリンダマイシンなどの抗菌薬投与により菌交代現象が生じ，Clostridium difficile 菌が増殖し，産生された毒素により腸炎を起こす．抗菌薬投与後数日 (4～6 週以内) で下痢，腹痛，腹部膨満，発熱で発症し，高齢者や術後および重篤な基礎疾患を有する者に好発し，軽症からショック症状を呈する重症例まである．大腸内視鏡検査では，大きさ数 mm の黄白色円形

の偽膜が多発してみられる．重症例では偽膜は癒合傾向を示し，不整形〜地図状となる．診断は内視鏡的に偽膜を証明することに加え，便の嫌気性培養での菌の同定や便中毒素の測定にて行う．原因物質の投与中止で多くは軽快するが，バンコマイシンの経口投与で治療期間が短縮される．原因物質中止後の遷延例には輸液を中心とした全身管理を，また中毒性巨大結腸症やショック，腸管穿孔，腹膜炎をきたした重症例には中心静脈栄養として腸管安静と全身状態の改善をはかる．

Klebsiella oxytoca は急性出血性腸炎で検出されることが多い．抗 TNF-α 抗体は Crohn 病の治療薬である．副腎皮質ステロイド薬注腸療法は潰瘍性大腸炎の治療法である．

◆文献
1) 棟方昭博：腸炎．In：杉本恒明，小俣政男，水野美邦（総編集）：内科学第 8 版．東京；朝倉書店，988-992；2003

(問24) 解答 (a)(e)

【解説】 劇症肝炎に対する近年の治療法についての問題である．脳死肝移植がまだ一般的に行われていないわが国での治療法の主体は，やはり内科療法である．うち，1998〜2000 年にかけての劇症肝炎での治療法で，最も多く施行されているのは血漿交換療法であり，全体の 90％以上の症例で行われている．また，血液濾過透析療法も 70％以上の症例で行われており，血液浄化療法が劇症肝炎の補助療法として行われている実態を明らかにしている．ただし，これらの血液浄化療法は根本治療法ではないのは明らかで，肝炎自体に対する治療は，例えば B 型肝炎ウイルスの急性増悪が原因の場合はラミブジン投与を行う．また，劇症肝炎の場合，過剰な免疫反応や高サイトカイン血症の関与が想定されているために，副腎皮質ステロイド薬投与（ステロイドパルス療法を含む）も約半数の症例で行われている．また，抗凝固療法も約半数の症例で行われているが，これはまだ海外でその有効性が認められたものではない．一方，近年実施率が低下している治療法はグルカゴンインスリン療法と特殊組成アミノ酸製剤静注療法が挙げられる．1995 年には 70％以上の症例で施行されていたが，1998〜2000 年の調査で特殊アミノ酸製剤補充療法を施行した症例でより死亡率が高かったことより，近年では実施率は低下している．とりわけ，アンモニアが上昇しているような症例では，特殊アミノ酸製剤大量補充療法によりさらなる窒素負荷がかかりアンモニアの上昇を増悪させる可能性が強いのでむしろ禁忌に近い考え方となっている．グルカゴンインスリン療法は 1975 年にラット肝臓での実験データを基に使用されることがわが国では多かったが，1990 年代初期にそのヒト臨床での有効性を否定する報告が相次いでなされている．また，感染症，DIC，腎不全，消化管出血などの合併症の存在も，救命率を下げる要因となるため，早期の合併症対策も必要となる．とりわけ，消化管出血の予防に H_2 ブロッカーの有効性が報告されている．

◆文献
1) 持田智，藤原研司：劇症肝炎・LOHF の現況―我が国における劇症肝炎，LOHF の実態．日本消化器病学会雑誌 99；895-904；2002
2) 滝川康裕，鈴木一幸：劇症肝炎・LOHF の現況―内科的治療．日本消化器病学会雑誌 99；905-912；2002
3) Hoofnagle JH, Carithers RL Jr, Shapiro C, et al : Fulminant hepatic failure—summary of a workshop. Hepatology 21；240-252；1995
4) Harison PM, Hughes RD, Forbes A, et al : Failure of insulin and glucagon infusion to stimulate liver regeneration in fulminant hepatic failure. J Hepatol 10；332-336；1990
5) Lee WM : Management of acute liver failure. Semin Liver Dis 16；369-378；1996

(問25) 解答 (d)(e)

【解説】 (a)は誤り．食道静脈瘤の形成に関与する主要な静脈は，胃の小彎を走行する左胃静脈［胃冠状静脈（coronary vein）］である．食道・胃静脈瘤には左胃静脈のほか，短胃静脈や後胃静脈なども関与している．

(b)は誤り．臍傍静脈は門脈左枝臍部から肝円索に沿って腹壁内を臍に向かって走行し，腹壁の皮静脈に連結するか，あるいは下腹部方向に向かい外腸骨静脈に連結する．腹壁の怒張した皮静脈が臍を中心として放射状に観察できる場合は，メズサの頭（caput medusae）と呼ばれているが，実

(c)は誤り．脾腎短絡路では脾門部から左の腎静脈に短絡する．この短絡路が太く発達すると脾門部静脈から短絡路への血流が増すだけでなく，アンモニア濃度の高い上腸間膜静脈血が脾静脈を逆流し，短絡路を通って体循環に流入する．このような例では慢性的に肝性脳症を繰り返す場合が多い．

(d)(e)は正しい．門脈-大循環短絡が発達すればアンモニアを多く含む門脈血が体循環に直接流入するため，当然のことながら高アンモニア血症をきたす．この短絡血液量が増えれば増えるほど，肝内門脈枝から肝実質そして肝細胞を灌流する門脈血液量が減少する．その結果，肝臓は徐々に萎縮し，アルブミンの低下，ビリルビン値の上昇，凝固因子の低下など，肝不全徴候の進行がみられる．

◆文献
1) 税所宏光，江原正明，松谷正一：門脈圧亢進症．In：税所宏光，江原正明，松谷正一（編）：肝臓総合画像診断テキスト．東京；文光堂，223-250；2002

(問26) 解答 (b)(e)
【解説】 重症膵炎はいまだに死亡率が高く，厚生労働省の特定疾患に含まれる．病理学的には壊死性膵炎であり，感染性膵壊死，膵膿瘍の存在は重症膵炎の病態としてきわめて重要である．膵炎発症当初は壊死組織は無菌的であるが，経過中に bacterial translocation などにより感染をきたしやすい．治療の一環として抗菌薬の投与が必要なのはこのためである．重症感染症は急性膵炎の重症度スコアでも予後因子①に含まれ，全身性炎症反応症候群 (systemic inflammatory response syndrome : SIRS) の診断基準を満たすことになり，きわめて予後不良となるので，至急専門施設への搬送を要する．重症膵炎では血管透過性の亢進によって大量の体液がいわゆる third space に移動するので，有効循環血漿量の減少が起こる．血管透過性亢進を抑制する有効な薬剤がない現状では，早期に大量輸液を行わないと hypovolemic shock から多臓器不全に陥る．膵壊死の程度や炎症の膵外進展診断には造影 CT が必須である．

適切な輸液管理がなされ，尿量が確保されていれば造影剤を使用することをためらう必要はない．わが国の急性膵炎の約 20% は胆石性であり，近年の内視鏡技術の進歩により，従来は禁忌とされてきた急性膵炎における経十二指腸乳頭的な処置が重症化の予防，症状の早期改善につながるとされている．胆石性膵炎の機序としては胆石の嵌頓により膵液流出障害・膵管内圧上昇と，胆石嵌頓部より上流の共通管を介して胆汁が膵管内へ逆流すること，の 2 つが考えられている．内視鏡的乳頭切開術の後，胆石を除去するが，乳頭切開術にも出血などの合併症があり注意すべきである．

◆文献
1) 片岡慶正，十亀義生，阪上順一，他：膵炎の診断・治療―重症急性膵炎の見極めのポイントと治療．内科 86；945-953；2000
2) 石原武，露口利夫，山口武人：膵炎各論(1)急性膵炎―内視鏡的治療の適応と時期．In：大槻眞（監）：臨床医のための膵炎 Basic & Clinical Science．東京；現代医療社，115-117；2002

(問27) 解答 (a)(d)
【解説】 近年特にわが国において自己免疫性膵炎 (autoimmune pancreatitis : AIP) の症例報告が増加しており，内科医としてその存在は知っておく必要がある．女性に多い他の自己免疫性疾患と異なり，高齢の男性に多く，膵頭部に病変がある場合の閉塞性黄疸以外は腹痛などの自覚症状に乏しい．画像診断では膵のびまん性腫大と膵管の不整狭細像，検査成績では血清 IgG4 の上昇が特徴的である．治療としてはステロイドの内服により多くは軽快する．

膵石は慢性膵炎の合併症で最も多いものであるが，成因によって差がある．アルコール性慢性膵炎で最も多く，多くは小結石が膵管分枝にまでびまん性にみられ，特発性や遺伝性膵炎では大結石が主膵管内に存在することが多い．

男女比は約 2〜4：1 であり，男女とも患者数は増加している．ただ新規の発病者が増加しているというよりも患者が蓄積しており，受診者総数が増加しているとも考えられている．

慢性膵炎の病期を代償期，移行期，非代償期に分類（ステージング）することは厚生省（当時）慢性

膵炎研究班から治療方針決定のために提唱された．主に膵機能と症候に重点を置いており，代償期は膵外分泌機能が保たれている時期であり，血中・尿中膵酵素の上昇を伴う腹痛発作を反復する．その後膵の線維化が進行して非代償期になると膵機能が低下・枯渇し，疼痛はむしろ消失し，膵酵素の上昇もみられなくなる．

慢性膵炎の診断基準は画像診断（US，CT，MRI，ERCP），膵外分泌機能検査（PFD 試験），膵組織検査（生検，手術）の3つにより確診所見，準確診所見が定義されている．本来このような診断基準は腹痛などの臨床症状を有する症例に適応されるが，無痛性・無症候性の慢性膵炎も存在することから診断基準には症状は含まれていない．

◆ 文献
1) Hamano H, Kawa S, Horiuchi A, et al : High serum IgG4 concentrations in patients with sclerosing pancreatitis. N Engl J Med 344 ; 732-738 ; 2001
2) 須賀俊博，藤永明，宮川宏之，他：膵炎各論(2)慢性膵炎―合併症，重症度・ステージングと予後．In：大槻眞(監)：臨床医のための膵炎 Basic & Clinical Science．東京；現代医療社，172-179；2002
3) 小泉勝：膵炎各論(2)慢性膵炎―定義・概念，我が国の実態．In：大槻眞(監)：臨床医のための膵炎 Basic & Clinical Science．東京；現代医療社，144-152；2002
4) 日本膵臓学会：日本膵臓学会慢性膵炎臨床診断基準 2001．膵臓 16；560-561；2001

問28 解答 (a)(b)

【解説】 胆道癌および膵癌の腫瘍マーカーとして広く臨床的に用いられているものには大きく胎児性蛋白と糖鎖性抗原に分けられ，前者には CEA（carcinoembryonic antigen）が，後者には CA19-9，CA50，DU-PAN-2，SLX（シアリル stage-specific embryonic antigen-1：SSEA-1）などが含まれる．CEA は 1965 年に Gold らによって大腸癌組織と胎児消化器上皮に共通に存在する抗原として報告された分子量約 18 万の糖蛋白質である．陽性率は大腸癌，胆道癌，膵癌で 50～70%と高く，次に肺癌で 40～60%，胃癌で 30～40%である．胆嚢炎や胆管炎，膵炎においても上昇するが，悪性疾患に比べれば軽度の上昇にとどまることが多い．血液型糖鎖抗原はⅠ型，Ⅱ型およびムチン型糖鎖抗原の3つに大別されるが，Ⅰ型糖鎖末端にフコースが結合した構造が Lewis a（Le^a）であり，Ⅱ型糖鎖末端にフコースが結合したものが Lewis x（Le^x）である．CA19-9 は Le^a の基本骨格にシアル酸が結合したもので，膵癌で 80～90%，胆道癌で 70～80%の陽性率を示す．しかし，日本人の約 7～10%に存在するフコース転移酵素が欠如した Le^{a-b-} の個体では CA19-9 は産生されないので注意を要する．CA19-9 は閉塞性黄疸，慢性肝炎や肝硬変などの良性疾患でも 10～40%の偽陽性を示す．DU-PAN-2 は 2→3 シアリル Le^c 抗原を認識する抗体であり，癌での陽性率は，膵癌で 70～80%，胆道癌で 60～70%と CA19-9 よりやや低いが，Le^{a-b-} の患者でも陽性になるため CA19-9 の欠点を補完できる．しかし，慢性肝炎や肝硬変などの良性肝疾患や，胆道炎症を伴う胆石症でも高値を示すことが少なくない．SLX（シアリル SSEA-1）は Le^x の基本骨格にシアル酸が結合したもので，Ⅱ型糖鎖抗原の代表である．肺癌や卵巣癌における陽性率が高く，胆道癌や膵癌での陽性率は 50～60%である．Ⅱ型あるいはムチン型糖鎖抗原の良性疾患における陽性率はⅠ型に比べ非常に低率で，良性・悪性疾患の鑑別に有用である．近年，シアリル Le^a 抗原やシアリル Le^c 抗原が，血管内皮細胞の細胞接着分子である E-セレクチンのリガンドであることが明らかにされ，癌の血管浸潤や血行性転移に関与している可能性が示唆されている．

◆ 文献
1) Kawa S, Tokoo M, Oguchi H, et al : Epitope analysis of SPan-1 and DUPAN-2 using synthesized glycoconjugates sialyllact-N-fucopentaose Ⅱ and sialyllact-N-tetraose. Pancreas 9 ; 692-697 ; 1994
2) Takada A, Ohmori K, Yoneda T, et al : Contribution of carbohydrate antigens sialyl Lewis A and sialyl Lewis X to adhesion of human cancer cells to vascular endothelium. Cancer Res 53 ; 354-361 ; 1993

問29 解答 (b)(c)(d)

【解説】 本症例では身体的所見および血液検査から全身性強皮症と診断される．全身性強皮症は線

維化，変性による皮膚の硬化性病変が主体となるが，皮膚にとどまらず関節や骨格筋，内臓諸臓器（消化管，肺，心，腎）に病変が及ぶ原因不明の全身性結合組織疾患である．消化管では食道病変の合併が多く，その頻度は8割以上にものぼるとの報告がある．特に食道下部2/3で粘膜の菲薄化，固有層や粘膜下層の膠原組織の増加，筋層の萎縮と線維による置換がみられる．この組織変化により食道の蠕動運動低下，下部食道の拡張，逆流性食道炎が発生する．また強皮症患者では，内視鏡的に逆流性食道炎が認められる頻度が高く50〜60％以上との報告があり，他の膠原病と比べて有意に高いことが知られている．

(a) 下部食道を中心に食道粘膜全周を覆う潰瘍性病変を認めロサンゼルス分類では Grade D に相当すると考えられる．Grade A は5 mm 未満の粘膜断裂である．

(b) 前記のとおりであり正しい．

(c) 十分量のプロトンポンプ阻害薬の投与を受けながら，夜間に胃内pHが1時間以上にわたって4以下となる現象が nocturnal gastric acid breakthrough と定義されている．本症例での24時間食道内pH測定グラフからこの概念に当てはまることがわかる．

(d) 強皮症患者における下部食道括約部機能の廃絶は，加齢に伴う逆流性食道炎の終末像とも考えられ，薬物療法に強い抵抗性を示すことが予測される．

(e) 外科療法として Nissen 法，Toupet 法，などが行われている．Heller 法は食道アカラシアに対する術式である．

◆文献
1) Attar A : Digestive manifestations in systemic sclerosis. Ann Med Interne (Paris) 153 ; 260-264 ; 2002
2) 桜井万弓，林勝男：逆流性食道炎の基礎病態/合併症—膠原病/代謝性疾患．日本臨牀 58 ; 1908-1910 ; 2000
3) Peghini PL, Katz PO, Bracy NA, et al : Nocturnal recovery of gastric acid secretion with twice-daily dosing of proton pump inhibitors. Am J Gastroenterol 93 ; 763-767 ; 1998
4) 幕内博康，島田英雄：逆流性食道炎の治療学—外科療法．日本臨牀 58 ; 1871-1876 ; 2000

問30　解答　(a)(b)(d)
【解説】　大腸内視鏡は大腸疾患の診断だけではなく，大腸ポリープや早期大腸癌に対するポリペクトミーや内視鏡的粘膜切除術（endoscopic mucosal resection : EMR）などの治療においても重要な役割を担っている．

全大腸内視鏡検査を目的とする場合は，前処置として検査の3〜4時間前より，経口腸管洗浄液を投与する．検査の前日夜には下剤を投与する．激しい下痢を有する症例では，前処置なしでも目的とする観察や生検は可能である．

大腸内視鏡の適応は広いが，急性腹症や激しい炎症を伴うような症例では，一般的に禁忌である．例えば，イレウス状態の症例では検査によって悪化する場合があるので，腹部単純X線撮影や腹部超音波検査，CT検査などを優先すべきである．

偶発症の90％以上は出血と穿孔で占められており，その他は基礎疾患に関連したと思われる意識障害，呼吸停止，心疾患，けいれん，ショックなどが報告されている．術後の出血の多くは3日以内に発生することが多い．

抗凝固薬，抗血小板薬を服薬中の被検者では，生検やポリペクトミーによって出血の危険が高まる．したがって，内視鏡的治療を要する場合には事前に休薬して止血機能の改善を待つ必要がある．ワルファリンでは術前中止期間3〜4日が目安とされているので，術前24時間の休薬では不十分である．

◆文献
1) 日本消化器内視鏡学会大腸内視鏡検査偶発症対策小委員会：大腸内視鏡検査の偶発症防止のための指針．Gastroenterol Endosc 45 ; 1939-1945 ; 2003

問31　解答　(b)(c)(d)
【解説】　肝性腹水に関する一般的設問である．腹水貯留は肝疾患のみならず，多くの疾患で生じる臨床症状である．門脈圧亢進が関与するものと，関与しないものとに大別できる（**表2-3**）．肝疾患による肝性腹水は，門脈圧亢進性腹水に分類され，肝癌の破裂による腹水（多くは血性で，癌細胞を含む）以外は，漏出性の腹水である．肝疾患患者での最初の腹水貯留のエピソードの場合は，試験

表 2-3 門脈圧亢進の有無による腹水の分類

非門脈圧亢進性腹水	門脈圧亢進性腹水
悪性疾患	肝硬変
感染性	Budd-Chiari 症候群
腎性	心原性うっ血性心不全，心膜性疾患
膵性	veno-occlusive disease
胆汁性	門脈血栓症
粘液水腫	多発性肝囊胞
非肝硬変性乳び腹水	巨大転移性肝癌

穿刺を行い，その性状を確認すべきである．試験穿刺には 25 G 程度の細い針で十分で，よほど凝固能が低下していない限りは禁忌とならない．門脈圧亢進症の関与の有無の鑑別には，血清アルブミン値と腹水アルブミン値の差が参考になる．すなわち，この濃度勾配の差が 1.1 より大きければ門脈圧亢進がある場合が多く，1.1 以下であれば炎症に伴う場合が多い．肝硬変での腹水産生には，過剰なリンパ液の産生が肝表面および臓器側より漏出することが原因となる．これは，血管抵抗の低下による hyperdynamic state および，レニン-アンジオテンシン系の代償性活性化による塩分貯留などの要素による，全身的な血行動態の不均衡により増悪される．肝硬変では，肝類洞壁の閉塞が低蛋白性の腹水の原因となるが，Budd-Chiari 症候群や心原性の腹水では，肝類洞壁は通常開存しているので蛋白が腹水中に漏出し得る．

治療としては通常塩分制限より開始するが，多くの場合利尿薬の併用を必要とする．第一選択はスピロノラクトン系であり，時にループ利尿薬を併用する．低ナトリウム血症（たいていは水分過剰が多い）を呈さない限り，水分制限は必要ない．利尿薬に対する反応性に乏しい場合は，利尿薬の大量投与よりも，腹水大量排液，除去療法（large volume paracentesis）のほうが腎機能を温存することが明らかになっている．ただし，脳症の誘発について注意が必要である．特発性細菌性腹膜炎（spontaneous bacterial peritonitis：SBP）は肝疾患により殺菌能が低下した状態による血行性の細菌の translocation によると考えられている．腹水中の好中球数が 250 単位以上であればその可能性が高い．腹水の培養が陰性の場合でも本質的には陽性の場合と同様に治療すべきである．ちなみに，ベッドサイドでの腹水を直接培養ボトルに入れる方法が，これまでの嫌気ポーターを用いるものより検出感度が良いとされる．いずれにせよ，背景肝疾患のコントロール状況により予後は規定されることが多い．

◆ 文献
1) Guarner C, Soriano G : Spontaneous bacterial peritonitis. Semin Liver Dis 17 ; 203-217 ; 1997
2) Garcia-Tsao G : Current management of the complications of cirrhosis and portal hypertension—variceal hemorrhage, ascites, and spontaneous bacterial peritonitis. Gastroenterology 120 ; 726-748 ; 2001
3) Sanyal AJ, Genning C, Reddy KR, et al : The North American Study for the Treatment of Refractory Ascites. Gastroenterology 124 ; 634-641 ; 2003
4) 福井博：肝硬変腹水の病態と治療—最新の進歩．肝臓 40 ; 113-127 ; 1999

問 32 解答 (b)(d)(e)

【解説】 急性膵炎の生化学検査としては膵逸脱酵素であるアミラーゼ，リパーゼ，トリプシンを測定する．特にアミラーゼはいまだに診断上重要な位置を占めている．ただし，これらの酵素は逸脱酵素であり，病初期には高値をとるが，その後急速に低下するため，急性膵炎の発症後 48 時間以降に病院を受診するとかなり低下した状態になっていることがあり，注意を要する．その点，現在腫瘍マーカーに分類されているエラスターゼⅠはその上昇が遷延する傾向があり，異常を検出しやすい．$α_1$ アンチキモトリプシンはトリプシン・キモトリプシンなどのセリンプロテアーゼを阻害する分子量 51,000 の糖蛋白であり，急性期反応物質の1つである．臓器特異性はなく，臨床では若年性肺気腫，小児肝硬変などで血中濃度が測定される．ペプシノゲンは胃特異的消化酵素ペプシンの前駆体であり，ヒトでは免疫学的にグループⅠペプシノゲン（PGⅠ）とグループⅡペプシノゲン（PGⅡ）に大別される．PGⅠ が胃酸分泌領域に局在するのに対し，PGⅡ は胃酸とガストリンの分泌領域にまたがっている．PGⅠ/PGⅡ 比は胃粘膜萎縮の診断に有用で「血清学的生検」とも呼ばれている．

◆ 文献
1) 元雄良治,澤武紀雄:膵疾患の検査―生化学検査.In:大槻眞（監）:臨床医のための膵炎 Basic & Clinical Science.東京;現代医療社,22-26;2002
2) 猪熊茂子:α_1-アンチキモトリプシン（α_1-AT）.In:中井利昭（編）:検査値のみかた.東京;中外医学社,231-232;1996
3) 三木一正:H. pylori 感染症と胃発癌最新動向―診断学の進歩:意義と実際;血清ペプシノゲンI/II 比試験.日本臨牀 61;92-95;2003

【問33】 解答 (b)(c)(d)

【解説】 最大径2cm以内の膵癌を小膵癌とすることが多いが,膵臓の厚さが2cmであることを考えると,小膵癌といえども容易に膵外組織に浸潤することが想像できよう.実際に小膵癌であっても早期膵癌であるとは限らない[1].発生部位は頭部の方が体尾部より多い.特に切除可能な膵癌では約3:1の割合で頭部が多い.CA19-9のエピトープはI型糖鎖を骨格とする血液型抗原 Lewis A（Le^a）の糖鎖末端にシアル酸の結合した sialyl Le^a である.約10%の一般人口にみられる Lewis 血液型陰性者では,上記の理由により CA19-9を産生できないので血中でも検出されない[2].通常型膵管癌は一般的に乏血性であり,造影CTでは低吸収域となる.ただし,癌に随伴する線維化（desmoplastic reaction）が強い例では造影後期相で染まることがある.腹部エコーで膵管が腫瘍内を貫通する所見（duct-penetrating sign）は腫瘍形成性膵炎などの良性病変にみられ,一般的に膵癌では膵管閉塞所見および尾側膵管の拡張がみられる.

◆ 文献
1) 中泉明彦,上原宏之,山本達雄,他:肝・胆・膵疾患―膵癌の早期診断をめざした外来診療.治療 82;2557-2562;2000
2) 元雄良治,澤武紀雄:異常値への対応と臨床からみた検査の意義―膵癌の診断における CA19-9 の使い方.Medical Technology 25;193-196;1997

【問34】 解答 d(3,4)

【解説】 (1)異所性胃粘膜は食道下端と頸部食道の2か所でしばしば観察される.中部食道にある場合はまれである.類円形〜楕円形を示す境界明瞭な陥凹であり,陥凹底は凹凸がなく平坦で色調は橙色である.

(2)ヨードは食道上皮に含まれるグリコーゲンと結合し正常食道を茶褐色に染める.一方トルイジンブルーは正常の食道上皮が欠損し表面に滲出している滲出物や壊死物質に付着し染色性を示す.

(3)内視鏡挿入時には病変を拾い上げるように,抜去時には色素を併用し病変のより正確な診断を行うようにすることが効率が良い.しかし頸部食道を内視鏡挿入時に十分観察しようとすると患者の苦痛が強く,また蠕動運動のため十分観察できないことが多いため頸部食道に関しては内視鏡抜去時に観察したほうがよい.

(4)m$_1$は上皮内癌.ただし粘膜固有層にわずかに浸潤している可能性があるが確定的でない場合は m$_1$ に入れる.m$_3$ は粘膜筋板に接するか浸潤する癌,m$_2$ は m$_1$ および m$_3$ 以外の粘膜癌である.

(5)食道表在癌の中で粘膜上皮（m$_1$）や粘膜固有層（m$_2$）に限局するものはリンパ節転移もなく内視鏡的粘膜切除術の適応となる.粘膜筋板（m$_3$）より深層に達するものではリンパ節転移が出現する.特に粘膜下層中層（sm$_2$）以深に達すると50%近い症例でリンパ節転移を有するので一般に内視鏡的治療の対象とはならない.

◆ 文献
1) 門馬久美子,吉田操,山田義也,他:早期食道癌―I.診断:3.内視鏡検査による精密診断;a)粘膜癌を発見するための内視鏡検査.胃と腸 30;337-346;1995
2) 板橋正幸:早期食道癌―I.診断:5.病理診断;c)組織診断(2) 組織型と増殖・進展様式.胃と腸 30;417-430;1995
3) 幕内博康:II.上部消化管内視鏡検査―2.食道病変:食道表在癌.In:寺野彰（編）:図説消化器病シリーズ 2―消化管の内視鏡検査.東京;メジカルビュー社,67-68;2001

【問35】 解答 c(2,3)
禁忌肢 (4)(5)

【解説】 (1)アルゴンプラズマは地固め療法の際に使用されるが,急性出血例の止血には使用され

ない.

(2)(3) 食道静脈瘤の急性出血例では呼吸, 循環系が安定した後, 直ちに緊急内視鏡を施行し, 診断と同時に内視鏡的硬化療法(endoscopic injection sclerotherapy：EIS)または内視鏡的静脈瘤結紮術(endoscopic variceal ligation：EVL)にて治療を行う.

(4) プロプラノールは静脈瘤治療後の再発防止のため門脈圧低下目的で使用されるが, 緊急出血例の止血には効果なく不適である.

(5) 出血が自然に弱まり止血したのは, 出血により循環血液量が減少したためとも考えられる. その場合, ショックなどの致命的急変に進展する可能性があり, 危険な状態と考えられる. すぐに止血処置を行い, 循環動態を安定させる必要がある.

◆文献
1) 豊永純, 里雅博：食道静脈瘤—出血時の緊急処置. In：戸田剛太郎, 杉町圭蔵, 中村孝司(編)：消化器疾患最新の治療 2001-2002. 東京；南江堂, 77-79；2001
2) 小原勝敏：Ⅲ. 逆流性食道炎—5. 治療. In：本郷道夫(編)：図説消化器病シリーズ 5—食道疾患. 東京；メジカルビュー社, 108-117；2002

(問 36) 解答 b(1,5)
【解説】 図 2-20(18 頁参照)は潰瘍性大腸炎でみられる粘膜のびまん性炎症および潰瘍を示している. また, 記載より全大腸炎型であることがわかる. 重症度分類で重症の項目は下痢(6 回以上), 顕血便(3+), 発熱(37.5℃以上), 頻脈(90/分以上), 貧血(Hb 10 g/dl 以下), 赤沈(30 mm/時以上)であり, 本例では 6 項目いずれも満たし, 重症の基準を満たしている. さらに 15 回/日の血性下痢, 38℃以上の発熱, 10,000/μl 以上の白血球増多, 強い腹痛があり劇症である. 潰瘍性大腸炎の治療は厚生労働省の「潰瘍性大腸炎治療指針」に重症度別に示されている. すなわち, 軽症では直腸炎型で 5-ASA 製剤内服および同内服にステロイド坐剤の併用, 左大腸炎型で 5-ASA 製剤内服および同内服にステロイド注腸の併用, また, 中等症では軽症の治療に加えてプレドニゾロン 20〜40 mg/日の内服またはアザチオプリンまたは 6-MP を併用する. 重症ではプレドニゾロン 40〜80 mg/日の経口または点滴とする. 劇症の場合はプレドニゾロン強力静注(1〜1.5 mg/kg)またはプレドニゾロン動注とする. 以上の指針で無効の場合, シクロスポリン A の持続静注療法が試みられる. また, 中等症から重症では顆粒球除去療法(granulocytapheresis：GCAP)または白血球除去療法(leukocytapheresis：LCAP)も保険適用となった. 提示された内視鏡所見はびまん性炎症および深掘れ潰瘍を示す. 罹患範囲から(1)は適当でない. また, 重症度から(5)は適当でない.

◆文献
1) 日比紀文, 桜庭篤：潰瘍性大腸炎・クローン病への今日的アプローチ—治療法：潰瘍性大腸炎の治療指針. 診断と治療 92；445-452；2004
2) 「難治性炎症性腸管障害に関する調査研究」平成 17 年度研究報告書. 厚生労働省, 2006

(問 37) 解答 d(3,4)
【解説】 提示された CT は矢印のごとく上腸間膜静脈(superior mesenteric vein：SMV)の血栓を示し, 診断は SMV 血栓症である. SMV 血栓症は腸間膜静脈の血行障害により腸管のうっ血を呈する比較的まれな疾患である. わが国ではこれまでに 100 例あまりが報告されている. 平均年齢は約 50 歳, やや男性に多く症状は腹痛(80%), 発熱(20%)といった非特異的な症状が多い. 本症に特異的な症状がなく進行が緩徐である理由は血栓症が腸間膜の腸管付着部に近い部分から始まり徐々に中枢側に進展するためと考えられている. 原因として肝硬変による門脈圧亢進症, 血液凝固線溶系異常, 腹腔内感染, 術後などが報告されているが, 約 20%は原因不明である. 本症の診断に関しては CT の有用性が報告されている. 治療に関してはショックや腹膜刺激症状が明らかな場合は開腹手術を行い, 軽度の場合は抗凝固薬, 血栓溶解薬の投与を中心とした保存的治療を行う.

◆文献
1) 金井信恭, 黒木一典, 山口敏雄, 他：血栓症の予防と治療—血栓症を治療する：エビデンスを活かしたアプローチ；疾患別にみた血栓症の治療と予防；血栓症のインターベンション治療. Medicina 41；1000-1002；2004

表 2-4　PEG の適応および禁忌と要注意例

内視鏡的胃瘻造設術(PEG)の適応
(1) 経腸栄養アクセスとして
　・脳血管障害，痴呆などによる自発的な摂食意欲の障害
　・神経筋疾患などによる嚥下機能の障害
　・頭部，顔面外傷による摂食障害
　・食道・胃噴門部病変による経口摂取障害
　・長期の栄養補充が必要な炎症性腸疾患
　・誤嚥性肺疾患の予防と治療
(2) 誤嚥性肺疾患を繰り返す場合
　・経鼻胃管留置に伴う誤嚥
(3) 減圧目的
　・減圧ドレナージとしての適応

PEG の禁忌と要注意例
　・内視鏡が通過困難な咽喉頭，食道，胃噴門部の狭窄
　・大量の腹水貯留
　・極度の肥満
　・著明な肝腫大
　・胃の潰瘍性病変や急性粘膜病変
　・胃手術の既往
　・横隔膜ヘルニア
　・高度の出血傾向
　・全身状態不良で予後不良と考えられる例
　・消化管吸収障害

問38　解答　d(3,4)

【解説】　内視鏡的胃瘻造設術(percutaneous endoscopic gastrostomy：PEG)の一般的な適応は，正常な消化管機能を有するが必要な栄養を経口摂取できない症例で，4週間以上の生命予後が見込まれる場合である．わが国ではさらに，癌末期の補助栄養，口腔，頸部手術後の経腸栄養，炎症性腸疾患に対する成分栄養投与，癌性腹膜炎などによる消化管通過障害に対する減圧目的にも PEG は施行されている．PEG の適応と，PEG の禁忌と要注意例を表 2-4 に示した．

◆ 文献
1) 上野文昭，嶋尾仁：経皮内視鏡的胃瘻造設術ガイドライン．In：日本消化器内視鏡学会(監修)：消化管内視鏡ガイドライン．東京；医学書院，261-271；1999

問39　解答　e(4,5)

【解説】　劇症肝炎について，一般的な知識を問うた問題である．劇症肝炎の年間推定発生数は 1972 年には年間約 3,700 例であったが，1989 年には約 1,000 例に減少し，その後は横ばいとみられている．

ウイルス性劇症肝炎のうち，最も多いのは B 型肝炎ウイルスによるものであり，全体の約 30% にのぼる．一方で，C 型肝炎による劇症肝炎は 2% 以下に過ぎない．

急性肝炎が劇症化する確率についてであるが，A 型肝炎，B 型肝炎ともに 1~3% 以下と見積もられている．C 型肝炎ではさらに低いと考えられる．劇症肝炎の発症には宿主の免疫反応が密接に関与していると考えられ，一般的に C 型肝炎に対する免疫反応が脆弱であることも劇症肝炎における C 型肝炎の頻度が低いことの原因かもしれない．

近年の内科的治療による救命率は急性型で約 50% 前後，亜急性で 20% 程度であり，肝移植による救命例数が増加している．劇症肝炎は専門医による全身管理が必要で，内科的には，血漿交換療法に代表される血液浄化法，脳浮腫対策，消化管出血予防などの全身管理が行われる．また，原因療法としては B 型肝炎ウイルスキャリアの急性増悪では抗ウイルス薬であるラミブジンが投与される．予後を規定する因子としては，年齢，血漿交換施行後の凝固能改善度などが重要であるが，ビリルビン値自体が規定因子ではない．また，急性型のほうが亜急性型に比して予後は良い．

◆ 文献
1) 持田智，藤原研司：劇症肝炎・LOHF の現況—我が国における劇症肝炎，LOHF の実態．日本消化器病学会雑誌 99；895-904；2002
2) Hoofnagle JH, Carithers RL Jr, Shapiro C, et al：Fulminant hepatic failure—summary of a workshop. Hepatology 21；240-252；1995
3) Caraceni P, Van Thiel DH：Acute liver failure. Lancet 345：163-169；1995

問40　解答　c(2,3)

【解説】　(1) B 型急性肝炎においても，肝機能の低下が高度であり，劇症化や重症化が懸念される場合と経過が遷延する場合には，B 型肝炎ウイルスの逆転写酵素阻害薬であるラミブジンが有効である．

(2) 被汚染者がHBs抗体を持たない場合で，HBe抗原陽性でウイルス量の多い血液による汚染事故の場合には，HB免疫グロブリンの投与とともにHBワクチンを投与することにより感染成立が阻止される．

(3) HBs抗体の出現は，体内からのB型肝炎ウイルスの排除と治癒とを意味する．通常は発症後3～6か月後に出現する．

(4) 欧米に多いgenotype AのB型肝炎ウイルスによる急性肝炎では約10％が成人感染でも慢性化するが，日本に多いgenotype BおよびCは免疫抑制状態などの特殊な場合を除いて成人感染では慢性化しない．近年，日本においてもgenotype Aの急性B型肝炎が増加しているため注意が必要である．

(5) 病初期に陽性化し，B型急性肝炎の診断マーカーとなるのはIgM型HBc抗体である．

◆ 文献
1) 小俣政男（監訳）："シャーロック"肝臓病学第11版．新潟；西村書店；2004
2) 日本肝臓学会（編）：慢性肝炎の治療ガイド．東京；文光堂；2006
3) 日本肝臓学会企画広報委員会（編）：慢性肝炎診療マニュアル．東京；医学書院；2001

(問41) 解答 c(2,3)
【解説】(1) HBV-DNA低値症例あるいはHBe抗体陽性症例においても，副腎皮質ステロイド薬や免疫抑制薬の投与によってB型肝炎ウイルスが再増殖したところでこれらの薬剤の投与を急激に中断すると，免疫抑制状態の解除によって強い肝炎が生じ，しばしば急性肝不全をきたす．したがって，このような臨床的に鎮静化した状態であっても免疫抑制療法を施行する際には，あらかじめラミブジンなどの抗ウイルス薬を投与し，ウイルス量と肝機能の経過を慎重に追跡する必要がある．

(2) インターフェロンの投与によりB型肝炎ウイルスの増殖は抑制され，HBe抗原陽性患者では約1/3の症例でHBe抗原の陰性化が生じる．HBe抗体陽性患者においてもprecore変異株の増殖により肝炎が生じている場合には，インターフェロン治療が行われる．

(3) 一般にセロコンバージョンによりHBe抗原が陰性化しHBe抗体陽性となると血中HBV-DNA量は低値となるが，B型肝炎ウイルスは完全に消失することはなく感染性は持続する．また，precore変異株の旺盛な増殖を伴う場合には感染性が高く，しかも劇症肝炎の感染源となる症例も存在し注意が必要である．

(4) HBc抗体高値は長期のウイルス増殖状態の結果であり，B型肝炎ウイルス持続感染を意味する．治療の適応とは直接の関係はない．

(5) HBe抗原陽性慢性肝炎患者はB型肝炎ウイルス量が多く，炎症反応も強いことが多いため肝癌のリスクは高い．しかし，HBe抗体陽性の肝炎患者も肝癌のリスクはあり経過観察は不可欠である．

◆ 文献
1) 小俣政男（監訳）："シャーロック"肝臓病学第11版．新潟；西村書店；2004
2) 日本肝臓学会（編）：慢性肝炎の治療ガイド．東京；文光堂；2006
3) 日本肝臓学会企画広報委員会（編）：慢性肝炎診療マニュアル．東京；医学書院；2001

(問42) 解答 a(1,2)
【解説】本例では超音波(US)検査により，肝右葉表面からやや突出するように径約4cm弱，類円形の腫瘍が描出されている．腫瘍の境界は明瞭で，辺縁にハロー（辺縁低エコー帯）がみられ，内部は低エコーと高エコーのまだら紋様で，モザイクパターンあるいはnodule in noduleと呼ばれる被包型HCC（肝細胞癌）に特徴的な像を呈している．したがって，基礎肝疾患がC型の肝硬変であることから，この像のみでHCCと診断できる．ちなみに病理学的にみると，ハローは線維性被膜を，モザイクパターンはHCC内部の分葉構造を反映した所見とされている．他の画像診断では，被包型HCCはダイナミックCTの早期相でenhancementを受け，後期相では欠損像を呈する．血管造影では早期濃染像，MRIのT2強調画像ではhigh intensityを示すのが一般的な特徴である．なお，(5)は海綿状血管腫での特徴である．

本例のようにUSにて典型的なHCCであれば診断に組織生検は必要ない．逆に組織生検は避けるべきである．なぜなら，被包型HCCは早期の

高分化型HCCと比べて癌の分化度は低く，穿刺による癌細胞の肝内散布や腹壁への播種の危険性があるからである．以上より正解はa(1, 2)となるが，肝硬変での肝癌スクリーニングにUSが広く用いられている現在，内科医はHCCの典型的なUS所見についてある程度理解しておく必要がある．

◆文献
1) 松井修，工藤正俊：肝癌—画像診断．In：矢野右人（監）：コンセンサス肝疾患2002—診断・治療と病態．東京；日本メディカルセンター，187-198；2002

問43 解答 b(1, 5)

【解説】アルコール性肝障害の診断および病型分類は，一般に文部科学省科学研究費総合研究「アルコールと肝」研究班のものがよく用いられる（表2-5）．診断では常習飲酒家（日本酒換算3合/日，5年以上）であり，禁酒により症状や肝機能が著明に改善するという特徴を病歴と臨床経過より把握することが大切である．病型は組織学的所見にもとづき，脂肪肝，肝線維症，アルコール性肝炎，肝硬変に分類される．

近年，女性のアルコール性肝障害患者も増えているが，一般的に，女性は男性に比較して積算飲酒量が少なく，かつ常習飲酒期間が短くても，肝硬変へ進展することが知られている．また，女性のアルコール性肝障害の特徴として，アルコール性肝炎が多いことも挙げられるが，その機序は不明である．エストロゲンの関与や胃粘膜におけるアルコール脱水素酵素活性の低下が指摘されている．

アルコール性肝炎（表2-6）のなかには，禁酒にもかかわらず増悪し，肝性脳症，肺炎，消化管出血，腎不全などの多臓器不全やエンドトキシン血症を伴い，1か月以内に死亡する重症型がある．TNF-αなどのサイトカインやエンドトキシンによる障害とそれに関連した微小循環障害の関与が想定されている．

アルコール性肝障害の治療は禁酒につきる．代償期にあるアルコール性肝硬変患者の5年生存率を調査した報告では，禁酒群で89%，飲酒継続群で63%であり，禁酒により明らかに改善して

表2-5 アルコール性肝障害の病理分類

a) アルコール性脂肪肝
　毎日，日本酒に換算して平均3合以上の飲酒を，少なくとも5年以上続けた「常習飲酒家」で，肝病変の主体が肝小葉の1/3以上にわたる脂肪化であり，そのほかに顕著な形態学的異常を認めないもの．脂肪沈着の程度は禁酒により改善し，肝硬変には進行しない．

b) アルコール性肝線維症
　常習飲酒によって，肝臓に特有な形状をした線維化（中心静脈性線維化，肝細胞周囲性線維化，Glisson鞘から伸展する星芒状線維化）を生じる病型で，わが国には多いが欧米では少ない．次第に線維が伸びて肝硬変に進行する．特に中等度以上の線維化を呈した例や1日飲酒量の多い例は肝硬変に進行しやすい．

c) アルコール性肝炎
　肝細胞病変の主体が，肝細胞の変性・壊死であり，1)小葉中心部の肝細胞の風船化，2)多形核白血球浸潤を伴う肝細胞壊死，3)マロリー体，などを認める．種々の程度の線維化を伴い，肝硬変の前駆病変として重要である．欧米に多いとされたが，わが国でも最近増加している．多くは禁酒により速やかに改善するが，時に禁酒をしても急速に肝不全が進行するものがあり，重症型アルコール性肝炎と呼ばれている．

d) アルコール性肝硬変
　毎日，日本酒に換算して5合以上の飲酒を10年以上続けた，あるいはこれに相当する積算飲酒量を有する「大酒家」にみられ，特徴的な組織学的所見は小結節性，薄間質性である．

（文部省科研費総合研究「アルコールと肝」武内班，高田班診断基準より抜粋）

表2-6 アルコール性肝炎の診断基準

次の必須項目と，付加項目のうちの3項目以上が認められる場合には，臨床的にアルコール性肝炎と診断する．
1. 必須項目
　1) 飲酒量の増加を契機に発症ないし増悪
　2) GOT＞GPT
　3) 血清総ビリルビンの上昇（2 mg/dl以上）
2. 付加項目
　1) 腹痛
　2) 発熱
　3) 白血球増加
　4) ALPの上昇（正常値上限の1.5倍以上）
　5) γGTPの上昇（正常値上限の2倍以上）

（文部省科研費総合研究「アルコールと肝」武内班診断基準より抜粋）

いる．正しい記載は(1)，(5)で正解はbである．

◆文献
1) 小俣政男（監）：Bed sideノートシリーズ1—肝炎．

東京；現代医療社；1998

問44 解答 c(2, 3)
禁忌肢 (5)

【解説】 薬剤性肝障害の発症機序は薬物の直接的あるいはその代謝物が作用して生ずる中毒性肝障害と，生体の特異体質に基づく過敏反応によるアレルギー性肝障害に大別される．

中毒性肝障害は用量依存性であり，通常使用量では発症はまれであるが，小児，高齢者や肝，腎障害があり代謝機能が低下している場合などの状況下では少量でも肝障害をきたす恐れがあり注意を要する．アセトアミノフェン，INH，ハロタン，抗うつ薬などがある．わが国の薬剤性肝障害の大多数はアレルギー性肝障害で，この発症にはクッパー細胞に取り込まれた中間代謝産物-生体内高分子複合体に対する免疫・アレルギー機構が関与している．その特徴は①投与量に関係なく，通常，投与開始4週間以内に発症することが多い，②アレルギー反応を反映し，好酸球増多と初発症状として発熱，発疹が半数にみられる，③胆汁うっ滞型のパターンをとることが多く，胆道系酵素の上昇がみられ，黄疸，瘙痒感の症状が出現する，などである．このタイプの肝障害は肝臓で代謝されるすべての薬剤が原因となりうるが，頻度的に抗菌薬，NSAID，精神神経用薬が多く，最近では漢方薬も起因薬として注目されている．

診断に際してはウイルス性，自己免疫性，アルコール性，代謝性肝障害の除外が大切である．

また，アレルギー性肝障害では胆汁うっ滞型を呈することが多いため，肝外胆管閉塞性疾患を画像診断にて否定する必要がある．

リンパ球刺激試験(lymphocyte stimulation test by drug：DLST)は患者末梢リンパ球が当該薬剤に感作されているか否かを調べる検査である．陽性の場合，診断はより確かになるが，陰性の場合でも否定はできない．

チャレンジテスト(薬剤再投与)は重症のアレルギー反応をきたす恐れがあり，人道的にも行うべきでない．(2)，(3)が正しい記載で正解はcである．

問45 解答 b(1, 5)

【解説】 多量の脂質(主に中性脂肪)が肝細胞に沈着した状態が脂肪肝であるが，その原因として栄養性，内分泌性，代謝性，中毒性がある．わが国の脂肪肝の原因の多くは，飲酒，肥満，糖尿病など生活習慣病と深くかかわっている．組織所見から，小滴性脂肪肝と大滴性脂肪肝に分けられるが，前者は妊娠時の急性脂肪肝やReye症候群，アスピリン中毒などでみられ，重篤な病態を呈する．一方，後者は肥満，糖尿病，飲酒に関連し自覚症状もほとんどなく健診で偶然発見されることが多い．

診断はエコー，単純CTにて容易である．エコーでは肝実質の輝度の上昇，肝腎コントラスト，深部エコーの減衰，脈管構造の不明瞭化がみられる．CTでは，肝実質のCT値の低下が特徴的である．脂肪沈着の定量化は困難であるがCT値を用いた肝/脾比<0.9で"小葉の約1/3以上"と言われている．

臨床の場でよくみる脂肪肝(大滴性)のほとんどは可逆性で予後も良好と考えられていた．しかし最近，飲酒歴のないものの中に，脂肪肝炎をきたし，10年程度の経過で肝硬変に進展する病態である非アルコール性脂肪肝炎(non-alcoholic steato hepatitis：NASH)があることが知られるようになった．NASHは組織学的には高度の脂肪肝に肝実質炎と線維化を伴った状態で，組織学的にはアルコール性肝障害時にみられるものと変わりはない．自覚症状はほとんどなく，肝酵素(AST，ALT)の上昇も軽度～中等度であり特徴的な臨床所見はない．診断にはアルコール性，ウイルス性，薬剤性，他の代謝性疾患(ヘモクロマトーシス，Wilson病など)を除外した上で，肝生検による組織診断が必要となる．(1)，(5)が正しい記載で正解はbである．

問46 解答 e(4, 5)

【解説】 提示された症例は自覚症状のない中年女性で，原因として，問診からアルコール，薬剤性が除外され，血液検査よりB型・C型肝炎ウイルスの関与も否定的である．高γグロブリン血症，IgG上昇がみられ，抗核抗体が陽性であることか

表 2-7 自己免疫性肝炎診断指針

Ⅰ．概念
　中年以降の女性に好発し，慢性に経過する肝炎であり，肝細胞障害の成立に自己免疫機序が想定される*．診断にあたっては肝炎ウイルス**，アルコール，薬物による肝障害，および他の自己免疫疾患に基づく肝障害を除外する．免疫抑制剤，特にコルチコステロイドが著効を奏する[*3]．

Ⅱ．主要所見
1. 血中自己抗体（特に抗核抗体，抗平滑筋抗体など）が陽性．
2. 血清γ-グロブリン値またはIgG値の上昇（2 g/dl以上）．
3. 持続性または反復性の血清トランスアミナーゼ値の異常．
4. 肝炎ウイルスマーカーは原則として陰性**．
5. 組織学的には肝細胞壊死所見および piecemeal necrosis を伴う慢性肝炎あるいは肝硬変であり，しばしば著明な形質細胞浸潤を認める．時に急性肝炎像を呈する．
　　［註］　*　本邦では HLA-DR4 陽性症例が多い．
　　　　　**　本邦では C 型肝炎ウイルス血症を伴う自己免疫性肝炎がある．
　　　　　[*3]　C 型肝炎ウイルス感染が明らかな症例では，インターフェロン治療が奏効する例もある．

Ⅲ．診断
　上記の主要所見1～4より自己免疫性肝炎が疑われた場合，組織学的検査を行い，自己免疫性肝炎の国際診断基準を参考に診断する．

Ⅳ．治療指針
1. 診断が確定した例では原則として免疫抑制療法（プレドニゾロンなど）を行う．
2. プレドニゾロン初期投与量は十分量（30 mg/日以上）とし，血清トランスアミナーゼ値の改善を効果の指標に漸減する．維持量は血清トランスアミナーゼ値の正常化をみて決定する．
3. C 型肝炎ウイルス血症を伴う自己免疫性肺炎の治療にあたっては
　　a）国際診断基準（scoring system）でのスコアが高い症例ではステロイド治療が望ましい．
　　b）国際診断基準でのスコアが低い症例ではインターフェロン治療も考慮される．しかし，その実施にあたっては投与前のウイルス学的検索を参考に適応を決定する．投与開始後は血中ウイルス量，肝機能を測定し，明らかな改善がみられない場合には速やかに投与を中止し，免疫抑制剤の使用を考慮する．

（厚生省「難治性の肝炎」調査研究班　1996）

ら，自己免疫現象が関与する肝障害であることが示唆される．

　自己免疫性肝炎（autoimmune hepatitis：AIH）は，細胞障害機序に肝細胞膜に対する免疫応答が想定されている肝炎で，自己抗体陽性を示し，治療に副腎皮質ステロイド薬が著効することが大きな特徴である．その概念，診断，治療については厚生省（現厚生労働省）研究班の自己免疫性肝炎診断指針（表 2-7）に示されている．また診断については国際診断基準のスコアリングシステムが参考になる．

　(1) 発症には免疫遺伝学的素因が重要であり，わが国の AIH 症例の 90％が HLA-DR4 が陽性である．この HLA 表現型を有する個体が AIH を発症しやすいとされているが，遺伝性は認められていない．

　(2) 抗核抗体は AIH の診断の端緒となる重要な抗体であるが疾患特異性は低い．抗平滑筋抗体 (anti smooth muscle antibody：ASMA) は AIH を特徴づける自己抗体である．出現する自己抗体の種類で AIH は Ⅰ 型から Ⅲ 型に分類されるが，わが国では ANA，ASMA がともに陽性の Ⅰ 型が大半を占める．AMA は原発性胆汁性肝硬変の診断に有用である．注；ASMA は現時点では保険収載されていない

　(3) AIH は副腎皮質ステロイド薬によく反応するため，正確な診断，適切な治療が行われれば予後は良好である．ウイルス性疾患に比べて肝硬変への進展率は低い．また，肝癌合併も少ない．

　(4) AIH の組織は活動性の慢性肝炎像を呈する．門脈域への形質細胞浸潤や肝細胞のロゼット (rosette) 様配列は AIH に特徴的といわれている．

　(5) AIH の治療の第一選択は副腎皮質ステロイド薬である．ステロイド抵抗性の症例に対してはアザチオプリンなどの免疫抑制剤が使用されることがある．より軽症な症例（肝逸脱酵素の上昇が

100以下，組織で活動性が低い），副作用のため副腎皮質ステロイド薬使用が困難な例ではウルソデオキシコール酸(UDCA)療法が行われ良好な成績が得られている．

(4), (5)が正しい記載で正解はeである．

◆文献
1) 小林健一(編)：肝・胆・膵フロンティア―自己免疫性肝疾患：病態・治療・予後．東京；診断と治療社；2000

問47 解答 d(3, 4)

【解説】ヘモクロマトーシスは肝臓，脾臓，心臓を主とする臓器に鉄の沈着をきたし臓器線維症と機能不全を引き起こす疾患である．原因として常染色体劣性遺伝による遺伝性と，大量輸血や鉄剤の過剰投与など鉄の過剰が明らかな続発性の2群に分けられる．遺伝性では第6染色体の突然変異が知られていて，十二指腸での鉄吸収亢進や細胞内への鉄の取り込みの促進が指摘されている．続発性では背景に溶血性貧血，鉄芽球性貧血，サラセミアなどの無効造血を伴う先天性，後天性血液疾患がある．症状は鉄沈着の程度により無症候性から肝腫大，皮膚色素沈着，糖尿病の3徴および心不全を呈する病期まで様々である．診断は貯蔵鉄の増加の証明である．血清鉄増加，フェリチン増加，トランスフェリン飽和率(血清鉄/TIBC)の上昇であるが，確定は肝生検による肝細胞への鉄沈着の証明である(プルシアンブルー染色による)．

治療は体内に蓄積した鉄を除去することであるが，これには瀉血とキレート療法がある．瀉血による除鉄は最も効率がよい．フェリチン50 ng/mlを目標とする．

肝硬変にまで進展していない例では除鉄療法で良好な予後が得られるが，既に肝硬変に進展している例では不良である．また，肝細胞癌の合併が高率にみられることも知られている．

Wilson病は常染色体劣性遺伝形式をとる先天性銅代謝異常症で肝レンズ核変性症とも呼ばれる．銅輸送蛋白活性欠損のため銅の，① 肝細胞から胆汁への排泄障害と，② 銅結合蛋白であるセルロプラスミンへの取り込み障害，をきたす．その結果，肝，大脳基底核などの全身組織に銅が蓄積され臓器障害をもたらす．

急性肝炎様症状で発症することもあるが，多くは思春期以後に肝障害，神経症状で発症する．神経症状は筋緊張亢進，不随意運動，構音障害など錐体外路症候で精神症状も伴う．角膜周辺の1～3 mm幅の暗褐色の輪，Kayser-Fleischer輪の出現は診断的価値がある．診断は血清セルロプラスミン低下，血清銅の低下，尿中銅の増加の証明である．また，家族調査も大切である．

治療は過剰蓄積した銅の排泄促進のため銅のキレート剤であるD-ペニシラミンが使用される．早期に治療開始し，継続することが大切である．急性肝不全，非代償性肝硬変では肝移植の適応になる．

以上より正しい記載は(3), (4)．正解はdである．

問48 解答 b(1, 2, 5)

【解説】後天性免疫不全症候群(acquired immunodeficiency syndrome : AIDS)の消化器症状としてはカンジダ症(口腔，食道)や消耗性の下痢がある．

AIDS患者で慢性下痢，栄養障害をきたした場合には腸管感染症に注意する必要がある．特に末梢血中のCD4陽性Tリンパ球が200/μl未満に減少した場合には日和見感染を起こしやすくなる．AIDS患者で慢性下痢の原因としては細菌やウイルスだけではなく寄生虫・原虫疾患(ランブリア，クリプトスポリジウムなど)も重要である．また*Clostridium difficile*による偽膜性腸炎にも罹患しやすい．

諸検査で原因が不明な場合にはHIVそのものが下痢を惹起している可能性もあり，その場合をAIDS腸炎あるいはHIV腸炎と呼んでいる．

便中のpH測定は一般に検査法として用いられていない．便中キモトリプシン活性定量は，簡易な膵外分泌機能検査として用いられている．糞便中には種々の膵酵素が含まれているが，なかでもキモトリプシンはトリプシンに比べて安定なので測定に利用されている．

◆文献
1) 朝倉均：腸炎．In：高久史麿，尾形悦郎，黒川清，

他(編):新臨床内科学第8版.東京;医学書院,726-729;2002

問49　解答　a(1,2,3)

【解説】　ヘモクロマトーシスは多臓器の実質細胞に鉄が沈着し,肝硬変,糖尿病,心不全をきたす過剰症で,常染色体劣性遺伝をする原発性(遺伝性)と無効造血や輸血による続発性に分類される.貯蔵鉄増加を伴う他の遺伝性障害(無セルロプラスミン血症,低トランスフェリン血症/無トランスフェリン血症),を識別しなくてはならない.原発性ヘモクロマトーシスは消化管からの鉄の過剰な吸収によって起こる.原発性ヘモクロマトーシスの原因遺伝子(*HFE*)は染色体6p21に存在し,この点突然変異により発症すると考えられている.その変異では282番目のアミノ酸システインがチロシンに変わっている(nt845→A,845A;Cys 282 Tyr).欧米においては,臨床的ヘモクロマトーシスの患者の80〜90%が,この変異のホモ接合体であるが,日本ではこの変異がほとんど認められないことから他の遺伝子の異常が,日本における原発性ヘモクロマトーシスの原因と考えられている.近年*HFE*以外の原因遺伝子候補がいくつか同定された(*HFE2*:若年性ヘモクロマトーシスの原因遺伝子,*HFE3*:*TfR2*, *HFE4*:常染色体優性遺伝をきたすヘモクロマトーシスの原因遺伝子).原発性ヘモクロマトーシスの検査所見では,血清鉄の上昇(300 mg/dl以上),血清トランスフェリン飽和度の上昇,血清フェリチンの増加などがある.尿中鉄排出は,キレート化剤デフェロキサミン(500 mgの筋注)によって著しく増加し(2 mg以上/24時間),他の検査にて診断がつかないようなときに用いられてきた.肝臓の鉄含量が著増すると,画像診断も役立つ(CTでは,肝臓のCT値の均一な上昇,MRIではT1, T2画像にて肝臓の信号強度の低下).

◆文献
1) 岩佐元雄,生駒次朗,垣内雅彦,他:ヘモクロマトーシス.In:下条文武,斉藤康(監):ダイナミックメディシン4.新潟;西村書店,15章78-79;2003

問50　解答　c(1,4,5)

【解説】　肝性脳症に対する基本的な設問である.肝性脳症は,多くは慢性肝疾患,とりわけ肝硬変を背景に持つ患者に出現する.肝性脳症の誘引としては,便秘,高蛋白食,腹水の急速な除去などが挙げられる.肝性脳症の特徴的な脳波所見として,左右対称性のびまん性徐波化と,3相波の出現がある.3相波は1.2〜2.7 Hzの徐波で陰性-陽性-陰性またはその逆の3相からなる.脳波所見の異常程度と昏睡度とは必ずしも相関するものではないが,多くの場合で脳波異常が臨床所見に先行してみられる.血中アンモニアも,肝性昏睡においてしばしば上昇するが,臨床症状との乖離をしばしば認める.この理由としては,肝性脳症に必要な脳内代謝異常が生じるには血中アンモニア濃度が一定時間以上高値を持続する必要があるためと考えられる.また,アンモニアの測定の状況もしばしばこの乖離の原因となる.アンモニア自体は,神経毒として中枢神経系に作用し,肝性脳症を惹起させると考えられている.この他,肝性昏睡の指標としてはアミノ酸の不平衡,特に分枝アミノ酸に対する芳香族アミノ酸の上昇があり,分枝アミノ酸(バリン,ロイシン,イソロイシン)/芳香族アミノ酸(フェニルアラニン,チロシン)のモル濃度比(Fischer比)の低下,または,molar ratio of branced-chain amino acid to tyrosine(BTR)の低下が用いられる.

肝性脳症の治療としては,蛋白制限食(0.8〜1.0 kg/日),非吸収性合成二糖類(ラクツロース,ラクチロールなど),難吸収性抗菌薬(硫酸カナマイシン,硫酸ポリミキシンDなど),分枝アミノ酸補充液がある.シャントが関与する肝性脳症には巨大門脈-大循環短絡路にバルーンカテーテルを逆行性に挿入して治療するballoon-occluded retrograde transvenous obliteration(BRTO)が有効な場合もある.

◆文献
1) Norenberg MD:Astrocytic-ammonia interactions in hepatic encephalopathy. Semin Liver Dis 16;245-253;1996
2) Butterworth RF:The neurobiology of hepatic encephalopathy. Semin Liver Dis 16;235-244;1996

3) Fischer JE, Funovics JM, Aguirre A, et al : The role of the plasma amino acids in hepatic encephalopathy. Surgery 78 ; 276-290 ; 1975
4) Ferenci P, Herneth A, Steindl P : Newer approaches to therapy of hepatic encephalopathy. Semin Liver Dis 16 ; 329-338 ; 1996
5) Riordan SM, Williams R. Treatment of hepatic encephalopathy. N Engl J Med 337 ; 473-479 ; 1997

問51 解答　b(1, 2, 5)

【解説】 問題文からは，急性に発症した高度の肝機能異常，凝固異常を伴う意識障害の症例だということが簡単に読み取れる．これまでの既往歴が明確でない成人での意識障害をきたす疾患は肝炎以外にも，髄膜炎，血液疾患など多く存在するが，この症例のように高度の肝機能障害と意識障害をきたす例では劇症肝炎をまず念頭に置く必要がある．この時点での鑑別診断で重要なものは，血球貪食性症候群，特にウイルス性のもの（ウイルス関連血球貪食症候群，viral associated hemophagocytic syndrome : VAHS）が挙げられる．ただし，このような血液疾患が原因の場合は肝浸潤がなければ，LDHやAST(GOT)の上昇に比してALT(GPT)の上昇は低いことが多く，本例のように値が同等になることはむしろ少ない．また，急性期においては肝萎縮よりむしろ肝脾腫を認めることが多いのも劇症肝炎と異なる点である．劇症肝炎ではしばしば肝再生機転が働くために，血中のαフェトプロテインが高値となる．また，肝再生に重要な因子とされる肝細胞増殖因子(HGF)はその値が異常高値の例(1.0 ng/ml以上)でより予後不良例が多いことが知られている．肝細胞が極端に破壊されてしまった場合は，本例のように高度の凝固障害を示し，尿素サイクル自体も回らないために血中BUNの異常低値，尿酸値の異常低値を認めることもある．肝細胞でのビリルビン抱合もされなくなるために，直接/総ビリルビンの比も0.6以下に低下する．この場合，体質性黄疸を合併しているわけではない．また，本例ではHBs抗体が陽性となっているが，これをもってB型肝炎ウイルスの急性感染を否定することはできない．むしろ，劇症肝炎では宿主の免疫反応が強烈なため，数日内にHBs抗原陽性からHBs抗体陽性へとセロコンバージョンすることがしばしば観察される．したがって，HBs抗原の有無にかかわらず，急性感染を疑った場合はIgM-HBc抗体の測定を確実に実施することが診断では重要となる．

◆文献

1) 森脇久隆：劇症肝炎．In：高久史麿，尾形悦郎，黒川清，他（編）：新臨床内科学第8版．東京；医学書院，860-863；2002
2) 内藤智雄，森脇久隆：劇症肝炎診療の進歩―診断と予後予測：劇症肝炎診断基準とその問題点．肝胆膵42；447-454；2001
3) Rowbotham D, Wendon J, Williams R : Acute liver failure secondary to hepatic infiltration—a single centre experience of 18 cases. Gut 42 ; 576-580 ; 1998
4) Moore K : Renal failure in acute liver failure. Eur J Gastroenterol Hepatol 11 ; 967-975 ; 1999

問52 解答　d(2, 3, 4)

【解説】 (1) 日本のC型肝炎ウイルス(HCV)のgenotypeは70％が1b，25％が2a，5％が2bである．この比率は，慢性肝炎，肝硬変，肝癌で大きな違いはなく，どのgenotypeの感染でも肝癌に進展しうる．

(2) HCVのgenotypeによる臨床像の最も顕著な相違はインターフェロンに対する感受性が異なることである．最も感受性の高いのは2aであり，2b, 1bと続く．リバビリンはインターフェロンの効果を増強する核酸アナログ経口薬であり，インターフェロン単独では難治の症例に対して，併用療法が行われる．この治療においても1bは難治であるのに対して，2a/2bは反応性がよい．

(3) HCV抗体陽性であっても約半数の症例は血中にHCV-RNAは検出されず，肝炎も生じていない．このような症例ではHCV抗体は既往の感染を示していると考えられ，一般にHCV抗体価は低値である．したがって，検診などでHCV抗体陽性を指摘された場合は，まずHCV-RNAの有無を確認する必要がある．

(4) C型慢性肝炎は無症状のまま肝硬変から肝癌に進展しうるが，その危険性を評価する上で重要なのが血小板数である．肝臓の線維化の進展に伴い門脈血の脾臓への流入量の増加から脾機能が

亢進し，血小板は線維化に相関して低下する．さらに肝臓の線維化が進展するほど肝発癌率は高まるため，血小板数はC型慢性肝炎患者における発癌率を推定する上で有用なマーカーであり，データも簡単に得ることができる．

(5) HCV陽性血液による針刺し事故でのHCV感染の成立の可能性は1％程度と低く，予防的なインターフェロン投与の必要性と有効性は認められていない．また，C型急性肝炎でのインターフェロン治療による治癒率は100％近いため，通常は針刺し事故後に6か月程度の経過観察を行い，C型急性肝炎を発症した場合にインターフェロン治療を施行する方針がとられている．

問53　解答　e(3, 4, 5)

【解説】(1) A型急性肝炎の病初期には，前駆症状として食欲不振，悪心嘔吐などの消化器症状，全身倦怠感などとともに発熱を伴うことが多い．

(2) 潜伏期間は2〜6週間であり，ウイルスに汚染されたカキ(牡蠣)をはじめとする魚介類の生食で経口感染することが多い．

(3) かつてはA型肝炎の不顕性感染により成人のほとんどがA型肝炎ウイルスに対する抗体を持っていたが，現代においては衛生環境の整備により抗体保有率は低下している．したがって，感染リスクの高い旅行者などはA型肝炎ウイルスワクチンの投与が必要である．受動免疫として免疫グロブリン製剤の投与も行われていたが，製剤中に含まれるA型肝炎ウイルス抗体価の低下により有効性は低くなっており，ワクチンによる能動免疫が推奨される．

(4) A型肝炎ウイルスは一本鎖RNAウイルスであり，インターフェロンがその増殖を抑制する可能性があるが，臨床的には無治療で自然治癒するため，インターフェロン投与の適応はない．

(5) A型肝炎ウイルスは経口感染すると肝細胞内で増殖し，胆汁中に排泄され便とともに体外に排出される．このウイルスの排泄は肝炎発症後も続くため，患者排泄物からの二次感染の防止が重要である．

問54　解答　c(1, 4, 5)

【解説】原発性肝細胞癌(hepatocellular carcinoma：HCC)では高カルシウム血症や低血糖など，多彩な腫瘍随伴症候群(paraneoplastic syndrome)がみられる．比較的よく遭遇する症候を挙げると，① 腫瘍により産生される物質(ホルモン様物質，その他)によるもの：赤血球増多症，白血球増多症，血小板増多症，高カルシウム血症，② 腫瘍細胞における代謝調節の異常によるもの：低血糖症の一部，高コレステロール血症，フィブリノゲン増加，③ 非腫瘍部肝組織の減少と腫瘍増大による代謝調節の異常によるもの：低血糖症の大部分，などである．一般にHCCの進行した時期にみられることが多く，赤松らのHCC 183例の検討によると頻度は16.9％とされ，内訳はフィブリノゲン増加(10.9％)，高コレステロール血症(4.9％)，赤血球増多(2.7％)，低血糖(2.7％)，血小板増多(1.6％)，高カルシウム血症(1.1％)と報告されている．臨床的にはHCCの末期に合併する低血糖あるいは高カルシウム血症として，そのコントロールに悩まされることが多い．選択肢の(2)高カリウム血症と(3)高アミラーゼ血症についてはHCCに合併する腫瘍随伴症候群としてこれまでに記載がないようである．したがって，正解はc(1, 4, 5)である．

◆文献
1) 赤松興一，宮内聡一郎：腫瘍随伴症候群(paraneoplastic syndrome)．In：武藤泰敏(編)，高久史麿(監)：肝硬変・肝癌．東京；南江堂，231-239；1990

問55　解答　e(3, 4, 5)
　　　　禁忌肢　(1)

【解説】近年注目されている自己免疫性膵炎例である．本疾患は高齢の男性に多く，膵頭部病変による閉塞性黄疸で発症することが多い．以前は膵癌と誤診され手術が行われたりしたが，近年は本疾患についての認識が高まりつつある．画像診断では図2-23(22頁参照)のような膵のびまん性腫大(ソーセージ様)と図2-24(22頁参照)のような膵管の不整狭細像(膵管狭細型膵炎)，検査成績では血清IgG4の上昇が特徴的である．合併疾患としてはSjögren症候群が最も多く，厚生労働省難

治性膵疾患調査研究班の調査結果では約25%の症例でSjögren症候群を合併したとされている．治療としては副腎皮質ステロイド薬の内服により多くは軽快する．本疾患による糖尿病の場合は副腎皮質ステロイド薬投与により膵炎が軽快するに従い，糖尿病も軽快していく．しかし，副腎皮質ステロイド薬投与後の長期予後はいまだ不明であり，また副腎皮質ステロイド薬を投与しないで軽快する例もあり，今後のさらなる検討が必要である．

◆文献
1) Okazaki K, Chiba T : Autoimmune related pancreatitis. Gut 51 ; 1-4 ; 2002

問56 解答 b(1, 2, 5)

【解説】 MRCPは，胆汁や膵液が長いT2値を持っていることを利用して，強いT2強調像を撮像することにより胆管や膵管の内腔を画像化する検査法である．Wallnerら，Morimotoらが高速グラディエントエコー法による撮像法を報告したのが最初であるが，その後，高速スピンエコー(fast spin echo : FSE)法を用いた撮像法の導入により画質が飛躍的に向上した．さらに，現在ではFSE法の変法であるsingle-shot FSE(SSFSE)法が普及し，内視鏡的逆行性胆管膵管造影(ERCP)に匹敵する画像が得られるようになったため，診断においてはMRCPが胆道系検査の主流となりつつある．

(1) 総胆管結石はMRCPでは胆管内の陰影欠損像として認められる．ただし，検出可能な結石は2〜3mmまでで，それ以下のものはMRCPの空間分解能の限界と考えられる．

(2) 胆道気腫や，胆泥，濃縮胆汁，胆道出血などが存在すると胆管の描出が不良となるため，結石や腫瘍などの胆道病変の診断能は低下する．

(3) MRCPにおいて総胆管末端の狭窄像や陰影欠損像とともに，主膵管や総胆管の拡張像が認められれば，乳頭部癌や下部胆管癌，膵頭部癌などの存在を疑う必要がある．しかしMRCPはERCP(endoscopic retrograde cholangiopancreatography)よりも空間分解能が劣るため，これらの疾患を明確に区別することは困難である．乳頭部癌が疑われる場合は，十二指腸乳頭部の観察も可能なERCPが不可欠である．

(4) 急性膵炎の診断および重症度判定には，撮像時間や空間分解能の点よりCTが主流である．特に中等度以上の膵炎においてはfluid collectionのためMRCPでは胆膵管系の描出状態が不良となる．

(5) MRCPでは胆管狭窄の範囲のみならず，狭窄部より上流側の拡張胆管の情報も容易に得ることができるので，閉塞性黄疸症例において胆道ドレナージ術(経内視鏡的，経皮経肝的)の選択やステント治療のデザインを行う上できわめて有用である．

◆文献
1) Wallner BK, Schmacher KA, Weidenmaier W, et al : Dilated biliary tract : evaluation with MR cholangiography with a T2-weighted contrast-enhanced fast sequence. Radiology 181 ; 805-808 ; 1991
2) Takehara Y, Ichijo K, Tooyama N, et al : Breath-hold MR cholangiopancreatography with a long-echo-train fast spin-echo sequence and a surface coil in chronic pancreatitis. Radiology 192 ; 73-78 ; 1994
3) Lopera JE, Soto JA, Munera F : Malignant hilar and perihilar biliary obstruction : use of MR cholangiography to define the extent of biliary ductal involvement and plan percutaneous interventions. Radiology 220 ; 90-96 ; 2001

問57 解答 d(2, 3, 4)

【解説】 2004年厚生労働省の統計によると胆道癌の年間死亡数は16,359人(人口10万対死亡数13.8)であり，女性では悪性新生物死亡数の第6位を占める疾患である．胆道癌のハイリスク病変として胆石症(特に胆囊結石)は古くからよく知られているが，他に膵・胆管合流異常，総胆管拡張症，原発性硬化性胆管炎などの疾患も胆道癌のハイリスク病変として認識しておく必要がある．原発性硬化性胆管炎は，肝内，肝外胆管の胆管壁の線維性肥厚と内腔狭窄を伴う胆管の慢性進行性疾患であるが，近年，長期観察例や肝移植例の検討により，胆管癌発生母地の1つであることがわかってきた．膵・胆管合流異常は，総胆管が十二指腸

壁外で腹側膵管に合流し，十二指腸乳頭部のOddi括約筋作用が機能しない長い共通管が形成される先天性の奇形である．膵・胆管合流異常には胆管拡張を伴うものと伴わないものがあるが，いずれも胆道癌の発生率が高く，胆管拡張を伴うものでは胆管癌，伴わないものでは胆嚢癌が好発することが知られている．総胆管拡張症は東洋人種，とりわけわが国に多く認められる先天性の疾患であり，ほぼ全例に膵・胆管合流異常を合併していることが知られている．したがって，胆道癌の合併も高率である．

胆嚢腺筋症は，Rokitansky-Aschoff sinusが増殖し胆嚢壁の肥厚をもたらす良性疾患である．segmental typeの胆嚢腺筋症は他のdiffuse typeやfundal typeと比較し胆嚢癌の合併率が高かったという報告は存在するが，本疾患と胆嚢癌との明確な関連性を示した報告はなく，一般的には胆嚢癌の発生とは関係ないとされている．

◆ 文献
1) 厚生統計協会：国民衛生の動向2006年版．厚生の指標53（臨時増刊）；46-47；2006
2) Diehl AK：Gallstone size and the risk of gallbladder cancer. JAMA 250；2323-2326；1983
3) Todani T, Tabuchi K, Watanabe Y, et al：Carcinoma arising in the wall of congenital bile duct cysts. Cancer 44；1134-1141；1979
4) Ootani T, Shirai Y, Tsukada K, et al：Relationship between gallbladder carcinoma and the segmental type of adenomyomatosis of the gallbladder. Cancer 69；2647-2652；1992

にも帯状狭窄（band-like stricture）や憩室様の内腔突出（diverticulum-like outpouching），肝内胆管枝では胆管枝が減少して造影された胆管が枯れ枝状にみえる像（purned tree appearance）が特徴的である．最近ではMRCP（magnetic resonance cholangiopancreatography）が，より非侵襲的な画像診断として多用されるようになってきている．肝生検所見の特徴は門脈域の胆管周囲に同心円状に形成される線維性肥厚（onionskin appearance）とされるが，非特異的な場合があり肝生検のみでPSCと診断することは困難であることが多い．Mayo clinicグループによって提唱されている最新のPSC診断基準からも病理組織学的所見は除かれた．PSCに有効な内科的治療は確立されていないので，高度の胆汁うっ滞をきたした症例や肝不全に陥った症例では肝移植が唯一の治療手段となる．

◆ 文献
1) Lee YM, Kaplan MM：Primary sclerosing cholangitis. N Engl J Med 332；924-933；1995
2) Fulcher AS, Turner MA, Franklin KJ, et al：Primary sclerosing cholangitis：evaluation with MR cholangiography—a case control study. Radiology 215；71-80；2000
3) Lazaridis KN, Wiesner RH, Porayko MK, et al：Primary sclerosing cholangitis. In：Schiff ER, Sorrell MF, Maddrey WC：Schiff's Diseases of the Liver, 8th ed. Philadelphia；Lippincott-Raven, 649-678；1999

問58　解答　d（2,3,4）

【解説】原発性硬化性胆管炎（primary sclerosing cholangitis：PSC）は肝内外の胆管に原因不明の線維性炎症を呈する慢性進行性の疾患であり，最終的には肝硬変，肝不全に至る．欧米では潰瘍性大腸炎を代表とする炎症性腸疾患の合併率が62～100％と高いが日本では約20％と低率である．また，経過中に胆管癌を合併することがあるので注意を要する．内視鏡的逆行性胆管造影による胆管像の把握はPSCの診断上重要であり，肝内外胆管に及ぶ多発性の狭窄・硬化像が特徴的である．典型的な症例では狭窄と拡張が交互に繰り返す数珠状変化（beaded appearance）がみられるが，他

問59　解答　e（3,4,5）
　　　　禁忌肢　（1）

【解説】図2-25（23頁参照）のCTでは，緊満した胆嚢とともに総胆管内に2個の結石が認められる．発熱，黄疸，右季肋部痛という胆管炎に特徴的な臨床症状（Charcotの3徴）に加えて，血圧低下，意識障害（Reynoldの5徴）がみられ，さらに血液生化学的検査で著明な白血球増多，胆道系酵素の上昇が認められるため，総胆管結石の嵌頓によって急性閉塞性化膿性胆管炎（acute obstructive suppurative cholangitis：AOSC）をきたした症例であることが疑われる．AOSCの起炎菌としてはE.coli，Klebsielaといったグラム陰性桿菌が多いが，BacteroidesやClostridiumなどの嫌気

性菌が検出されることもある．AOSC では，胆管内で増殖した細菌やエンドトキシンが胆道内圧の上昇によって血中に移行することにより，敗血症性ショック，さらには多臓器不全に陥ることも少なくないため的確かつ早急な処置を行う必要がある．

本疾患と診断されれば，抗菌薬の点滴投与に加え，早急な胆道減圧術を行うことが重要である．減圧の方法としては内視鏡的経鼻胆道ドレナージ(endoscopic naso-biliary drainage：ENBD)あるいは経皮経肝胆道ドレナージ(percutaneous transhepatic biliary drainage：PTBD)があるが，ENBD は肝内胆管拡張の有無に関係なく挿入が可能であり，さらに出血傾向を呈する症例でも施行できるため，最近では胆道減圧術の第一選択に位置付けられている．しかし，患者の全身状態が内視鏡検査に耐えられない場合や，胃，胆道，膵の術後で内視鏡が十二指腸乳頭に到達できない場合は躊躇なく PTBD を選択すべきである．内視鏡的乳頭切開術(endoscopic sphincterotomy：EST)は胆管結石に対する非手術的標準治療法であり，特に AOSC や胆石膵炎合併例では EST によって劇的な症状の改善が得られる．ただし，出血傾向を有する症例や全身状態不良例では，まず ENBD を行い，病態の改善を待ってから EST による切石を行う場合もある．

MRCP は非侵襲的で胆管結石の描出能に優れた画像診断法であるが，心臓ペースメーカ植え込み術を受けている患者では誤作動の原因となり，致死的合併症を生じる恐れがあるため禁忌である．体外衝撃波結石破砕術(extracorporeal shock wave lithotripsy：ESWL)は，バスケット鉗子では結石を把持できないような巨大結石や積み上げ型結石などを破砕する際に用いられる砕石術の1つであるが，EST や胆道ドレナージ術に先んじて行うものではない．

◆ 文献
1) Lai EC, Mok FP, Tan ES, et al：Endoscopic biliary drainage for severe acute cholangitis. N Engl J Med 326；1582-1586；1992
2) Sauerbruch T, Stern M：Fragmentation of bile duct stones by extracorporeal shock waves. A new approach to biliary calculi after failure of routine endoscopic measures. Gastroenterology 96；146-152；1989

3 循環器

問1 解答 (b)

【解説】 非ST上昇型急性冠症候群の治療方針の決定にそのリスク評価を行うことは重要である．詳細な病歴聴取，身体所見，心電図検査，血液検査を行い，その患者の短期生命予後のリスク評価を行う．日本循環器学会のガイドラインでは，高リスク群は，安静時の胸痛・48時間以内に増悪する胸痛・持続時間の長い胸痛を，身体所見ではIII音の出現・肺野湿性ラ音など，心電図変化では0.5 mm以上のST低下・新たな左脚ブロックの出現，血液検査ではトロポニンTの上昇などの所見を認める患者が相当する．2週間以内に増悪した閾値の低い狭心症発作や心電図，陳旧性心筋梗塞症や血行再建術の既往，糖尿病の合併などはランクを上げて対応する必要がある．これらのリスク評価に従い治療方針が決定される．高リスク群の患者はCCUに収容し，早期冠動脈造影の施行を検討すべきである．運動負荷試験や負荷心筋シンチグラフィーなどの負荷試験は病態が安定した時期に行うべきで，急性期には禁忌である．また，Braunwaldが提唱した不安定狭心症の分類もリスク評価と短期生命予後の予測に有用であることが報告されている．

◆ 文献
1) 山口徹，石川欽司，一色高明，他：循環器病の診断と治療に関するガイドライン（2000-2001年度合同研究班報告）―急性冠症候群の診療に関するガイドライン．Circ J 66 (Supl IV); 1123-1163 ; 2002
2) Braunwald E : Unstable angina. A classification. Circulation 80 ; 410-414 ; 1989

問2 解答 (d)

【解説】 非ST上昇型急性冠症候群の治療において，まず必要な薬剤はアスピリンである．来院時に直ちにアスピリンを投与すべきである．アスピリンが副作用のため投与できない場合は，チクロピジンやクロピドグリルなど他の抗血小板薬を投与してもよい．引き続きβ遮断薬，亜硝酸剤を投与する．冠攣縮の関与が疑われる症例やβ遮断薬禁忌例ではカルシウム拮抗薬を投与してもよい．この状況でも虚血徴候が持続したり再発する場合や，高リスク群と判断された場合，ヘパリンの持続投与や大動脈内バルーンパンピング(IABP)を考慮する．血栓溶解薬は，ST上昇型急性冠症候群と異なりその有用性は限られており，大規模治験では予後の改善を認めていないため，一般には使用されない．非ST上昇型急性冠症候群に全例早期に冠動脈造影を施行し，血行再建を考慮すべきか（早期侵襲的治療），薬物投与による病態の安定化の後侵襲的検査を加えるべきか（早期保存的治療）はいまだ結論が出ていない．初期の検討では早期侵襲的治療は成功率も低く，また合併症も多かったため否定的な見解が多かった．これは，非ST上昇型急性冠症候群の責任病変に血栓が多いため，バルーンのみの経皮的冠動脈形成術では成績が不良なことに起因する．近年のステントを使用した研究では，むしろ早期侵襲的治療群が早期保存的治療群よりも有効であると報告されている．施設により多少の相違はみられるが，前述の高リスク群・中リスク群では早期侵襲的治療を行

うべきであると考えられる．

◆文献
1) Braunwald E, Antman EM, Beasley JW, et al : ACC/AHA guidelines for the management of patients with unstable angina and non-ST segment elevation myocardial infarction-2002. executive summary and recommendations. A report of the American College of Cardiology/American Heart Association task force on practice guidelines (committee on the management of patients with unstable angina). Circulation 106；1893-1900；2002

問3 解答　問3-1 (a)
　　　　　　問3-2 (a)(b)(d)

【解説】急性心筋梗塞症の合併症には，急性左心不全(前壁梗塞に多い)や右室梗塞(下壁梗塞に多い)に加え，急性僧帽弁閉鎖不全，心室中隔穿孔，左室自由壁破裂などの急激な血行動態の悪化を認める合併症に注意が必要である．特に突然の収縮期雑音を認めた場合は前2者の鑑別が必要である．急性僧帽弁閉鎖不全は乳頭筋断裂や乳頭筋不全がその原因となり，下壁梗塞に伴う後乳頭筋の障害に伴うことが多い．心室中隔穿孔は発症1週間以内に発生し，前壁梗塞では心尖部に，下壁梗塞では心基部に多い．いずれの病態かは，心エコーやSwan-Ganzカテーテルの所見に基づき診断される．いずれも多くは内科的治療に対する反応は不良で，外科的処置が必要となることが多い．本症例では突然の electromechanical dissociation(重症不整脈がないにもかかわらず脈拍が触知できない状態)となっており，左室自由壁破裂が最も疑わしい．左室自由壁破裂は，心筋梗塞発症1週間以内に多く比較的経過良好例に多い．

本症例のように突然の血行動態の悪化をきたすblow-out 型(約80％)と比較的緩徐な経過をとるoozing 型とに分かれる．前者は現在でも発症すれば救命は困難であるが，PCPS(経皮的心肺補助)の使用により救命できた症例も散見される．左室自由壁破裂の危険因子として ① 高齢者，② 女性，③ 初回梗塞で狭心症の既往のない例，④ 高血圧の持続する例，⑤ ポンプ失調の合併がない例，などが挙げられる．アスピリンの使用が心破裂を増加する報告はない．副腎皮質ステロイド薬や NSAID の使用は心筋の治癒過程の障害を介し，心破裂の頻度を増加するという報告がある．また，急性期を過ぎた血栓溶解薬の使用は，総死亡率は減少させるものの心破裂を増加する可能性がある．

◆文献
1) Zipes DP, Libby P, Bonow RO, et al : Heart Disease 7th ed. Philadelphia；WB Saunders, 1203-1204；2005

問4 解答　(c)

【解説】中膜の解離を本態とする急性大動脈解離は偽腔の血流の状態により偽腔に血流がある偽腔開存型と偽腔が血栓で閉塞している偽腔閉塞型に分類できる．提示した症例は，早期血栓閉塞型，欧米では壁内出血型(intramural hemorrhage または intramural hematoma : IMH)と呼称される偽腔の造影されないタイプの解離である．解離した血管壁は，急性期には単純CT像では高輝度像として撮像される．最初に造影CTを撮影すると本来高輝度に見える血管壁が血管内の高輝度像に隠れてしまい，単なる壁肥厚，あるいは大動脈壁の古い血栓と区別がつかない．必ず単純撮影をまず施行し，次に造影CTを行うことが大切である．造影CTでは，偽腔開存型では真腔と偽腔の間の円弧状の隔壁が認められるが，図3-4(27頁参照)に示すように偽腔閉塞型は血管壁の肥厚がみられるのみである．Stanford 分類は解離の部位による分類であり，解離が上行大動脈に存在しているものを A 型，上行大動脈に存在していないものを B 型という．A 型は外科的手術の適応があるとされているが，A 型の偽腔閉塞型については基本的には手術を行う施設も多いものの，径の拡大がなく，心タンポナーデがなく，臓器虚血がない症例は保存的療法で良好な経過をとるものも多いことが報告されている．

◆文献
1) 増田善昭, 井上寛治, 打田日出夫, 他：循環器病の診断と治療に関するガイドライン(1998-1999年度合同研究班報告)―大動脈解離診療ガイドライン. Jpn Circ 64(Suppl V)；1249-1283；2000

問5　解答　(c)
【解説】　左総腸骨動脈および左浅大腿動脈に高度狭窄を認める．閉塞性動脈硬化症は50歳以上の男性に好発し，下肢，特に腸骨動脈および大腿動脈に多くみられる．重症度分類にはFontaine分類があり，I度は冷感，しびれ感，II度は間欠性跛行，III度は安静時疼痛，IV度は潰瘍形成である．太い動脈に多いため血管内治療や外科的血行再建術が比較的容易である．MRAは通常の血管造影より低侵襲でありスクリーニングには非常に有用であるが狭窄を過大評価しやすい欠点がある．

◆文献
1) 正木久男：閉塞性動脈疾患―閉塞性動脈硬化症．In：稲田潔，松本興治，正木久男：血管疾患の臨床．東京；金原出版，97-109；2002
2) 稲田潔：閉塞性動脈疾患―Buerger病．In：稲田潔，松本興治，正木久男：血管疾患の臨床．東京；金原出版，110-120；2002

問6　解答　(b)
【解説】　心電図では洞性頻脈，不完全右脚ブロック，III・V_1・V_2誘導で陰性T波を認め，肺血流シンチでは右中下葉，左上下葉に陰影欠損を認める．さらに造影CTでは右肺動脈に血栓様の陰影を認め，左肺動脈は血栓で充満している．これらの所見と臨床経過より肺塞栓と診断することは容易である．肺動脈圧は肺血管床の障害の程度に比例して上昇する．肺動脈圧が64 mmHgという値は広範囲の肺塞栓の存在を示唆している．本例は肺高血圧，すなわち肺性心の存在，肺血流シンチでの両側の肺の陰影欠損などより，反復性の肺塞栓と推測できる．

◆文献
1) 国枝武義：肺血栓塞栓症の臨床検査―心電図．In：国枝武義，由谷親夫：肺血栓塞栓症の臨床．東京；医学書院，64-101；1999
2) 国枝武義：肺血栓塞栓症の臨床検査―血液ガス．In：国枝武義，由谷親夫：肺血栓塞栓症の臨床．東京；医学書院，72-78；1999
3) 中西宣文：肺血栓塞栓症の臨床検査―肺シンチグラム．In：国枝武義，由谷親夫：肺血栓塞栓症の臨床．東京；医学書院，79-86；1999
4) 佐藤徹：肺血栓塞栓症の臨床検査―心臓カテーテル法．In：国枝武義，由谷親夫：肺血栓塞栓症の臨床．東京；医学書院，87-92；1999
5) 岡野嘉明：肺血栓塞栓症の臨床検査―肺動脈造影法．In：国枝武義，由谷親夫：肺血栓塞栓症の臨床．東京；医学書院，93-101；1999

問7　解答　(d)
【解説】　急性動脈閉塞では血行再建術後に壊死筋から生じたミオグロビンなどが急激に血液中に流出することによる腎障害をきたすことがあり，これを代謝性筋腎症候群という．閉塞性動脈硬化症は高齢者に多く，大腿動脈などの比較的太い動脈に好発するため血行再建術が容易である．Buerger病は20～40歳の男性に多く下肢の末梢動脈に好発するため血行再建術は困難なことが多い．大動脈炎症候群は若年女性に多く活動期には副腎皮質ステロイド薬は有効である．Raynaud症候群にはβ遮断薬は禁忌であり，血管拡張薬を用いるが，重症例には交感神経切除術を行うこともある．

◆文献
1) 正木久男：閉塞性動脈疾患―閉塞性動脈硬化症．In：稲田潔，松本興治，正木久男：血管疾患の臨床．東京；金原出版，97-109；2002
2) 稲田潔：閉塞性動脈疾患―Buerger病．In：稲田潔，松本興治，正木久男：血管疾患の臨床．東京；金原出版，110-120；2002
3) 稲田潔：血管神経の機能異常による疾患―Raynaud病およびRaynaud症候群．In：稲田潔，松本興治，正木久男：血管疾患の臨床．東京；金原出版，193-197；2002
4) 稲田潔：血管炎症候群―大動脈炎症候群．In：稲田潔，松本興治，正木久男：血管疾患の臨床．東京；金原出版，203-217；2002

問8　解答　(e)
【解説】　深部静脈血栓症は大腿静脈や膝窩静脈に好発し，肺塞栓の原因の大部分を占めている．血液のうっ滞，静脈壁の異常，凝固能亢進などが原因であり，エストロゲンは凝固能を亢進させる．足関節を背屈させると腓腹筋に疼痛が生じることをHomans徴候といい，静脈血栓の存在を示唆する所見である．治療はヘパリンなどの抗凝固療法や線溶療法が主体であり，外科的治療は有痛性青股腫などの最重症例に限られる．

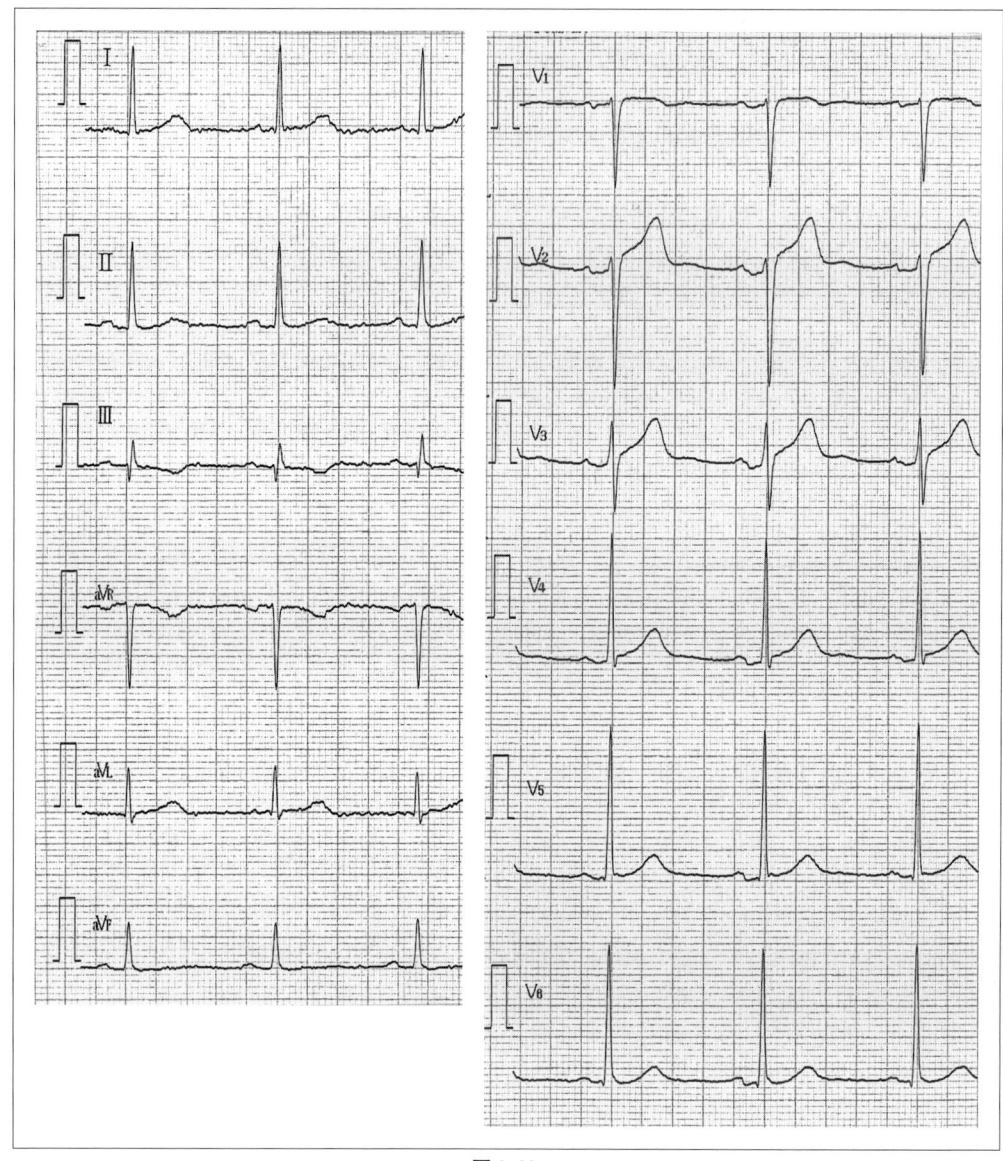

図 3-21

◆ 文献
1) 稲田潔：血栓塞栓症. In：稲田潔, 松本興治, 正木久男：血管疾患の臨床. 東京；金原出版, 271-285；2002

問9 解答 (d)

【解説】 救急受診時の心電図(図 3-9, 29 頁参照)は正常洞調律であるが III, aVF 誘導で T 波の陰転を認める．ニトログリセリン舌下投与で胸痛は消失し胸痛消失後の心電図(図 3-21)では III 誘導の T 波の陰転の程度は浅くなっており，aVF 誘導の T 波は平定化している．胸痛消失時の心電図が胸痛時の心電図と変化していることが重要である．初回胸痛発作であり心電図変化もあったため不安定狭心症の診断がなされる．冠動脈攣縮性狭心症，冠動脈動脈硬化を伴う不安定狭心症が考えられ，抗血小板薬，硝酸薬，カルシウム拮抗薬の投与を行った．発作が落ち着いてからの冠動脈造影を考慮していたが，投薬下において入院翌日

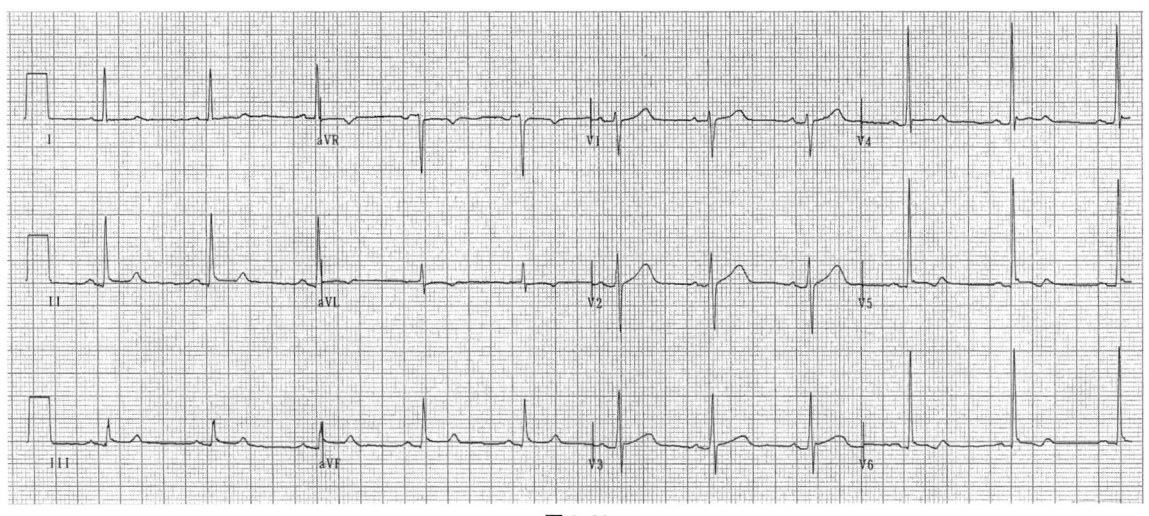

図 3-22

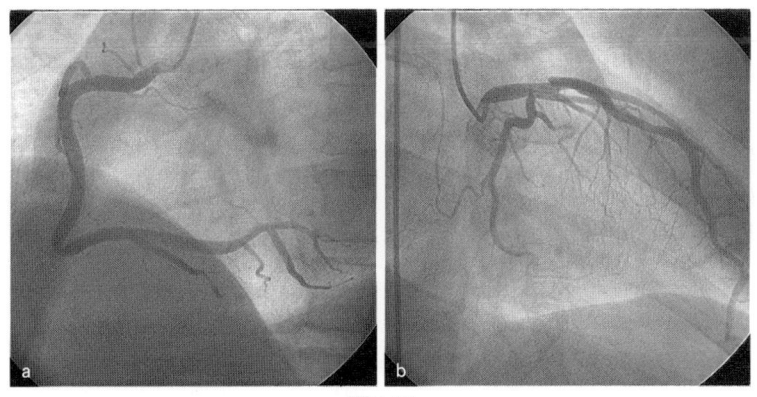

図 3-23

強い胸痛が出現しそのときの心電図(図 3-10, 29頁参照)では II, III, aVF 誘導で著明な ST 上昇,ミラー像として I, aVL, V_1〜V_4 の ST 低下,房室ブロックを呈している.この心電図から ① 急性心筋梗塞,② 異型狭心症発作を鑑別しなければならないが,1 枚の心電図からこの 2 つの疾患を区別できない.急性心筋梗塞ならヘパリン投与,tPA 製剤の投与,緊急心臓カテーテル検査が選択されるが,血圧が保たれている場合には急性心筋梗塞であってもニトログリセリンの舌下は行われる.異型狭心症であればニトログリセリン舌下投与,カルシウム拮抗薬投与にて胸痛は消失する可能性が高い.この患者に対してまず行うべき処置はニトログリセリン舌下である.ニトログリセリン舌下投与により胸痛発作は速やかに消失した.投与後の心電図を示す(図 3-22).ST 上昇は消失し,房室ブロック,ST 低下も消失した.冠動脈硬化の合併の可能性もあり冠動脈造影を行ったが正常-軽度冠動脈硬化を認めるのみであった(図 3-23).以上より本症例の診断は異型狭心症で治療として (d) のニトログリセリン舌下させるが正解である.発作時の心電図では QRS 幅も広がっているが,P 波もあり心室性頻脈ではないのでリドカインは適応ではない.

◆ 文献

1) Gersh BJ, Braunwald E, Bonow RO : Chronic coronary artery disease. In : Braunwald E, Zipes DP, Libby P : Heart Disease, 6th ed. Philadelphia ; WB Saunders, 1272-1352 ; 2001

問10　解答　(e)

【解説】　本例は，無症候性心筋虚血(silent myocardial ischemia：SMI)と診断され，Cohn の分類が広く用いられている．

　Ⅰ型：心筋虚血はあるが全く無症状．
　Ⅱ型：心筋梗塞後の症状を伴わない虚血．
　Ⅲ型：明らかな狭心症を有するが，同時に無症状の心筋虚血を認める．

　本例は病歴，検査所見からⅠ型と分類される．また労作性狭心症例でも 3〜4 割に認められることがあり，この場合Ⅲ型と分類される．

　SMI の機序の 1 つとして痛覚閾値の上昇があり，糖尿病性の神経障害や鎮痛作用のあるエンドルフィンの分泌増加などが考えられる．

　SMI の予後は通常の労作性狭心症より良好という報告はなく，同等またはむしろ不良と考えられている．治療としては血行再建が薬物療法と比較して良好であることが報告されている．

　本例の治療方針としては冠動脈造影所見上，3 枝病変を認め，左前下行枝，回旋枝はいずれもびまん性の病変で血管径が細いことなどから冠動脈バイパス術が最も適切であると考えられる．

問11　解答　(e)

【解説】　呼吸性に変化する胸痛は，胸膜疾患または肋骨や肋間筋等の呼吸運動と関係のある部位の疾患を疑う．また移動性の胸痛は大動脈解離で重要な症状で，解離の進行とともにその部位が移動することが知られている．大動脈弁閉鎖不全や狭窄では狭心症を起こすことがあり，僧帽弁逸脱症でも胸痛を訴えることがある．気胸では突然に出現する胸痛でそれ以外の特徴にには乏しい．チアノーゼと胸痛は直接の関係はない．統計にもよるが，心筋梗塞の 10〜30％は症状が全くないとされる．

◆ 文献
1) 胸痛ないし胸部圧迫感．In：杉本恒明，小俣政男，水野美邦(総編集)：内科学第 8 版．東京：朝倉書店，181-183：2003

問12　解答　(e)
　　　禁忌肢　(c)

【解説】　狭心痛は圧迫感，絞扼感，灼熱感が主として前胸部に，症例によっては心窩部や背部，肩，頸部に生じる．下顎や歯，喉，左肩，左上肢に放散痛を認めることがある．持続は数分〜15 分以内のことが多い．30 分以上持続する場合は急性心筋梗塞か狭心症以外の痛みを考慮する必要がある．不安定狭心症の分類には，発作の持続時間での分類はない．また運動負荷試験は禁忌である．心筋のエネルギー源は糖と脂肪酸であり，通常は脂肪酸代謝が 6〜7 割をまかなっている．虚血が強まると糖代謝に移行し，脂肪酸代謝が減少する．ST 低下は非貫壁性の虚血を反映する．

　従来は，Q 波を伴う心筋梗塞を貫壁性，非 Q 波梗塞を非貫壁性としてきた．しかし Q 波の有無で貫壁性か非貫壁性かを正確に判断できないことが明らかになってきたことから，ただ単に Q 波梗塞，非 Q 波梗塞とに分類することが一般的になった．ただし大部分の症例で，Q 波梗塞は貫壁性であり，非 Q 波梗塞は非貫壁性であり，従来言われている心内膜下梗塞である．

問13　解答　(d)

【解説】　β遮断薬は降圧と徐脈により心筋酸素消費量を減少させ，心臓保護作用を示すことが知られており，虚血性心疾患の二次予防には有用である．ただし，冠攣縮性狭心症が疑われる症例での投与は禁忌である．β遮断薬の禁忌としては，喘息患者，閉塞性肺疾患，慢性閉塞性動脈硬化症が挙げられる．また，一部のβ遮断薬では心不全の予後改善効果も認められているが，投与量や漸増の方法において専門的な経験が必要とされるために使用に際しては注意が必要である．

　ACE 阻害薬は，アンジオテンシンⅡの産生を抑制して降圧作用を示すが，臓器保護作用を持つことより高血圧治療の第一選択薬として広く使用されている．ただし，高度な腎機能障害(血清クレアチニン≧3 mg/dl)，高カリウム血症のある症例での投与は禁忌である．またキニン系の活性化による咳嗽と，まれではあるが血管性浮腫が副作用としてみられることがある．

　サイアザイド系利尿薬は尿細管においてナトリウムの再吸収を抑制することにより降圧作用を示

し，心不全を合併する症例では有用である．ただし，高尿酸血症，高脂血症，耐糖能異常などの代謝障害をきたすことがあり，痛風患者への投与は禁忌である．

α遮断薬は血管平滑筋細胞膜のα_1受容体を遮断することにより血管抵抗を減少させ，降圧作用をもたらすが，起立性低血圧をきたしやすい．また，尿道および前立腺部のα_1受容体遮断により尿道内圧曲線の前立腺部圧を低下させることで，前立腺肥大に伴う排尿障害を改善させる作用がある．

Ca拮抗薬は血管平滑筋細胞内へのCa^{2+}流入を抑制することにより血管拡張をきたし，降圧作用を示す．Ca拮抗薬は重篤な副作用や禁忌は少ないが，催奇形作用が報告されているので，妊娠初期の妊婦への投与は禁忌である．また，心ブロックのみられる患者への投与は禁忌である．

問14 解答 (a)

【解説】降圧薬で長期間降圧することで高血圧患者の心血管系疾患の罹患率と死亡率を低下させることが知られており，拡張期血圧が5～6 mmHg低下すると脳卒中の発症率は42%低下し，虚血性心疾患の発症率は4～6年間に14%低下するといわれている．ただし，虚血性心疾患を伴う高血圧患者で，拡張期血圧を低下させすぎると冠動脈の血流低下に基づく虚血性心疾患の危険度が高まる可能性があり，「Jカーブ仮説」と呼ばれている[1]．一方，脳血管障害，腎障害にはJカーブの現象はみられていない．しかし，近年の前向き大規模臨床試験成績では，心筋梗塞においてもJカーブ現象の存在は実証されておらず，さらなる検討が必要である[2]．

心肥大を伴う高血圧患者の降圧薬に対する心肥大退縮効果の検討によれば，治療前後における心エコー図での心筋重量係数減少率は，ACE阻害薬13%，Ca拮抗薬9%，β遮断薬6%，利尿薬7%であり，ACE阻害薬が心肥大退縮効果において優れていると報告されている[3]．ただし近年，アンジオテンシンII受容体拮抗薬であるカンデサルタンを用いて行われた検討では（CACTH Study），ACE阻害薬と同等の心肥大退縮効果がみられたとの報告があり，今後の検討が待たれる．

トラフ（trough）値とは薬剤の血中濃度の「谷」を意味し，ピーク（peak）値に対応することばである．T/P値はその比率であり，この値が高いほど安定した血中濃度をもたらす薬剤であることを示している．アンジオテンシンII受容体拮抗薬はいずれも1日1回の薬剤であり，そのT/P比はロサルタンで60～87%，カンデサルタンで80%以上と報告されている．

高血圧は糖尿病，高脂血症，肥満といった病態を同一個体において合併することが多く，心血管系疾患の発症リスクを高めていることが知られている．これら危険因子の共通の病因として，近年インスリン抵抗性・高インスリン血症が注目され，それが様々な機序で血圧の上昇をもたらすものと考えられている．

普段の血圧は正常であるにもかかわらず，診察室で医師を前にすると血圧が上昇することを白衣高血圧症あるいは白衣現象と呼んでいる．一般に自由行動下の血圧を非観血的に24時間連続して測定（ambulatory blood pressure monitoring：ABPM）することで，日中の血圧値と診察室での血圧値の差が大きいときに白衣現象と判定される．

◆ 文献
1) Cruickshank JM, Thorp JM, Zacharias FJ : Benefits and potential harm of lowering high blood pressure. Lancet 1 : 581-584 ; 1987
2) Hansson L, Zanchetti A, Carruthers SG, et al : Effects of intensive blood-pressure lowering and low-dose aspirin in patients with hypertension : principal results of the Hypertension Optimal Treatment (HOT) randomized trial. HOT Study Group. Lancet 351 ; 1755-1762 ; 1998
3) Schmieder RE, Martus P, Klingbeil A: Reversal of left ventricular hypertrophy in essential hypertension. A met-analysis of randomized double-blind studies. JAMA 275 ; 1507-1513 ; 1996

問15 解答 (b)

【解説】高齢者の高血圧症は，大動脈の硬化により弾性，伸展性が低下し，Windkessel機能（大動脈の持つ緩衝能で収縮期に血管が伸展し血液をプールし，拡張期に血液を末梢へ送る働き）の低下による収縮期血圧の増加，拡張期血圧の低下，脈圧

の増大という特徴を持つ．圧受容体の障害やレニン-アンジオテンシン系などの体液量保持機構の障害により起立性低血圧を生じやすく，降圧治療を行うときに注意が必要である．高齢者においても20％程度の白衣高血圧が存在する．2次性高血圧症は若年者に多いが，動脈硬化が基盤となった腎血管性高血圧は比較的高齢者に多い．難治性の高血圧や，腹部血管雑音を聴取したり，血圧のコントロールが急に悪くなった場合には腎血管性高血圧を疑う．85歳以上の超高齢者に対する降圧療法のエビデンスはなく，JSH 2004では80歳代前半までは積極的治療を行うとしている．欧米の高血圧治療ガイドラインであるESH-ESC（2003）やJNC-Ⅶ（2003）では年齢により降圧目標を変えておらず，一般成人と同様の降圧目標が掲げられている．日本の老年者高血圧の治療ガイドライン〔2002年改訂版〕では年齢別の目標値が設定されており，60歳代は140/90 mmHg未満，70歳代は150/90 mmHg未満，80歳代は160/90 mmHg未満としている．過度の降圧はJ型現象と呼ばれ心血管イベントを増加させることは知られており，高齢者では脳血管障害などの合併症も多く，個々の症例に応じた治療を考慮する必要がある．

◆文献
1) 荻原俊男，日和田邦男，松岡博昭，他：老年者高血圧治療ガイドライン2002年改訂版（厚生労働省長寿科学総合研究班）．日老医誌39；322-351；2002

問16 解答 (c)

【解説】 (a) 発作性心房細動または心房粗動の停止には，Ia群抗不整脈薬（ジソピラミド，シベンゾリン，プロカインアミドなど），Ic群抗不整脈薬（ピルジカイニド，フレカイニドなど）などのナトリウムチャネル遮断薬の静注や単回経口投与を行う．ただし，ジソピラミド，シベンゾリンなどのように抗コリン作用を有する薬剤の静注を使用する際には，房室結節伝導能の亢進により心室レートが早くなり，症状の増悪を認めることがあるので，あらかじめジゴキシンやベラパミルの静注を行い，房室結節伝導能を抑制しておく必要がある．

(b) 心電図のⅡ，Ⅲ，aVF誘導で下向きの鋸歯状波（F波）を認める通常型心房粗動は，三尖弁輪に沿って右房内を反時計方向に旋回するリエントリー性頻拍であり，下大静脈-三尖弁輪間の解剖学的峡部にブロックラインを形成する高周波アブレーションが根治に有効であり，成功率も高い．

(c) 発症後48時間以内の発作性心房細動であれば，抗凝固療法なしで電気的除細動が可能であるが，それ以上持続する心房細動の場合には，除細動後に洞調律時の心房収縮が改善するまでに一定期間を要し，この期間中に血栓塞栓症を発症する可能性が高くなる．

(d) 心房細動または心房粗動時に頻脈となる場合には，房室結節伝導能を抑制する目的で，ジギタリス，カルシウム拮抗薬のベラパミル，β遮断薬の静注また経口投与を行う．

(e) WPW症候群を合併した発作性心房細動時に高頻度心室応答で頻拍となる場合には，Ia群やIc群ナトリウムチャネル遮断薬の静注を使用し，順行性副伝導路伝導能を抑制して心室レートを低下させるとともに，発作性心房細動自体の停止を試みる．

◆文献
1) 三田村秀雄：心房粗動，心房細動—心房細動の薬物治療．In：杉本恒明（監），井上博（編）：新不整脈学．東京；南江堂，305-307；2003

問17 解答 (e)
　　　禁忌肢 (e)

【解説】 先天性QT延長症候群は，生まれつきQT時間が延長し，多くの場合遺伝性を認め，運動や精神的緊張時にTorsade de Pointes（TdP）による失神発作を起こすことが多い．Romano-Ward症候群では，1995年にイオンチャネル機能に関係する最初の原因遺伝子が報告されて以来，現在までに10の遺伝子型が報告されている．遺伝子診断率は現在では50～60％である．1型QT延長症候群（LQT1）と2型QT延長症候群（LQT2）は，いずれもカリウムチャネル遺伝子の異常で発症し，LQT1ではTdPは運動中などの交感神経緊張時に多く，LQT2では情動ストレス（恐怖や驚愕），睡眠中の音刺激（目覚まし時計など）によ

る覚醒時など，急激に交感神経が緊張する状態で起こりやすい．LQT1，LQT2ともに，β遮断薬が第一選択薬である．これに対して3型QT延長症候群(LQT3)は，ナトリウムチャネル遺伝子の異常で発症し，TdPは睡眠中や安静時に多く，Ib群ナトリウムチャネル遮断薬のメキシレチンが選択的に有効である．先天性QT延長症候群，特にLQT1およびLQT2では，β受容体刺激薬であるイソプロテレノールはTdP発作を誘発し，禁忌である．

◆ 文献
1) Shimizu W, Antzelevitch C : Sodium channel block with mexiletine is effective in reducing dispersion of repolarization and preventing torsade de pointes in LQT2 and LQT3 models of the long QT syndrome. Circulation 96 ; 2038-2047 ; 1997
2) 清水渉：QT延長症候群，Brugade症候群．In：井上博，奥村謙(編)：EPS—臨床心臓電気生理検査．東京；医学書院，305-323；2002

問18 解答 (d)
禁忌肢 (e)

【解説】 Brugada症候群は1992年にBrugadaらにより報告された症候群で，明らかな器質的心疾患を認めず，12誘導心電図のV_1〜V_3誘導における特徴的なST上昇と心室細動(VF)を主徴とする．本症候群は日本を含めたアジア地域に多く，また男性に多いのが特徴である(M/F=9：1〜8：2)．初回発作の平均年齢は40〜50歳で，夜間睡眠中や安静時にVF発作を起こすことが多く，副交感神経緊張の関与が示唆されている．本症候群では1998年にナトリウムチャネル遺伝子(SCN5A)の異常が報告され，ナトリウムチャネル遮断薬(特にIc群)でST上昇が増強され，時にVFが誘発されることがある．

◆ 文献
1) Brugada P, Brugada J : Right bundle branch block, persistent ST segment elevation and sudden cardiac death : a distinct clinical and electrocardiographic syndrome : a multicenter report. J Am Coll Cardial 20 ; 1391-1396 ; 1992
2) 清水渉：QT延長症候群，Brugade症候群．In：井上博，奥村謙(編)：EPS—臨床心臓電気生理検査．東京；医学書院，305-323；2002

問19 解答 (c)

【解説】 電気的除細動(electrical cardioversion)はリエントリー機序による上室性不整脈(発作性上室頻拍，心房細動，心房粗動)および心室頻拍，心室細動に適応があるが，心室頻拍を除き，すべてR波同期による通電が必要である．T波のタイミングで通電するといわゆるR on Tと同様の機序により心室細動が誘発される可能性がある．ジギタリス中毒による頻脈性不整脈における直流通電には心室性不整脈を誘発する催不整脈作用があるため禁忌であるが，血中濃度が治療域にある場合は原則的に問題ない．急性心筋梗塞，心筋虚血，電解質異常(特に低カリウム血症)があるときに，通電後の不整脈が出現しやすい．抗凝固療法を行っていないと洞調律回復後における脳塞栓症発生率は2つのstudyをまとめた559例中2.7%であるが，抗凝固療法を行っている286例では0.7%という報告がある．フレカイニド(タンボコール®)は除細動閾値を上昇させ，キニジンとアミオダロンは低下させる．ちなみにフレカイニド服用中の患者ではペーシング閾値も上昇する．洞調律に復帰しても，心房機能の回復には1か月程度を要するので，その間は抗凝固療法が必要である．

◆ 文献
1) Missault L, Jordaens L, Gheeraert P, et al : Embolic stroke after unanticoagulated cardioversion despite prior exclusion of atrial thrombi by transoesophageal echocardiography. Eur Heart J 15 ; 1279-1280 ; 1994
2) Kastor JA : Arrhythmias 2nd ed. Philadelphia ; WB Saunders ; 2000

問20 解答 (b)

【解説】 挙げられた疾患においては，発生頻度に差はあるものの突然死が問題となる．この中で，Brugada症候群と不整脈原性右室異形成症は心室細動により突然死をきたし，植込み型除細動器が唯一の治療法と考えられている．高リスクの肥大型心筋症および収縮能低下(左室駆出率30%以下)の陳旧性心筋梗塞においても，心室性不整脈と突然死の間に関連性があり，植込み型除細動器による予後改善効果が報告されている．これに対して，WPW症候群でもまれに突然死の報告はあ

るが，その原因は副伝導路を介した偽性心室頻拍である．治療法は副伝導路に対するカテーテルアブレーションである．

◆ 文献
1) Glikson M, Friedman PA : The implantable cardioverter defibrillator. Lancet 357 ; 1107-1117 ; 2001
2) Maron BJ, Shen WK, Link MS, et al : Efficacy of implantable cardioverter-defibrillators for the prevention of sudden death in patients with hypertrophic cardiomyopathy. N Engl J Med 342 ; 365-373 ; 2000
3) Moss AJ, Zareba W, Hall WJ, et al : Prophylactic implantation of a defibrillator in patients with myocardial infarction and reduced ejection fraction. N Engl J Med 346 ; 877-883 ; 2002

表 3-1　ジギタリス中毒の誘因

1. 大量服用時
2. 重症心不全
3. 高齢者，小児
4. 血清電解質異常（低K血症，低Mg血症，高Ca血症）
5. 腎機能低下
6. 甲状腺機能低下症
7. 酸塩基平衡異常，低酸素血症
8. その他：低蛋白血症，薬物相互作用（ベラパミル，アミオダロンなど）

問21　解答　(e)

【解説】頻脈性心房細動を伴った僧帽弁狭窄症は，ジギタリス製剤の最もよい適応である．この際に期待される主な効果は陰性変時作用すなわち徐拍化である．洞調律の慢性心不全患者を対象に行われた大規模臨床試験（DIG）[1]では，ジゴキシンと利尿薬，ACE阻害薬との併用により，心不全悪化による死亡・入院率の有意な低下が認められた．しかし，心不全以外の心臓死発生率は有意に高く，総死亡率の低下はみられなかった．

ジギタリス中毒では，食欲低下，悪心などの消化器症状が早期から出現しやすい．不整脈で最も頻度の高いのは心室性期外収縮である．中毒に特異性が比較的高いのは，房室接合部頻拍症やブロックを伴う発作性心房頻拍症（PAT with block）である．ジゴキシンやメチルジゴキシンの血中濃度が2.0 ng/dl以上の場合は中毒かそれに近い状態と考えるが，決して絶対的な指標ではなく，中毒の誘因（表3-1）を合併すると，それ以下でも中毒がみられる．

◆ 文献
1) The Digitalis Investigation Group : The effect of digoxin on mortality and morbidity in patients with heart failure. N Engl J Med 336 ; 525-533 ; 1997

問22　解答　(e)

【解説】高齢者の増加に伴い大動脈弁狭窄（aortic stenosis : AS）への罹患者が増加している．高齢者ASの特徴は，その予後がきわめて不良である（50歳以上のAS患者のEvent-Free Survivalは30%以下）こととともに，動脈硬化性病変の一端として進行性の病態が形成されることである．そこでは，長年にわたる高血圧，高脂血症，糖尿病などの存在下において，大血管の内皮障害と並行して弁表面の内膜皮層が粥腫を形成しその均一性を失う．そのような弁は表面の抗血栓作用が減弱しており，わずかな力学的負荷や乱流の発生によりnon-bacterial thrombotic endocarditis（NBTE）を形成する．それがさらに成長・炎症・癒合・石灰化を繰り返し弁そのものの可動性を障害してゆく．諸家の報告によるとその進行は弁口面積として約 $-0.1 cm^2$/年であるとされている．そのような病態から考えれば，動脈硬化の予防と同様の治療が弁狭窄の進行に対しても有効である可能性がある．内皮保護効果がある薬剤には，ACE阻害薬（アンジオテンシン受容体拮抗薬）やスタチンが知られている．NovaroらはAS患者をスタチン治療群と非治療群に分けて21か月追跡している．その結果によると，非治療群では，弁口面積が$-0.19 cm^2$，平均圧較差が+5.8 mmHgと病変進行が示されたのに対して，スタチン群ではそれらが，$-0.12 cm^2$，+4.2 mmHgと有意に減少し弁狭窄の進行が抑制されたという．エビデンスとして十分に確立されたとは言い難いが，患者の増加，完成した病変に対しての治療の困難さからすれば，知っておくべき知見の1つと考える．

◆文献
1) Novaro GM, Tiong IY, Pearce GL, et al : Effect of hydroxymethylglutaryl coenzyme a reductase inhibitors on the progression of calcific aortic stenosis. Circulation 104 ; 2205-2209 ; 2001

問23　解答　(c)

【解説】既に治療が行われている拡張型心筋症（慢性心不全）患者が心房細動に陥った．塞栓症を思わせる一過性構語障害も合併しており，洞調律と心房細動とを交互に繰り返しているのかもしれない．現在の治療薬は明示されてはいないが，補足すべき最も重要な薬剤を選択するよう問われている．

洞調律の維持が最も大切と考えれば(a)あるいは(e)を選択肢とするであろう．しかしながら，ジギタリスは副交感刺激による房室伝導のコントロールには適しているが洞調律への復帰効果は否定されている．一方ナトリウムチャネル遮断薬とりわけクラスIc群の薬物は洞調律への復帰とその後の調律維持に有効であるが，心不全患者に対する使用はCAST試験以来否定的に考えられている．その使用が許容される範囲は限定される．これらの目的のためにはクラスIII群のアミオダロンが適当であるがそれは選択肢にない．さらに重要なことは，心房細動の持続は（洞調律への回復が一時期あったかもしれないが）少なくとも2週間と考えられ，薬物的であれ電気的であれ除細動を行う前に十分な抗凝固が必須である．

抗凝固については(c)あるいは(d)が検討されるであろう．アスピリンの抗塞栓症効果は非リウマチ性心房細動においてもワルファリンの半分である．また拡張型心筋症のような血流停滞を伴う病態においては，ワルファリンの有効性が優っている．薬剤コントロールが煩雑である点がワルファリン治療の難点ではあるが，このような病態においては，ワルファリンを導入し，さらなる血栓・塞栓症の合併を予防するのが適切である．したがって正解は(c)である．その後，諸条件を勘案して洞調律への復帰・維持を図るのか，心房細動の頻拍コントロールを図るのかを決定するべきである．ただし，最近のエビデンスによれば，洞調律維持を目指しても，①必ずしも患者の予後や合併症を改善しない，②長期的には洞調律維持が可能な患者は一部分に過ぎない，それにもかかわらず③コストが明らかに高い，ことが知られるようになっている．

利尿薬はうっ血と心負荷の軽減に有効かもしれない．しかし，この臨床所見からは必須の選択薬とは考えがたい．

問24　解答　(d)

【解説】大動脈弁狭窄は加齢に伴う弁の石灰化，リウマチ性，先天性の二尖弁が主たる原因である．心音では第2肋間胸骨右縁に最強点を有する頸動脈へ放散する漸増漸減型の収縮期雑音を聴取する．重症例では収縮期雑音の最強点が収縮早期から後期に移動し，II音の大動脈弁成分（IIA）が肺動脈弁成分（IIp）より遅くなる．すなわち正常では広くなる吸気時のII音の分裂が逆に狭くなる奇異性分裂が認められる．心エコー検査では通常左室の圧負荷に対する代償性変化である求心性左室肥大が認められるが，重症例，心不全をきたした例では左室の壁運動の低下が認められる．連続波ドプラーでの大動脈弁血流速で重症度評価が可能であるが，重症例で左室壁運動が低下し心拍出量が低下すると圧較差が低下して心エコーで重症度評価が困難となる場合がある．心不全，狭心症，失神が三大症状で，いったんこれらの症状が出現すると手術を施行しない場合の予後は不良で，平均生存期間は狭心症出現後で5年，失神発作出現後で3年，心不全出現後で2年といわれている．内服加療は効果が少なく，予後を改善することは期待できない．そのため，三大症状出現後は大動脈弁置換術の適応であり，早期の手術の必要性を患者に説明する必要がある．左室収縮能の低下した症例であっても大動脈弁置換術後は例外なく改善するので手術適応に左心機能は無関係である．これは，僧帽弁閉鎖不全では術後に左室駆出率が低下するため，術前の左室駆出率が30%以下の症例は原則的に僧帽弁置換術は行わないとされているのとは対照的である．

◆文献
1) Carabello BA, Crawford FA Jr : Valvular heart

disease. N Engl J Med 337 ; 32-41 ; 1997

問25　解答　(b)

【解説】すべての心疾患妊婦は感染性心内膜炎の予防の観点から，分娩開始時より抗菌薬の予防的投与がいる．子宮収縮や怒責に伴う血行動態変化や予期せぬ出血に伴うショックに対応するために仰臥位の時間を短くし，側臥位や座位で経過させる．リアルタイムに循環動態把握できるよう，心電図，血圧，動脈酸素分圧のモニターを行う．分娩怒責による血行動態の急峻な変化を避けるために少なくともNYHA II 以上の心疾患妊婦は麻酔分娩(持続硬膜外麻酔)の適応である．この場合子宮収縮を完全に抑制すると分娩時間の延長などの不利益が生じる．児頭が骨盤出口に達するまでは子宮収縮により自然に通過させ，出口に達したら鉗子あるいは吸引分娩を行う．

人工弁置換術後の妊婦にワルファリンを使用し，催奇形性の報告がある．したがって，人工弁置換後の妊婦はすみやかにワルファリンからヘパリンの慎重投与に変更することが推奨される．ただし，妊娠中にヘパリンを使用することが安全であるという確証はない．

母体死亡の高リスクは，肺高血圧症，心血管病変を伴うMarfan症候群，重症心不全，大動脈縮窄症，著明なチアノーゼである．

◆ 文献
1) 門間和夫，石澤瞭，加藤裕久，他：循環器病の診断と治療に関するガイドライン(1998-1999年度合同研究班報告)—成人先天性心疾患診療ガイドライン（班長：門間和夫）．日本循環器学会誌 64(suppl IV) ; 1167-1204 ; 2000

問26　解答　(b)(c)

【解説】肺性心は左心不全および先天性心疾患を有せず，肺疾患による肺高血圧に起因する右心不全と定義される．肺高血圧は低酸素血症による肺小動脈の収縮，中膜肥厚，肺血管床の減少などにより生じる．肺高血圧は三尖弁の逆流を惹起し，そのため中心静脈圧は上昇する．慢性的な低酸素血症により赤血球数は増加していることが多く，閉塞性肺疾患では高炭酸ガス血症がみられる．

◆ 文献
1) 国枝武義：慢性肺性心．In：石川恭三（総編集），竹下彰，中野赳，他（編）：心臓病学．東京；医学書院，1001-1014 ; 1995

問27　解答　(a)(d)

【解説】安定狭心症の治療には薬物治療，血行再建術として経皮冠動脈インターベンション(PCI)，冠動脈バイパス術(CABG)が行われる．血行再建術は薬物治療に伴って施行されるべきものである．PCIは症状を有する虚血性心疾患患者における心筋の血行再建術として広く用いられ，心外膜冠動脈の狭窄病変に適した方法である．冠動脈近位部に70～99%狭窄を有する安定狭心症1枝病変212例をPCIと薬物治療を無作為比較した最初の報告が1992年になされている．運動負荷試験ではPCI群の方が運動中止までの運動時間が長くなり，6か月時点では狭心症発作がなくなった症例はPCI群で64%であったが薬物治療群では46%と低値であった．しかし両群とも6か月間の死亡はなく，急性心筋梗塞発症にも有意差はなかった．MASS試験では左前下行枝近位部1枝病変例を薬物治療群，PCI群，CABG群に分けて予後調査を行った．3年後，薬物治療群群とPCI群で心臓死，急性心筋梗塞，血行再建を要する不応性狭心症発作の頻度に有意差はなかったがCABGがまさっていた．狭心症発作の軽減および運動負荷検査での虚血の軽減においては薬物治療よりPCI，CABGがすぐれていた．RITA2試験(平均7年間追跡)でも同様の結果が示されている．すなわちPCIは狭心症症状を減少させるのにおいて薬物治療より有効であるが，死亡率，心筋梗塞発症を減らさない．近年PCIとアトルバスタチン(HMG-CoA reductase阻害薬)による積極的な脂質低下治療を比較した試験が報告された．18か月で虚血性心事故はアトルバスタチン群で13%，PCI群で21%に起こりアトルバスタチン群で心事故発生率は36%低く，積極的脂質低下により心事故発生率が低下した．

◆ 文献
1) Gersh BJ, Braunwald E, Bonow RO : Chronic coronary artery disease. In : Braunwald E, Zipes DP,

Libby P : Heart Disease, 6th ed. Philadelphia ; WB Saunders, 1272-1352 ; 2001
2) 和田厚幸：虚血性心疾患．In：福井次矢，黒川清（日本語版監訳）：ハリソン内科学原著第15版．東京；メディカル・サイエンス・インターナショナル，1446-1456；2003
3) Parisi AF, Folland ED, Hartigan P : A comparison of angioplasty with medical therapy in the treatment of single-vessel coronary artery disease. N Engl J Med 326 ; 10-16 ; 1992
4) Henderson RA, Pocock SJ, Clayton TC, et al : Seven-year outcome in the RITA-2 trial : coronary angioplasty versus medical therapy. J Am Coll Cardiol 42 ; 1161-1170 ; 2003

問 28　解答　(a) (d)

【解説】　安定狭心症の治療には薬物治療，血行再建術として経皮冠動脈インターベンション(PCI)，冠動脈バイパス術(CABG)が行われる．安定狭心症に対する治療指針に関してACC/AHA/ACP-ASIMからガイドラインが出ている．左主幹部病変を持つ患者では，CABGがクラスI適応とされ，PCIはCABG適応患者に対してはクラスIII適応(not useful/effective and in some cases may be harmful)とされている．CASS Registryによると左主幹部に高度病変を持つ患者では症候性，無症候性ともにCABGが薬物治療より生命予後の点からすぐれていることが示されている．3枝疾患患者においてCABGはガイドライン上クラスI適応である．左室機能低下はCABG患者においても手術直後および長期生命予後を規定する最大規定因子であるが，生命予後の点からみると，左室機能低下例(左室駆出率50％未満)において薬物治療と比べてCABGの効果はより大きくなる．ガイドラインでは，1～2枝病変で左前下行枝近位部に高度病変を有さず，広い範囲の心筋虚血を認める場合はPCI，CABGともにクラスI適応とされている．左前下行枝近位部に高度狭窄を有する2枝病変患者の場合はCABGはガイドライン上クラスI適応である．左前下行枝近位部に高度狭窄を有する2枝病変患者の場合PCIがクラスI適応とされているのは，解剖学的にPCIに適しており，心機能が保たれており現在治療中の糖尿病患者でないこととされている．心筋虚血は診断できないが左冠動脈主幹部以外に50～60％狭窄を有する場合，今後の動脈硬化の進展予防のためにPCIを行うのはクラスIII適応(not useful/effective and in some cases may be harmful)である．PCIは虚血症状の改善効果はあるが，心筋梗塞を減らしたり，死亡率を減らすことは現時点では証明されていないからである．

◆ 文献

1) Gersh BJ, Braunwald E, Bonow RO : Chronic coronary artery disease. In : Braunwald E, Zipes DP, Libby P : Heart Disease, 6th ed. Philadelphia ; WB Saunders, 1272-1352 ; 2001
2) 和田厚幸：虚血性心疾患．In：福井次矢，黒川清（日本語版監訳）：ハリソン内科学原著第15版．東京；メディカル・サイエンス・インターナショナル，1446-1456；2003
3) Gibbons RJ, Chatterjee K, Daley J, et al : ACC/AHA/ACP-ASIM guidelines for the management of patients with chronic stable angina : a report of the American Colledge of Cardiology/American Heart Association Task Force on Practice Guidelines (Committee on Management of Patients With Chronic Stable Angina). J Am Coll Cardiol 33 ; 2092-2197 ; 1999

問 29　解答　(a) (b)

【解説】　安定狭心症患者の薬物治療の目標は，① 狭心症発作の虚血の改善と ② 予後の改善である．硝酸薬，カルシウム拮抗薬，β遮断薬は安定狭心症患者の虚血症状を軽減し，運動耐用能を改善することが示されている．しかしながらこれらの狭心症治療薬が心機能が良好である安定狭心症患者の生命予後を改善する報告はなされていない．心機能低下症例においてはβ遮断薬は生命予後を改善することは近年の心不全の多くのtrialで証明されているが，本設問は心機能良好例に対してであることに注意を要する．安定狭心症患者においてβ遮断薬が心筋梗塞，突然死を抑制するかについては不明である．

アスピリンは300研究140,000例のメタ解析で狭心症，陳旧性心筋梗塞，脳梗塞の患者において心事故を軽減することが示されており，禁忌がない限り安定狭心症患者にアスピリン1日あたり

75～325 mg の投与が勧められている．スタチンは狭心症，心筋梗塞後の患者において心血管死亡を減らすことが種々の大規模臨床研究で示されている．2次予防試験において，スタチンは総コレステロールの高い患者のみならず正常コレステロールレベルの患者においても心血管死亡を減少させる．National Cholesterol Education Program Guidelines では冠動脈疾患患者では LDL コレステロール値をスタチンによって 100 mg/dl 未満に下げることを推奨している．また HOPE 研究により ACE 阻害薬（ramipril）は心機能の保たれた動脈硬化患者あるいは糖尿病，他の冠危険因子を持つ患者（80%は冠動脈疾患患者）において心血管死亡，心筋梗塞，脳梗塞を有意に減らした．

◆ 文献

1) Gersh BJ, Braunwald E, Bonow RO : Chronic coronary artery disease. In : Braunwald E, Zipes DP, Libby P : Heart Disease, 6th ed. Philadelphia ; WB Saunders, 1272-1352 ; 2001
2) Yusuf S, Dagenais G, Pogue J, et al : Vitamin E supplementation and cardiovascular events in high‑risk patients. The Heart Outcomes Prevention Evaluation Study Investigators. N Engl J Med 342 ; 154-160 ; 2000

(問30) 解答 (b)(c)

【解説】 QRS 時間は延長しているが，基線の細かい揺れと不規則に出現する QRS を認め，基本調律は心房細動であり，心室頻拍ではないことがわかる．また脈拍数は 70/分程度で頻拍でさえない．早朝に多く発生する安静時胸痛で，労作によって生じないという症状の特徴があり明らかな ST 上昇が認められることから冠攣縮性狭心症と診断される．1か月以内に出現した異型狭心症とすれば，新規安静狭心症であり，不安定狭心症に分類される．δ 波を認めず，副伝導路を持つ早期興奮症候群の存在は，この時点では疑えない．心房細動による不規則な房室伝導があり，房室ブロックの存在も疑えない．

この症例は早朝や夜間の睡眠中に胸痛発作を訴える 67 歳の女性である．高血圧や高脂血症などの冠危険因子を持っている．Holter 心電図の所見では著しい ST 上昇を認め，急性心筋梗塞も否定できない状態である．ただし症状は自然に軽快し，繰り返し起こっていることから臨床的には心筋梗塞は否定的である．いわゆる異型狭心症を疑う病歴と所見である．

行われた冠動脈造影検査の図 3-24 は硝酸イソソルビドを冠動脈内に注入したところで，有意狭窄病変をはじめとする明らかな狭窄性病変は認めない．したがって動脈硬化性の心疾患は否定的である．図 3-25 は負荷試験で，左冠動脈前下行枝（LAD），左冠動脈回旋枝（LCX）ともに著しい冠攣縮を認めている．冠攣縮性狭心症であるが，この患者は発作時に ST 上昇の心電図が記録されており，異型狭心症と診断できる．負荷試験として過換気負荷や，アセチルコリン，マレイン酸エルゴメトリンなどの薬物負荷が行われる．

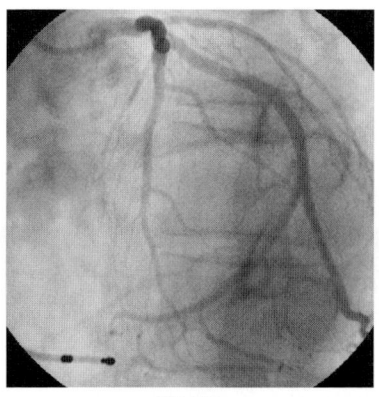

図 3-24

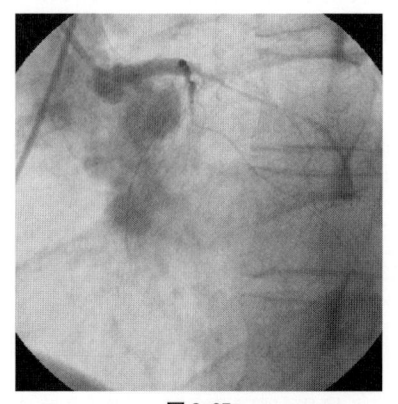

図 3-25

問31 解答 （c）（e）

【解説】 無症候性心筋虚血の定義は，各種検査法で他覚的に一過性の心筋虚血を認めるものの，いわゆる狭心痛またはそれと同等の自覚症状を伴わない病態を呈する疾患とされる．分類にCohn分類が用いられる．Ⅰ型；心筋虚血はあるが全く無症状．Ⅱ型；心筋梗塞後の胸痛を伴わない心筋虚血を示すもの．Ⅲ型；明らかな狭心症を有し，同時に無症状の心筋虚血を示すもの，とされる．糖尿病合併例では，心臓交感神経の傷害で狭心症を自覚し難くなる．症状の起こりやすさや程度と，虚血の程度が比例するとの見解があり，軽度の虚血では自覚症状が出がたい．しかし冠攣縮で無症候性心筋虚血が起こりやすいという関係はない．治療方針は症候性虚血と全く変わりない．

◆文献
1) 無症候性心筋虚血. In：杉本恒明，小俣政男，水野美邦（総編集）：内科学第8版. 東京；朝倉書店，610-613；2003
2) Pepine CJ, Geller NL, Knatterud GL, et al：The asymptomatic cardiac ischemia pilot (ACIP) study：design of a randomized clinical trial, baseline data and implications for a long-term outcome trial. JACC 24；1-10；1994
3) Rogers WJ, Bourassa MG, Andrews TC, et al：Asymptomatic cardiac ischemia pilot (ACIP) study：outcome at 1 year for patients with asymptomatic cardiac ischemia randomized to medical therapy or revascularization. JACC 26；594-605；1995

問32 解答 （d）（e）

【解説】 高血圧症の主要なガイドラインは3つ存在する．新しいエビデンスを盛り込むためによる度重なる改訂と，微妙に異なる分類が臨床における混乱を招いているが，どのガイドラインも改訂のたびに目標血圧値の基準が厳しくなってきている（表3-2）．

第一に，2次性高血圧の鑑別を行い，血圧値以外の危険因子，臓器障害の有無を評価し，リスクの層別化を行う．中等度以下のリスク例では，生活習慣の修正を行い，1～3か月後の定期的な血圧測定を行うことを勧めている．自動血圧計による24時間の血圧測定は白衣高血圧の診断に有用であり，その平均血圧値は臓器障害の重症度にも関係している（表3-3～5）．

本症例は高血圧症に糖尿病と糖尿病性腎症を合併した症例である．血糖のコントロールは不良であり，血圧管理をする必要がある．糖尿病は高血圧症を合併することが多く，大血管症である心血管系イベントのリスクは5倍以上となり，腎症，

表3-2 血圧の分類

収縮期血圧 (mmHg)	拡張期血圧 (mmHg)	ESH-ESC，2003年	JSH，2004年
<120	<80	至適血圧	至適血圧
<130	<85	正常血圧	正常血圧
130～139	85～89	正常高血圧	正常高血圧
140～159	90～99	グレード1高血圧（軽症）	軽症高血圧
160～179	100～109	グレード2高血圧（中等症）	中等症高血圧
≧180	≧110	グレード3高血圧（重症）	重症高血圧
≧140	<90	収縮期高血圧	収縮期高血圧
収縮期血圧 (mmHg)	拡張期血圧 (mmHg)	JNC-Ⅶ，2003年	
<120	<80	正常	
120～139	80～89	前高血圧	
140～159	90～99	ステージ1高血圧	
≧160	≧100	ステージ2高血圧	

表 3-3　心血管病の危険因子

高血圧
喫煙
糖尿病
脂質代謝異常（高コレステロール血症，
　　低 HDL コレステロール血症）
肥満（特に内臓肥満）
尿中微量アルブミン
高齢（男性 60 歳以上，女性 65 歳以上）
若年発生の心血管病の家族歴

表 3-4　臓器障害

心臓	左室肥大 狭心症，心筋梗塞 心不全
脳	脳梗塞，脳出血 一過性脳虚血発作 無症候性脳血管障害 認知機能障害
腎臓	蛋白尿 腎障害，腎不全 （血清 Cr，男性≧1.3 mg/dl，女性≧1.2 mg/dl）
血管	動脈硬化性プラーク 頸動脈内膜-中膜壁厚＞0.9 mm 大動脈解離 閉塞性動脈疾患
眼底	高血圧性網膜症

表 3-5　リスク層別化

	軽症高血圧	中等症高血圧	重症高血圧
危険因子なし	低リスク	中等リスク	高リスク
糖尿病以外の危険因子あり	中等リスク	中等リスク	高リスク
糖尿病，臓器障害，心血管病のいずれか	高リスク	高リスク	高リスク

網膜症，神経症といった小血管症も発生しやすくなる．

糖尿病性腎症による透析患者の予後は不良で，腎症の進行を遅らせることが重要である．糖尿病を合併している高血圧の降圧目標は，JSH 2004 では 130/80 mmHg 未満とし，特に糖尿病性腎症を伴った例ではより厳格なコントロールを要し，尿蛋白 1 g/日以上では 125/75 mmHg 未満とされている．

JSH（2004）では糖尿病を合併する高血圧に対し ACE 阻害薬，長時間作用型 Ca 拮抗薬，アンジオテンシンⅡ受容体拮抗薬を挙げている．

2 型糖尿病では ACE 阻害薬とアンジオテンシンⅡ受容体拮抗薬が同様の効果（IRMA2，RENAAL など）を証明しており，レニン-アンジオテンシン系を抑制することが様々な病期の腎症に有効である．糖尿病性腎症の血圧コントロールに用いる降圧薬の第一選択は ACE 阻害薬またはアンジオテンシンⅡ受容体拮抗薬であると考えられる．重要なことは目標血圧を維持することであり，必要に応じて他剤の追加を行う．

◆ 文献

1) Parving HH, Lehnert H, Brochner-Mortensen J, et al : The effect of irbesartan on the development of diabetic nephropathy in patients with type 2 diabetes. N Engl J Med 345 ; 870-878 ; 2001
2) Brenner BM, Cooper ME, de Zeeuw D, et al : Effects of losartan on renal and cardiovascular outcomes in patients with type 2 diabetes and nephropathy. N Engl J Med 345 ; 861-869 ; 2001
3) 日本高血圧学会高血圧治療ガイドライン作成委員会：高血圧治療ガイドライン 2004 年版（JSH 2004）．東京；ライフサイエンス出版；2004
4) European Society of Hypertension-European Society of Cardiology Guidelines Committee : 2003 European Society of Hypertension-European Society of Cardiology guidelines for the management of arterial hypertension. J Hypertens 21 ; 1011-1053 ; 2003
5) Chobanian AV, Bakris GL, Black HR, et al : The Seventh Report of the Joint National Committee on Prevention, Detection, Evaluation, and Treatment of High Blood Pressure (the JNC7 report).

問33 解答 (b)(c)

【解説】この症例は冠動脈疾患を合併した高血圧性心不全である．高血圧により心室に均等な求心性肥大を生じ，左室形態，左室機能の変化をもたらす．肥大心では収縮障害に先行して拡張障害が生じ，心不全を発症することがある．Framingham Study によると心電図上，左室肥大が存在すると心不全のリスクは約3倍，心血管系の死亡リスクは7倍となる．

心筋に壊死が生ずると心筋マーカー(CK，CK-MB，トロポニンTなど)の上昇が認められるが，発生から3〜4時間以上経過しないとその上昇をとらえることはできない．近年，H-FABP(heart type fatty acid-binding protein)の定性試験が行えるようになり，心筋梗塞発症後1.5時間位から検出可能であり，早期診断に有用である．本症例では，心筋マーカーの上昇なく，壁運動も正常であり新しい冠動脈イベントを生じたとは考えにくい．

冠動脈疾患のある患者に対し，短時間作用型のCa拮抗薬を投与することは，急激な血圧低下に伴う反射性頻脈や，不整脈を生ずる可能性があり禁忌である．血圧のコントロールが困難な場合のみ，Ca拮抗薬の点滴静注を行うことがある．急性の高血圧性心不全の治療の原則は，末梢血管を拡張し後負荷を軽減することである．肺水腫を改善するために，ループ利尿薬を投与する．心機能の低下している症例ではドブタミンの投与が有効であるが本症例では第一選択ではない．高血圧性心不全の予防は早期からの血圧コントロールである．血圧コントロールにより左室肥大が退縮することが報告されており，ACE阻害薬とアンジオテンシンⅡ受容体拮抗薬の効果が高いとされており，本症例でも症状が安定しだい，投与を行うべきである．

◆文献
1) Levy D, Garrison RJ, Savage DD, et al : Prognostic implications of echocardiographically determined left ventricular mass in the Framingham Heart Study. N Engl J Med 322 ; 1561-1566 ; 1990

JAMA 289 ; 2560-2572 ; 2003

問34 解答 (c)(d)

【解説】デルタ波を有する顕在性WPW症候群に認める頻脈性不整脈には，① 発作性心房細動や心房粗動などの心房性不整脈時の高頻度心室応答と，② 正常伝導路(房室結節)を順行性に，副伝導路を逆行性に心房-心室間を回旋する房室回帰性頻拍，がある．図3-14(35頁参照)の頻拍発作は規則的でQRS幅が正常な150/分の頻拍で，後者である．通常QRS波の直後に逆行性P波を認めることが多いが，判読が難しい場合もある(図3-14の症例ではⅡ，Ⅲ，aVF，V_1 誘導で比較的明瞭である)．房室回帰性頻拍の停止には，順行性の房室結節で伝導ブロックを起こし頻拍を停止させる薬剤を第一選択薬として用いることが多く，カルシウム拮抗薬のベラパミルやアデノシン三リン酸(ATP)の静注薬を使用する．ベラパミルは0.1 mg/kgを5分以上かけてゆっくりと静注し，頻拍が停止した時点で中止する．副作用としては血圧低下に注意する．ATPは初期量として10 mgを急速静注し，停止しない場合には20 mgを急速静注する．副作用として，一過性であるが悪心，嘔吐が出現する．また，喘息発作がある場合には禁忌である．第二選択薬としては，逆行性の副伝導路で伝導ブロックを起こし頻拍を停止させる薬剤があり，Ⅰa群抗不整脈薬(ジソピラミド，シベンゾリン，プロカインアミドなど)，Ⅰc群抗不整脈薬(フレカイナイドなど)などの静注薬を用いる．Ⅰb群抗不整脈薬のメキシレチンは副伝導路に対する作用は弱く通常使用しない．また，硫酸アトロピンでまれに停止することがあるが，第一選択薬ではない．

◆文献
1) Hamer A, Peter T, Platt M, et al : Effects of verapamil on supraventricular tachycardia in patients with overt and concealed Wolff-Parkinson-White syndrome. Am Heart J 101 ; 600-612 ; 1981
2) Tajima T, Muramatsu T, Kanaka S, et al : Intravenous adenosine triphosphate disodium : its efficacy and electrophysiologic effects on patients with paroxysmal supraventricular tachycardias. Pacing Clin Electrophysiol ; 401-410 ; 1986

問35 解答 (b)(e)

【解説】 比較的若年で発症し，明らかな器質的心疾患を有しない特発性心室頻拍(VT)としては，①右室流出路起源のカテコラミン誘発性心室頻拍，②左室後中隔起源のベラパミル感受性心室頻拍がある．①は，通常非持続型単形性で，右室流出路起源のため，VT中の心電図波形は左脚ブロック型で正常軸または右軸偏位となる．運動や精神的緊張時に誘発されることが多く，予防薬としてはβ遮断薬が有効のことが多い．薬剤抵抗性で失神などの症状を認める場合には，高周波カテーテルアブレーションの適応となる．本症例の頻拍発作は②で，通常発作性持続型単形性を呈し，左室後中隔起源のため，VT中の心電図波形は右脚ブロック型で左軸偏位となる．停止薬あるいは予防薬としてカルシウム拮抗薬のベラパミルの静注または経口投与が有効である．①と同様に，薬剤抵抗性の場合には，高周波カテーテルアブレーションの適応となり，成功率は高い．①，②のいずれも心機能は正常であり，生命予後は一般的に良好である．

◆ 文献
1) Ohe T, Shimomura K, Aihara N, et al : Idiopathic sustained left ventricular tachycardia : clinical and electrophysiologic characteristics. Circulation 77 ; 560-568 ; 1988
2) Nakagawa H, Beckman KJ, McClelland JH, et al : Radiofrequency catheter ablation of idiopathic left ventricular tachycardia guided by a Purkinje potential. Circulation 88 ; 2607-2617 ; 1993

問36 解答 (c)(e)
禁忌肢 (a)

【解説】 図3-16(37頁参照)で記録された頻拍発作は，QT時間の延長に伴いQRSの極性と振幅が心拍ごとに変化し等電位線を軸として捻れるような特徴的な波形を呈する多形性心室頻拍，Torsade de Pointes(TdP)である．TdPを発症する原因疾患としては，生まれつきQT時間が延長し，多くの場合遺伝性を認める先天性(遺伝性)QT延長症候群や，通常のQT時間は正常範囲か境界域であるが，抗不整脈薬などの薬剤，低K血症などの電解質異常，徐脈など誘因が加わった場合にQT時間が著明に延長し，TdPを発症する後天性QT延長症候群が重要である．本患者は，気管支炎に対して服用したエリスロマイシン系抗菌薬による後天性QT延長症候群と考えられる．また，下痢に伴う低K血症も増悪因子として作用した可能性が考えられる．後天性QT延長症候群のTdP発作時には，薬剤が原因の場合には，これを直ちに中止することが最も重要である．低K血症などの電解質異常を認める場合にはこれらの補正，徐脈が増悪因子となっている場合には，80〜100/分の一時的ペーシングやアトロピン(0.01〜0.02 mg/kg)静注で心拍数を増加させることも有効である．また，硫酸マグネシウム(1〜2 g)の静注に引き続いて5〜20 mg/分の持続点滴が有効であり，第一選択となる．β遮断薬のプロプラノロールは，徐脈を助長する可能性があり，慎重に投与すべきである．また，Ia群やIII群抗不整脈薬はQT延長作用があり，禁忌である．

◆ 文献
1) Tzivoni D, Banai S, Schuger C, et al : Treatment of torsade de pointes with magnesium sulfate. Circulation 77 ; 392-397 ; 1988
2) 清水渉：QT延長症候群．In：細田瑳一(総集編)：今日の循環器疾患治療指針第2版．東京；医学書院，231-234；2001
3) 清水渉：薬剤選択と治療の実際—Torsade de Pointes．In：新博次：抗不整脈薬の新たな展開．大阪；医薬ジャーナル社，254-272；2003

問37 解答 (c)(d)

【解説】 心房細動に合併した完全房室ブロックである．心房細動の存在はP波の欠如，心房細動の既往歴により示される．QRS調律が整となったことは完全房室ブロックの発生によってのみ説明可能である．QRS波は幅が広く，心室補充調律を表していると思われる．(c)と(d)を選ぶのが正しい．

本例は，永久ペースメーカの植込みによって心拡大が改善し心不全症状も消失した．

◆ 文献
1) Erik Sandøe, Bjarne Sigurd : Arrhythmia-Diagnosis and Management ; Verlag für Fachmedien ; 305-308 ; 1987

問38 解答 (b)(c)

【解説】 ジソピラミド，ピルメノール，シベンゾリンには抗コリン作用があるので，緑内障や前立腺肥大がある場合には十分な注意が必要であるが，ピルジカイニドには抗コリン作用はなく，緑内障においては禁忌でない．シベンゾリンとジソピラミドには膵ラ氏島からのインスリン分泌促進作用があり低血糖症状を誘発することがある．アプリンジンは100％肝で代謝され，腎機能障害があっても減量する必要はない．その他に，おもに肝代謝を受ける抗不整脈薬は，キニジン，リドカイン，メキシレチン，プロパフェノン，アミオダロンなどである．主に腎排泄される薬剤はジソピラミド，シベンゾリン，ピルメノール，フレカイニドなどである．ピルジカイニド，アミオダロンにはβ遮断作用，Ca拮抗薬の作用などがあり，左室機能改善作用がある．特に左心機能が低いほど左室駆出率を増加させる効果が顕著といわれている．ジソピラミドの薬理作用の1つは活動電位持続時間延長による不応期延長作用であり，QT時間を延長させる．Vaughan Williams分類は活動電位持続時間への作用からⅠ群（Naチャネル抑制薬）を3つに分けており，Ⅰa群（延長）にはプロカインアミド，ジソピラミド，シベンゾリン，Ⅰb群（短縮）にはリドカイン，メキシレチン，アプリンジン，Ⅰc群（不変）にはフレカイニド，ピルジカイニド，プロパフェノンなどがある．

◆ 文献
1) 五十嵐正男，山科章：不整脈の診かたと治療第5版．東京；医学書院；1997

問39 解答 (c)(e)

【解説】 病歴，バイタル・サイン，胸部X線写真より高齢者の急性心不全と考えられる．心電図はRR間隔が不規則で，QRSの前にP波がなくf波を認めることから，心房細動と診断される．しかも，心拍数は140〜160/分と頻脈で脈拍欠損も著しい．その他の心電図所見として左室肥大を認めるが，少なくとも広範な前壁心筋梗塞の所見はみられない．心エコー検査では左室の拡大はなく，収縮能も正常範囲であることより拡張型心筋症は除外される．肺塞栓症では肺野の透過性はむしろ亢進し，また，心エコー検査にて右室の負荷所見を認めることが多いので本症例とは一致しない．

高齢者では左室収縮能が正常でも，拡張不全が原因で心不全をきたすことが少なくない．特に高血圧による心肥大を有する場合や，心拍数の速い心房細動を合併した場合に多いと報告されている．これは拡張能の障害により左室充満が低下して左房圧が上昇するためであり，拡張障害の進行や拡張時間の短縮により増悪する．

◆ 文献
1) Vasan RS, Benjamin EJ : Diastolic heart failure—no time to relax. N Engl J Med 344 ; 56-59 ; 2001
2) Little WC : Hypertensive pulmonary oedema is due to diastolic dysfunction. Eur Heart J 22 ; 1961-1964 ; 2001

問40 解答 (c)(e)

【解説】 心不全患者の30〜50％は左室収縮機能が正常に保たれており，高齢者ではさらにその頻度が高いことが明らかになっている[1]．拡張不全の患者に頻脈性心房細動を呈した場合，心房ポンプ機能の欠如による心拍出量の低下と拡張期左室充満時間の短縮による拡張期充満圧の上昇をきたし，容易に心不全を呈する．拡張性心不全の胸部X線では，肺うっ血が顕著であるにもかかわらず心拡大がみられないことが収縮不全例に比較して多い．左室流入血流は，拡張早期の波（E波），心房収縮期の波（A波）からなる二峰性を呈する．左室流入血流波形は ① 正常型（normal pattern），② 弛緩障害型（abnormal relaxation），③ 拘束型（restrictive pattern）に分けることができる．この3型は血行動態によって移行しうるが，十分な減負荷療法を行った後にも拘束型を呈する患者は，左室コンプライアンスが低く，予後不良である．

ACE阻害薬は，収縮障害による心不全において，無症候性例から重症例まで生命予後を改善することが既に証明されており，第一選択薬として確立している．収縮機能の保たれた心不全に対してもレニン-アンジオテンシン系の抑制薬の効果が期待されるが，大規模臨床試験のエビデンスは乏しく明確な治療指針は示されていない．CHARM-Preserved試験[2]で，カンデサルタン（アンジオテンシンⅡ受容体拮抗薬）の有効性が

報告されたが，現時点では確立されたとは言えない．

◆ 文献
1) Banerjee P, Banerjee T, Khand A, et al : Diastolic heart failure : neglected or misdiagnosed? J Am Coll Cardiol 39 ; 138-141 ; 2002
2) Yusuf S, Pfeffer MA, Swedberg K, et al : Effects of candesartan in patients with chronic heart failure and preserved left-ventricular ejection fraction : the CHARM-Preserved Trial. Lancet 362 ; 777-781 ; 2003

問41 解答 (b)(d)(e)

【解説】 現在，日本においては血栓溶解薬よりも経皮的冠動脈インターベンション(PCI)のほうが急性心筋梗塞症の再灌流療法として多く選択されている．PCIの適応は発症12時間以内の患者が適応となるが，12時間を超していても虚血徴候の持続する場合は適応となる．12時間を超していて心筋虚血所見のない患者はその適応とならない．当初ステントの使用は血栓を多く含む急性心筋梗塞症には禁忌とされたが，その後急性心筋梗塞症においてもステントの使用が有用であることが明らかにされ，現在では多くの症例で使用され，良好な成績が報告されている．現在，急性心筋梗塞症の治療において問題になるのは，PCI施行に病変に存在する血栓が末梢への塞栓症を生じることである．そのため，病変部位が十分拡張されたのにもかかわらず，末梢へ血流が十分流れない現象(いわゆるno flow/slow flow)が生じ，急性期死亡の上昇や左室機能改善効果の低下につながる．そのため，血栓吸引や末梢保護デバイスの使用，ニコランジルやベラパミルの冠動脈内注入などを必要とする．冠動脈のリモデリングとは，動脈硬化の進展に伴い動脈径が変化することを指す．血管内エコーで冠動脈を観察した場合，動脈硬化病変は陰性リモデリング(前後の正常な部位の血管に比べ血管径が狭小化している)と陽性リモデリング(前後の正常な部位の血管に比べ血管径が拡大している)をきたしている場合があり，急性心筋梗塞症などの急性冠症候群では陽性リモデリングが多いと報告されている．

◆ 文献
1) Antman EM, Anbe DT, Armstrong PW, et al : ACC/AHA Guidelines for the management of patients with ST-elevation myocardial infarction. J Am Coll Cardiol 44 ; 671-719 ; 2004

問42 解答 (b)(d)(e)

【解説】 従来，冠動脈プラークは長年にわたって直線的に増大し，狭窄度の増大とともに安定狭心症から不安定狭心症に，さらには内腔を完全に閉塞することにより急性心筋梗塞を発症すると考えられてきた．近年，心筋梗塞発症前に冠動脈造影が施行された症例をretrospectiveに検討した結果，心筋梗塞を起こした責任血管の梗塞発症前の狭窄度は予想に反して50％以下の軽度狭窄病変であることが明らかにされた．また病理所見によっても急性心筋梗塞や不安定狭心症では冠動脈の内腔は血栓で閉塞されており，しかもプラークが崩壊していることが確認されてきた．このような背景から最近では，不安定狭心症，急性心筋梗塞および虚血性突然死のほとんどは，冠動脈壁におけるプラークの崩壊と引き続いて起こる血栓形成という共通の病態に基づいて発症することが明らかにされ，まとめて急性冠症候群(acute coronary syndrome : ACS)と呼ばれるようになってきた．

易破綻性の不安定な(vulnerable)プラークの病理学的特徴としては，① 脂質コアが大きいもの，② 線維性被膜(fibrous cap)の薄いもの，③ 肩(shoulder)部へのマクロファージ，泡沫細胞を中心とする炎症細胞の浸潤が強いものとされており，内腔の狭窄度は関係ない．脂質に富むプラークにはLDL，過酸化脂質，組織トロンボプラスミンなど血栓形成を促進する物質が多く存在するため，プラークが崩壊すると血液凝固のカスケードが次々に活性化され血栓形成に至る．粥種の崩壊は偏心性プラークの肩領域と呼ばれる辺縁部分に起こりやすく，この部ではマクロファージや炎症細胞の浸潤により蛋白溶解酵素，種々のサイトカインや血液凝固因子が発現しており，プラーク破裂や血栓形成に重要な役割を果たしている．最近ではACSを炎症性疾患と捉える考えもあり，その成因として*Chramydia pneumoniae*, *Helicobacter pylori*などが注目されている．

◆文献
1) Fuster V, Badimon L, Badimon JJ, et al : The pathogenesis of coronary artery disease and the acute coronary syndromes. N Engl J Med 326 ; 242-250 ; 1992

2) 和田厚幸：虚血性心疾患．In：福井次矢，黒川清（日本語版監訳）：ハリソン内科学原著第15版．東京；メディカル・サイエンス・インターナショナル，1446-1456；2003

3) Gersh BJ, Braunwald E, Bonow RO : Chronic coronary artery disease. In : Braunwald E, Zipes DP, Libby P : Heart Disease 6th ed. Philadelphia ; WB Saunders, 1272-1352 ; 2001

問43 解答 b(1,5)

【解説】 無症候性心筋虚血は Cohn により以下の3つに分類されている．第1型(type 1 silent ischemia)は高度冠動脈硬化を有しながら全く無症状の群で心筋梗塞発症時でも痛みを示さない．第2型は心筋梗塞後の患者にみられる．第3型は最も多い型で，安定狭心症，不安定狭心症，異型狭心症の患者でよくみられる型である．この型の患者では無症候性心筋虚血と症候性心筋虚血の両方が混在している．狭心痛を有する患者の50%では無症候性心筋虚血も有するとされている．無症候性心筋虚血の診断はホルター心電図での無症候性ST低下あるいは運動負荷試験や負荷心筋シンチにおける症状を伴わない虚血性心電図変化や虚血性画像変化からなされる．無症候性心筋虚血は高齢者で多いことが Baltimore Longitudinal Aging Study において報告されている．60歳以下では対象の2.5%で無症候性心筋虚血がみられたのに対して70歳以上では10%以上の頻度で無症候性心筋虚血が認められた．自律神経障害を有する糖尿病患者や高血圧患者においては無症候性心筋虚血はよくみられる所見である．日常生活で頻回に起こる虚血発作(症候性または無症候性)がみられる場合，死亡や心筋梗塞などの冠動脈イベントが増加する可能性がある．長期的研究により，運動負荷試験陽性の無症候性心筋虚血患者において冠動脈イベント(突然死，心筋梗塞，狭心症)の発生率が高いことが証明されている．症候性虚血発作の回数を減らすのに有効である亜硝酸薬，カルシウム拮抗薬，β遮断薬の投与は無症候性心筋虚血のエピソードを減らすことにおいても有効である．

◆文献
1) Cohn PF, Fox KM, Daly C : Silent myocardial ischemia. Circulation 108 ; 1263-1277 ; 2003
2) 和田厚幸：虚血性心疾患．In：福井次矢，黒川清（日本語版監訳）：ハリソン内科学原著第15版．東京；メディカル・サイエンス・インターナショナル，1446-1456；2003

問44 解答 a(1,2)

【解説】 虚血性心疾患の診断に最も広く使用される試験はトレッドミルや自転車エルゴメータを使った運動前・中・後の12誘導心電図である．24,000人以上の患者で行われた147研究のメタ解析によると，運動負荷試験による虚血性心疾患診断の感度/特異度は平均で68%/77%と報告されている．運動負荷心電図の感度を低くする主要因子は十分な心拍数増加が得られるまでの運動負荷がかからないことである．β遮断薬投与中の患者では運動時に心拍数が増加しにくいために感度が低下する．ジギタリス服用患者や左室肥大を有する患者では運動負荷試験でのST低下の持つ特異度は低いとされている．ACC/AHAガイドラインによれば，運動負荷心電図は完全右脚ブロックや安静時に1mm以下のST低下のみを示す患者において，虚血性心疾患診断のためのクラス1適応とされている．左脚ブロック，WPW症候群，ペースメーカリズムの患者では運動負荷心電図でのST変化から心筋虚血の診断をすることはできない．ACC/AHAガイドラインによれば，左脚ブロック，WPW症候群，ペースメーカリズムの患者，安静時に1mm以上のST低下を示す患者では運動負荷心電図はクラス3適応(no useful)とされている．これらの患者では運動負荷心筋シンチ，薬物負荷心筋シンチまたは冠動脈造影が心筋虚血の診断に必要とされる．

◆文献
1) 和田厚幸：虚血性心疾患．In：福井次矢，黒川清（日本語版監訳）：ハリソン内科学原著第15版．東京；メディカル・サイエンス・インターナショナル，1446-1456；2003
2) Gersh BJ, Braunwald E, Bonow RO : Chronic coronary artery disease. In : Braunwald E,Zipes DP, Libby P : Heart Disease, 6th ed. Philadelphia ; WB Saunders, 1272-1352 ; 2001

3) Gibbons RJ, Chatterjee K, Daley J, et al : ACC/AHA/ACP-ASIM guidelines for the management of patients with chronic stable angina : a report of the American Colledge of Cardiology/American Heart Association Task Force on Practice Guidelines (Committee on Management of Patients With Chronic Stable Angina). J Am Coll Cardiol 33 ; 2092-2197 ; 1999

◆ 文献

1) Kaname S, Fujita T : Angiotensin II and the kidney. Nippon Rinsho 57 ; 1103-1109 ; 1999
2) Ruggenenti P, Perna A, Gherardi G, et al : Renoprotective properties of ACE-inhibition in non-diabetic nephropathies with non-nephrotic proteinuria. Lancet 354 ; 359-364 ; 1999

問45 解答 a(1, 2)

【解説】 生理的に循環血液量が減少している場合には, レニン-アンジオテンシン(RA)系が亢進し, Naの再吸収を増加させ体液量を維持しようとしている. この際, 腎血流量の低下に対して, 安定した糸球体濾過を維持するためには糸球体内圧を保持する必要がある. アンジオテンシンIIはこのような病態において輸出細動脈を輸入細動脈より強く収縮させ, 糸球体内圧の維持や糸球体濾過の保持に働く重要な血管作動物質の1つである[1]. 一方, ACE阻害薬はACEを阻害することによりアンジオテンシンIIの産生を抑制して降圧作用を示すと考えられている. このACE阻害薬は輸入細動脈のみならず輸出細動脈も拡張させることが知られており, 腎保護作用の1つの機序と考えられている. しかし, 循環血液量が低下した病態(脱水, 低心拍出性心不全)や腎動脈の狭窄により腎血流量が低下している病態では, アンジオテンシンIIの輸出細動脈選択的収縮作用により維持されていた糸球体濾過圧が, ACE阻害薬の輸出細動脈拡張作用により低下し, 急激な腎機能低下を引き起こす危険性が考えられる. したがって, これらの病態を疑う患者への使用には注意を必要とする.

一方, ACE阻害薬は高齢者や糖尿病を合併する高血圧治療において, 高い有用性が認められている. ACE阻害薬は, 糸球体血行動態面での機序以外にも, メサンジウム細胞における蛋白輸送を抑制することも考えられており, 多量の蛋白尿を有する腎不全患者でその進行を抑制することが大規模臨床試験でも示されている[2]. しかし, 血清クレアチニン値が3 mg/dlを越えるような腎機能障害がある場合には, ACE阻害薬の使用は避ける.

問46 解答 c(2, 3)

【解説】 血管炎はその罹患血管のサイズによって分類される. 結節性多発動脈炎は元来, 結節性動脈周囲炎と呼ばれ, 中小型筋型動脈を全周性に侵す壊死性血管炎の1つとして捉えられてきた. したがって, 腸間膜動脈・腎弓状動脈・肝動脈などに小豆大の多発性小動脈瘤を認めることがあるが, 大動脈の病変は認められない.

Raynaud病は寒冷刺激や精神的緊張により末梢血管の急激な可逆的攣縮によるもので, 典型例では手指皮膚の蒼白化, チアノーゼ, 充血を経て数分から数十分で正常の色調に戻る現象である. 大血管の狭窄や閉塞はみられない.

抗リン脂質抗体症候群は, 陰性荷電を有するリン脂質に対する自己抗体を持ち, 動静脈血栓症, 習慣性流産や血小板減少症を特徴とする自己免疫疾患の1つである. 臨床で測定される抗リン脂質抗体は, 抗カルジオリピン抗体とループスアンチコアグラントである. 抗リン脂質抗体症候群にみられる血栓症は, 動脈よりも静脈系に多く, 中小血管に好発する. 最も頻度が高いのは深部静脈血栓で, 下肢に認められることが多く, 肺梗塞を高率に合併する. 大動脈に病変が及ぶことはない.

一方, 大動脈を侵すものには, 高安動脈炎(大動脈炎症候群)やBuerger病が挙げられる. 高安動脈炎は大動脈を中心とした大血管とその主要な分枝および肺動脈に慢性の炎症による狭窄を生じる疾患である. 血管の狭窄は進行性かつ不可逆的であり, 鎖骨下動脈等は完全に閉塞に至る症例もあり, しばしば上肢の血圧の左右差が認められる. しかし, 病変部位は散在性に存在し, 腹部大動脈, 胸部大動脈には狭窄病変のみならず拡張性病変や動脈瘤を認める場合がある. 本症例においては上肢血圧の左右差がなく, 炎症所見もみられなかった点も高安動脈炎に合致しないが, 大血管に病変

を伴うことから鑑別すべき疾患の1つとして挙げられる．

成人型の大動脈縮窄症はまれではあるが，身体所見で上肢の高血圧と下肢の低血圧が診断状の決め手となる．狭窄による雑音が収縮中期雑音として背部，前胸部で聴かれる．本症例は血管造影検査にて大動脈縮窄症と診断された．

問47　解答　b(1,5)

【解説】拡張早期において左室に血液が急速流入する際に生じる低ピッチの過剰心音を3音と呼ぶ．一方，拡張後期において心房収縮のブースター効果により再度流入血流は加速される．その際に生じる過剰心音を4音と称する．心拍が速く，拡張期が短縮しているときには，両者が融合して大きな過剰心音を聴く場合がある．これをギャロップと呼ぶ．したがって3音も4音も左室への血液充満とその障害に関係している．3音は拡張早期の左室への血液流入量が増大している場合や，左室の弛緩が障害されている病態において聴きやすい．僧帽弁閉鎖不全においては左心房へ逆流した血液量だけ余分に左室への流入が増加している．すなわち前者の典型的な病態と考えられ3音がしばしば明確である．同様な病態には，左房圧上昇＝肺うっ血，心室中隔欠損や，高心拍出状態である貧血，甲状腺機能亢進，発熱，心外シャントなどが挙げられる．大動脈弁閉鎖不全においても左室は拡張期に過剰な容量負荷を受けるが，閉鎖不全弁より生じる逆流は拡張期全般を通じて比較的一様な流入であるため，拡張早期に集中した流入血流とはなりにくい．むしろ逆流ジェットが僧帽弁前尖の開放を押さえるため生じるAustin-Flint雑音(汎拡張期ランブル)を聴くことが多い．一方，左室の弛緩が障害されている病態には，心室筋の弛緩障害を生じる虚血，肥大型心筋症などの病的(線維化を伴う)心肥大や，心臓を覆う心膜の肥厚や心嚢液貯留などが考えられる．心膜炎においては，炎症に伴う心膜の肥厚・硬化・滲出液などにより，心筋の弛緩が拘束される．そのため，心膜摩擦音とともにノックサウンドと呼ばれる大きな3音をしばしば耳にする．したがって(1)と(5)は正解である．大動脈弁狭窄においては，心房ブー

スター効果すなわち4音が主体である．心房中隔欠損では，シャント(過剰)血流は左室に影響しない．甲状腺機能低下症では，心筋弛緩も障害されるが低心拍のため3音はまれである．

問48　解答　b(1,5)

【解説】肥大型心筋症は家族性あるいは孤発性に生じる疾患で，家族性の場合は常染色体優性遺伝を呈する．肥大型心筋症に起因する突然死多発の家系が報告されており，家族に突然死が多い場合突然死のリスクは高いと判断される．肥大型心筋症の左心室は一般的に収縮性が保たれるが，拡張障害をきたし肺うっ血を起こしやすい．これに加えて左房圧の上昇と左房拡張に伴い心房細動へ移行する症例も多く，心房細動への移行後に心不全が出現したり血栓症をきたすことも多い．また，肥大型心筋症では突然死が多いが，これはほとんどが不整脈死であると考えられている．このために，無症状の肥大型心筋症例であってもホルター心電図などによる不整脈精査が必要である．このような不整脈および拡張不全の問題はあるものの一般的に肥大型心筋症の予後は良い．ただし心室中隔上部の肥厚によって左室流出路の狭窄をきたす場合には，病態が異なるために，閉塞性肥大型心筋症と分類される．左室流出路狭窄は左室の収縮性，左室容量，大動脈圧によって変化するが，安静時に30 mmHg以上の圧較差が認められる場合には非閉塞性のものより予後が不良とされている．左室流出路狭窄は左室収縮性が増強されると悪化し，β遮断薬やI群抗不整脈薬など心筋収縮性を低下させる薬剤では軽減する．また，左室容積が縮小すると悪化するため，利尿薬の投与は流出路狭窄を悪化させる可能性がある．大動脈圧の低下は流出路狭窄を悪化させるため，血管拡張作用を有する降圧薬の投与は狭窄を悪化させる可能性がある．運動の際に左室流出路狭窄が悪化する症例では，運動中に突然に血圧が低下し，息切れや失神といった症状が認められることがある．肥大型心筋症患者のフォローアップに際しては，上記のようなリスクファクター(突然死の家族歴，ホルター心電図での非持続性心室頻拍，30 mmHg以上の左室流出路狭窄，20 mm以上の壁

厚を呈する肥大，左心房の著しい拡張，運動負荷時の異常血圧反応）を認める場合はβ遮断薬，心筋抑制作用のあるカルシウム拮抗薬，抗不整脈薬などで治療を行う必要性があると考えられている．

◆ 文献
1) Spirito P, Seidman CE, McKenna WJ, et al：The management of hypertrophic cardiomyopathy. N Engl J Med 336；775-785；1997
2) Maron MS, Olivotto I, Betocchi S, et al：Effect of left ventricular outflow tract obstruction on clinical outcome in hypertrphic cardiomyopathy. N Engl J Med 348；295-303；2003

問49　解答　e(4, 5)

【解説】 1980年代以降，心不全治療薬が実際に予後を改善するか否かを検討するために，大規模二重盲検試験が行われるようになった．現在までに心不全予後改善効果が証明されているのはACE阻害薬，β遮断薬，抗アルドステロン薬，アンジオテンシンⅡ受容体拮抗薬である．心不全の予後を改善することが証明された薬剤のほとんどが拡張型心筋症においても虚血性心疾患においても予後を改善することが証明されている．β遮断薬のなかではメトプロロール，ビソプロロール，カルベジロールが予後改善効果があるとされているが，なかでもカルベジロールの予後改善効果が著しく，単にβ遮断効果のみで説明できるか論議のあるところである．US Carvedilol試験において左室駆出率35％以下のNYHA Ⅱ-Ⅲ度の心不全患者の6か月死亡率を65％低下させ，さらにCOPERNICUS試験で左室駆出率25％以下のNYHA Ⅳ度の患者の10か月死亡率を35％低下させることが証明されている．ACE阻害薬は心不全患者に対しては，特別な理由がないかぎり投与しなければならないと考えられるほど予後改善効果が確証された薬剤である．CONSENSUS試験ではNYHA Ⅳ度の患者の死亡率を31％減少させることが証明され，SOLVD治療試験およびSOLVD予防試験では左室駆出率35％以下のNYHA Ⅱ-Ⅲ度，NYHA Ⅰ度の心不全患者の死亡率をそれぞれ16％，20％減少させることが証明されている．抗アルドステロン薬であるスピロノラクトンはRALES試験によってNYHA Ⅲ-Ⅳ度の心不全患者の2年死亡率を30％減少させることが判明している．最近，アンジオテンシンⅡ受容体拮抗薬（バルサルタン，カンデサルタン）についても，ACE阻害薬と同等の予後改善効果があることが証明された（CHARM試験，Val-HeFT試験）．ジゴキシンはDIG試験にて入院頻度の減少効果は認められたが，予後改善効果は証明されなかった．フロセミドに関しては予後改善効果を検討した大規模試験はない．

◆ 文献
1) Jessup M, Brozena S：Heart failure. N Engl J Med 348；2007-2018；2003

問50　解答　b(1, 5)

【解説】 急性心膜炎は心外膜の炎症で時に心膜液を伴う疾患であるが，その原因は多くが不明（特発性）あるいは，ウイルス感染によるもの（感染の証明が困難で特発性との区別が困難である）である．その他の原因には細菌性，結核性，急性心筋梗塞後，自己免疫性疾患に伴うもの，腎不全，甲状腺機能低下症，悪性腫瘍によるものがある．急性心膜炎の場合を含め心膜液を伴う疾患においては，心膜液の貯留の状態によっては心タンポナーデをきたす．心膜液の貯留が心タンポナーデをきたすか否かは心膜液の量のみならず，その貯留速度が関係し，急速に貯留すれば200～300mlで心タンポナーデの状態となる．逆にゆっくりと貯留する場合は，心外膜も徐々に拡張するため1,000ml程度貯留しても症状がでない場合がある．心タンポナーデは，心膜液が貯留し胸腔内圧よりも心膜腔内圧が上昇した場合に，主に右心房，右心室が圧排され心拍出量が低下することによって起こる．心タンポナーデになると右房圧の上昇に伴って，頸静脈の怒張がみられ，吸気時の血圧低下が著しくなる奇脈(paradoxical pulse)がみられるようになる．奇脈は吸気時に静脈還流が増加して右室が拡張し心室中隔を左室側へ圧排するとともに肺から左室への灌流が減少するために左室の1回拍出量が減少して起こると考えられている．診断のためには心エコーが不可欠であり，収縮早期の右房の虚脱や拡張早期の右室自由壁の虚脱が認められれば心タンポナーデと診断できる．胸部CT

では診断はできない．これに対して収縮性心膜炎では心膜ノック音や吸気時に頸静脈怒張が著しくなる Kussmaul 徴候が特徴的であり，心臓を覆う肥厚あるいは石灰化した心膜を見つけることが診断につながる．心エコーでの診断はときに困難であり，胸部 CT 検査が有用である．

◆ 文献
1) Lilly LS(著), 川名正敏, 川名陽子(訳)：ハーバード大学テキスト 心臓病の病態生理. 東京；メディカル・サイエンス・インターナショナル；2000

(問51) 解答 b(1,5)
【解説】 血管拡張薬は肺血管抵抗を減少させ，右室負荷を軽減する．

プロスタグランジン E_1, I_2 などのプロスタグランジン製剤のほか，硝酸薬(ただし，肺内のシャントを増やす)，ホスホジエステラーゼⅢ阻害薬などがある．そのほか，NO 吸入が知られている．Ca 拮抗薬であるニフェジピンやジルチアゼムは，有効性が未確立である．

◆ 文献
1) 難病情報センター (http://conquest.nanbyou.or.jp/)

(問52) 解答 b(1,5)
【解説】 Eizenmenger 症候群は大血管，心室，心房のどのレベルでも体循環から肺循環への有意なシャント(酸素飽和度90％以下)で起こりうる．体血圧に近い不可逆的な肺高血圧症を生じ，シャント部で左右あるいは両方向シャントとなる．自然歴は乳幼児期に左右シャントに伴う心不全症状を呈する．肺動脈の二次性閉塞性病変が進行すれば心不全症状はむしろ軽快し，チアノーゼのみ残る．思春期以降は安静時でもチアノーゼが生じ，慢性チアノーゼに伴う多血症や高尿酸血症，喀血，不整脈などがみられる．予後は肺血管病変に依存し，死因は突然死(不整脈など)，肺出血，心不全などである．

手術後の一過性房室ブロックは50％前後にみられ，術後2週間前後で自然回復することが多い．しかし，それ以後も持続するものはほぼ全例恒久的ペースメーカの適応となる．一方，先天性完全房室ブロックは症状や運動時の脈拍の変動，心室性頻拍の有無，最大心室停止時間，心機能，僧帽弁閉鎖不全症の程度などから恒久的ペースメーカ植込みを検討する．

動脈管開存症や肺動静脈瘻では収縮期に漸増性に始まりⅡ音付近で最大になり，拡張期に漸減となる連続性の雑音が 2LSB で聞かれる．to and fro murmur は大動脈弁閉鎖不全狭窄症で聞かれる．

Ebstein 奇形では三尖弁の中核尖と後尖の付着が心室側に偏位している．その結果，右室の一部が右房化し，三尖弁閉鎖不全および右室機能不全を生じる．5〜10％に WPW 症候群を生じることも知られている．

チアノーゼ性心疾患では高尿酸血症，蛋白尿，糸球体硬化症などの機能異常が知られている．糸球体濾過量正常，腎血漿流量の減少，filtration fraction の上昇を認めるが，これは糸球体内血圧の上昇を意味する．この疾患では赤血球増加を伴うため，高粘稠度の血液が糸球体輸入細動脈から輸出細動脈に濾過される．この結果糸球体内静水圧が上昇し，蛋白尿を生じると考えられている．また組織学的には，糸球体毛細管拡張と糸球体の腫大，メサンギウム細胞，傍糸球体部細胞のびまん性の増殖，メサンギウム基質の増大，拡大が認められ，糸球体硬化所見を認める場合もある．

◆ 文献
1) Ross EA, Perloff JK, Danovitch GM, et al : Renal fiunction and urate metabolism in late survivors with cyanotic congenital heart disease. Circulation 73 ; 396-400 ; 1986
2) Burlet A, Drukker A, Guignard JP : Renal function in cyanotic congenital heart disease. Nephron 81 ; 296-300 ; 1999
3) 石井敏行：成人における先天性心疾患. In：矢崎義雄, 篠山重威：循環器疾患最新の治療 2002-2003. 東京；南江堂, 241-245 ; 2002

(問53) 解答 d(2,3,4)
【解説】 不安定狭心症に代表される ST 上昇を伴わない ACS の病態は多種であり，その重症度も軽症なものから重症なものまでが包括される．まずは病歴と身体所見，検査所見から早期のリ

スク評価を行う．臨床状況，さらには治療状況に分けてそれぞれ重症度を3段階に層別化したBraunwaldによる不安定狭心症の分類が個々の患者の病態を理解するうえで有用である．これによると安静時狭心症は新規発症の労作性狭心症より重症であり，さらに安静時狭心症でも48時間以内に発作が起きたものはより重症とされている．さらに臨床状況としては心筋梗塞後2週間以内に起きる梗塞後狭心症が最も危険とされる．日本循環器学会の急性冠症候群の診療に関するガイドラインで示されている短期リスク分類では，臨床症候の観点からは，20分以上持続する安静時狭心症，虚血に関連する肺水腫，新規/悪化する僧帽弁逆流ないし肺ラ音を伴う狭心症，低血圧を伴う狭心症などが高リスク群である．また検査所見としてトロポニンTが上昇しており，入院時0.1 ng/dl以上の場合には，その後の心事故発生率が高く高リスクと考えられる．心電図所見では0.5 mm以上のST低下，左脚ブロックの新規出現，持続性の心室頻拍例が高リスクである．

◆文献
1) Braunwald E : Unstable angina : A classification. Circulation 80 ; 410-414 ; 1989

予防効果も確立しているが，急性期に投与することにより梗塞サイズを減少させる．わが国では急性期から使用されることは少ないが，ACE阻害薬と同様の心室リモデリング効果もあることが報告されている．メタ解析により急性心筋梗塞全例にキシロカイン®を投与すると死亡率が上昇するとされており，全例に対して予防投薬は行わない．

Antithrombotic Trialists' Collaboration（ATT）によるメタ解析により，急性心筋梗塞などの閉塞性血管イベントリスクの高い患者に対して，アスピリンを主体とした抗血小板療法が心血管イベントを11～53%減少させることが示されており，わが国の心筋梗塞二次予防ガイドラインでも，心筋梗塞の全例にアスピリンを使用するように推奨されている．

◆文献
1) Ryan TJ, Anderson JL, Antman EM, et al : ACC/AHA guidelines for the management of patients with acute myocardial infarction. A report of the American College of Cardiology/American Heart Association Task Force on Practice Guidelines (Committee on Management of Acute Myocardial Infarction). J Am Coll Cardiol 28 ; 1328-1428 ; 1996

問54　解答　d (2, 3, 4)
【解説】急性心筋梗塞では血栓にて冠動脈の血流は遮断され，時間の進行とともに心筋の壊死が広がるのでできる限り早く再灌流療法を行い，梗塞サイズの縮小と左室リモデリングの抑制を図る必要がある．血栓溶解療法とprimary PCIの有用性を比較したメタアナリシスではprimary PCIが有用とされるが，その差はハイリスク群に限られる．また急性期にステントを使用することによりバルーンに比べて生命予後は不変でも心血管事故が減少するとされている．

ACE阻害薬は，これまでの大規模試験の結果から急性心筋梗塞後に左心機能障害を合併する場合や急性前壁梗塞には本薬を早期に投与することにより左室リモデリングを防止して死亡率が改善することが報告され，心不全合併例に限らず低血圧やACE阻害薬に対する禁忌がなければ，積極的な投与が勧められる．β遮断薬は慢性期の二次

問55　解答　c (1, 4, 5)
【解説】安定狭心症の冠血行再建治療には経皮的冠動脈インターベンション（PCI）と冠動脈バイパス手術（CABG）がある．安定狭心症に対する治療指針に関してACC/AHA/ACP-ASIMからガイドラインが出ている．左主幹部病変を持つ患者では，CABGがクラスI適応とされ，PCIはCABG適応患者に対してはクラスIII適応（not useful/effective and in some cases may be harmful）とされている．PCIとCABGの両方の手技が技術的に適している多枝冠動脈疾患患者で両者を比較した多数のランダム化試験がある．狭心症で再狭窄のために血行再建術の再施行が必要となる例は，PCI群の方がCABG群より有意に多かった．しかしながら，死亡あるいは心筋梗塞の発生は，最高5年間では両群間で有意差はなかった．これらの比較試験に含まれた患者の多くが心機能良好例であること，およびステント治療が一般化する前

の試験であることには注意する必要がある．多数のランダム化試験の中でアメリカとカナダで行われたBARI試験は最大規模の試験である．BARI試験では全体としては5年間の死亡率は両治療群で有意差はなかったが，多枝冠動脈疾患を有する現在治療中の糖尿病患者では5年間の死亡率はPCI群で34.5％，CABG群で19.4％とCABG群で有意に低かった．一方これまでに高脂血症患者を対象としてPCIとCABG治療を比較した大規模比較試験はなされていない．

◆ 文献
1) Gersh BJ, Braunwald E, Bonow RO : Chronic coronary artery disease. In : Braunwald E, Zipes DP, Libby P : Heart Disease, 6th ed. Philadelphia ; WB Saunders, 1272-1352 ; 2001
2) 和田厚幸：虚血性心疾患．In：福井次矢，黒川清（日本語版監訳）：ハリソン内科学原著第15版．東京；メディカル・サイエンス・インターナショナル，1446-1456；2003
3) The Bypass Angioplasty Revascularization Investigation (BARI) Investigators : Comparison of coronary bypass surgery with angioplasty in patients with multivessel disease. N Engl J Med 335 : 217-225 ; 1996

問56 　解答　c(1, 4, 5)

【解説】　ナトリウム利尿ペプチドファミリーはANP(atrial natriuretic peptide)，BNP(brain natriuretic peptide)，CNP(C-type natriuretic peptide)から構成される．ANP，BNPは細胞内の(c)GMP濃度を上昇させ，ナトリウム利尿，血管拡張，ホルモン（アルドステロン，レニン，バゾプレッシン）分泌抑制，血管平滑筋細胞の増殖抑制などの作用を生じ，その結果，降圧に働く．

バゾプレッシン(arginine vasopressin)の主作用は抗利尿ホルモンと呼ばれるように，血液の浸透圧上昇に応じて下垂体後葉より分泌され，腎集合管に働き水透過性を増し，その結果，水の再吸収を増加させ血液浸透圧を一定に保つことである．しかし，それ以外にも血管収縮や細胞増殖への関与も示唆されている．うっ血性心不全において血漿バゾプレッシン濃度がしばしば上昇していることはよく知られており，この高バゾプレッシンは利尿不全をもたらし，心不全時に認められる浮腫，低ナトリウム血症の原因の1つと考えられている．

エンドセリンは21個のアミノ酸からなるペプチドであり，ET-1，ET-2，ET-3の3つのアイソフォームが存在する．ET-1は現在知られている血管収縮ペプチドの中で最も強力であり，この反応は血管平滑筋におけるET_A受容体を介している．また，ET-1は血管平滑筋細胞の増殖作用や心筋細胞の肥大作用も有し，心不全，急性心筋梗塞や肺高血圧症などで重症度に比例して血漿ET-1濃度が上昇することが報告されている．

アドレノデュリン(AM)はヒト褐色細胞腫組織の抽出液から単離されたペプチドで，強力な血管拡張作用のほかに利尿作用，心拍出量増加作用などを有する．AMは健常人の副腎，肺，腎臓，心臓，血管などにも発現していることが明らかになり，その分泌はサイトカインや血管作動物質，ずり応力などによって増加する．AMは血管平滑筋のcAMP濃度を増加させることで血管を拡張させるとともに，血管内皮細胞からNOの産生も増加させる．

カリクレイン-キニン系は降圧因子であり，血管拡張作用と水・Naの再吸収抑制作用を介して血圧の調節に関与している．血漿カリクレインは，血中に存在する肝臓由来の高分子キニノーゲンに作用してヒトではブラジキニンを産生する．ブラジキニンは血管拡張作用，内臓平滑筋収縮作用，プロスタグランジンの産生促進作用などの生理活性を有している．

問57 　解答　e(3, 4, 5)

【解説】　カプトリル負荷レノグラムは腎血管性高血圧症の非侵襲的な診断法として用いられる．カプトリル負荷により，レニン過剰分泌を行っている側の腎ではレニン依存性であった腎血流量が減少し，有意な馬尿酸塩の排泄遅延をきたして，負荷前の左右の腎血流量較差がより著明となることを利用したものである．

MIBGはノルエピネフリンのアナログで，カテコールアミンを生成貯蔵するクロム親和性細胞由来の腫瘍である褐色細胞腫において選択的に取り込まれる．したがって^{131}I-MIBGシンチグラムは褐色細胞腫の局在診断に用いられる．特に副腎外

腫瘍の診断や転移の検出に有用である．

　原発性アルドステロン症は副腎皮質からアルドステロンが過剰に分泌され，高血圧と低カリウム血症を特徴とする疾患として知られている．血中アルドステロンの高値とレニン分泌の抑制が診断の決め手となる．特に，安静時の血漿レニン活性が低値であるとともに，フロセミドの静注と30分の立位負荷によってもレニン活性が無反応である場合は診断的価値が高い．腫瘍の存在診断のためには，副腎CT検査，アドステロールを用いた副腎シンチグラフィーが有用である．副腎腫瘍によるアルドステロン症では患側に強い集積を認めるが，対側にも正常の集積が認められるため，左右差として判別する必要がある．両側性過形成による特発性アルドステロン症では両側性に同等の集積を認める．また^{131}I-アドステロールの静注5〜7日前にデキサメタゾンを投与しておくと腫瘍部の描出が鮮明となる．画像診断よりさらに正確に腫瘍の存在と局在の診断を行うためには副腎静脈血中アルドステロン測定が有用である．腫瘍側では非腫瘍側の10倍以上の値を示すことから局在を特定できるが，本法は手技にやや熟練を要する（特に右側腎静脈の採血は困難）．副腎静脈血サンプリングの場合には，アルドステロンと同時にコルチゾールも測定し，この比による判定が望ましい．

問58　解答　b（1, 2, 5）

【解説】脈波速度は動脈の硬さを反映し，予後の予測因子であることが報告されている．近年，人間ドックなどの健康診断でも使用されている検査法である．脈波速度は，

$$脈波速度^2 = (血管弾性率 \times 血管肥厚)/(血管直径 \times 血液密度)$$

のMoens-Kortewegの式で表される．実際には体表面から計測可能な2か所の動脈から（上腕動脈－足首動脈，頸動脈－大腿動脈など）動脈波を記録し，2点の距離と動脈波立ち上がりの時間差から以下の式で計算される．

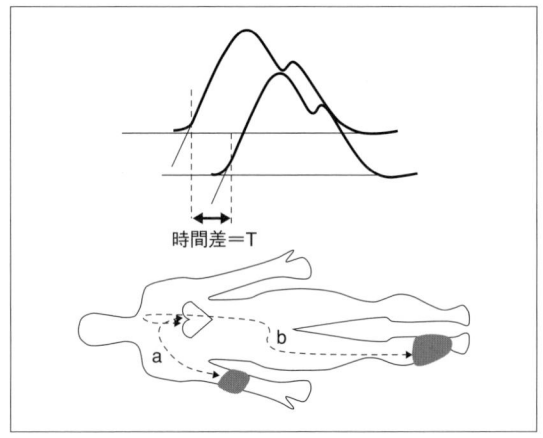

図3-26　脈波速度の計測法

脈波速度（pulse wave velocity：PWV）
＝距離÷時間差（m/sec）＝（b－a）/T（図3-26）

　血管は動脈壁の性状により，大動脈などの弾性型動脈，大腿動脈などの筋型動脈，抵抗血管である細動脈の3つに分類される．後者ほど血管は細くなり，中膜の弾性線維が乏しくなる．血管の硬さはその弾性線維の量と性状で決まる．

　脈波速度は，年齢とともに上昇し，女性では50〜60歳過ぎより急に上昇する．加齢による血管の弾性線維の減少，変性と膠原線維の増加によるとされている．また，動脈硬化の危険因子にも影響され，高血圧，耐糖能障害などを有する例で上昇する．年齢に比して脈波速度が低い場合は，大動脈瘤や慢性閉塞性動脈硬化症の合併を考慮する必要がある．

◆文献

1) Cruickshank K, Riste L, Anderson SG, et al : Aortic pulse-wave velocity and its relationship to mortality in diabetes and glucose intolerance : an integrated index of vascular function? Circulation 106 : 2085-2090 ; 2002
2) Tomiyama H, Yamashina A, Arai T, et al : Influence of age and gender on results of noninvasive brachial-ankle pulse wave velocity measurement — a survey of 12,517 subjects. Atherosclerosis 166 : 303-309 ; 2003

問59　解答　d（2, 3, 4）

【解説】ANP（心房利尿ホルモン）およびBNP

(脳性利尿ホルモン)は心筋細胞の肥大シグナルによって転写活性を受けるペプチドであり，ANPは主として心房筋細胞，BNPは心室筋細胞によって産生される．心筋細胞の伸展により，それらは細胞外に放出され血中濃度を上昇させるため，ANP高値は心房の伸展＝左心房・肺静脈圧上昇＝肺うっ血を，BNP高値は左心室の伸展＝力学的ストレス負荷をよく表現している．とりわけBNPは，左室収縮障害が明らかでない拡張不全においても上昇を示すため，心不全をスクリーニングする指標としてその臨床検査学的有用性を確立したといえる．一方，うっ血性心不全においては全身の交感神経活性が上昇し，副腎からのカテコラミン遊離を促進することが以前より知られている．交感神経活動は，血管抵抗の増加や頻拍を通して心筋負荷を亢進させるだけでなく，局所心筋組織におけるβ脱感作などにより不全心筋の機能的破綻に対して促進的に働いており，慢性的に薬理学的β遮断を行うことにより心筋機能の回復が期待される．したがって(2)(3)(4)は正解である．レニンは体液増加＝うっ血に伴い抑制される．そのためうっ血性心不全においては低値を示すのが一般的である．ただし，心拍出量が著明に低下し，腎血流を維持できないような重症心不全においては上昇に転じる．また，過剰な利尿薬使用下においても上昇することは留意する必要がある．うっ血性心不全を含む慢性消耗性疾患においてT3は低下し，いわゆる「low T3 syndrome」を呈する．そのため(1)(5)は誤りである．

ジオテンシンを介する病的心筋・血管の形成(リモデリング)をブロックすると考えられている．アルドステロン拮抗薬も利尿薬としてよりもむしろ，レニン-アルドステロン-アンジオテンシン系において活性化されたアルドステロンを抑制し，組織の炎症や線維化を抑制する作用が注目されている．その臨床成果はRALES試験において明確に実証された．心不全における交感神経活性も血管抵抗の増加や頻拍を通して心筋負荷を亢進させるだけでなく，局所心筋組織におけるβ脱感作などにより不全心筋の機能的破綻に対して促進的に働いていることが従来知られていたが，β遮断薬の薬理作用である陰性変力作用(障害された心筋収縮力をさらに悪化させる)のため，その薬物による抑制はなかなか困難であった．しかし薬物の改良，投与方法の工夫などにより1990年代後半より有効性を示すエビデンスが蓄積されてきた．その結果，β遮断薬の慎重な導入は慢性心不全患者の治療上必須の過程と考えられるようになってきている．ナトリウムチャネル遮断薬(クラスI群抗不整脈薬)は心不全患者の重症不整脈を抑制し，突然死を減少させることが期待されたが，CASTなどの大規模試験はそれに対して否定的なエビデンスを示している．カルシウムチャネル拮抗薬もその強力な減負荷作用により患者の予後改善が期待されたが，第三世代も含めて心不全患者の予後改善を立証できていない．

(問60) 解答　e(3, 4, 5)
　　　　禁忌肢　(1)(2)
【解説】　慢性心不全とは"心機能障害が存在するためその生命予後やQOLが脅かされている病態"に対する総称である．したがって慢性心不全治療薬は患者の生命予後やQOLの改善に役立つものでなければ意味がない．1980年代後半より，その目的に適うエビデンスを提供してきた薬物にACE阻害薬がある．ACE阻害薬は降圧薬として心不全に陥った心臓の減負荷を行うとともにそのような病態の心臓や血管において活性化されたアンジオテンシン系に対して抑制的に作用し，アン

(問61) 解答　a(1, 2, 3)
【解説】　僧帽弁狭窄はほとんどが，発症の約20年前に罹患した急性リウマチ熱に続発するものである．正常の弁口面積は4〜5 cm²であるが2 cm²以下になると左房圧が上昇し肺うっ血をきたし心不全症状が出現しはじめる．左房拡大の結果として心房細動を合併しやすく，心房細動への移行をきっかけに心不全を発症することもある．この機序としては左心房の収縮による左室への血液流入促進(atrial contribution)がなくなることと，心房細動時に頻脈となりやすいために，拡張期が短縮して左室流入量が減少することが挙げられる．大きな左房内で血流がうっ滞して，特に心房細動の場合には左房内血栓が生じやすくなり，これが

末梢へ飛ぶと血栓塞栓を呈する．手術的治療としては，現在では経皮的経静脈的僧帽弁交連切開術（percutaneous transluminal mitral commissurotomy：PTMC）が行われることが多い．ただし，僧帽弁閉鎖不全を悪化させる可能性があり，高度の僧帽弁閉鎖不全がある場合は適応とならない．

僧帽弁閉鎖不全は慢性に徐々に進行するために左房と左室が拡張し左房圧の上昇が緩和されて心不全を発症しにくい．ただし，感染性心内膜炎や腱索断裂による急性の僧帽弁閉鎖不全では，この機序が作動できず肺うっ血をきたす．左室の収縮性が正常であれば，治療は血管拡張薬（特にACE阻害薬）とうっ血のコントロールのための利尿薬の投与で予後はよいが，左室収縮性の低下を認め始めたときには手術を考慮しなければならない．手術治療には僧帽弁置換術と僧帽弁形成術がある．僧帽弁の変性の状態により僧帽弁形成術が不可能な場合があるが，形成が可能であれば内服加療に比して予後は改善し，術後の抗凝固療法も不要となる．このような術後の予後の改善に伴って，無症状であっても，左室収縮性が低下している場合は，高度の僧帽弁閉鎖不全を有する症例には僧帽弁形成術を早期に行うことがすすめられている．

◆文献
1) Carabello BA, Crawford FA Jr : Valvular heart disease. N Engl J Med 337 ; 32-41 ; 1997

問62　解答　d(2, 3, 4)
【解説】本症例は特徴的な症状，経過，僧帽弁の大きな疣贅を示す心エコー所見から感染性心内膜炎と診断可能であろう．心内膜への感染は高速ジェットなどによる心内膜障害があってはじめて成立するため，基礎疾患として心臓弁膜症，先天性心疾患が重要である．初期には発熱，倦怠感などの非特異的な症状のみであり抗菌薬の投与で一過性に改善するため，診断されないまま悪化し心不全や塞栓症をきたしてはじめて診断される例も多い．発熱の持続と心雑音を認める患者では，必ず感染性心内膜炎を疑わなければならない．病原体としては緑色レンサ球菌，ブドウ球菌，腸球菌が多く，起炎菌種によって経過，予後は異なる．緑色レンサ球菌によるものは亜急性の経過をとり，ブドウ球菌感染によるものは急速に弁の破壊や血行性播種が進行することが多いとされている．治療には数週間の抗菌薬投与が必要であり，適切な感受性を有する抗菌薬が十分な血中濃度に達しているかをチェックする必要がある．菌種同定と適切な抗菌薬の選択が治療方針決定に非常に重要であるため，血液培養検査は必須である．抗菌薬非投与例では95%で培養検査は陽性となるが，抗菌薬が投与されている例では約25%の例で血液培養が陰性となるといわれており，24〜48時間抗菌薬を中止して血液培養を繰り返し行う．弁破壊が進行し心不全をきたす場合，内科的治療で容易にコントロールできれば，感染が治まった後に外科的治療を行うのが原則である．しかしながら，内科的治療に抵抗する心不全に至った場合や，感染がコントロールできない場合，塞栓症を繰り返す場合や塞栓症をきたす可能性が高いと考えられる疣贅の存在する場合（径が1 cm以上など）には急性期に手術を行う適応となる．心臓弁膜症や先天性心疾患を有する患者においては菌血症を生じうる状況（歯科的処置，泌尿器科的処置，消化管手術）に先立って抗菌薬を事前投与し，予防することが肝要である．

◆文献
1) Mylonakis E, Calderwood SB : Infective endocarditis in adults. N Engl J Med 345 ; 1318-1330 ; 2001
2) Durack DT : Prevention of infective endocarditis. N Engl J Med 332 ; 38-44 ; 1995

問63　解答　c(1, 4, 5)
【解説】先天性心疾患は出生100人のうち約1人に生じる．各種心奇形の頻度は，新生児では心室中隔欠損症（29%），心房中隔欠損症（7.1%），Fallot四徴症（6.1%），肺動脈狭窄症（4.1%）である．一方成人先天性心疾患では術後例を含むと，心房中隔欠損症（54.5%），心室中隔欠損症（23.1%），Fallot四徴症（5.1%），動脈管開存症（1.9%），Ebstein奇形（2.3%），心内膜欠損症（1.9%）である．

心房中隔欠損症は欠損孔の位置から二次性，一次性，静脈洞型，単心房型に分類される．このうち二次孔欠損症が75%と大半を占める．心室中

隔欠損症も欠損孔の部位により膜様部(68%)，漏斗部(28%)，筋性中隔部(3%)，流入部(1%)に分かれる．自然閉鎖も多く，成人での頻度は減少する．

◆ 文献
1) 平成14年度厚生労働科学研究（主任研究者：加藤忠明）：小児慢性特定疾患治療研究事業の登録・管理・評価に関する研究報告書，2003［厚生労働科学研究成果データベース http://webabst.niph.go.jp/参照］
2) 中澤誠：発生頻度と病型別頻度．In：中澤誠：目で見る循環器シリーズ5 先天性心疾患，改訂版．東京；メジカルビュー社，2-5；1999

問64 解答 d(2,3,4)
【解説】チアノーゼをきたす先天性心疾患には低肺血流と高肺血流の2種類がある．

低肺血流：Fallot四徴症や純型肺動脈閉鎖症（心室中隔欠損症を伴わない．心房間にあるいは動脈管に右左シャントを有する）など肺への血液供給が減少し，同時に右左シャントがあるために動脈血の酸素飽和度が低下する．この血行動態ではシャントに伴う心不全は原則的には生じない．

高肺血流：左心低形成（左室から大動脈への流出障害．心房中隔欠損孔あるいは動脈管を通じて右左シャント），総肺静脈還流異常，両大血管右室起始症（両大血管が右室から起始し，存在する心室中隔欠損孔の位置により症状が異なり，subaortic VSD without PSでは大きな心室中隔欠損症と同様の血行動態を，subaortic VSD with PSではFallot四徴症同様の血行動態を，すなわち低肺血流チアノーゼ，subpulumonary VSDでは大動脈は右室から起こり，左室血流はVSDを介して肺にいく），総肺静脈還流異常（静脈系の血液はすべて右心系に還流する．還流形態から4つに分類されるが，左右肺静脈が共通管を形成して無名静脈から上大静脈に還流するタイプが最多である．合併する心房中隔欠損孔を介して血液は全身に流れる．心房中隔欠損孔がないと死亡）などのように肺への血流供給が多いが，肺静脈血が体血流と十分混合しないとチアノーゼを生じる．

肺高血圧症を伴わない中隔欠損症や動脈管開存では原則的にチアノーゼは生じない．

◆ 文献
1) 塩川祐一，安井久喬：チアノーゼを伴う小児の先天性心疾患．In：矢崎義雄，篠山重威：循環器疾患最新の治療2002-2003．東京；南江堂，236-240；2002

4 内分泌・代謝

問1 解答 (b)

【解説】 末梢の甲状腺ホルモンが高値であるにもかかわらず甲状腺刺激ホルモン(TSH)が抑制されていない病態は、一般にSITSH(syndrome of inappropriate secretion of TSH)と呼ばれる。その基礎疾患は、きわめてまれな甲状腺ホルモン不応症(Refetoff症候群)を除けば、大部分が下垂体TSH産生腫瘍である。薬剤に起因して生じることはない(例えば甲状腺ホルモンの過剰摂取による甲状腺機能亢進ではTSHは抑制される)。TSH産生腫瘍ではTSHの腫瘍性分泌により甲状腺が過剰に刺激されて甲状腺中毒症を呈し、自己免疫的な背景を有さないことから、甲状腺関連自己抗体は通常陰性である。診断としてはMRIなど下垂体の画像診断が決め手となる。Plummer病などのように甲状腺自体に腫瘍性病変が存在するわけではないので、甲状腺シンチグラムは鑑別診断に有用でない。TBGの測定も本疾患への診断的価値は有さない。

◆ 文献
1) Sanno N, Teramoto A, Osamura RY: Thyrotropin-secreting pituitary adenomas. Clinical and biological heterogeneity and current treatment. J Neurooncol 54 ; 179-186 ; 2001

問2 解答 (a)

【解説】 (a)病歴からは軽度から中等度の甲状腺中毒症があり、Basedow病に陽性のTRAbは陰性である。患者は出産後であり、出産後甲状腺機能異常症を起こした可能性がある。この際重要なことは、一過性の中毒症で自然軽快する無痛性甲状腺炎であるのか、Basedow病の発症であるかを鑑別することである。TRAbの陽性率はキットの改良でさらに高感度となってきているが、必ずしも100%ではない。つまりTRAb陰性のBasedow病の可能性は残ってくる。この鑑別をせずにいきなりBasedow病として診断的治療をするのは望ましくない。

また、患者は授乳をしていると思われるので、抗甲状腺薬としてチアマゾールを選択するのも正しくない。選ぶならば、母乳中への移行の少ないPTU(propilthiouracil)を用いるべきである。

(b)TRAb陰性のBasedow病の鑑別として、Basedow病眼症の存在は診断的価値が高い。典型的な眼症状を認めたならば、臨床的にBasedow病と診断して治療開始してよいと思われる。

(c)TRAbが陰性でもTSAb陽性である可能性は残るので、感度はTRAbより落ちるが、鑑別のため測定してよいと思われる。ただし2007年1月現在、保険上同一月内の測定は認められていない。

(d)Basedow病と無痛性甲状腺炎の鑑別は^{123}I甲状腺摂取率にて鑑別可能である。Basedow病では、摂取率は上昇し、無痛性甲状腺炎では低値となる。すぐに摂取率が測定できる医療機関では試みてよいと思われる。これによってその後の経過が予想され適切な対処が可能である。注意すべき点は無痛性甲状腺炎の回復期にはTSHによっ

て摂取率が低値とならないことがあるので，検査時期を判断の材料に入れるべきである．

(e) TRAb が陰性であり眼症状もなければ，約 9 割は無痛性甲状腺炎，1 割は Basedow 病の可能性があることをよく説明し，経過をみることも 1 つの臨床判断であると思われる．甲状腺摂取率は煩雑な検査で，また検査できない医療機関も多いことを考えると選択肢の 1 つである．

実際の症例は，前医にて授乳の中止と PTU の投与を指示され，second opinion を求めて来院した．(e) の選択肢を採用，無投薬にて経過を観察し，1 か月後にホルモン値が軽度低下，2 か月後に正常化，3 か月後に機能低下となった．無痛性甲状腺炎の症例であった．

(問3) 解答 (e)

【解説】 原発性アルドステロン症は二次性高血圧の代表的疾患であるが，高血圧患者における頻度は 0.1～0.3％程度のまれな疾患と考えられていた．しかし近年の多数の報告によって本症の頻度がこれまでに考えられていたより明らかに多いことがわかってきた．日本でも高血圧患者の 6.4％が本症であるとの報告がなされた．本症では低カリウム血症が特徴とされるが，必須ではなく，低カリウム血症を呈する高血圧患者のみ本症を疑うと見逃しが出ることになる．内分泌学的検査としては低レニン，高アルドステロンによってスクリーニングがなされ，血漿アルドステロン濃度(PAC)/血漿レニン活性(PRA)高値や PRA，PAC の値そのもので判定するというものがある．PAC の値は正常範囲内～正常上限程度のものも多い．本症の診断はフロセミド立位試験，カプトリル負荷試験，生食負荷試験，フルドロコルチゾン負荷試験のいずれかで確定する．アルドステロン産生腺腫 (aldosterone-producing adenoma：APA) は CT での検出限界以下の小さいものであることが多く，CT で副腎腫瘍が描出されない場合でも特発性アルドステロン症 (idiopathic hyperaldosteronism：IHA) とは断定できない．APA と IHA の鑑別は容易ではないが，現実的には，選択的副腎静脈サンプリングによって片側副腎からのアルドステロンの過剰分泌が証明されたらその側の副腎を摘出

するという対応がなされている．

◆ 文献
1) 西川哲男，齋藤淳，祖山暁子，他：原発性アルドステロン症の頻度と診断・治療．日内会誌 92；208-212；2003

(問4) 解答 (c)

【解説】 二次性に高コレステロール血症をきたす疾患として甲状腺機能低下症が有名である．甲状腺機能亢進症では血清総コレステロール値は正常～低値である場合が多い．

III 型高脂血症はアポリポ蛋白 E2 のホモ接合体に肥満，糖尿病，甲状腺機能低下症，閉経，他の原発性高脂血症などが合併して発症する．

動脈硬化発症リスクが高い高齢者ではスタチンによる心血管イベント発生予防効果が証明されているため[1]，必要に応じて適切な薬物療法を施行すべきである．

冠動脈性心疾患の既往者では血清 LDL コレステロール値を 100 mg/dl 未満に低下させることが日米のガイドラインにより推奨されている[2,3]．

◆ 文献
1) Shepherd J, Blauw GJ, Murphy MB, et al : Pravastatin in elderly individuals at risk of vascular disease (PROSPER) : a randomized controlled trial. Lancet 360 ; 1623-1630 ; 2002
2) 日本動脈硬化学会（編）：動脈硬化性疾患診療ガイドライン 2002 年版．東京；日本動脈硬化学会；2002
3) Expert Panel on Detection, Evaluation, and Treatment of High Blood Cholesterol in Adults : Executive Summary of The Third Report of The National Cholesterol Education Program (NCEP) Expert Panel on Detection, Evaluation, And Treatment of High Blood Cholesterol In Adults. JAMA 285 ; 2486-2497 ; 2001

(問5) 解答 (d)

【解説】 ニコチン酸製剤は脂質低下作用が弱いことなどからわが国では使用頻度が高くないが，動脈硬化の促進因子として知られる Lp(a) を低下させる作用がある．

スタチンは，HMG-CoA 還元酵素活性の阻害

により細胞内における内因性コレステロール合成を抑制する．その結果，細胞膜上のLDL受容体発現増加を導き，細胞内へのLDL取り込みを促進する．一方，抗炎症作用やプラークの安定化など，血管壁に直接働いて動脈硬化を抑制する側面も明らかとなり，スタチンの多面的作用（pleiotrophic effect）と呼ばれている．

フィブラート系薬剤はレムナントリポ蛋白を低下させる．核内受容体であるPPAR-αの活性化を介してリポ蛋白リパーゼの合成を促進，アポリポ蛋白CIIの合成を抑制して，トリグリセリドに富むリポ蛋白の異化促進に働くと考えられている．腎不全患者では血中濃度が上昇し，横紋筋融解症などの副作用発現が増加するため，フィブラートの使用は禁忌である．

問6　解答　(d)

【解説】　腎尿細管のヘンレの上行脚では水の透過性がなく，ナトリウムとクロール（Cl）のみが再吸収されるため，この部位では溶質を含まないいわゆる自由水が生成される．そのため希釈セグメントと呼ばれる．

糸球体で濾過された原尿は，はじめ血液と等張であるが近位尿細管，ヘンレのループを通過する際に濃縮と希釈を受け，遠位尿細管に到達する際には低張となっている．

最終的な尿の濃縮，希釈は集合管を通過する際，抗利尿ホルモン（ADH）依存性の自由水の再吸収によって決まる．この集合管での水の再吸収はaquaporin2（AQP2）と呼ばれる水チャンネルを介して行われ，AQP2はADHのV2受容体により調節を受ける．

腎髄質の深部では約1,400 mOsm/kgの浸透圧勾配がありその約半分はナトリウムにより，残りの半分は尿素によって形成されている．ADH存在下では，尿が集合管を通過する際，この浸透圧勾配により受動的に水の再吸収が起こり，尿が濃縮される．

低カリウム血症，高カルシウム血症における多尿のメカニズムはすべて解明されてはいないが，低カリウム血症，高カルシウム血症は集合管におけるADHの作用に拮抗することが示唆されている．

問7　解答　(e)

【解説】　ADHは視床下部の室傍核（PVN）と視索上核（SON）にて産生され，軸索にて脳下垂体後葉に運ばれる．ADHの血中への分泌は血漿浸透圧の上昇による刺激（浸透圧調節系）と血圧低下・循環血漿量の低下による刺激（圧・容量調節系）の二重支配を受けている．ADH分泌不適切症候群（SIADH）は血漿浸透圧に比してADHが不必要に高い状態で，血漿浸透圧が低値にもかかわらずADHの分泌が抑制されない状態である．したがって血中ADHの測定値が正常範囲内にあっても血漿浸透圧に比しそれが不適切に高値であれば，SIADHといえる．SIADHではADHが不適切に高値であるだけでは低ナトリウム血症にはならず，不適切な水分の投与（低張液の輸液，過剰な水分摂取）があってはじめて血中ナトリウム濃度が低下する．いわゆる希釈性の低ナトリウム血症である．

したがって，腎機能が正常で，痛風がなければ，血中尿酸値は希釈のために低下することが多い．これは低張性脱水に伴う低ナトリウム血症との鑑別に有用である．

多飲と低張多尿を呈する疾患に尿崩症があるが，これには脳下垂体後葉からADH分泌が低下している中枢性尿崩症とADH分泌は正常なるも，腎集合管がそれに反応できず，多尿を呈する腎性尿崩症がある．後者では，ADH分泌は亢進し血中ADH濃度は上昇していることが多い．腎性尿崩症には腎集合管のADHのV2受容体異常によるものとaquaporin2（AQP2）と呼ばれる水チャンネルの異常によるものとがある．前者は伴性劣性遺伝で男児にのみ発症するが，後者は男児・女児ともに発症しうる．

◆文献
1) 太田昌宏：多飲，多尿．In：伊藤貞嘉：腎疾患のとらえかた―眼で見るベッドサイドの病態生理．東京；文光堂，61-67；2003
2) 太田昌宏：遺伝性腎疾患―最近の進歩：腎性尿崩症．腎と透析 50；893-897；2001

問8　解答　(a)

【解説】　糸球体で濾過された尿酸は近位尿細管でほぼすべて再吸収されるがその約50%は再び管

腔内へ分泌される．分泌された尿酸は再び再吸収され，最終的に尿中へ排泄されるのは糸球体で濾過された尿酸の約10％である．

高尿酸血症の原因には，体内での尿酸産生が亢進する産生亢進型と，腎から尿中への排泄が低下する排泄低下型，およびその混合型がある．排泄低下型の治療には尿中への尿酸の排泄を亢進させるプロベネシドを用いるが，尿を十分にアルカリ化しておかないと，尿酸結石の原因となる．

高尿酸血症は心血管イベントに対するリスクファクターである．

◆ 文献
1) Alderman MH : Serum uric acid as a cardiovascular risk factor for heart disease. Curr Hypertens Rep 3 ; 184-189 ; 2001

問9 解答 (a)

【解説】 1日尿量が2,500 ml/日を超える場合多尿というが，多尿には低張多尿と等張多尿がある．等張多尿は腎不全における腎希釈・濃縮力障害，糖尿病やマンニトール・グリセオール使用による浸透圧利尿の場合に認められる．低張多尿を呈する疾患の中で尿崩症は昼夜を問わず多尿が続き，夜間も尿量が多く，口渇のため夜間でも飲水をする．一方，心因性多飲症は夜間は飲水しないため，夜間の尿量は低下する．出るから飲むか，飲むから出るかという違いがある．

正常者でみられる，頭部MRI，T1強調画像における下垂体後葉の高信号は抗利尿ホルモン(ADH)の分泌顆粒の存在を反映すると考えられ，したがってADHの低下している中枢性尿崩症ではこの高信号が消失していることが多い．

腎性尿崩症の治療では，サイアザイド系利尿薬を投与することで一時尿量が増加し脱水傾向となる．そのため近位尿細管での水・ナトリウムの再吸収が亢進するため，遠位尿細管および集合管に到達する尿量が減少する．そのために集合管を通過する尿量が減少するためADH作用が障害されていても，尿量が減少すると考えられている．一般に血管内脱水の状態では，レニン-アンジオテンシン-アルドステロン系が亢進し増加したアルドステロンは遠位尿細管に作用し，ナトリウム再吸収，カリウム排泄を亢進させる．その結果，尿中ナトリウム排泄は低下しカリウム排泄が増加する．通常，尿中カリウム/ナトリウム比は0.3～0.4程度であるが，脱水の場合にはこの比が上昇し高度の脱水の場合1以上となることもある．

◆ 文献
1) 太田昌宏：低Na血症と高Na血症．In：伊藤貞嘉：腎疾患のとらえかた—眼で見るベッドサイドの病態生理．東京；文光堂，246-264 ; 2003

問10 解答 (c)

【解説】 この症例はトルコ鞍上部の腫瘍により，下垂体機能低下症をきたしたものと考えられる．FT_4，コルチゾールが低値にもかかわらずTSH，ACTHが増加しておらず，またGHの基礎値も低いことから，汎下垂体機能低下症が考えられる．

副腎皮質からはコルチゾール，アルドステロン，アンドロゲンが分泌されるが，アルドステロンの分泌はレニン依存性が強く，またアンドロゲンの分泌は睾丸由来のものもあり，ACTH分泌が低下して問題となるのは主に，コルチゾールの低下である．

コルチゾール，アルドステロンの分泌低下は，遠位尿細管でのナトリウム再吸収とカリウム排泄を低下させ，結果として低ナトリウム・高カリウム血症の原因となる．

さらに，コルチゾールと抗利尿ホルモン(ADH)は負のフィードバックを形成しており，コルチゾールの低下はADHの分泌を亢進させる．本例のように血漿浸透圧が低値にもかかわらず，ADHは十分に抑制されておらず，自由水の排泄低下により低ナトリウム血症を助長させることになる．かかる症例においてステロイドホルモンを補充すると，このフィードバックが解除され，ADH分泌が低下し尿崩症が顕著化する．このように，下垂体後葉にも障害が及びADH分泌が障害されているにもかかわらず，コルチゾールの低下のためにADH分泌が刺激され，多尿を呈さない病態を仮面尿崩症(masked diabetes insipidus)と呼ぶ．

汎下垂体機能低下症の症例では，甲状腺ホルモンをはじめに投与すると，代謝が亢進しステロイドホルモンの需要が亢進するため副腎不全の症状

が増悪する．

したがって，まずステロイドホルモンを十分に補充した後，甲状腺ホルモンを投与すべきである．

◆文献
1) 太田昌宏，木村時久，伊藤点嘉：脱水の病態と治療．Medicina 37；986-992；2000

問11 解答 (e)

【解説】 運動療法は食事療法とともに2型糖尿病治療の柱である．運動療法によりインスリン抵抗性の改善が期待できるが，強度の運動でも軽度の運動でも運動後のインスリン抵抗性は改善し，ウォーキングのような軽度の運動を長時間続けることが大切である．運動の強度としては心拍数を目安として，最大心拍数(220－年齢)の50〜60%の強度が望ましい．50歳の患者では約85〜102/分くらいとなる．

有酸素運動は肥満の是正とインスリン感受性改善に有用である．運動により得られたインスリン抵抗性の改善効果は3日以内に低下し約一週間で消失する．よって，週1回まとめて運動するのでなく中等度の有酸素運動を20〜30分以上週3回以上行うのが望ましい．現実的には散歩，速歩，体操が取り入れやすく，生活習慣の改善という観点からはまず身体活動の活発化が重要であり実行可能な運動を取り入れることが肝要である．無酸素運動はインスリン感受性改善効果は期待しにくいが，筋力増進や筋肉量増加がはかられ，基礎代謝量が増加するので，軽度の無酸素運動も有酸素運動とともに行うのが望ましい．

血糖コントロールの悪い患者(FPG 250 mg/dl以上で尿ケトン体陽性)では運動後逆に血糖が上昇することがあり運動療法の適応とならない．その他，重篤な糖尿病合併症(前増殖性網膜症〜増殖性網膜症，腎不全，糖尿病性自律神経障害，下肢壊疽)，心，肺機能障害などを有する場合は運動療法の適応とならない．

運動療法は血糖のみならず肥満，血圧，血中脂質などの改善に有用である．

問12 解答 (e)

【解説】 (a)チアゾリジン誘導体(塩酸ピオグリタゾン)：チアゾリジン誘導体は筋肉，脂肪組織における糖の取り込み促進，肝臓の糖新生抑制によりインスリン感受性を改善する．インスリン抵抗性改善薬の効果の発現は投与後約3〜4週で判定できる．女性，高齢者，BMI高値群(特に内臓型肥満群)，空腹時インスリン高値群，HOMA-R高値群が良い投与対象といえる．通常，女性の場合は1日1回15 mg(朝)より，男性は1日1回30 mg(朝)より開始する．

副作用としては，浮腫(承認時7.3%)が挙げられる．浮腫は顔，下肢に主に認められ，男性3.6%，女性10.8%と比較的女性に多く報告されている．15 mg投与より30 mg投与に多く，また，30 mgから最大使用量の45 mgまで投与量を増量した時(9.4%)にも浮腫が多く報告されている．重篤な心不全も報告されている．投与前と投与後1年間は1か月ごとに肝機能を実施する必要があり，GPTが正常上限の3倍以上，黄疸出現時は投与を中止する．

(b) αグルコシダーゼインヒビター(αGI)：αGIは消化管からの糖質の吸収を遅らせ，食後高血糖を抑制する．放屁増加，腹満，鼓腸などの腹部症状があり，腹部手術歴のある患者は注意が必要である．また，重篤な肝障害の報告もあり定期的な肝機能検査が必要である．

(c)ビグアナイド薬：ビグアナイド製剤(BG薬)は膵臓からのインスリン放出促進作用はなく，肝よりのブドウ糖放出抑制，末梢臓器，特に骨格筋へのブドウ糖取り込み促進，消化管からのブドウ糖吸収抑制などにより血糖を降下させる．BG薬の使用では下痢，胃腸障害のため服用困難となる例が日本人では多く，少量より開始し，段階的に増量する．危惧されるのは乳酸アシドーシスで，投与禁忌，特に腎機能障害例，高齢者，低酸素症の患者，大量飲酒者への投与は避けなければならない．

(d)SU薬：膵臓β細胞に作用しインスリン分泌を促進する．最も注意が必要な副作用は低血糖である．

(e)フェニルアラニン誘導体(ナテグリニド)：フェニルアラニン誘導体も，SU薬と同様に，膵

臓β細胞に作用しインスリン分泌を促進する．SU薬に比し作用時間は短く，効果も弱い．SU薬同様に副作用として低血糖がある．その他，放屁増加，腹満，などの腹部症状がある．

問13　解答　(a)

【解説】 血糖コントロールの指標として，①血糖，②糖化アルブミン(G-Alb)またはフルクトサミン(FRA)，③ヘモグロビン A_{1c}(HbA_{1c})，④1.5-anhydro-D-glucitol(1.5 AG)がある．その他尿糖，尿ケトン，体重も使用されている．G-Alb, FRA, HbA_{1c} はともに糖化蛋白で，血糖の急激な変化にあまり影響されず，血糖の平均値に対応して増減する．血糖は刻々と変化しており，一点の血糖値では血糖コントロールの評価は困難で，これらの中-長期の指標が必要となる．HbA_{1c} は赤血球のヘモグロビンと糖が非酵素的に結合したもので，赤血球の寿命が120日であることから約1～2か月前の平均血糖値とよく相関する．以前は施設間の正常値の格差が大きかったが，近年はその標準化が進んでいる．

HbA_{1c} より短期的な血糖コントロールの指標として半減期が約17～20日である血清アルブミンの糖化したG-Albや血清蛋白の糖化したFRAがある．FRAやG-Albは約2週間前の血糖の平均を反映している．

1.5 AG は糖ときわめて類似の構造を持つため，尿糖排泄により減少し，血糖値の正常境界領域での血糖コントロールの悪化の判別に優れる．血糖悪化時，その血中濃度の減少率は尿糖排泄量に相関し，数日単位で変動し，また，血糖コントロールが改善し尿糖排泄がなくなると $0.3\,\mu g/ml/$日の一定の割合で上昇するため数日単位の短期の指標となりえる．しかし，1.5 AG は個々の患者で正常値が異なるため，絶対値では評価できず，糖の腎排泄閾値が低い患者は低値を示す．血糖変動の激しい患者ではHbA_{1c} が良くても低値を示す．

ごく短期の指標である血糖，尿糖，尿ケトン体は患者自身により自己管理用としても用いられる．

問14　解答　(e)

【解説】 グルタミン酸脱炭酸酵素(GAD)抗体はヒト膵島細胞の分子量640 kDa蛋白に対する自己抗体として1982年に報告された抗体で，現在は1型糖尿病の発症予知，診断に用いられている．インスリン分泌能の保たれている2型糖尿病の病像であっても，GAD抗体陽性の場合は，数年間の比較的短期間にインスリン依存状態に陥る可能性が強い．このような症例は緩徐進行1型糖尿病(slowly progressive IDDM：SPIDDM)と呼ばれ表4-1に示すような特徴を有している．本症例はSPIDDMと思われる．

インスリン分泌能の指標としてグルカゴン負荷試験，尿中CPR排泄量がある(表4-2)．本症例はグルカゴン負荷試験：前CPR 1.5 ng/ml，頂値後CPR 3.0 ng/ml，尿中CPRは $40\sim45\,\mu g/$日であり，この値からは現時点ではインスリン分泌能は保たれている．

SPIDDMでは，SU薬使用者はインスリン使用者にくらべ早期にインスリン分泌能が低下しインスリン依存状態になる可能性が強く，GAD抗体陽性のSPIDDM症例ではSU薬は使用せず，早期よりインスリンを使用すべきであると考えられるため，本症例ではインスリン治療を行う．

◆ 文献
1) 日本糖尿病学会(編)：糖尿病専門医研修ガイドブック改訂第3版．東京；診断と治療社；2006
2) Kobayashi T, Maruyama T, Shimada A, et al：Insulin intervention to preserve beta cells in slowly progressive insulin-dependent (type 1) diabetes mellitus. Ann N Y Acad Sci 958；117-130；2002

問15　解答　(d)(禁忌肢)

【解説】 感染症，嘔吐，下痢などの消化器疾患，急性ストレスなどのため代謝失調状態をシックデイ(sick day)という．シックデイでは，食事が摂取できないための低血糖や，インスリン需要量増加に伴う高血糖などの血糖変動が起こるため，患者本人およびその家族へのシックデイ教育が大切である．食事摂取量が低下するために脱水や，糖質摂取不足によるケトーシスを招く．よって，自宅では可能な限り水分と糖質の摂取を促す．また，尿ケトン体の検査を行いケトーシスの有無を確認

表 4-1　緩徐進行 1 型糖尿病(SPIDDM)の特徴

臨床的特徴

1) 自己抗体が持続陽性：膵島抗体は(ICA)は低抗体価(5〜40 JDF 単位)，抗 GAD 抗体価は急性発症 1 型糖尿病に比してむしろ高抗体価の傾向．
2) 発症初期には一見 2 型糖尿病のような臨床像(インスリン非依存状態)．
3) 経過とともに徐々に膵 β 細胞機能が低下．
4) 最終的には内因性インスリン分泌が廃絶したインスリン依存状態に至る．ただし，完全な廃絶でなく高感度の C ペプチド測定系でのみ検出可能な程度の微小残存膵 β 細胞機能が認められる場合が多い．
5) 発症年齢が 30〜50 歳と急性発症 1 型糖尿病に比し高齢の傾向にある．
6) 膵 β 細胞機能の低下は男性の方が女性より速やかである．

[日本糖尿病学会(編)：糖尿病専門医研修ガイドブック改訂第 3 版．東京；診断と治療社，26；2006 より一部抜粋引用]

表 4-2　CPR によるインスリン依存性またはインスリン治療必要性の目安

	空腹時血中 CPR(ng/ml)	グルカゴン負荷後 CPR 頂値(ng/ml)	尿中 CPR (μg/日)
インスリン依存性	≦0.5	≦1.0	≦20
インスリン非依存性	≧1.0	≧2.0	≧30
インスリン治療必要		≦1.8	≦30

[日本糖尿病学会(編)：糖尿病専門医研修ガイドブック改訂第 2 版．東京；診断と治療社，147；2006 より一部改変引用]

する．1 型糖尿病と 2 型糖尿病では対応が異なる．1 型糖尿病はインスリン分泌が枯渇しているため，インスリンを継続する．安易なインスリン中止はケトアシドーシスを招く．基礎インスリン量として通常量の約 1/2 は必要であり，血糖自己測定値に応じ，インスリンを追加する．食事摂取不能，高血糖が持続する，尿ケトン体陽性が持続する場合は受診する．2 型糖尿病で SU 薬またはナテグリニドを使用している場合は，食事摂取量が低下すると，低血糖の危険があるため，SU 薬，ナテグリニドは減量または中止する．α グルコシダーゼインヒビター，ビグアナイド薬は中止する．インスリン使用者は血糖自己測定値に応じ，インスリンを増減する．

問 16　解答　(e)

【解説】インスリノーマはインスリノーマ細胞からインスリンが自律的に分泌される疾患であり，低血糖症の原因疾患として有名である．しかし，実際に臨床で遭遇する頻度は低い．Whipple の 3 徴，すなわち，空腹時低血糖，低血糖症状の出現，ブドウ糖の摂取による速やかな改善が特徴的である．また，低血糖時の血中インスリンは高値をきたす．

ACTH 単独欠損症においては，コルチゾールの分泌が低下し，低血糖症をきたす．ブドウ糖の投与により低血糖症は一時的に改善するが，同様の症状を反復する．低血糖時に血中インスリンは感度以下に抑制されている．低血糖にもかかわらず，血中，および尿中コルチゾールが低値を示すことにより診断できる．しかし，通常コルチゾールの測定には数日を要するため，臨床現場においては血清電解質，末梢血血液像などからコルチゾールの不足状態を推定し，コルチゾールを投与することによって低血糖を含めた症状が改善するか否かを，治療的に診断せざるを得ない場合も多い．

アルコールはエネルギー源でもあるが，短期的には血糖を低下させることが知られている．単独で低血糖症状をきたすことはまれであるが，経口血糖降下薬を服用中の患者，インスリン治療中の患者などにおいて，飲酒がきっかけとなって低血糖をきたすことは日常臨床現場でもしばしば遭遇する．

抗不整脈薬のうち，特に Ia 系抗不整脈薬に分類される薬剤はしばしば低血糖をきたす．薬剤性低血糖をきたす原因薬剤としては，もちろんインスリン，経口血糖降下薬などの薬剤が最も高頻度

で，最初に鑑別すべき薬剤であるが，抗不整脈薬にも注意が必要である．具体的にはコハク酸シベンゾリン（シベノール®）などの薬剤が挙げられる．

インターフェロンαは，インスリン抵抗性を増悪させ，耐糖能を悪化させることが知られている．また，免疫系に作用するため，まれに1型糖尿病を発症することが報告されている．したがって，血糖は上昇することがあるが，低血糖をきたすことは考えにくい．

問17 解答 (b)

【解説】糖尿病の治療は，食事，運動，薬物療法の3項目よりなるが，食事療法はその基本である．運動療法は運動に耐えられるか否かの確認が必要であるが，食事療法は初診時から施行が可能な治療である．

一般的に食事の処方は，理想体重（標準体重）と日常生活での身体活動量により決定する．理想体重は［身長(m)］×［身長(m)］×22によって計算する．この症例では身長が1.58 mであるので，理想体重は1.58×1.58×22＝54.9 kgとなる．また，主婦は日常生活の身体活動量としては軽労作に分類されており，25〜30 kcal/kgのエネルギー摂取量を処方する．この症例では54.9×25＝1,373〜54.9×30＝1,647(kcal)が適切なエネルギー摂取量となる．

ちなみに，軽労作に分類されるのはデスクワークが主な人，主婦などであり，普通の（中程度の）労作に分類されるのは立ち仕事が多い職業，重い労作に分類されるのは力仕事の多い職業とされている．普通の労作では30〜35 kcal/kgのエネルギー摂取量が，重い労作では35〜kcal/kgのエネルギー摂取量が適切であるとされている．

◆文献
1) 日本糖尿病学会（編）：糖尿病治療ガイド 2006-2007．東京；文光堂，34-37；2006

問18 解答 (d)

【解説】糖尿病性腎症は三大合併症と呼ばれる細小血管障害のうち，血圧正常例では最も遅れて出現する．腎症の家族歴が高血圧とならぶ危険因子とされ，糖尿病性網膜症が罹病歴30年以上の1型糖尿病の80%にみられるのに対し，腎症の出現頻度は約30%とされる．初期には糸球体濾過（GFR）の増大がみられ，腎糸球体の構造変化に伴い，尿中へのアルブミン排泄が増加する．尿中アルブミンが随時尿で30 mg/gクレアチニンを超えると腎臓に構造的変化があるとされ，300 mg/gクレアチニンを超えると顕性腎症と診断される．この時期になると試験紙法による尿蛋白が持続陽性となるが，第2期（早期腎症）までは一般検尿では検出困難である．したがって尿中アルブミンは本症の早期診断に有用な検査といえる．一方，血清クレアチニンの上昇が始まるのはGFRの低下し始める腎症第3期Bから第4期になってからのことであり，また動脈硬化を主因とする腎硬化症など，非糖尿病性の腎障害でも疾患非特異的に上昇することから，血清クレアチニンが糖尿病性腎症の診断に有用とは言えない．糖尿病性網膜症，神経障害の存在がみられれば糖尿病性腎症の傍証となるので，眼底検査や振動覚，腱反射のチェックは有用であるが，こうした他の合併症を欠く症例では，原発性の糸球体疾患の可能性を常に念頭に置く必要がある．特に1 g/日以上の顕性蛋白尿がありながら網膜症，神経障害をみとめない患者では，治療可能な他疾患の可能性を念頭に，まず尿沈渣を検査し，必要に応じて腎生検を考慮すべきである．

◆文献
1) 日本糖尿病学会（編）：糖尿病治療ガイド 2006-2007．東京；文光堂，66, 68-69；2006
2) Remuzzi G, Schieppati A, Ruggenenti P : Clinical practice. Nephropathy in patients with type 2 diabetes. N Engl J Med 346；1145-1151；2002

問19 解答 (c)

【解説】糖尿病では動脈硬化の進展が促進されており，わが国の糖尿病患者の死因についての全国調査によると虚血性心疾患を中心とする心疾患が15%で，脳血管疾患の14%と合わせると悪性新生物の29%にほぼ匹敵している．糖尿病では無痛性心筋虚血例も多いことが知られており，運動療法開始前に運動負荷試験による心筋虚血の評価が重要である．近年飛躍的に増加した各種の経口

血糖降下薬のうち，2型糖尿病に対して突出した第一選択薬はない．しかし，歴史が古く経験が蓄積されていることと，血糖降下作用が確実であることから多くの症例でSU剤が第一選択として好まれている．しかし，発症後早期で内因性インスリン分泌の保たれている若年肥満者は，SU剤ではなく，膵を疲弊させないBG剤の良い適応である．逆にやせた高齢者は，既にインスリン分泌が低下しているためBG剤の有効性が限定されること，肝・腎機能の低下に伴い乳酸アシドーシスのリスクが増大することを理解すべきである．わが国の1型糖尿病は全糖尿病の数％を占めており，一見2型糖尿病のようなインスリン非依存状態を経て徐々に進行する1型糖尿病が存在することが知られてきた．抗GAD抗体はこうした1型糖尿病を診断するのに有用な血清マーカーであり，一般臨床でも使用可能である．抗GAD抗体価が高い(10 U/ml以上)症例では徐々に内因性インスリン分泌が枯渇しインスリン依存状態に進行しやすいが，SU剤の使用はこれを促進する．したがって抗GAD抗体陽性が確認された場合は早期からインスリン療法を開始し，残存膵β細胞機能の温存を図ることが望ましい．ケトアシドーシスではインスリンの作用不足に伴い脂肪酸が動員されている状態であり，インスリン療法の絶対適応である．網膜光凝固術は血管閉塞により虚血に陥った網膜(蛍光眼底撮影で無血管野として描出される)の組織を間引きすることにより，虚血の相対的軽減を図る治療法であり，前増殖期の網膜症が良い適応である．

◆文献
1) Powers AC：糖尿病．In：福井次矢，黒川清(日本語版監修)：ハリソン内科学原著第15版．東京；メディカル・サイエンス・インターナショナル，2163-2193；2003

問20 解答 (b)(e)
【解説】(a)抗TSHレセプター抗体であるTRAb (TSH binding inhibitory immunoglobulin：TBII)は甲状腺中毒症の鑑別上，Basedow病の診断に大変有用な検査である．未治療Basedow病における陽性率は90〜95％である．この検査が陽性であれば，Basedow病と診断してほぼ間違いない．また，刺激活性を指標にしたTSAb(thyroid stimulating antibody)はBasedow眼症の指標になるといわれている．

(b)重症疾患では，体を消耗させないように合目的的に脱ヨード酵素の代謝が調節され，本来T_4からT_3への変換を，生理活性のないreverse T_3に変える反応がみられる．これをnon-thyroidal illnessあるいはlow T_3 syndromeという．甲状腺機能低下症と誤診しないよう注意が必要である．

(c)遊離型甲状腺ホルモンの測定が一般化しているが，従来法の測定も見受けられる．妊娠中はTBG(thyroxine binding globulin)が増加するため，従来法のtotal T_4測定をしている場合は見かけ上高値を呈する．逆に肝硬変症やネフローゼ症候群などの低蛋白血症ではTBG減少のため低値となる．

(d)マイクロゾームテスト，サイロイドテストや，その高感度法である抗TPO(thyroid peroxidase)抗体や抗サイログロブリン抗体は自己免疫性甲状腺疾患であるBasedow病や橋本病で陽性であり，橋本病を背景に発症する無痛性甲状腺炎とBasedow病を鑑別できない．

(e)触診は甲状腺疾患の診断に大変重要であり，甲状腺の解剖学的な位置関係を押さえてから触診することがポイントである．甲状腺峡部は輪状軟骨の下方に位置する．甲状腺に圧痛を認め，それが移動することをつきとめるだけで，亜急性甲状腺炎や慢性甲状腺炎の急性増悪などの破壊性甲状腺炎の診断が可能となる．

◆文献
1) Jameson JL, Weetan AP：甲状腺疾患．In：福井次矢，黒川清(日本語版監修)：ハリソン内科学原著第15版．東京；メディカル・サイエンス・インターナショナル，2110-2136；2003

問21 解答 (a)(b)
【解説】(a)穿刺吸引細胞診(aspiration biopsy cytology：ABC)は，甲状腺乳頭癌の診断には高い診断率を持って大変有用な検査である．しかし，濾胞癌はその病理的診断も腫瘍が被膜を破っているかどうかが鑑別点であり，細胞診での診断上弱点といわざるを得ない．

(b)甲状腺に特異的な蛋白質であるサイログロ

ブリンは甲状腺癌の有用なマーカーであるが，その測定上サイロイドテストや抗サイログロブリン抗体が陽性の場合は，現在のアッセイ系では自己抗体の影響を受けるため測定値が影響を受け評価できない．マイクロゾームテストの抗原は thyroid peroxidase でありアッセイ系への影響はない．

(c) MEN2B (multiple endocrine neoplasia type 2B) 型は甲状腺髄様癌，褐色細胞腫に副甲状腺機能亢進症を合併するとともに，巨大結腸症にて小児期より便秘を伴い，arm span の方が身長よりも長いいわゆる Marfan 様体形や舌の変形など体形の変化を認める．MEN2A 型と 2B 型はともに ret 遺伝子の変異があることが知られている．特に MEN2B 型での甲状腺髄様癌は 2A 型や家族性よりも悪性度が高いことから，幼児期（3 歳まで）に遺伝子診断を行い，手術が勧められている．

(d) 高カルシウム血症をきたし，PTH が低い病態では，PTHrP を疑う必要がある．悪性腫瘍に伴う高カルシウム血症は最も頻度の高い腫瘍随伴症候群である．扁平上皮癌に多く血液疾患では成人 T 細胞性白血病に高率にみられる．

(e) 甲状腺髄様癌（medullary carcinoma）は甲状腺内のカルシトニン産生細胞である傍濾胞細胞（C 細胞）由来の癌である．このため血中カルシトニンが腫瘍マーカーとして使える．一方，癌胎児性抗原（carcinoembryonic antigen : CEA）が高値を示すことも知られている．

◆ 文献
1) 平田結喜緒：多発性内分泌腫瘍．In：高久史麿，尾形悦郎，黒川清，他：新臨床内科学第 8 版．東京；医学書院；2002

問 22 解答 (b)(c)

【解説】 褐色細胞腫は発作性高血圧を特徴とする激烈な症状を呈する症例がある一方で，糖尿病や持続性高血圧のみ存在し，無症状で経過し，画像診断で偶然副腎腫瘍を指摘されることもまれではない．日本における副腎偶発腫の約 7% が褐色細胞腫と報告されている．褐色細胞腫は MEN2 型の 1 病変として発症する場合があり，甲状腺髄様癌の症例では ret 遺伝子の解析を行うとともに褐色細胞腫の検索を行うことが勧められる．内分泌学的には血中，尿中のカテコールアミンやその代謝産物の明らかな上昇があれば診断することができる．カテコールアミンの代謝産物である尿中メタネフリン，ノルメタネフリンの測定が診断には最も有用とされる．かつて行われた抑制試験は危険であるため現在は行われず，誘発試験は，画像から褐色細胞腫が強く疑われながらカテコールアミン高値を証明できない場合や確実に本症を否定したい場合に行われる．画像診断としては CT，MRI，MIBG シンチグラフィが有用である．しかし術前に画像診断によって良性，悪性を鑑別するのは困難である．^{131}I-MIBG シンチグラフィは転移や術後の再発の検索には有用である．

問 23 解答 (d)(e)
　　　　　禁忌肢 (c)

【解説】 低ナトリウム血症の原因として内分泌疾患としては SIADH と副腎不全が重要である．本症例は，高カリウム血症，低血糖を認めることから副腎不全である可能性が大きい（ACTH 単独欠損症による続発性副腎不全と診断された）．本症例の場合低ナトリウム血症があり意識障害，血圧低下を起こしてきているので，ACTH，コルチゾール測定の結果を待たず，比較的大量のステロイドホルモン薬の投与を行う必要がある．本症例の場合 TSH の軽度の上昇を認め，潜在性甲状腺機能低下症に相当する．甲状腺機能低下症を合併する場合でも副腎皮質ステロイド薬から投与を開始する．甲状腺ホルモンの単独投与は副腎不全を助長するので避けなければならない．補液は生理的食塩水と 5% ブドウ糖を 1：1 に混じたものを用いる．

問 24 解答 (c)(d)

【解説】 本症例は副腎性 preclinical Cushing 症候群と診断される．本症は副腎腫瘍からのコルチゾールの自律的な分泌を認めるが，Cushing 症候群を呈するに至らない状態と定義される．通常は副腎偶発腫として発見され，診断は「平成 7 年度厚生省副腎ホルモン産生異常症調査研究班」によっ

表 4-3 副腎性 preclinical Cushing 症候群の診断基準

1. 副腎腫瘍の存在(副腎偶発腫)
2. 臨床症状:Cushing 症候群の特徴的身体徴候の欠如
3. 検査所見
    1) 血中コルチゾール基礎値が正常範囲内
    2) コルチゾール分泌の自律性
        overnight デキサメサゾン抑制試験
            1 mg の抑制試験で血中コルチゾール 3 μg/dl 以上;本疾患の可能性あり
            8 mg の抑制試験で血中コルチゾール 1 μg/dl 以上;本疾患と考える
    3) ACTH 分泌の抑制
        ACTH 基礎値が正常以下(<10 pg/ml),あるいは ACTH 分泌刺激試験の低反応
    4) 副腎シンチグラフィで患側での取込みと健側の抑制
    5) 日内リズムの消失
    6) 血中 DHEAS の低値
    7) 副腎腫瘍摘出後,一過性の副腎不全症状があった場合あるいは付着副腎組織の萎縮を認めた場合
    検査所見の判定
        1),2)は必須,さらに 3)〜6)のうち 1 つ以上の所見あるいは 7)があるとき陽性と判定する
診 断
    1.,2.および 3.の検査所見の陽性をもって本症と診断する

(文献 1 より引用)

て作成された診断基準(**表 4-3**)を参考にして行う.本症の患者の年齢は Cushing 症候群より高齢であり,また経過観察中 Cushing 症候群に移行することはまれであり Cushing 症候群とは異なる疾患と考えられる.本症の手術適応については,Cushing 症状群の発症を予防するというよりは,動脈硬化の危険因子であるという視点が重要であるが,手術適応についての質の高いエビデンスは存在しない.本症であればすべて手術適応とする考えもあるが,厚生省(現厚生労働省)の診断基準では,高血圧,糖尿病,肥満を合併する場合,検査所見の 3)〜6)のうち 2 つ以上異常値を有するものに手術を勧めている(**表 4-3**).現在のところでは,患者の年齢や全身状態,高血圧,糖尿病,高脂血症,骨粗鬆症の有無,コルチゾールの分泌量や ACTH 抑制の程度を総合的に判断して手術適応を決定することになる.問題の症例は年齢も若く,高血圧を有し,ACTH の抑制はないものの午後 11 時のコルチゾール,デキサメサゾン投与後のコルチゾールも比較的高値であることから手術を行うのは妥当と考えられる.腫瘍摘出後,副腎不全症状を呈する可能性があり,少量のステロイドホルモン薬を投与するか,症状の出現に注意して経過観察する必要がある.副腎癌は腫瘍径が大きく,副腎癌は腫瘍径 5 cm 以上であることが多い.3 cm 程度の副腎癌の報告もあるが,腫瘍径が 2 cm であるこの症例では悪性腫瘍は考えられない.

◆ 文献
1) 名和田新,出村博,須田俊宏,他:副腎性 preclinical Cushing 症候群.In:厚生省特定疾患「副腎ホルモン産生異常症」調査研究班:平成 7 年度研究報告書.223-226;1996

問 25 解答 **問 25-1** (a)(e)
問 25-2 (a)(b)(d)

【解説】 家族性高コレステロール血症(familial hypercholesterolemia:FH)は LDL 受容体の遺伝子変異によって生じる常染色体優性遺伝病である.わが国における頻度は一般人 500 人に 1 人以上といわれている[1].ヘテロ接合体の総コレステロール値は 230〜500 mg/dl 程度,ホモ接合体では 500 以上となる.ヘテロ接合体の場合でも,健常人に比べて男性では 30 歳代,女性では 50 歳代より心筋梗塞を発症する危険が有意に高くなる.典型的な症例では,著明な高 LDL コレステロール血症のほかに角膜輪,腱黄色腫,アキレス腱肥厚(軟線 X 線撮影で 9 mm 以上)を認める.**図 4-4**

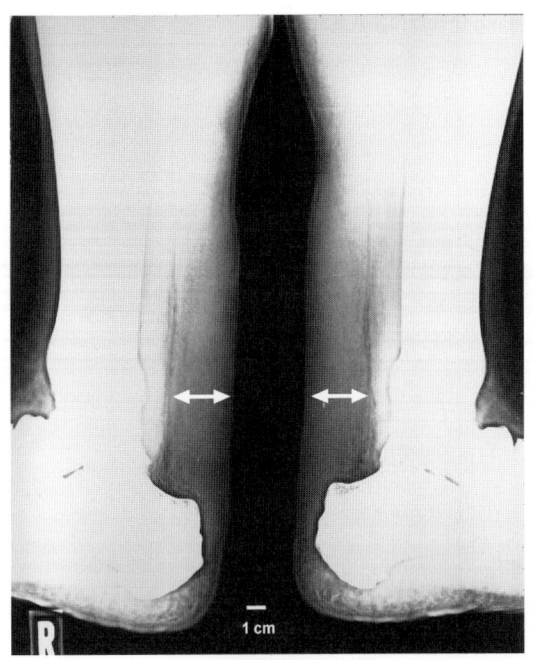

図4-4

の矢印に示す本患者のアキレス腱厚はおよそ30 mmである．ヘテロ接合体ではスタチン投与の有効な場合が多いが，重症例やホモ接合体にはLDLアフェレーシス（吸着療法）を施行する．高VLDL血症を伴う場合にはフィブラートの併用も考慮するが，通常はLDL低下作用の強いスタチンが第一選択となる．食事・運動療法はすべての高脂血症治療の基本である．しかし，本症例の場合には，未治療の冠動脈性心疾患の存在が示唆されるため，冠動脈造影などの然るべき検査，さらには必要な治療が行なわれるまで，積極的な運動療法は勧められない．動脈硬化の予防のために他の危険因子を除去することも重要であり，禁煙は当然勧めるべきである．

◆文献
1) 馬淵宏：家族性高コレステロール血症．東京；南江堂；1991

問26 解答 (c)(e)
【解説】 日本肥満学会ではBMI（body mass index：体重（kg）/［身長（m）］^{2}）値25以上を肥満と定義している[1]．身長169 cm，体重67 kgの場合BMIは23.1であり，肥満とはいえない．また，医学的にみて減量が必要な肥満を特に肥満症と診断する．

TNF-αは脂肪細胞が分泌する代表的なサイトカインの1つであり，インスリン受容体による細胞内シグナル伝達を阻害し，インスリン作用の低下（インスリン抵抗性）をもたらす．

肥満は様々な疾患を合併しやすいことが知られている．肥満者は正常体重者に比べて約5倍の頻度で糖尿病を合併するほか，高血圧症が3.5倍，胆石症と不妊症が3倍，痛風は2.5倍，心血管障害が2倍，関節障害が1.5倍といずれも高率であることが報告されている．

日本における肥満の95％を占める単純性肥満（原発性肥満）に対し，Cushing症候群，甲状腺機能低下症，Prader-Willi症候群，Laurence-Moon-Biedl症候群などの基礎疾患を原因として生じる肥満を二次性肥満という．一方，sleep apnea syndrome（睡眠時無呼吸症候群）は肥満者にみられやすい合併症の1つであり，睡眠中に無呼吸が断続的に繰り返される病態をいう．

肥満症の食事療法ではしばしば高度なカロリー制限や脂質制限が行われる．これに伴い，ビタミン類（A，B_1，B_2，C，D，ナイアシンなど）やミネラルの摂取不足に陥る危険がある．特に極端な脂質制限はビタミンA，Dなどの脂溶性ビタミンの吸収を妨げ，夜盲症，骨粗鬆症，皮膚疾患などの原因となるので注意が必要である．

◆文献
1) 肥満症治療ガイドライン作成委員会（編）：肥満症治療ガイドライン2006．肥満研究12（臨時増刊号）；2006

問27 解答 (a)(d)
【解説】 血糖コントロールの悪い糖尿病の母体からの児は，出産後の高ビリルビン血症，低血糖，多血症，呼吸不全，低カルシウム血症，新生児仮死や早産，心筋症，巨大児，低体重児，先天奇形などのあらゆる危険を伴う．巨大児は分娩外傷の危険も伴う．奇形，低体重児，巨大児は生涯にわたる管理が必要である．また，母体側にも飢餓性ケトーシス，糖尿病性ケトーシス，低血糖，妊娠

中毒，羊水過多，早産，子宮内胎児死亡，網膜症・腎症悪化，尿路感染症などの危険もある．胎児主要器官形成期は妊娠10週目くらいまでのため，妊娠前からの計画妊娠が必要である．しかし，実際には計画妊娠の患者は少ないため，周産期死亡率は改善しても奇形率は低下していない．糖尿病患者の若年化とともに近年2型糖尿病患者の妊娠例が増加しており，特に自覚症状の少ない妊娠可能年齢の2型糖尿病女性への啓蒙が重要と考える．

妊娠時に増加するエストロゲン，プロゲステロン，胎盤性ラクトーゲン，コルチゾールは耐糖能に影響する．特に胎盤性ラクトーゲンの影響が強く胎盤完成後の妊娠20週以降，インスリン必要量は増大する．脂肪異化亢進のためケトン体合成が亢進し，1型ではケトアシドーシスの危険因子となりうる．1型はインスリン使用中であるが，妊娠中は厳格な血糖コントロールが必要のため，頻回注射療法または持続皮下インスリン注入療法（continuous subcutaneous insulin infusion：CSII）とする．1日7回の血糖自己測定と場合により，スライディングスケールが必要となる．

胎盤完成前の妊娠初期はつわりなどによる食欲不振もあり，逆に血糖が低下することがある．つわりにより食事摂取不可能の場合は，シックディ（sick day）と同様の対応を行う．妊婦は食後高血糖となりやすく，特に午前中は血糖が高くなりやすいため，朝食前のインスリン量は比較的多くなる．妊娠に伴うインスリン抵抗性のためインスリン必要量は，1型糖尿病では約1.5～1.7倍程度，2型糖尿病では約2倍程度に増加する．

糖尿病腎症合併妊娠では妊娠中毒症を発症しやすく，早産，体内発育遅延，子癇，帝王切開，周産期死亡が増加する．アンジオテンシン変換酵素阻害薬，アンジオテンシンⅡ受容体拮抗薬は胎児死亡，催奇形性などのため妊婦には禁忌であるので，妊娠希望者には投与しない．

SU薬は胎盤を通過し，また乳汁にも分泌する．催奇形性については明らかではないが，胎児の低血糖をきたす可能性があり，インスリンへ切り替える．

◆ 文献
1) 藤田富雄，豊田長康：妊娠と糖尿病―診療スタンダード．京都；金芳堂；2002

問28 解答 (a)(c)
禁忌肢 (e)

【解説】 妊娠を希望する女性の管理に関する問題である．母系遺伝の三世代にわたる糖尿病であり，若年発症成人型糖尿病（maturity-onset diabetes of the young：MODY）の可能性もあるが，母，兄の難聴がキーワードである．難聴を伴う母系遺伝の糖尿病はミトコンドリアDNA異常による糖尿病を疑わせる．兄が糖尿病を発症していないのはまだ若年であるためか，単なる診断の遅れの可能性もある．より若年の妹が先に発症している理由は，当人の変異ミトコンドリアの割合がより高いためと考えられる．糖尿病妊婦の管理は糖尿病専門医の範疇であるが，そこにつなげるまでの管理は一般医の責任と考えて出題した．BMIは22と標準体重であるが，1,200 kcalでは22.1 kcal/kgにしかならず，十分な熱量とは言えない．妊娠初期の高血糖は奇形のリスクを高めるほか，妊娠中の高血糖は巨大児の原因ともなる．新生児低血糖をはじめとした周産期のトラブルも起きやすいので，妊娠期には非妊時の血糖コントロールとは比較にならない厳しさ（食前70～100 mg/dl，食後2時間120 mg/dl未満）が要求される．したがって十分な血糖コントロールが得られるまでは避妊するよう指導すべきであるが，この時期には糖尿病そのものが診断されていないことも多く，妊娠とともに糖尿病が覚醒して受診することもままある．SU剤は胎盤を通過し，児の低血糖を招くので妊娠期には禁忌である．αグルコシダーゼ阻害薬も妊婦での安全性は確立していないので，禁忌ないし治療上の有益性が危険性を上まわると判断される場合にのみ投与することとされており，基本的には避けるべきである．したがって，(e)は禁忌肢であり，(d)もそれに近いものと考えるべきである．妊婦および妊娠を希望する女性の血糖コントロールには，原則としてインスリンを用いるべきであることを銘記すべきである．

◆ 文献
1) 日本糖尿病学会糖尿病診断基準検討委員会：糖尿病の分類と診断基準に関する委員会報告，http://www.jds.or.jp/shindankijyun/tables/table2_j.html
2) 日本糖尿病学会（編）：糖尿病治療ガイド2006-

3) Powers AC：糖尿病．In：福井次矢，黒川清（日本語版監修）：ハリソン内科学原著第15版．東京；メディカル・サイエンス・インターナショナル，2163-2193；2003

問29　解答　(b)(c)(d)

【解説】　副腎皮質機能低下症（副腎不全）は，原疾患の部位により原発性（副腎性；Addison病）と続発性に大別される．前者は，副腎結核の減少に伴い自己免疫性機序によるものが多い．後者は，下垂体（下垂体機能低下症，ACTH単独欠損症など）ないし視床下部疾患に起因するもので，全体的な頻度としては続発性の割合が増加しつつある．続発性副腎不全では色素沈着をきたさないため理学所見のみでは診断が困難なことが多く，また自覚症状も全身倦怠や食欲不振，やせなど非特異的なものが主体のため，軽症例はしばしば見落とされる．しかしながら検査所見の注意深い観察が診断の契機となることがある．特に(b)の低ナトリウム血症，(c)の好酸球増多，(d)の低血糖などは日常の外来ではあまりみられない所見であり，本疾患の存在を考慮すべきである．血清カリウムは正常ないし上昇し，また血清コレステロールは低栄養を反映して低下することが多い．午前中の血清コルチゾール値の低下により存在を疑い，最終的には各種負荷試験により病態を把握する．しかしながら，原発性，続発性とも基礎疾患の特定が最も重要である．

◆ 文献
1) Betterle C, Dal Pra C, Mantero F, et al：Autoimmune adrenal insufficiency and autoimmune polyendocrine syndromes：autoantibodies, autoantigens, and their applicability in diagnosis and disease prediction. Endocr Rev 23；327-364；2002

問30　解答　(a)(b)(e)

【解説】　近年よく使用されるSSRIやその他の抗精神薬は時に抗利尿ホルモン（バソプレシン）の過剰分泌（syndrome of inappropriate secretion of antidiuretic hormone：SIADH）をきたし，また口渇感の亢進とあいまって水貯留による希釈性低ナトリウム血症（水中毒）を招来することがある（その機序の詳細はいまだ明らかにされていない）．臨床経過より本病態が疑われる場合には，まず原因となりうる薬剤の内服を中止させた上で，水制限などにより血清ナトリウム（浸透圧）値を緩徐に上昇させる．高張食塩水の投与による急速な補正は，橋中心性脱髄（central pontine myelinolysis：CPM）をきたすことが知られており原則禁忌である．しかし意識消失など症状が重篤な場合には，症状を勘案しながら補正を決定する[1]．ループ利尿薬は水と同時にナトリウムを排出させるため希釈性低ナトリウム血症の治療として効果的でない．一方，最近保険収載された水利尿薬（バソプレシンV2受容体拮抗薬）は，過剰な水分のみを排泄させる目的に対し有用と考えられる．なお本症例では，鑑別診断として最小限(e)に挙げた疾患の存在は否定しておく必要がある．

◆ 文献
1) Adrogue HJ, Madias NE：Hyponatremia. N Engl J Med 342；1581-1589；2000

問31　解答　(a)(b)(e)

【解説】　副腎腺腫によるCushing症候群の特徴についての基本的な知識を問う問題である．副腎に原因があり，ACTHが抑制されるACTH非依存性Cushing症候群の大部分は片側性の副腎腺腫によるものであり，最近の報告ではCushing症候群の50％以上を占める．副腎腺腫によるCushing症候群の内分泌学的検査所見の特徴としては，Cushing症候群に共通する血清コルチゾール高値，血清コルチゾールの日内リズムの消失，尿中コルチゾール，尿中17-OHCSの増加，デキサメサゾン少量抑制試験での無抑制に加え，血漿ACTHの低値，CRH負荷試験での血漿ACTHの無反応，デキサメサゾン大量抑制試験での無抑制がある．Cushing症候群をきたす副腎腺腫の腫瘍径は2.5～3 cmのものが多く，原発性アルドステロン症をきたす腺腫とは異なりCTで容易に検出される．治療は腫瘍側副腎の摘出であり，腹腔鏡下副腎摘出術のよい適応である．術後は下垂体および対側副腎の抑制が持続するため，6か月～1年間の副腎皮質ステロイド薬の投与が必要である．

問32 解答 (a)(b)(e)

【解説】 中枢(視床下部,下垂体)性ではなく,卵巣,精巣に主病変がある性腺機能低下症ではネガティブフィードバックによりゴナドトロピンの分泌が亢進する.耳下腺炎では睾丸炎を併発する場合があり,後遺症としてテストステロンの分泌減少症を呈すれば,血中ゴナドトロピンの分泌は亢進する.Klinefelter症候群では染色体異常(主として47XXY)がみられ,外見上は男性であるが睾丸は小さく女性型体型となる.血中テストステロンは低値であり,血中ゴナドトロピンの分泌は亢進する.神経性食欲不振症では低体重に伴って無月経を呈するが,これは視床下部性無月経であり,血中エストロゲン低下に加えてゴナドトロピンの分泌も低下している.Kallmann症候群はLHRH分泌不全に伴う性腺機能低下症と無嗅症を呈する疾患であり,男性に多くみられる.血中ゴナドトロピンの分泌は低下している.Turner症候群ではX染色体異常により低身長,原発性無月経がみられる.その他,外反肘や翼状頸,色素母斑などの特徴的臨床像が認められる.卵巣形成不全を呈し,血中エストロゲンは低値である.このためネガティブフィードバックにより血中ゴナドトロピンの分泌は亢進している.以上よりゴナドトロピンの分泌が亢進する病態は(a),(b),(e)である.

問33 解答 (a)(b)(e)

【解説】 本症はアンドロゲンに対する受容体が欠損しており,染色体は46XYと男性型であるにもかかわらず,体型および外性器は女性型を呈する症候群である.膣は盲端で終わり,卵巣,子宮といった女性内性器はみられない.睾丸は認めるものの,鼠径部や腹腔内に存在し,造精機能は著しく低下している.

問34 解答 (b)(d)(e)

【解説】 1990年前後より,内臓脂肪蓄積型肥満やインスリン抵抗性を背景として複数の危険因子が重積し動脈硬化の進展に働く病態が知られ,シンドロームX(Reaven),内臓脂肪症候群(松澤),死の四重奏(Kaplan)などと提唱されてきた.そして近年,これらの病態はメタボリックシンドローム(metabolic syndrome)という概念として統一された[1〜3].メタボリックシンドロームに特徴的な要素としては,内臓脂肪蓄積型肥満とインスリン抵抗性,脂質代謝異常(高トリグリセリド血症,低HDLコレステロール血症,小型LDL粒子の増加),高血圧,耐糖能障害,凝固能の亢進などが含まれる.その病態形成には脂肪細胞に由来するサイトカインの働きが示唆されており,血中TNF-αの増加やアディポネクチンの低下などが報告されている.

◆ 文献

1) Alberti KG, Zimmet PZ : Definition, diagnosis and classification of diabetes mellitus and its complications. Part 1 : diagnosis and classification of diabetes mellitus. Provisional report of a WHO consultation. Diabet Med 15 ; 539-553 ; 1998
2) Expert Panel on Detection, Evaluation, and Treatment of High Blood Cholesterol in Adults : Executive Summary of The Third Report of The National Cholesterol Education Program (NCEP) Expert Panel on Detection, Evaluation, And Treatment of High Blood Cholesterol In Adults. JAMA 285 ; 2486-2497 ; 2001
3) メタボリックシンドローム診断基準検討委員会:メタボリックシンドロームの定義と診断基準.日内会誌 94 ; 188-203 ; 2005

問35 解答 (a)(b)(c)

【解説】 腎症の病期は第1〜5期まで分類されている.病期分類と治療法については表4-4にまとめた.腎症の進行していない時期は厳格な血糖コントロールが,腎症が進行した時期は厳格な血圧コントロールが主体となる.また,腎症が進行すると食事の蛋白制限なども必要となるが,透析療法期になると蛋白制限はなくなり,バランスの良い食事でエネルギーを確保する.現在,アンジオテンシン変換酵素阻害薬(Captopril Collaborative Study[1],JAPAN-IDDM[2])およびアンジオテンシンII受容体拮抗薬(ARB)の腎保護作用(IDTN[3],RENALL study[4])が報告されており,腎症の進展防止が期待されている.目標血圧は130/80mmHg未満,蛋白尿が1g/日以上ある場合は

表 4-4 糖尿病性腎症の病期分類と治療法

病期	臨床特徴		血糖・血圧コントロール	食事			
	尿蛋白(アルブミン)	GFR(Ccr)		総カロリー(kcal/kg/日)	蛋白質(g/kg日)	塩分(g/日)	カリウム(g/日)
第1期(腎症前期)	正常	正常時に高値	血糖コントロール	25〜30		制限(−)	制限(−)
第2期(早期腎症)	微量アルブミン尿	正常時に高値	厳格な血糖コントロール降圧療法	25〜30	1.0〜1.2	制限(−)	制限(−)
第3期A(顕性腎症前期)	持続性蛋白尿	ほぼ正常	厳格な血糖コントロール降圧療法	25〜30	0.8〜1.0	7〜8	制限(−)
第3期B(顕性腎症後期)	持続性蛋白尿	低下	厳格な降圧治療血糖コントロール	30〜35	0.8〜1.0	7〜8	軽度制限
第4期(腎不全期)	持続性蛋白尿	著明低下(血清クレアチニン上昇)	厳格な降圧治療透析療法導入	30〜35	0.6〜0.8	5〜7	1.5
第5期(透析療法期)	透析療法中		腎移植	HD：35〜40 CAPD：30〜35	1.0〜1.2 1.1〜1.3	7〜8 8〜10	<1.5 軽度制限

HD：血液透析，CAPD：持続的腹膜灌流．

125/75 mmHg 未満とする．

◆文献

1) Lewis EJ, Hunsicker LG, Bain RP, et al : The effect of angiotensin-converting-enzyme inhibition on diabetic nephropathy. The Collaborative Study Group. N Engl J Med 329 ; 1456-1462 ; 1993
2) Katayama S, Kikkawa R, Isogai S, et al : Effect of captopril or imidapril on the progression of diabetic nephropathy in Japanese with type 1 diabetes mellitus : a randomized controlled study (JAPAN-IDDM). Diabetes Res Clin Pract 55 ; 113-121 ; 2002
3) Lewis EJ, Hunsicker LG, Clarke WR, et al, Collaborative Study Group : Renoprotective effect of the angiotensin-receptor antagonist irbesartan in patients with nephropathy due to type 2 diabetes. N Engl J Med 345 ; 851-860 ; 2001
4) Brenner BM, Cooper ME, de Zeeuw D, et al, RENAAL Study Investigators : Effects of losartan on renal and cardiovascular outcomes in patients with type 2 diabetes and nephropathy. N Engl J Med 345 ; 861-869 ; 2001

(問36) 解答 c(2, 3)

【解説】 異所性 ACTH 産生腫瘍は臨床の現場でまれならず遭遇する．肺小細胞癌が基礎疾患の場合，Cushing 症候群の典型的な症状を示さないことが多く，これは罹病期間や腫瘍による栄養障害などで説明されている．一方で著明な低カリウム性アルカローシスを呈することが少なくない．これは高コルチゾール血症が高度のため腎尿細管における不活化(細胞内における不活性型のコルチゾンへの変換)を免れ，ミネラロコルチコイド作用を発揮してしまうためと考えられている[1]．本疾患では通常の Cushing 症候群よりも血清コルチゾール値が高いことが多く，特に 50 μg/dl 以上の場合には敗血症や肺真菌症などを発症しやすいため注意が必要である．検査所見では，下垂体腺腫による Cushing 病と異なり通常 CRH には反応を示さない．しかしあくまでも ACTH 依存性の Cushing 症候群であるため，副腎 DHEAS は高値を呈する．

◆文献

1) Torpy DJ, Mullen N, Ilias I, et al : Association of hypertension and hypokalemia with Cushing's syndrome caused by ectopic ACTH secretion : a series of 58 cases. Ann N Y Acad Sci 970 ; 134-144 ; 2002

問37 解答　c(2, 3)

【解説】(1) 外来性のPTH負荷試験であるEllsworth-Howard試験では，偽性副甲状腺機能低下症のⅠ型では尿中cAMPとPはともに反応しない．また，Ⅱ型ではcAMPは反応するが，Pは反応しない．

(2) 最も基本的な補正カルシウム値に関する問題である．低蛋白血症が存在するときは血清カルシウム値は低値になるため，アルブミン(Alb)の濃度にて補正値を計算して判断する必要がある．Alb値4 g/dlを基準とするため，本例では9.9+(4−2.8)=11.1となり明らかな高カルシウム血症であると判定する．

(3) 高齢化社会を迎え，女性の閉経後や老年期の骨粗鬆症に対する対策は，豊かな老後を過ごすために必須である．骨粗鬆症診断のための学会の基準では，若年成人平均値(young adult mean：YAM)の70％未満を骨粗鬆症，80％未満を骨量減少と定義している．

(4) 骨は破骨細胞による骨吸収と骨芽細胞による骨形成を常に繰り返している．これを骨のリモデリングという．骨粗鬆症状態でもこの骨代謝回転がどのようになっているのかを知ることは治療を考える上で重要である．NTxはⅠ型コラーゲン架橋N-テロペプチド(type Ⅰ collagen cross-linked N-telopeptides)のことで，骨形成時には存在せず，骨吸収時の骨破壊によって放出されるため，骨吸収マーカーとしての特異性が高い．

(5) 上腕を血圧計のマンシェットで収縮期圧+20 mmHgで3分間絞めたときに，低カルシウム血症や低マグネシウム血症の患者では助産婦手位となるものである．潜在性のテタニーを診断するために，ベッドサイドで簡単に実施することができる有用な検査法である．

◆文献
1) 松本俊夫：副甲状腺機能亢進症．In：関原久彦，西川哲男，金澤康徳，他：日本医師会雑誌生涯教育シリーズ59—内分泌疾患診療マニュアル．東京；日本医師会，196-199；2002

問38 解答　c(2, 3)

【解説】本症例は，肥満と清涼飲料水多飲を背景に発症した2型糖尿病症例である．来院時には尿中ケトン体が強陽性で，アシドーシスをきたしていることから，糖尿病ケトアシドーシスであったことは容易に診断できる．また，退院時にはインスリン治療が不要になり，尿中Cペプチドが133 μg/日と高値を示していることから，内因性インスリン分泌能は保持されていることがわかる．したがって，本症例は膵β細胞が破壊されて発症した1型糖尿病ではなく，2型糖尿病であることがわかる．2型糖尿病の中に，清涼飲料水の多飲を背景として，ケトアシドーシスで発症する症例が増加していることは最近のトピックスであり，今後も増加が予想される．このような病態は清涼飲料水ケトーシスと呼ばれているが，一時的な血糖の上昇が引き金となってインスリン分泌能が相対的に低下し，ケトーシスに至ると考えられている．膵β細胞が破壊されるのではないため，適切に治療を行えば本症例のようにインスリン治療が不要になることも多い．なお，1型糖尿病は発症前に感冒様症状を伴うことが知られているが，感冒様症状の存在は必ずしも1型糖尿病に限ったことではなく，この症例のように感染がインスリン抵抗性の増悪の原因となることも十分考えられる．また，1型糖尿病では自己免疫により膵β細胞が破壊されるので，血中に抗GAD抗体などの自己抗体が出現することが知られているが，本症例では陰性である．

問39 解答　c(2, 3)

【解説】糖尿病の診断基準は表4-5に示すとおりである．ポイントは複数回の採血で高血糖状態を確認することであるが，血糖検査を繰り返さなく

表4-5　糖尿病の診断基準

- ①〜③のいずれかに該当する場合には糖尿病型と判定する
  ① 随時血糖値200 mg/dl以上が確認された場合．
  ② 早朝空腹時血糖値126 mg/dl以上が確認された場合．
  ③ 75 g糖負荷試験で2時間値200 mg/dl以上が確認された場合．
- 別の日に検査して①〜③の値いずれかで「糖尿病型」が確認できれば糖尿病と診断する

［日本糖尿病学会(編)：糖尿病治療ガイド2006-2007．東京；文光堂，16-17；2006より改変して引用］

ても糖尿病と診断できることがある．すなわち，①口渇，多飲，多尿，体重減少などの糖尿病に特徴的な症状がある場合，②HbA1cが6.5%以上の場合，③過去に高血糖を示した検査データがある場合，④糖尿病網膜症と診断された場合，などである．糖尿病網膜症は糖尿病に特徴的な所見であるので糖尿病の診断基準に含まれるが，蛋白尿は糖尿病腎症以外の原因も考えられる．したがって，単回の血糖高値と蛋白尿の存在だけでは糖尿病と診断するには至らない．

◆文献
1) 日本糖尿病学会（編）：糖尿病治療ガイド2006-2007．東京；文光堂，16-17；2006

（問40） 解答　c(2, 3)
【解説】　糖尿病網膜症において，光凝固療法の適応となるのは前増殖網膜症および早期の増殖網膜症である．単純網膜症においては，定期的な眼底の観察は必要であるが，血糖コントロールなどの内科的治療が主となる．

糖尿病腎症の治療は初期には血糖コントロールと血圧コントロールが主となる．ACE阻害薬が糖尿病腎症進展抑制に作用することはいくつか報告があり，高血圧を合併した糖尿病患者においては，ACE阻害薬は第一選択薬として位置づけられている．

糖尿病自律神経障害の1つとして，無自覚低血糖が挙げられるが，その対策として家族にグルカゴン注射を指導することは有効である．常時使用するものではないので，時々復習することが大切である．

糖尿病末梢神経障害を有する患者においては，心筋梗塞急性期においても胸痛を訴えないことはしばしば経験する．したがって，動脈硬化性病変を疑う患者では定期的に負荷心電図を施行するなど，冠動脈病変の把握に努めることが大切である．

糖尿病末梢神経障害に有効な薬剤は少ないが，アルドース還元酵素阻害薬が保険適応となっており，血糖コントロールの比較的良好な患者においては有効であることが示されている．しかし，血糖コントロールが不良な患者などこの薬剤が無効である患者も多く存在する．また，対症的に塩酸メキシレチンや三環系抗うつ薬なども使用され，一部の症例には有効であることが示されている．

（問41） 解答　a(1, 2)
【解説】　血圧，コレステロールは糖尿病合併症の進展に深く関与しており，糖尿病患者においては血糖コントロールとともに，これらの因子をコントロールすることが合併症予防に重要である．

糖尿病患者では合併症のない場合，血圧130/80 mmHg（腎症合併患者で尿蛋白1 g/日以上であれば，125/75 mmHg），総コレステロール200 mg/dl（LDLコレステロール120 mg/dl）が管理目標値となる．なお，ガイドラインには総コレステロール値，LDLコレステロール値が併記されているが，血中脂質の管理に当たっては，総コレステロール，中性脂肪，HDLコレステロールを必ず同時に測定し，LDLコレステロール値を求め，これを管理指標とする．

◆文献
1) 日本糖尿病学会（編）：糖尿病治療ガイド2006-2007．東京；文光堂，22-23；2006

（問42） 解答　e(3, 4, 5)
【解説】　先端巨大症（アクロメガリー）は大部分がGH産生下垂体腺腫を基礎疾患として発症する．症状の出現が緩徐なため発見が遅れ，結果的に腫瘍は大きい（マクロアデノーマ）ことが多い．GHの刺激により肝のIGF-I産生は亢進し，血中濃度は高値を呈する．またこれが成長因子として作用し，内臓肥大や時に腫瘍の発症を促すことがある．とりわけ大腸癌の合併頻度は高いため，本疾患患者では必ず検索を行っておく必要がある．本症では内分泌負荷試験上，TRHやLHRHに対するGHの奇異反応（腫瘍細胞の異所性受容体発現によると推察される）が高頻度にみられる．またブドウ糖負荷試験時の不完全なGH抑制も特徴的である（健常者ではGH分泌が視床下部の支配下にあるため糖負荷後にGH分泌は抑制される．先端巨大症ではGHは腫瘍性分泌のためこの抑制を受けない．むしろ増加反応をきたすことさえある）．

◆文献
1) Orme SM, McNally RJ, Cartwright RA, et al : Mortality and cancer incidence in acromegaly : a retrospective cohort study. United Kingdom Acromegaly Study Group. J Clin Endocrinol Metab 83 ; 2730-2734 ; 1998

問43　解答　c(1, 4, 5)

【解説】(1) 近年，中国産のやせ薬で甲状腺ホルモンを含有し，同時に肝障害を起こした例が報告された．インターネットの普及により海外の薬剤や健康食品が比較的容易に入手できる環境下では，このような甲状腺中毒症にも注意が必要で，十分に問診をとる必要がある．

(2) Basedow病眼症はホルモン異常のコントロールに比べて一般的に治療は難しい．症状としては複視が高度となると日常生活に支障が出てくる．また，視神経の圧迫が高度で，急速に視力が低下する視神経症は早急な対処が必要である．治療法としては，副腎皮質ステロイド薬内服，ステロイドパルス療法，副腎皮質ステロイド薬球後注射，放射線球後照射，眼科的手術療法があり，眼症の重症度によって選択される．また，喫煙が増悪因子として知られており禁煙を指導する．

(3) 周期性四肢麻痺は東洋人男性のBasedow病に多く発症する．血清カリウム値は低値を呈することが多く，麻痺が起こっても翌日には完全に回復している．多くは糖質の多い食事を摂取した後に発症することが多い．Basedow病がしばしば気づかれずに長期間存在した例に多い．Basedow病に対する治療にて甲状腺ホルモン値が改善すると四肢麻痺の症状は消失する．

(4) 放射線関連法規の改正により，現在では13.5 mCiまでの^{131}Iを外来にて投与が可能となった．これによってBasedow病のアイソトープ治療を入院なしに施行でき，治療選択の幅が広がったといえる．全国的に治療可能な施設が少ないことが問題であるが，個々の患者において治療適応を十分に検討し，将来甲状腺機能低下症になる可能性があることをよく説明して施行する．

(5) 甲状腺ホルモンは骨吸収に直接作用し，甲状腺中毒症が長期間続くと骨量減少に至る．注意して検査所見をみると，一部の患者では軽度の高カルシウム血症を呈している．一般生化学検査でのALPの上昇は骨型のALPの上昇を示しており，治療により甲状腺ホルモンが正常化してもALPの上昇か長期間持続することがあり肝障害と間違われることがあるので注意が必要である．

◆文献
1) Davies TF, Larsen PR : Thyrotoxicosis. In : Larsen PR, Kronenberg HM, Melmed S, et al : Williams Textbook of Endocrinology, 10th ed. Philadelphia ; WB Saunders, 374-421 ; 2003

問44　解答　c(1, 4, 5)

【解説】女性におけるアンドロゲンの過剰は臨床的に多毛，にきび，陰核肥大，月経異常をもたらす．アンドロゲンは女性では副腎，卵巣から分泌されており，アンドロゲン過剰をきたす疾患ではこの2臓器からの過剰分泌があると考えられる．多嚢胞性卵巣症候群(polycystic ovary syndrome : PCOS)は，肥満症とともに両側卵巣の多嚢胞性腫大と排卵障害，月経異常，多毛などを呈する症候群である．本症ではLHの分泌亢進がみられ，LHRH試験によりLHの過大反応が惹起される．血中のアンドロゲンも増加する．副腎先天性副腎皮質過形成のうち，17α-ヒドロキシラーゼ欠損症ではアンドロゲン過剰は起こらず，性機能不全を呈する．さらにDOC(11-deoxycorticosterone)増加による低レニン性高血圧症，低カリウム血症が認められる．一方，21-ヒドロキシラーゼ欠損症では副腎由来のアンドロゲンが過剰に分泌され男性化徴候を起こすほか，電解質異常(塩類喪失型で低ナトリウム，高カリウム)もみられる．下垂体ゴナドトロピン産生腫瘍では，血中LHあるいはFSHが増加している症例もあるが，摘出された腺腫の免疫組織学的染色や培養でゴナドトロピンの産生が証明され，診断される例もある．本症は男性に多く，腺腫から分泌されるゴナドトロピンはしばしばその構造が不完全であり，血中テストステロンは正常値～低値を呈するものが多い．臨床症状として頭痛，視野障害，性腺機能障害などがみられるが，女性症例において男性化徴候の原因とはならない．

Cushing症候群では副腎性アンドロゲンが過剰に分泌され，多毛，にきびなどの臨床症状がみられる．よって男性化症状をきたすものはc(1, 4, 5)となる．

問45　解答　c(1, 4, 5)

【解説】　本例は低ゴナドトロピン性の性腺機能低下症があり，生来嗅覚の低下があることから，診断としてKallmann症候群が考えられる．本症の原因は胎生期におけるLHRH細胞と嗅神経の中枢神経系への遊走障害であり，LHRH欠損による性腺機能低下を生じる．症状として嗅覚障害がみられる他，性器は小さく未発達であり，二次性徴発来の欠如や遅延，腋毛，恥毛の脱落，類宦官様の高身長がみられる．本症ではLHRH負荷試験でLH，FSHは低反応であるが，多くの例では視床下部に主病変があり，LHRH連続負荷試験でLH，FSHの反応は回復する．性ホルモン分泌低下のため，骨成熟は遅延し，左手のX線で骨年齢の評価を行うと，骨年齢の遅延がみられる．MRIでは嗅球の低形成がみられる．テストステロン補充で，骨成熟や外性器の発達，勃起，射精など，二次性徴の改善は期待できるが，造精能の獲得のためには，ゴナドトロピン（HCG, HMG製剤やLHRH製剤など）の補充を行う必要があり，テストステロン補充のみでは精子所見の改善は期待できない．よって正解はc(1, 4, 5)である．

◆ 文献
1) Wilson JD, Foster DW, Kronenberg HM, et al : Williams Textbook of Endocrinology 9 th edition. Philadelphia : WB Saunders, 1998
2) Melmed S : Disorders of the anterior pituitary and hypothalamus. In : Braunwald E, Fauci AS, Kasper DL, et al (eds) : Harrison's Internal Medicine 15 th edition. New York ; McGraw-Hill, 2029-2052 ; 2001

問46　解答　d(2, 3, 4)

【解説】　高脂血症の診療にあたっては，血液中にどのリポ蛋白が増加しているのか，すなわち「リポ蛋白代謝異常症」という視点から分類を考えることが重要である[1]．

家族性高コレステロール血症はLDL受容体の遺伝子異常を原因とし，血中LDLが増加するため，その多くは高脂血症WHO分類のIIa型，時にIIb型高脂血症を呈する．家族性複合型高脂血症は高VLDL血症が主体であり，IIa, IIbまたはIV型を呈する．2型糖尿病や肥満では肝臓でのVLDL合成亢進とともに末梢での異化の低下がみられ，IIb, IV型などの高VLDL血症を呈しやすい．内因性高トリグリセリド血症は，肥満や高インスリン血症と関連した家族性IV型高脂血症と遺伝性の不明な特発性高トリグリセリド血症とを含み，その本質は高VLDL血症である．家族性リポ蛋白リパーゼ欠損症は著しい高カイロミクロン血症（I型）を呈し，一般に高VLDL血症はみられない．

◆ 文献
1) 原発性高脂血症調査研究班：原発性高脂血症の分類と診断基準．昭和62年度研究報告書；1988

問47　解答　c(1, 4, 5)

【解説】　インスリン製剤は，その作用時間から大きく超速効型，速効型，混合製剤，中間型，持続型に分類される．超速効型の作用発現時間は10～20分，作用持続時間は3～5時間である．最大作用時間はインスリンリスプロ（ヒューマログ®）で30～90分，インスリンアスパルト（ノボラピッド®）で1～3時間とされている．したがって，超速効型インスリンを食事の30分前に皮下注射することは，食前ないし食事中の低血糖を招きやすく，不適切と言える．これに対し速効型インスリンの作用発現時間は30～60分であり，食事の30分前に皮下注射することが一般的とされている．一方，中間型インスリンの作用発現時間は1～3時間であるが，その最大作用時間は4～12時間であり，たとえ食事の60分前に皮下注射しても食後の高血糖を抑える効果は期待できない．また超速効型がまだ臨床使用に供されていなかった時代には速効型インスリンとの組み合わせで用いられることが一般的であったことから，患者の誤使用を防ぐ目的からも，速効型と同じタイミングで注射することが推奨されてきた．混合製剤や持続型インスリンアナログが一般化した今日では，中間

型インスリンを単独で食前投与することは少なくなってきたが，速効型，超速効型と同時に注射する場合を考えても，食前 60 分の投与は一般的でない．なお，こうした製剤ごとの作用時間の違いは注射された皮下からの吸収速度の違いによるもので，血管内に移行した後の作用には製剤による差はないと考えられている．したがって，中間型インスリンや超速効型インスリンの静脈内投与には意味はなく，急速に血糖を低下させる目的，ないし経静脈栄養時の静脈内投与には速効型インスリンを用いるのが一般的である．

◆ 文献
1) 日本糖尿病学会（編）：糖尿病治療ガイド 2006-2007 東京；文光堂，47-55；2006
2) DeWitt DE, Hirsch IB : Outpatient insulin therapy in type 1 and type 2 diabetes mellitus : scientific review. JAMA 289 ; 2254-2264 ; 2003

問 48 解答 b(1, 2, 5)

【解説】 BMI 26.0 と肥満のある典型的な 2 型糖尿病の症例である．一般に網膜症の出現には約 7 年間の糖尿病状態が必要と考えられているが，2 型糖尿病では 1 型糖尿病と異なり，発症時期がはっきりと特定できない症例も多く，初回診断の時点で既に約 1 割に網膜症がみられるとの報告もある．本症例では単純網膜症がみられるだけでなく，腱反射の減弱，消失といった神経障害の所見もみられることから，数年間の糖尿病状態の存在がうかがえる．通常，糖尿病性腎症は網膜症，神経障害に遅れて出現するとされているが，本症例のように高血圧症を合併している場合には，時に網膜症，神経障害がみられないにもかかわらず，高血圧性の腎障害の加重により微量アルブミン尿が認められる場合もある．糖尿病患者は動脈硬化性疾患の高リスク群であり，血清総コレステロールの目標値は 200 mg/dl 未満とされている．しかし，本症例では LDL コレステロール（総コレステロール－HDL コレステロール－［中性脂肪/5］）は 117 mg/dl と目標値（120 mg/dl 未満）の上限にとどまっており，またこれまで未治療であったことを考えれば，まず食事療法から開始するのが適当である．したがって仮にフィブラート系薬剤の適応はあるとしても，HMG 還元酵素阻害薬の良い適応であるとは言えない．とはいえ尿中 C ペプチド排泄量からみてもインスリン抵抗性の存在は明らかであり，喫煙，高血圧とあわせて冠動脈疾患の高リスク状態にあることは疑いがない．減量を含めた生活指導が重要な症例であり，インスリン療法の開始以前に食事，運動療法の徹底が原則である．またこうした基本療法で効果不十分の場合でも，経口血糖降下薬が優先されるべきであり，インスリンの良い適応とは言えない．糖尿病患者に合併する高血圧の治療において，ACE 阻害薬の有用性は確立しており，良い適応と言える．

◆ 文献
1) 日本糖尿病学会（編）：糖尿病治療ガイド 2006-2007．東京；文光堂，21-26；2006
2) 日本動脈硬化学会（編）：動脈硬化性疾患の診療ガイドライン 2002 年版．東京；動脈硬化学会；2002
3) Malcolm JM, Meggison H, Sigal R : Cardiovascular disease in diabetes. In : Godlee F (ed) : Clinical Evidence 9 th ed. London ; BMJ publishing group, 621-622 ; 2003
4) Dagogo J：糖尿病と関連疾患．In：高久史麿，和田攻（監訳）：ワシントンマニュアル第 9 版．東京；メディカル・サイエンス・インターナショナル，565-586；2002

5 腎臓

問1 解答 (d)

【解説】 薬剤に起因する急性腎不全の状態である．急性腎不全において保存的治療で効果がなく，① 体液過剰による心不全，② 血清クレアチニン 8.0 mg/dl 以上，③ BUN 100 mg/dl 以上，④ 血清カリウム 6.5 mEq/l 以上，⑤ 尿毒症症状の出現，の項目のうち1項目以上を満たす場合は透析療法が必要となる．

身体所見での"心音では，収縮期と拡張期に心雑音が聴取される"を pericardial friction rub（心膜摩擦音）と判断し，さらに BUN，クレアチニン上昇を合わせ考えると尿毒症性心外膜炎が生じていると理解される．透析療法を考慮するべき状態を表5-1にまとめるが，尿毒症性心外膜炎は，適応の1つである．

「心外膜切開」は，急性の心タンポナーデで行われる処置である．「血栓溶解療法」は，心筋梗塞の初期に行う処置である．「グルコン酸カルシウムをゆっくり静脈注射」は高カリウム血症による不整脈，テント状T波がみられる際に最初に行う処置である．「小量アスピリン内服」は動脈硬化症，狭心症で血栓防止のために行う治療法である．すなわち，適切な治療は血液透析を開始することである．

表5-1 急性腎不全で透析療法を考慮する状態

1. 水分管理ができない状態（肺水腫，全身浮腫）
2. 重篤な高血圧，心不全，心外膜炎・心包炎がみられる場合
3. 高カリウム血症（6.0 mEq/l 以上）
4. 代謝性アシドーシス（HCO_3^- 15 mEq/l 以下）
5. BUN が1日 20 mg/dl 以上上昇している状態
6. 血清クレアチニンが急速に上昇している状態
7. 出血傾向

問2 解答 (c)

【解説】 多発性嚢胞腎は，第16番染色体短腕上の *PKD1* の変異（80〜90％）あるいは第4番染色体長腕上の *PKD2* の変異によって生じる，常染色体優性遺伝である．

わが国では，多発性嚢胞腎の約50％が65〜69歳で末期腎不全に至る．

腎嚢胞以外に，肝嚢胞が60〜70％，僧帽弁逆流が約20％，頭蓋内動脈瘤が約5％の頻度とされている．また，大腸憩室が透析導入後に増加し約80％の患者でみられる．

多発性嚢胞腎の患者は，健常人の2〜5倍頭蓋内出血の危険性が高いことから，動脈瘤破裂に関連したくも膜下出血の可能性が高くなる．

◆ 文献
1) 東原英二：嚢胞性腎疾患と水腎症—嚢胞性腎疾患．菱田明，槇野博史（編）：標準腎臓病学．東京；医学書院，304；2002

問3 解答 (d)

【解説】 粥腫内コレステリン結晶が全身に散布され，塞栓が全身に生じるものであり，心臓カテー

テル検査の約2%で発生するとされている．腎動脈には側副血行路がないために腎不全になりやすい．糸球体虚血になることからレニン-アンジオテンシン-アルドステロン系が活性化され，高血圧が生じる．また，60%の患者で皮膚病変として網状皮斑が認められる．殿部や下肢，特に初期には，purpule toe syndromeが特徴的である．好酸球増加も特徴の1つである．

◆ 文献
1) 乳原善文，長濱清隆：腎梗塞．In：下条文武，齋藤康(監)：ダイナミックメディシン6．新潟；西村書店，20，151-152；2003

問4　解答　(d)

【解説】　心電図でのT波の増高や先鋭化(テント状T)は高カリウム血症の特徴的サインであるが，その他，PQ幅の増大，P波消失や幅広QRSを認める．さらに進行すると，ブロックや心室細動などの致死的な不整脈が出現する．この患者の意識障害は不整脈に伴う，心拍出量の低下と考えられる．

維持透析患者で注意するべき点として高カリウム血症がある．果物・野菜などの摂取しすぎなどによって生じることがある．

高カリウム血症では，心筋易刺激性が高まり致死的な不整脈の原因となるため，まず心筋細胞膜の興奮性を低下させるグルコン酸カルシウムが最適である．心電図をモニターしながら20 mlを数分間かけてゆっくり静注する．効果は数分であらわれ30〜60分間程度の持続時間である．その間に以下の方法でカリウム濃度を下げる必要がある．

「血液透析」は，透析液にカリウムが含まれていないことから確実なカリウムの除去法であるが，準備に時間がかかる．「グルコース・インスリン療法」は，インスリンによってブドウ糖が細胞内に移動する際に，カリウムが同時に細胞内に入り血清カリウム値が低下することを利用したものである．「7%重炭酸ナトリウムを静脈注射」は，血液がアルカリ化されると，細胞内にあったHイオンが細胞外に出て，細胞外のカリウムイオンが細胞内に入る反応を利用したものである．「陽イオン交換樹脂の注腸」は，カリウムを吸着してナトリウムを放出するタイプとカルシウムを放出するタイプがある．

◆ 文献
1) 日野雅予，要伸也：高・低K血症，高・低Mg血症．In：下条文武，内山聖，富野康日己(編)：専門医のための腎臓病学．東京；医学書院，109-121；2002

問5　解答　(d)

【解説】　pHが7.24とアシデーミアであり，HCO_3^-の低下が第一であり，呼吸性代償を伴う代謝性アシドーシスと判断される．この場合，アニオンギャップを計算すると，$Na-(HCO_3^- +Cl)=127-(9+88)=30$であり，正常$12\pm2$より大きく上昇している．アニオンギャップが増大していることから，有機酸の蓄積が考えられる．BUN 150 mg/dl以上であり，慢性腎不全に起因する酸の蓄積が原因である．すなわち，硫酸イオンとリン酸イオンの蓄積が主体であると予想される．

◆ 文献
1) 黒川清：水・電解質と酸塩基平衡—step by stepで考える．東京；南江堂；1996

問6　解答　(d)

【解説】　pHが7.23とアシデーミアであり，HCO_3^-の低下が第一であり，呼吸性代償を伴う代謝性アシドーシスと判断される．この場合，アニオンギャップを計算すると，$Na-(HCO_3^- +Cl)=136-(8+101)=27$であり，正常$12\pm2$より大きく上昇している．アニオンギャップが増大していることから，有機酸の蓄積が考えられる．しかし，BUNは45 mg/dlと60 mg/dl未満であり尿毒症は否定的である．血糖も195 mg/dlと500 mg/dl未満で，尿・血清アセトン陰性であることから糖尿病性ケトアシドーシスも否定される．蓄積しているのは乳酸の可能性が高くなる．

高カロリー輸液を開始してから症状が増悪していることから，ビタミンB_1欠乏による乳酸アシドーシス，Wernicke脳症が最も可能性が高い．実際にビタミンB_1投与を怠ったことに対する医

療訴訟も生じている．

ブドウ糖が代謝される過程で，ピルビン酸からアセチルCoAに変換される際にビタミンB_1が補酵素となっている．ビタミンB_1が欠乏するとピルビン酸の蓄積から乳酸の産生量が増加することになる．

乳酸アシドーシスが生じた場合は，直ちにビタミンB_1 100～400 mgの急速静脈内投与を行い1時間ごとに症状が改善するまで投与する．

問7　解答　(c)
禁忌肢　(a)

【解説】　血液ガス分析ではpHが低下しHCO_3イオンと$PaCO_2$がともに低下していることから，代謝性アシドーシスが存在する．次に，アニオンギャップ$= Na - (Cl + HCO_3) = 148 - (119 + 15) = 14$となり（正常値：$12 \pm 2$），正常アニオンギャップの代謝性アシドーシスであると判断される．尿細管性アシドーシスの可能性が高い．血液pHが7.28と明らかに酸性状態にあるにもかかわらず，尿のpHが6.9と酸性化障害があり，酸負荷試験を行うまでもなく尿細管性アシドーシスが存在すると診断できる．

通常アシドーシスが存在すると，細胞外のKイオンが細胞内へ移動しないために血中に蓄積することから，高カリウム血症となることが一般的である．すなわちアシドーシスが存在するにもかかわらず低カリウム血症を示す場合は，尿からのカリウム排泄が亢進している病態であり，尿細管性アシドーシスの所見に合致する．

この患者では身体全体のカリウム量が極端に減少している状態が存在し，低カリウム血症によって四肢麻痺が生じ，呼吸筋まで障害されたものである．すなわちカリウム補給が第一に必要な処置である．ただし，ワンショットでカリウムを補給するべきではなく，点滴静脈内投与が安全である．

(a)炭酸水素ナトリウム（メイロン®）を投与すると，血液のアルカリ化が起こり，そのことは細胞内へカリウムの移動を引き起こすことから，さらに低カリウム血症が進行し呼吸筋麻痺が増悪する危険な処置である．(b)腎不全の程度からは血液透析は不要である．(d)副腎皮質ステロイド薬では低カリウム血症は進行するので不適当である．(e)利尿薬（ラシックス®）の投与はさらに低カリウム血症を起こすことから選択するべきでない．

◆文献
1) Ohtani H, Imai H, Kodama T, et al : Severe hypokalaemia and respiratory arrest due to renal tubular acidosis in a patient with Sjögren syndrome. Nephrol Dial Transplant 14 ; 2201-2203 ; 1999

問8　解答　(c)

【解説】　感度（sensitivity）と特異度（specificity）

感度（sensitivity）とは疾患を実際に有する患者で検査が陽性となる確率をいい，感度＝真陽性／（真陽性＋偽陰性）である．positive in disease (PID)と覚えるとよい．特異度（specificity）とは疾患を持っていない患者で検査が陰性となる確率をいい，特異度＝真陰性／（真陰性＋偽陽性）である．negative in health (NIH)と覚える．一般に感度（Sensitivity）の高い検査で陰性（Negative）のとき，疾患の可能性を否定（Rule Out）できSnNoutと覚える．また特異度（Specificity）の高い検査が陽性（Positive）のとき，疾患を診断（Rule In）できSpPinと覚えるとよい．

上記のような定義を知ったうえで，2×2表（**表5-2**）を作るとわかりやすい．仮に，有病率0.5％の10万人の集団に感度90％，特異度85％の検査を行ったとすると2×2表は**表5-2**のようになる．①から⑧までの順番に計算している．

表5-2　2×2表による計算

	疾患（＋）	疾患（－）	合計
検査陽性	③ 500×0.9（感度）＝450	⑥ 99,500－84,575＝14,925	⑦ 450＋14,925＝15,375
検査陰性	④ 500－450＝50	⑤ 99,500×0.95（特異度）＝84,575	⑧ 50＋84,575＝84,625
合　計	① 100,000×0.005（頻度）＝500	② 100,000－500＝99,500	100,000

ここで検査が陽性となった患者で実際に疾患を有する確率は陽性予測率（positive predictive value）と呼ばれ次のように求められる．

陽性予測率（PPV）＝450/15,375×100＝2.9%

ここからわかることは，ある疾患の有病率が0.5%の集団に対して感度90%，特異度85%の検査を行い陽性になったとしても，検査陽性者の中で実際に疾患を有する者はおよそ3%にすぎない．残りの97%は偽陽性ということになる．疾患の頻度が低い場合には，たとえ検査が陽性であっても疾患が存在する可能性は非常に低いことがわかる．検査陽性の意味は，疾患の頻度（＝有病率）が異なれば，その意味も違ってくるということを理解することは大切である．これを個々の患者に置き換えると，"事前確率が非常に低い場合には，たとえ検査が陽性になっても検査後確率はそれほど高くはならず大部分は偽陽性である"となる．このことは臨床上重要な理解である．

オッズ・尤度比を用いた計算方法

確率が「ある事象/すべての事象」であるのに対してオッズとは「ある事象/そうでない事象」である（with over without と覚える）．尤度比とは検査陽性の場合，偽陽性率に対する真陽性率の比率を示し感度/（1－特異度）で求められる．陽性尤度比が例えば5というのは疾患を有する患者では，疾患を持たない患者に比べるとこの検査で「陽性」となる可能性が5倍高いことを意味する（直感的な説明をすると「5倍もっともらしい」ということである）．

このオッズと尤度比を用いると

検査後オッズ＝検査前オッズ×陽性尤度比

という式から上記の問題も簡単な計算で求めることができる．例えば検査前確率0.5%をオッズに換算すると

検査前オッズ＝0.5/99.5
陽性尤度比＝感度/（1－特異度）
　　　　　＝0.9/（1－0.85）＝6
検査後オッズ＝検査前オッズ×陽性尤度比
　　　　　　＝0.5/99.5×6＝3/99.5
検査後確率＝3/（3＋99.5）

＝3/102.5≒3%

オッズは耳慣れないことばであるが，慣れればベッドサイドで上記のように簡単な計算で自分の診断に対する確診の度合（検査前確率）が検査特性（感度，特異度）とその結果によってどのように変化するか（検査後確率）を求めることができる．

◆文献

1) Sackett DL, Straus SE, Richardson WS, et al：Evidence-based Medicine. How to practice and teach of EBM, 3rd ed. New York；Churchill Livingstone, 67-99；2005
2) Mark DB：臨床医学における決断．In：福井次矢，黒川清（日本語版監修）：ハリソン内科学第2版原著第16版．東京；メディカル・サイエンス・インターナショナル，6-13；2006
3) 今井裕一：臨床決断のエッセンス—不確実な臨床現場で最善の選択をするために．東京；医学書院；2002

(問9)　解答　(a)
　　　禁忌肢　(c)

【解説】本症例では病歴や身体所見上からは明らかに脱水を認める（この場合細胞外液量の欠乏といってよい）．欠乏した体液の成分は血清 Na が正常からやや低下していることから，大部分が等張液と考えられる．低血圧，頻脈があることから有効循環血漿量の低下が疑われるので，その改善のためにもまず等張液を投与すべきである．したがって，選択すべき輸液製剤は等張液である生理食塩液である．5%ブドウ糖では，水分の補給になり低ナトリウム血症がさらに進行する．

次に欠乏量を推測する．仮に体重が50 kgと考えると，バイタルサインの変化を伴うことから，比較的重症の脱水症と判断して体重の10%程度，すなわち5 kg＝5 l 前後の脱水があると予想する．補充輸液の原則は予測欠乏量の1/2量を最初の24時間で輸液することを目標とするため，維持輸液量1.5 l に補充量（生理食塩液）2.5 l を加算した総量4 l 程度を24時間で輸液することを目標と考えるのが妥当である．したがって生理食塩液150～200 ml/時が選択肢となる．もちろんこれはあくまでも治療開始時の判断で，実際には数時間ごとに状態を再評価して治療を変えてゆくべきも

のである．当初血圧が低下していることを考えると，生理食塩液 40 ml/時では最初の 12 時間でわずかに 500 ml の補液にしかならずまったく不十分である．5％ブドウ糖液は，電解質を含まない水（free water）を投与することと同じ意味を持つ．細胞外液量低下がみられる患者において free water を投与すると，急速に低ナトリウム血症をきたす危険がある．この患者では血清ナトリウム値は低めであり，加えて細胞外液の補充には free water は適してないことから，初期の治療に 5％ブドウ糖液を用いるのは誤りである（禁忌といってもよい）．維持輸液である 3 号液も生理食塩液と free water の組み合わせと考えると，1/3 は free water であり 5％ブドウ糖液と同様に低ナトリウム血症を増悪させる危険がある．いわゆる 1 号液（ほぼ 1/2 生理食塩液に相当）は，その中間的な性質から輸液開始時に病態が不明の際にはしばしば頻用される．しかし，これも同様に 1 l の 1/2 生理食塩液は 500 ml の生理食塩液と 500 ml の free water を合わせたものと考えると，低ナトリウム血症の悪化の可能性があるため最善とは言えない．

◆文献
1) 須藤博：水・電解質の欠乏量の推定法と輸液による是正法．In：「Medical Practice」編集委員会（編）：輸液実践ガイド―すぐに役立つ基本と応用のすべて．東京；文光堂，46-53；2001

問10 解答 (a)
【解説】低ナトリウム血症では第 1 段階として血清浸透圧から高張性（高浸透圧性），低張性（低浸透圧性），等張性低ナトリウム血症に分類する．高張性低ナトリウム血症では高血糖，マニトールなどの高張液使用歴の有無などから判断できる．等張性低ナトリウム血症は偽性低ナトリウム血症とも呼ばれ，著明な高脂血症，高蛋白血症に伴うものである．この患者では両者のいずれにも関連した所見はない．低ナトリウム血症の大部分を占める低張性低ナトリウム血症では，次の段階として患者の細胞外液量の評価を行う．浮腫，溢水所見など細胞外液増加を伴うか，脱水所見を示し細胞外液低下を伴うか，あるいは細胞外液量の明らかな変化を伴わないのか，を判断する．この患者の臨床状況からは，細胞外液に大きな変化がない低張性低ナトリウム血症であると判断される．

肺癌，および転移性脳腫瘍などがあれば，間接的には SIADH を示唆する臨床状況である．肺癌，特に小細胞癌の患者ではしばしば SIADH が合併する．しかし，SIADH は，血清が低張であるにもかかわらず溶質を含まない自由水（free water）が再吸収され高張尿が持続することがその病態である．ところが，この患者の尿比重は 1.002，尿浸透圧は 80 mOsm/l と低張である（尿比重 0.001 がほぼ尿浸透圧 35～40 mOsmol/l に相当するとされており，尿比重から浸透圧へ簡便に換算できる）．これは尿がほぼ最大希釈（尿浸透圧＜100 mOsmol/l）されている状態であり，ADH は完全に抑制されていると思われることから SIADH は否定的である．病歴が明らかでないが，急性水中毒（心因性多飲症）を最も疑う尿所見である．

統合失調症などの精神疾患では，しばしば心因性多飲を合併することが知られており，治療のために用いられる抗精神病薬が口渇をきたすことも一因とされている．この患者の場合は，この後大量の低張尿が排泄され血清ナトリウム濃度も急速に改善した．他の選択肢である細胞外液喪失，心不全，肝硬変のいずれも腎機能が正常であれば，尿は濃縮され尿浸透圧は高くなるはずである．

◆文献
1) Singer GG, Brenner BM：体液と電解質異常．In：福井次矢，黒川清（日本語版監修）：ハリソン内科学第 2 版原著第 16 版．東京；メディカル・サイエンス・インターナショナル，258-269；2006

問11 解答 (b)
【解説】低カリウム血症は，① 摂取量の低下，② 細胞内への移動，③ 排泄量の増加，の 3 つのうちの 1 つ以上の原因で生じる．尿中カリウム排泄は 15 mEq/日まで減少させることができるため，摂取量の低下が単独で低カリウム血症の原因となることは少ない．消化管や腎臓からのカリウム喪失がある状況でのカリウム制限は，低カリウム血症の原因となりうる．細胞内への移動による低カリウム血症は，誘因となる代謝性アルカロー

シス，インスリン治療，カテコラミン刺激などの存在があれば疑う．排泄量の増加は腎性カリウム喪失と腎外性カリウム喪失の2つに分けられる．この両者は尿中へのカリウム排泄量を測定することが鑑別の第一歩である．下痢や嘔吐，胃管からの吸引など腎外性カリウム喪失の場合では，腎でカリウムの再吸収が亢進して尿中カリウムは15 mEq/日以下となる．これに対し腎性喪失の場合では，血清カリウム低値にもかかわらず，尿中へのカリウム喪失が持続する．慢性的な低カリウム血症はほとんどの場合，腎臓からのカリウム喪失によるものである．原発性アルドステロン症は高血圧，低カリウム血症，腎からのカリウム喪失を示し，通常血清カリウムが3 mEq/l以下にもかかわらず，24時間蓄尿においてカリウム排泄が30 mEq/日以上が持続する．本症例ではこれらの臨床像すべてがみられる．HCO_3^- が30 mEq/lとむしろアルカローシスの存在を疑うことや，尿のpHからは遠位型尿細管性アシドーシスは否定的である．Gitelman症候群は低カリウム血症，腎でのカリウム喪失，低カルシウム尿症（本症例ではみられない）などを示し，血圧が正常であることから一致しない．下痢では代謝性アシドーシスと低カリウム血症を起こすが，消化管からのカリウム喪失のためむしろ腎臓でのカリウム再吸収のため尿中カリウムは低値となる．嘔吐による胃酸喪失でアルカローシス，低カリウム血症は起こすが，下痢と同様尿中カリウムは低値となる．

◆文献
1) Singer GG, Brenner BM：体液と電解質異常．In：福井次矢，黒川清（日本語版監修）：ハリソン内科学第2版原著第16版．東京；メディカル・サイエンス・インターナショナル，258-269；2006

問12 解答 (e)

【解説】病歴からは胃酸喪失による代謝性アルカローシスが考えられる．代謝性アルカローシスでは，アルカローシスの発生原因となった病態とアルカローシスの維持という2つの病態を考える必要がある．本症例では胃酸喪失がアルカローシスの原因となり，有効循環血漿量の低下およびClとカリウムの喪失による HCO_3^- の再吸収持続がアルカローシスの維持に作用していると考えられる．このような場合，細胞外液(volume)とカリウムの両方の補充が必要となるが，1/2生理食塩液にKClを加えた溶液は等張液に近くカリウムの補正もできるため，(b)の輸液は理にかなっているといえる．代謝性アルカローシスでは，診断的にも治療学的にも尿中 Cl^- 濃度測定が有用である．脱水，胃液喪失，利尿薬投与等では体液量(ECF)の減少があり，これがアルカローシスの維持に作用している．体液量減少時にはナトリウム再吸収は亢進し，尿中ナトリウムは低値をとるはずである．本症例も当初の尿中のナトリウム，Clは，著明な細胞外液量の低下を反映して非常に低い値となっている．Na部分排泄率はこのような場合＜1%以下の低値をとるはずである．体液量減少を伴う代謝性アルカローシスでは，輸液によって体液量減少が改善（細胞外液の補充）されてくると，過剰の HCO_3^- は腎から速やかに排泄される．この HCO_3^- が排泄されるときには，電気的中性を保つために，陽イオンとしてナトリウムが HCO_3^- に伴って強制的に排泄される．

本症例における24時間後の尿の陽イオン(Na+K)と陰イオンであるClの差は，排泄されてきた HCO_3^- と推定される．この時点では尿はアルカリとなる．また尿中ナトリウムは増加しているが，これは HCO_3^- 排泄に伴う強制的なナトリウム排泄を示している．したがって，この時の尿中ナトリウム値は体液量の指標としては正確ではない．しかし，この場合も尿中Clが低値であることに注意すべきである．これはまだ細胞外液の欠乏が十分改善されていないことを示す．通常尿中Clは尿中ナトリウムとほぼ同じ意味を持つと考えてよいが，代謝性アルカローシスは尿中ナトリウム値がvolume statusを正確に反映せず，尿中 Cl^- がより正確な指標となる代表的な場合である．

◆文献
1) DuBose TD Jr：アシドーシスとアルカローシス．In：福井次矢，黒川清（日本語版監修）：ハリソン内科学第2版原著第16版．東京；メディカル・サイエンス・インターナショナル，269-278；2006
2) Rose BD, Post TW：Clinical Physiology of Acid-Base and Electrolytes Disorders, 5th ed. New York；McGraw Hill, 551-577；2001

表 5-3 尿蛋白定性検査法

	試験紙法	スルホサリチル酸法	煮沸法
原理	pH 指示薬の蛋白誤差	酸による蛋白の変成混濁	蛋白の熱変性による混濁
感度	10 mg/dl	2 mg/dl	5 mg/dl
特異性	アルブミン	アルブミンとグロブリン	アルブミンとグロブリン
偽陽性	アルカリ尿，キニーネ，フェナゾピリジン	X線造影剤，トルブタマイド，セファロスポリン，尿酸塩	リン酸塩，炭酸塩
備考	アルブミン以外の蛋白は陰性になる Bence Jones 蛋白は見落とす		

問13 解答 (e)

【解説】 糸球体障害にて尿中に漏出する蛋白はほとんどがアルブミンである．尿蛋白の定性検査 (表 5-3) には試験紙法，スルホサリチル酸法，煮沸法があるが，試験紙法が広く用いられている．試験紙法はアルブミンの排泄を検出し，グロブリンは検出しない．尿蛋白の定量はピロガールレッドによる色素法が一般的である[1]．スポット尿の定量で蛋白のみの測定では，その時の尿の濃縮度が考慮されないので，同時に尿のクレアチニン濃度を測定し，その比すなわち蛋白/クレアチニン比を見るのが有用である[2]．成人の1日クレアチニン排泄量は約 1 g なので，蛋白/クレアチニン比 2.5 は1日約 2.5 g の尿蛋白排泄があることになる．したがって，本問の選択肢のうちアルブミンは試験紙法で陰性であるので誤りである．尿 β_2-ミクログロブリンと α_1-ミクログロブリンは尿細管障害のあるときに尿への排泄が増加する[3]が，蛋白の絶対量が少ないので1日1gを超えることはない．IgG も分子量が約 15 万と大きいので通常は尿へは漏れない．糸球体基底膜のサイズバリヤーの障害では，IgG も少し漏れる（非選択性蛋白尿）が絶対量は少ない．Bence Jones 蛋白は免疫グロブリンの軽鎖で，分子量が約 2 万と小さいために糸球体基底膜を通過する．尿蛋白の検出検査において，試験紙法と定量法での乖離をみたら Bence Jones 蛋白の存在を疑う[4]．すなわち免疫グロブリンの異常な産生増加，すなわち多発性骨髄腫や原発性アミロイドーシスの可能性が高い．

◆ 文献
1) 木村健二郎：尿蛋白．In：高久史麿（監）：LAB DATA 臨床検査データブック 2005-2006．東京；医学書院，587-588；2005
2) Ruggenenti P, Gaspari F, Perna A, et al : Cross sectional longitudinal study of spot morning urine protein : creatinine ratio, 24 hour urine protein excretion rate, glomerular filtration rate, and end stage renal failure in chronic renal disease in patients without diabetes. BMJ 316 ; 504-509 ; 1998
3) 木村健二郎：α_1-ミクログロブリン，β_2-ミクログロブリン．In：高久史麿（監）：LAB DATA 臨床検査データブック 2005-2006．東京；医学書院，595-596；2005
4) 野島美久：ベンス・ジョーンズ蛋白（BJP）．In：高久史麿（監）：LAB DATA 臨床検査データブック 2005-2006．東京；医学書院，386；2005

問14 解答 (d)
禁忌肢 (e)

【解説】 IgA 腎症患者は 20 年で約 20～40％の患者が末期腎不全に進行する．危険因子は高血圧，尿蛋白1日1g以上の持続，腎生検での高度組織障害である[1]．治療は抗血小板薬，副腎皮質ステロイド薬を腎組織障害度に応じて使用する．降圧薬は ACE 阻害薬あるいはアンジオテンシン受容体拮抗薬（ARB）が第一選択で，血圧を 130/85 mmHg 以下（尿蛋白1日1g以上の患者では 125/75 以下）にする（CKD 診療ガイドライン参照〔問38〕）．目標血圧に到達しない場合は，カルシウム拮抗薬や利尿薬を追加する．この問題の患者は既に腎臓に萎縮があることより，IgA 腎症による末期腎不全で尿毒症状態にあると考えられる．肺野に crackle を聴取し，酸塩基平衡において代謝性アシドーシスに加えて低酸素血症も生じているので，透析療法を開始する必要がある．緊急の場合は，血液透析の方が管理しやすい．降圧目的のニフェジピン舌下投与は，心血管事故のリスク

があるので使用しない．慢性の代謝性アシドーシスに対して重炭酸投与の必要はないが，高カリウム血症が著しい時には，カリウムを細胞内に移行させるので有効である．5.8 mEq/l 程度で心電図に大きな変化がない場合は，高カリウム血症に対する緊急処置は不要である．メチルプレドニゾロンパルス治療は，IgA腎症の初期で蛋白尿が1日1g以上持続するときには適応がある[2]．カリウム保持性利尿薬のスピロノラクトンは高カリウム血症を増悪させる危険があり，この時点では禁忌である．ループ利尿薬は投与可能であるが，末期腎不全状態では多量を要し，その効果は限られる．

◆ 文献
1) 堺秀人：IgA腎症．In：高久史麿，尾形悦郎，黒川清，他（監）：新臨床内科学第8版．東京；医学書院，1347-1348；2002
2) Pozzi C, Bolasco PG, Fogazzi GB, et al：Corticosteroids in IgA nephropathy：a randomised controlled trial. Lancet 353；883-887；1999

問15 解答 （b）

【解説】 紫斑病性腎炎（Henoch-Schönlein purpura nephritis：HSPN）の好発年齢は小児および若年成人であり，関節痛，腹痛（時に消化管出血），紫斑を伴い，腎炎を発症する[1]．紫斑は点状出血（図5-7）で，leukocytoclastic vasculitis すなわち血管炎であり，血小板数，凝固能は正常である．鑑別診断には，顕微鏡的多発動脈炎（MPA），Wegener肉芽腫症，クリオグロブリン血症が挙がるが，MPAとWegener肉芽腫症は高齢者に多く，前者では多発性単神経炎，肺病変，後者では鼻や肺などの肉芽腫の合併の存在で鑑別され，抗好中球細胞質抗体（ANCA）の検査が有用である．MPAではMPO-ANCA，Wegener肉芽腫症ではPR3-ANCAが陽性となる．クリオグロブリン血症はC型肝炎に合併することが多いので，HCV抗体と血中クリオグロブリンの検査を行う．HSPNの腎組織型はIgA腎症とほぼ同じである．すなわちメサンギウム細胞の増殖（図5-8）とIgA沈着（図5-9）がその特徴である．糸球体のメサンギウム融解現象は，溶血性尿毒症症候群（hemolytic-uremic syndrome：HUS）で観察される．

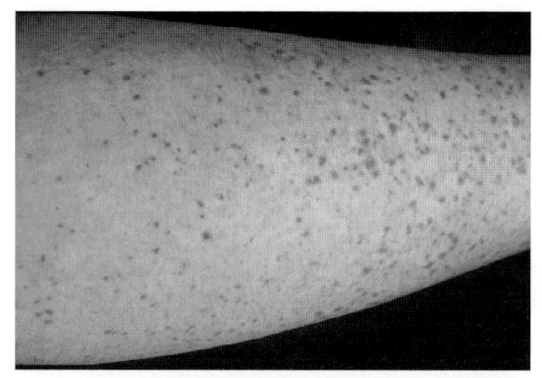

図5-7 紫斑病性腎炎患者の点状出血斑（カラー口絵参照）

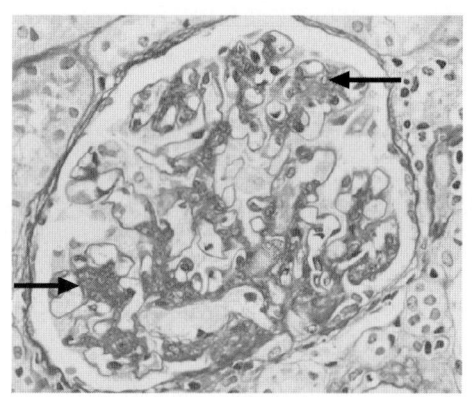

図5-8 紫斑病性腎炎の腎生検光学顕微鏡像（PAS染色）［カラー口絵参照］
メサンギウム細胞の増殖（矢印）が観察される．

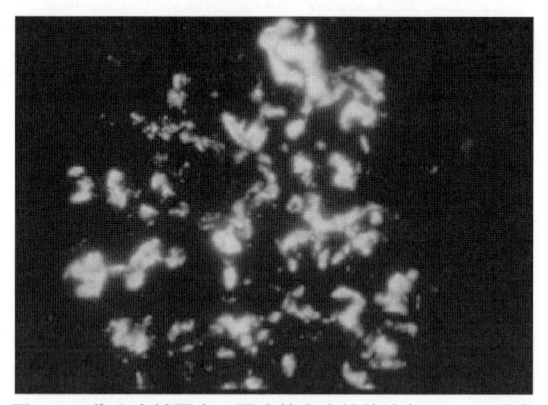

図5-9 紫斑病性腎炎の腎生検蛍光抗体法（カラー口絵参照）
IgAのメサンギウム領域への沈着が観察される．

◆ 文献
1) 今井裕一：Shönlein-Henoch（シェーンライン-ヘノッホ紫斑病）．In：高久史麿，尾形悦郎，黒川清，他（監）：新臨床内科学第8版．東京；医学書

院, 1375-1376 ; 2002

問16 解答 (e)
禁忌肢 (d)

【解説】 発熱性感染症とそれに引き続く下痢により, 脱水をきたした高齢者であると考えられる. そのため急性腎不全(BUN, クレアチニン上昇)に陥ったと考えられる. ①腎前性腎不全, ②腎性腎不全, ③腎後性腎不全, のいずれであるかを区別する必要がある. 通常, 腎前性急性腎不全では非乏尿性にならない. 腎前性急性腎不全では, 脱水が背景にあるため血清クレアチニンに比してBUNが高い傾向にある. BUN/Cr比が20を超えることも多い. 尿浸透圧も高くなり, 500 mOsm/kg・H₂Oを超える. この症例では, 血漿浸透圧, 血清ナトリウムも脱水を反映してきわめて高くなっている.

血漿浸透圧 = 2×Na + 血糖値(mg/dl)/18
　　　　　　+ 血液尿素窒素(mg/dl)/2.8

によって推測することができる. 一般的には, 血清ナトリウム値の2倍+10以内である. この症例では, 血清ナトリウム値(152)と血漿浸透圧320は妥当な数字である.

FENaは, ナトリウムクリアランスをクレアチニンクリアランスで割った%で表示される. 通常, 1%未満である. すなわち99%以上が尿細管で再吸収されるが, 尿細管障害(腎性腎不全)では, 2%以上となることがほとんどである. 患者では, 0.4%であり, 腎前性腎不全に合致する.

このような高ナトリウム血症, 高浸透圧状態の急性腎不全では, 水分補給をすることが治療の第一歩となる. その際, 最も望ましい輸液は水そのものであるが, 浸透圧が低すぎて細胞が崩壊するために蒸留水を直接点滴することはできない. 5%グルコースは, 浸透圧が278 mOsm/kg・H₂Oと幾分低めになっていることと, 代謝されると水と二酸化炭素になることから, 水分の補給を考える場合の第一選択となる. 生理食塩水, 乳酸加リンゲル液はNa濃度が154 mEq/lであり, 浸透圧は308 mOsm/kg・H₂Oと幾分高めに設定されている. 塩分補給が必要な場合に使用する. 1号輸液は, 生理食塩水を約70%に薄めた溶液である. 本症例では, ナトリウムを多く含有する溶液は不適切である. 3号輸液は, 生理食塩水を約20%に薄めた溶液であり一見適しているが, カリウムを含有しているので腎不全で高カリウム血症のある患者では禁忌である.

この症例の必要水分量は次式で求められる.

必要水分量 = (実測血清Na値 − 140)/140 × TBW
　TBW(total body water) = 体重 × 0.6

体重が50 kgであるとすると, およそ2.6 lとなる. これだけの水分を短時間に輸液することは, 却って脳浮腫を増悪させる恐れがあり危険である. 通常は24～48時間程度かけて緩徐に輸液すべきである. 腎前性および腎性急性腎不全の鑑別表(表5-4)を付記する.

表5-4 急性腎不全鑑別表

	腎前性	腎性
U Osm(mOsm/kg・H₂O)	>500	<350
U Na(mEq/l)	<20	>40
U/P urea	>8	<3
BUN/Cr	>20	10～15
U/P Osm	>1.5	<1.1
FE Na(%)	<1	>2
RFI	<1	>2

FE Na = U/P Na ÷ U/P Cr
RFI = U Na ÷ U/P Cr

◆文献
1) 浦信行, 山口康一:急性腎不全. In:下条文武, 齋藤康(監):ダイナミックメディシン6. 新潟;西村書店, 13-16 ; 2003

問17 解答 (d)

【解説】 糖尿病性腎症の病期ごとの食事療法に関しては, 厚生労働省糖尿病調査研究班や日本腎臓学会の食事療法に関するガイドラインが出されている.

これらの病期分類では, 糖尿病性腎症4期は慢性腎不全の状態を指す. 顕性蛋白尿も陽性であり, 高血圧を合併し, 下肢に浮腫なども出現しやすい時期である. この時期の食事療法の原則は, 糖尿病が存在しても30～35 kcal/日の総エネルギーが

必要である．腎不全症例は異化亢進状態に傾きやすく，蛋白質制限を厳しく行う場合には十分なエネルギー量を摂取することが必須となる．過度の蛋白質制限は，やせ，血中尿素窒素の上昇を招く．すなわち，標準体重を 67 kg とすると，2,000～2,400 kcal/日の総エネルギーが必要となる．蛋白質制限は 0.6～0.8 g/kg/日とするのが一般的である．この症例の標準体重から計算すると 40～50 g/日が目標となる．高血圧，浮腫が存在する場合は，食塩摂取を厳しく制限する必要性がある．糖尿病性腎症 4 期では 5～7 g/日が理想値である．この時期では，代謝性アシドーシスが進行している症例も多く，容易に高カリウム血症に陥るためカリウム制限も加えた方がよい．目安としては 1.5 g/日とされている．また，浮腫の程度，心不全の程度に応じて，水分制限も適宜必要となる．これらの指標から判断し正解は (d) となる．

慢性腎不全期では，食事指導以外に生活指導も重要である．糖尿病性腎症 4 期の生活指導としては，生活一般に疲労が残らない程度の制限が重要である．勤務はデスクワークを中心とした軽労働に従事する．夜勤，残業などは制限することが望ましい．運動に関しては，散歩，ラジオ体操程度にとどめる．家事も疲労が残らないように注意する．

◆ 文献
1) 腎疾患患者の食事療法に関する小委員会：腎疾患者の生活指導・食事療法に関するガイドライン—食事療法．日腎会誌 39；18-28；1997

(問 18) 解答 (b)

【解説】 C 型肝炎ウイルス感染に伴い発症する二次性糸球体腎炎として，膜性増殖性糸球体腎炎 (membranoproliferative glomerulonephritis：MPGN)，膜性腎症，巣状糸球体硬化症が報告されている．合併頻度としては，MPGN が最も多い．腎炎の発症と C 型肝炎の活動性には必ずしも密接な関係は認められない．肝炎が進行し肝硬変となった場合は，IgA 腎症，肝性糸球体硬化症などの糸球体障害が認められることもある．

クリオグロブリンとは，室温で採血・凝固させた血清を 4℃に保存し 48 時間あるいは 72 時間後に沈殿した物質を指している．沈殿物は免疫グロブリンの複合体であり，① 2 つの免疫グロブリンが M 蛋白でできている場合，② 一方が M 蛋白，他方が多クローン性，③ 両者とも多クローン性，の場合がある．② の一方が M 蛋白，他方が多クローン性を，混合性クリオグロブリン血症と呼んでいる．これに C 型肝炎ウイルスが深く関与している．

クリオグロブリン陽性患者の臨床症状としては，関節痛，紫斑が認められる．MPGN の合併では，クリオグロブリンの存在に関係なく補体低下が認められるが，クリオグロブリン陽性の場合は特に低補体が出現しやすい．尿検査で蛋白尿と血尿が確認される．進行した症例では，腎機能低下とともにネフローゼ症候群を呈するようになる．

この症例の場合は，紫斑，尿異常があり，クリオグロブリン陽性の低補体血症があることから，まず MPGN が考えられる．MPGN は，糸球体腫大，メサンギウム増殖，糸球体の分葉化，糸球体基底膜の二重化という病理学的特徴を有している場合に診断される．発生頻度は腎生検中の約 1～2%と低いが，C 型肝炎ウイルスと関係している場合が多い．一方，B 型肝炎に合併する糸球体腎炎としては膜性腎症が主体であるが，時に MPGN も認められる．

治療に関しては，C 型肝炎で活動性があり肝生検でもインターフェロン (IFN) の適応があると判断された場合は，IFN の使用が勧められる．しかし，IFN の副作用によって尿蛋白が増加したり，腎機能が低下したりする症例も報告されており，慎重な使用が必要である．HCV 関連腎炎に対して抗ウイルス薬であるリバビリンと IFN の併用療法が有効であったとする報告もあるが，わが国ではいまだ認可されていない．

◆ 文献
1) 今井裕一：HBV 腎症，HCV 腎症．In：下条文武，齋藤康 (監)：ダイナミックメディシン 6．新潟；西村書店，20，120-122；2003

(問 19) 解答 (e)

【解説】 大量の蛋白尿が存在し，低蛋白血症，低アルブミン血症，浮腫がみられることから，ネフ

ローゼ症候群に合致している．すなわち高齢者で発症するネフローゼ症候群の原因を推測することになる．高齢者でネフローゼ症候群を呈する一次性糸球体腎炎としては膜性腎症が主たるものであるが，時に微小変化型も起こりうる．二次性糸球体腎炎としては，ANCA関連腎炎(半月体形成性糸球体腎炎)とAL型アミロイドーシスがあるが，ANCA関連腎炎では血尿が存在することが多い．AL型アミロイドーシスは形質細胞の異常に起因し，M蛋白の出現頻度は高くなる．アミロイドーシスは，βシート構造の多い免疫グロブリン軽鎖が原材料となり，マクロファージで代謝されてアミロイド線維が形成され全身に沈着する疾患である．AL型アミロイド症を発症し腎アミロイド症が進行する症例がある．

異常免疫グロブリンの血中増加があっても骨髄検査で骨髄細胞比率が5％以下の場合を，MGUS (monoclonal gammopathy of undetermined significance) と呼んでいる．以上のように高齢者でもいくつかの疾患が考えられるが，腎生検所見が参考になる．

図5-4(57頁参照)の光顕像では結節性病変が糸球体内メサンギウム領域に認められる．このような結節性病変は糖尿病性腎症，腎アミロイド症で認められるが，今回の症例では血糖値，HbA$_{1c}$から糖尿病性腎症の可能性は低い．AL型，AA型ともに，腎アミロイド症では，糸球体内と間質血管にアミロイド沈着が起こりやすい．アミロイド染色(ダイロン染色あるいはCongo red染色)を行い(図5-10)，偏光顕微鏡下でアップルグリーンの偏光が観察される場合に陽性と判断している．

抗核抗体は，いわゆる膠原病の際に陽性になりやすいマーカーである．抗GBM抗体が陽性となる抗GBM抗体腎炎では，半月体は形成されるが，結節性病変が形成されることはない．ただしネフローゼ症候群を呈することは多い．ANCA(抗好中球細胞質抗体)は，顕微鏡的多発動脈炎，結節性多発動脈炎，アレルギー性肉芽腫性血管炎，Wegener肉芽腫症などで高値になりやすい．糖尿病性腎症でネフローゼ症候群が生じた場合，糖尿病性網膜症の所見がみられる．尿中Bence Jones蛋白は免疫グロブリン軽鎖のダイマーであるが，アミロイドーシスや軽鎖沈着症で出現しや

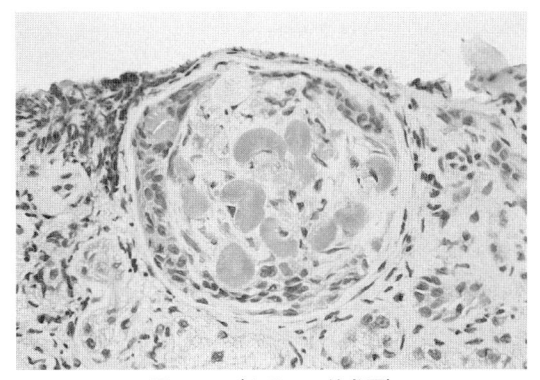

図5-10 （カラー口絵参照）

すい．

◆ 文献
1) 西愼一，荒川正昭：アミロイドーシスの腎障害．In：荒川正昭，長澤俊彦：腎・泌尿器疾患5 全身性疾患と腎障害．東京；中山書店，153-163；1995

[問20] 解答 (d)

【解説】 顕微鏡的血尿の定義を，強拡大(400倍)の顕微鏡検査で1視野2個以上の赤血球を認めた場合としているのが(1視野3〜5個以上など定義はいろいろだが)，文献に挙げたN Engl J Medの総説である．この論文では18歳以上の顕微鏡的血尿の評価の方法が述べられている．顕微鏡的血尿を2つに分ける．すなわち，顕微鏡下の形態で多数の変形赤血球や赤血球円柱が認められる場合を糸球体由来の血尿とし，赤血球の形態が丸く同じ大きさの一様なものを糸球体由来ではない血尿とする(泌尿器科的血尿)．糸球体由来でないものと考えられる場合(原因として結石，外傷，悪性腫瘍，前立腺疾患が考えられる)であっても，全例に膀胱鏡検査を勧めるのではなく，①妊娠などの禁忌がなければまずヘリカルCT，②造影剤のアレルギーがなければ造影CT，③3回の早朝尿の細胞診を勧めており，④膀胱癌の危険性が高い場合(50歳以上あるいは危険因子〔喫煙，職業，シクロホスファミドの治療歴，大量のフェナセチンの使用，体重を減らすためのハーブであるアリストロキン酸の投与歴など〕がある人)では

膀胱鏡検査を施行することを勧めている．なお24時間の蓄尿の蛋白が300 mg以上存在する場合は，顕微鏡的血尿の原因が糸球体由来であることを示し，膀胱鏡検査ではなく腎生検などが必要となる．

顕微鏡的血尿に対して肉眼的血尿があり，尿1 l に1 mlの血液が混入すれば肉眼的血尿と認識される．ヘモグロビン尿，ミオグロビン尿，ビリルビン尿，ポルフィリン尿は同様の色調になりうるが，尿潜血反応が陽性になるのはヘモグロビン尿とミオグロビン尿のみである．また試験紙法はヘモグロビンの酸化作用を利用して検出しているので，大量にビタミンCを服用しているとその還元作用のため尿潜血反応偽陰性を起こすことがある．なお肉眼的血尿の時は，尿路系の疾患が存在する可能性が高いので膀胱鏡検査が必要となる．

◆ 文献
1) Cohen RA, Brown RS : Clinical practice, Microscopic hematuria. N Engl J Med 348 ; 2330-2338 ; 2003

【問 21】 解答 (c)

【解説】 尿蛋白は1日3 g程度が糸球体で濾過されるが，大部分は尿細管で再吸収され，0.03 g/日未満（30 mg/日）未満が尿中に出現している．ただし，糸球体濾過量が上昇する状態（糸球体内高血圧，蛋白質過剰摂取，糖尿病）になると，尿中アルブミン量が増加する．30〜300 mg/日を微量アルブミン尿と呼んでいる．

蛋白尿が出現した場合には，最初に起立性蛋白尿に注意する必要がある．前夜就寝時に完全に排尿しておいた翌朝の早朝尿が陰性であり，来院時尿が陽性の場合は起立性蛋白尿と診断され予後は良好であり，特に治療の必要はない．

持続性蛋白尿と診断されれば，尿蛋白量の程度が重要となる．24時間蓄尿は全尿量の50分の1量だけ蓄尿される「ユリンメートP®」（住友ベークライト社）という専用の蓄尿器を利用すると便利である．しかし24時間蓄尿は不完全な蓄尿に終わる可能性などがあり，最近では随時尿で検査できる尿蛋白クレアチニン比が重要視されている．健常人の1日のクレアチニン排泄量がおよそ1,000 mgであることから，尿蛋白(mg/dl)を尿中クレアチニン濃度(mg/dl)で割った値は1日尿蛋白量(g)に近似する．つまり尿蛋白クレアチニン比が0.2であれば0.2 g/日の蛋白尿，3.5であれば3.5 g/日の蛋白尿と推測することができる．

一般的に尿蛋白が1 g/日以上であると進行性の腎炎である可能性が高いが，血尿のない1 g/日以下の蛋白尿でも自己抗体や低補体血症が認められる場合には，腎生検の適応としている施設が多い．

【問 22】 解答 (a)

【解説】 FENa（ナトリウムの分画排泄率）は，糸球体で濾過されたナトリウム量（血清ナトリウム濃度×糸球体濾過量）に対する排泄されたナトリウム量（尿中ナトリウム濃度×尿量）の割合である．すなわち

FENa(%) = {(尿中Na濃度×尿量) ÷ (血清Na濃度×糸球体濾過量)} × 100

= {(尿中Na濃度×尿量) ÷ (血清Na濃度×Ccr)} × 100

= [(尿中Na濃度×尿量) ÷ {血清Na濃度×(尿中Cr濃度×尿量/血清Cr)}] × 100

= {(尿中Na濃度×尿量) × 血清Cr/血清Na濃度×尿中Cr濃度×尿量} × 100

= (尿中Na濃度×血清Cr/血清Na濃度×尿中Cr濃度) × 100

となる．この患者にあてはめると，

FENa = [(38×3.0)/(137×90)] × 100 = 0.9

となる．

FENaは，腎前性の急性腎不全（有効循環血漿量減少）と腎性の急性腎不全（尿細管壊死）とを区別するために有用である．腎前性の急性腎不全（有効循環血漿量減少）では1%未満となる．

尿中Na<25 mEq/l（文献1のp.1595，表269-3では尿中Na<10 mEq/lとなっているが，やや厳しすぎる基準と考えられる．なお文献2では腎前性の急性腎不全の基準を尿中Na<20 mEq/lとしている）であれば有効循環血漿量減少があるといえるが，たとえ40 mEq/l以上であっても有効循

環血漿量減少を否定できない．尿浸透圧，FENa，尿量などもみて判断するが，特に血清クレアチニン上昇のもとでは，FENa が大切である[3]．本例でも輸液により数日で血清クレアチニン値も元の値に戻った．

◆ 文献
1) Brady HR, Brenner BM：急性腎不全．In：福井次矢，黒川清（日本語版監修）：ハリソン内科学原著第15版．東京；メディカル・サイエンス・インターナショナル，1589-1598；2003
2) Shubhada NA, Daniel WC：急性腎不全．In：高久史麿，和田攻（監訳）：ワシントンマニュアル第9版．東京；メディカル・サイエンス・インターナショナル，307-309；2002
3) Burton DR, Helmut GR：尿検査と腎疾患へのアプローチ．In：黒川清（監訳）：体液異常と腎臓の病態生理．東京；メディカル・サイエンス・インターナショナル，139-152；1996

問23　解答　(b)
　　　禁忌肢　(c)

【解説】（a）腎不全時の造影剤の使用には注意が必要である．腎機能低下患者における造影剤使用後の急性腎不全を予防するには適切な輸液が必須である．わが国では造影剤使用後に腎不全予防目的で血液透析が施行される施設も多いが，造影剤使用後に透析療法を行うと予後が良いというエビデンスはない[1]．

（b）BUN/Cr 比が 20 以上となっており，脱水（下痢，嘔吐，利尿薬の使用），有効循環血液量の低下（心不全，肝硬変，ショック），消化管出血，異化亢進（重症感染症，外傷など）の可能性がある．

（c）腎不全の患者で，脱水状態にして濃縮能を調べる Fishberg 試験は禁忌である．腎不全で濃縮力が低下しているのは明らかである．

（d）血清クレアチニンは筋肉のクレアチンに依存する．筋肉量が減少している場合には血清クレアチニン値より以上に腎機能は低下していると考える．本症例では体が小さくやせているので，実際にはもっと腎機能が低下していると考えて対処することが必要である．

（e）FENa は急性腎不全の鑑別（腎前性と腎性の鑑別）に用いられるものである．

◆ 文献
1) Vogt B，Ferrari P，Schonholzer C，et al：Prophylactic hemodialysis after radiocontrast media in patients with renal insufficiency is potentially harmful. Am J Med 111；692-698；2001

問24　解答　(e)

【解説】　急速進行性糸球体腎炎（rapidly progressive glomerulonephritis：RPGN）は，尿所見があり数週～数か月間に急速に腎機能低下を呈する疾患と定義されている．腎不全に陥る可能性が高い予後不良の疾患である．このような患者の腎生検を行うと半数以上の糸球体に半月体が認められ，半月体形成性腎炎を示す．抗好中球細胞質抗体（anti-neutrophic cytoplasmic antibody：ANCA）の測定が可能になり，発見される頻度が増加している．早期発見による早期治療によって生命予後が改善されることから，どのようなときにこの疾患を疑うかを知っておくことは重要である．他の腎炎疾患と異なり全身症状を呈することが多く，これは RPGN をきたす疾患（ANCA 関連腎炎の顕微鏡的多発動脈炎，Wegener 肉芽腫症や SLE など）の特徴でもある．厚生労働省の班会議と日本腎臓学会の合同調査によると，初発症状としては，全身倦怠感 44.0％，発熱 42.6％，食思不振 32.1％，上気道炎症状 26.2％，関節痛・筋肉痛 16.7％，悪心・嘔吐 15.4％となっている．悪心・嘔吐や下血がみられることがあるが，下痢が初発症状となることは少ない．また，慢性腎炎症候群のように無症候性の検尿異常は少ないのが特徴であり，肉眼的血尿は 12.2％，ネフローゼ症候群は 8.0％である．

なお，この調査結果による早期発見のための指針では，① 尿所見異常（血尿や蛋白尿），② 血清クレアチニン値上昇，③ CRP 高値や赤沈促進があるときには "RPGN を疑う" ことが大切で，腎専門施設への紹介を勧めている．この際，腎臓の大きさを検査できる場合（腹部エコーや腹部 CT）には萎縮がないことを確認することにより，慢性腎不全との鑑別，さらに上気道炎症状があり，急性感染症の合併が疑われるときには，1～2週間以内に血清クレアチニン値の再検を勧めている．すなわち，全身症状を伴い腎機能低下がみられる

ときには，腎機能低下の速度に注意してRPGNを積極的に疑うことが大切である．

◆ 文献
1) 堺秀人，黒川清，小山哲夫，他：急速進行性腎炎症候群の診療指針．日腎会誌 44；55-82；2002

問25　解答　(b)

【解説】 10年ほど前から，甲状腺機能亢進症の治療としてプロピルチオウラシル(PTU)を使用した患者のうちで，抗MPO抗体が陽性となりMPO-ANCA関連腎炎が発症することが報告されている．この患者も典型的な臨床経過と検査所見である．腎生検では半月体を伴う糸球体が示されており，病理診断としては半月体形成性腎炎となる．半月体形成性腎炎を起こす病因としては，①抗基底膜抗体型；抗基底膜抗体陽性，②免疫複合体型；腎組織にIgGや補体の沈着(SLE，関節リウマチ，紫斑病性腎炎，クリオグロブリン血症，IgA腎症，連鎖球菌感染後糸球体腎炎，感染性心内膜炎など)，③pauci-immune型；腎組織にIgGや補体沈着がない，である．血中に抗好中球細胞質抗体(ANCA)が陽性となるANCA関連血管炎を起こすものとして，顕微鏡的多発動脈炎(microscopic polyangitis)，Wegener肉芽腫症，Churg-Strauss症候群，薬剤性がある．薬剤性では，抗甲状腺薬のPTUが知られており，MPO-ANCA陽性となる．メチマゾール(MMI)の報告もあるがほとんどの場合PTUであり，薬剤投与後数週～数年でANCA陽性となり，検尿異常，腎機能低下を生ずる．これに気づけばPTUを中止することがまず大切であり，臨床症状によって副腎皮質ステロイド薬や免疫抑制薬が使用される．予後は他のRPGNと比較して良好なときが多い．

◆ 文献
1) 有村義宏：ANCA関連腎炎．In：下条文武，内山聖，富野康日己(編)：専門医のための腎臓病学，東京；医学書院，192-198；2002

腎機能低下，CRP高値があることから急速進行性糸球体腎炎を疑う．腎生検の光顕所見で半月体形成が多く認められているので，半月体形成性腎炎の病理診断になる．さらに，蛍光抗体法ではIgGが糸球体係蹄壁に沿って線状に陽性となっており，抗基底膜抗体陽性でありGoodpasture症候群の可能性が高くなる(RPGNおよび半月体形成性腎炎を起こす疾患の解説〔問24，31〕参照)．

Goodpasture症候群は急速進行性腎炎と肺出血をきたす症候群であり，急速に進んでいる腎機能低下の割には貧血が強いときには肺出血の有無をチェックしなくてはならない．この場合，必ずしも喀血があるとは限らないので胸部X線写真の他，積極的に胸部CTをとることが勧められる．疑わしい場合は，診断確定のために気管支鏡を行う必要がある．もちろん消化管出血の有無のために便潜血のチェック，必要に応じて胃内視鏡検査も施行する．

治療を行わない場合の死亡率は75～90%である．半月体形成率の低いものあるいは血清クレアチニン値が6.0 mg/dl未満では，治療に反応する可能性があるので早期発見，早期治療が重要である．副腎皮質ステロイド薬，免疫抑制薬，抗凝固療法を組み合わせたカクテル療法が一般的に行われるが，肺出血の程度によっては抗凝固療法を控えざるを得ない．血漿交換によって抗基底膜抗体除去も行われるが，腎炎に対する治療よりは肺出血の防止と考えた方がよい．副腎皮質ステロイド薬や免疫抑制薬の使用に伴うと思われる感染症による死亡も多く，ST合剤によってカリニ肺炎を防止し，サイトメガロウイルス肺炎に十分注意することが肝腎である．Goodpasture症候群と同様に，顕微鏡的多発動脈炎でも肺出血を合併しやすいことから，これらは肺腎症候群とも呼ばれている．

◆ 文献
1) 今井裕一：Goodpasture症候群．In：杉本恒明，小俣政男，水野美邦(編)．内科学第8版．東京；朝倉書店，1426-1427；2003

問26　解答　(e)

【解説】 尿異常を伴い，発熱，倦怠感，食思不振，

問27　解答　(b)(c)

【解説】 発症年齢(若年者)，急激な発症，蛋白尿

が主体の障害であることから，微小変化型ネフローゼ症候群が最も考えられる．微小変化型の約90％は，副腎皮質ステロイド薬が著効するので(b)は妥当な選択である．BUN 45 mg/dl，クレアチニン 1.9 mg/dl であり，クレアチニンクリアランスは 30〜40 ml/分と予想され，急性腎不全になりつつある．急激な浮腫によって循環血液量が低下したことによる腎前性腎不全と考えられる．尿中 Na 値，FENa が参考になる．ただし，現時点では血液透析を開始する必要はない．(c)は全身の浮腫が強く，特に大量の胸腹水が存在する場合は，適切な選択である．ただし，アルブミン投与は副腎皮質ステロイド薬の反応性を減弱させるので漫然と使用することは避けたい．

(d)の LDL-アフェレーシスは，巣状糸球体硬化症でステロイド薬への反応性が悪い場合に施行されることがある．わが国では，保険適用がある．

循環血液量の低下によって腎前性急性腎不全になりかかっている状態で造影剤を使用すると急性腎不全に陥る危険があり行うべきではなく，腹部超音波検査を優先するべきである．

問28 解答 **問28-1** (c)(e)
　　　　　　　問28-2 (d)

【解説】 溶連菌感染症が先行し，約 10 日後から腎炎症状が起こっている．臨床的には，急性腎炎症候群に合致する．もしこの患者で腎生検を施行すれば，管内増殖性糸球体腎炎の像であると予想される．

急性腎炎症候群(特に溶連菌感染後糸球体腎炎)では，ASO(anti-streptolysin O antibody)が高値になる症例が多い．また，血清補体価は低下する．ただし約 8 週で正常化する．臨床経過と症状から急性腎炎と判断する必要がある．

治療法と予後に関して，溶連菌感染後急性腎炎では自然治癒する可能性が高いので，保存的に対処するのが一般的である．再発を繰り返すこともなく，小児の場合はほぼ完治する．"前医の診断が誤っている可能性が高いこと"などの発言は医療不信を増大させる危険があり慎むべきである．

問29 解答 (b)(e)

【解説】 膜性腎症は，病理組織学的診断名である．約 70％の患者はネフローゼ症候群で発見されるが，検診で蛋白尿を指摘されることもある．比較的高齢者に多く，40 歳以上のネフローゼ患者の約 50％は膜性腎症である．原因が不明の場合を一次性と呼び，何らかの疾患を有する場合は二次性として扱っている．高齢者では悪性腫瘍を合併する頻度が高く，中年女性の場合は，自己免疫疾患による場合が多い．小児の膜性腎症はまれであるが，肝炎ウイルスが関与していることが多い．HIV 感染症では，巣状糸球体硬化症が多い．

腎生検を行うと，光顕ではメサンギウムの増殖はなく基底膜の上皮側に免疫グロブリンの沈着(PAS 染色で赤色)がみられる．また，銀染色では沈着部分が泡状(バブリング)に抜けてみえる(Stage I)．また，再生した基底膜が沈着物の間に進展しスパイク状にみえる(Stage II)．さらに進行すると再生した基底膜が沈着物を覆うような形になり，ドーム様変化(Stage III)と呼んでいる．最終的には，沈着した免疫グロブリンが吸収され，スイスチーズ様構造となる(Stage IV)．

蛍光抗体法では，IgG が基底膜に沿って顆粒状に沈着している．補体の沈着も同時にみられることが多い．一方，IgG が線状に沈着している場合は，Goodpasture 症候群が最も考えられる．

膜性腎症の成因については，いまだ不明な点が多い．補体の C5b-9b までの複合体である membrane attack complex of complement(MAC)が糸球体に沈着しているが，血中の補体は正常範囲内である．沈着している IgG のサブクラスを検討すると，補体活性能がほとんどない IgG 4 である．

治療に関しては，約 20％は自然経過で蛋白尿が消失するとされている．しかし，無治療の患者の約 30％は進行して腎不全に至るか，死亡する場合が多い．わが国ではネフローゼ症候群を呈している場合は，副腎皮質ステロイド薬を主体にした治療が行われることが多い．そのため欧米の成績より良好である．副腎皮質ステロイド薬を主体とした治療では約 60％で完全寛解となっている．さらに免疫抑制薬をステロイド薬と併用すると約 80％は完全寛解になる．しかし発症年齢，薬剤の

表 5-5　ループス腎炎の光顕組織型分類(WHO 1982)

Ⅰ．正常糸球体
Ⅱ．メサンギウム増殖性糸球体腎炎
Ⅲ．巣状分節状糸球体腎炎
Ⅳ．びまん性増殖性糸球体腎炎
Ⅴ．びまん性膜性糸球体腎炎
Ⅵ．硬化性糸球体腎炎(末期)

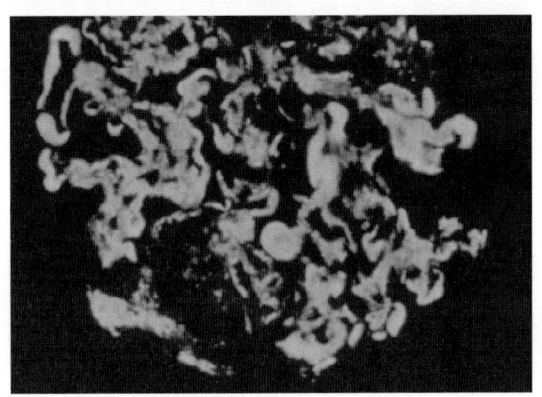

図 5-12　ループス腎炎 WHO Ⅳ 型の蛍光抗体法 IgG 染色(カラー口絵参照)
メサンギウムおよび係蹄に強く沈着している．

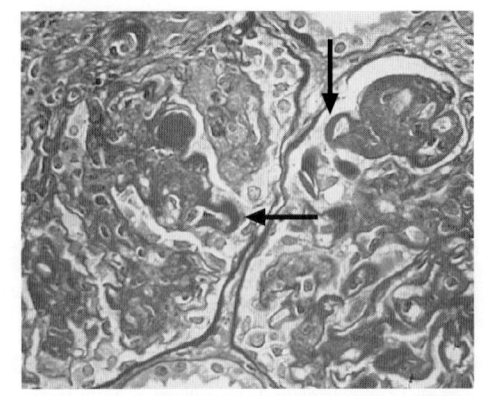

図 5-11　ループス腎炎 WHO Ⅳ 型(びまん性増殖性腎炎)[カラー口絵参照]
ワイヤーループ病変(矢印)が観察される．

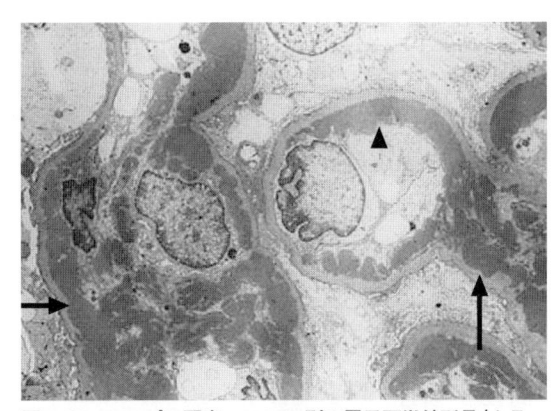

図 5-13　ループス腎炎 WHO Ⅳ 型の電子顕微鏡所見(カラー口絵参照)
メサンギウム領域(矢印)および糸球体基底膜内皮下(矢頭)に electron dense deposit が大量に沈着している．

副作用を十分考慮して個々の患者で最もふさわしい治療法を選択することが重要になる．

◆ 文献
1) 内田俊也：膜性腎症．In：高久史麿，尾形悦郎，黒川清，他(監)：新臨床内科学第 8 版．東京；医学書院，1349-1351；2002

問 30　解答　(c)(e)

【解説】ループス腎炎は全身性エリテマトーデス患者の 40～80％ に合併する[1]．抗 DNA 抗体と DNA の免疫複合体が，糸球体に沈着することによって引き起こされる．組織型分類は WHO 分類が用いられ[注：2003 年に ISN/RPS 改訂分類が発表されたが基本分類は WHO 分類と同じである](表 5-5)，Ⅳ 型のびまん性増殖性糸球体腎炎型(図 5-11)が最も予後の悪い病型である[2]．蛍光抗体法で観察すると免疫グロブリンでは IgG が最も強く観察され(図 5-12)，その他の免疫グロブリンと古典経路の補体成分が沈着しており，フルハウス沈着という．電子顕微鏡観察では，メサンギウム領域と内皮下に，広範に免疫複合体が electron dense deposit として観察される(図 5-13)．WHO Ⅳ 型のびまん性増殖性糸球体腎炎型と Ⅴ 型のびまん性膜性糸球体腎炎型では，しばしばネフローゼ症候群を呈する．治療への反応や疾患活動性の評価には尿蛋白量，抗 dsDNA 抗体価，血清補体価，C3 値，C4 値が良い指標である[1,2]．

◆ 文献
1) 富野康日己：膠原病および近縁疾患による腎障害—全身性エリトマトーデス．In：高久史麿，尾形悦郎，黒川清，他(監)：新臨床内科学第 8 版．東京；医学書院，1370-1371；2002
2) 三森経世：全身性エリトマトーデス．In：高久史麿，尾形悦郎，黒川清，他(監)：新臨床内科学第 8 版．東京；医学書院，1855-1864；2002

問31 解答 (a)(e)
【解説】 多量の蛋白尿，低アルブミン血症，浮腫があることからネフローゼ症候群に合致する．厚生労働省特定疾患ネフローゼ症候群調査研究班の成人ネフローゼ症候群の診断基準では，1日の尿蛋白量は3.5 g以上を持続すること，かつ，血清総蛋白量は6.0 g/dl以下（低アルブミン血症とした場合は血清アルブミン量3.0 g/dl以下）を必須条件としている．高脂血症（血清総コレステロール量250 mg/dl以上），浮腫も基準に挙げられているが，必須条件ではない．

発症年齢も有力な情報である．小児のネフローゼ症候群の70～80％は微小変化型である．急激な発症と血尿がない点が特徴的である．一方，50歳以上のネフローゼ症候群の約50％は膜性腎症である．徐々に蛋白尿が増強してネフローゼレベルの蛋白尿になる場合が多い．また高齢者では10～20％で悪性腫瘍の合併がある．その他中高年者では，異常蛋白血症としてのアミロイド腎症あるいは軽鎖沈着症などもみられるようになる．

半月体形成性腎炎も高齢者に発症しやすい疾患であるが，尿異常が発症してから腎機能が急速に低下する場合がほとんどであり，しかも血尿を伴う場合が多い．管内増殖性腎炎は溶連菌感染後10～14日後に尿異常・浮腫が出現する疾患で小児に多い．ネフローゼレベルの蛋白尿を認める頻度は5％以下とされる．浮腫は顔面，特に眼瞼周囲によく認められ，下肢には少ない．IgA腎症でもネフローゼ症候群をきたすことはあるが，頻度は5％以内である．IgA腎症は，検診などで偶然に発見されることが多いが，血尿が主体である．

◆文献
1) 今井裕一：ネフローゼ症候群．In：菱田明，槇野博史（編）：標準腎臓病学．東京；医学書院，116-126；2002

問32 解答 (a)(c)
【解説】 17歳と若いこと，発症が比較的急であること，血尿を認めないことなどから，微小変化型ネフローゼ症候群（minimal change nephrotic syndrome：MCNS）の可能性が高いと考えられる．

MCNSは16歳以下の小児のネフローゼ症候群の80％を占め，成人のネフローゼ症候群の20％の原因となる．発症のピークは6～8歳である．身体所見では，指で押さえて離してもくぼみができる浮腫（pitting edema）である．これは間質に水分が貯留している状態である．non-pitting edemaとしては，甲状腺機能低下症などがある．MCNSの蛋白尿は，アルブミン主体で選択性は高い．選択指数（selectivity index）はIgGのクリアランスとトランスフェリンのクリアランスの比になるが，0.1以下ではチャージバリアの破綻が主体である微小変化型の可能性が高くなる．一方，0.2以上では，巣状糸球体硬化症，膜性腎症などのサイズバリアの破綻を示唆する．微小変化型では，高血圧，腎機能障害の合併はまれで，血清補体価も正常である．組織所見で糸球体は，ほぼ正常であるが，軽度のメサンギウム細胞，基質の増加を認めることもある．蛍光所見では，一般に免疫グロブリン，補体成分の沈着は認めない．電顕所見では，糸球体上皮細胞足突起の消失・癒合を認める．溶連菌感染後急性糸球体腎炎では，多核白血球の浸潤を伴ったびまん性管内増殖性糸球体腎炎の像が認められる．IgG，C3の糸球体係蹄壁に沿った顆粒状沈着が認められるのは，膜性腎症である．通常MCNSは，副腎皮質ステロイド薬によく反応し，寛解に至る．ただし，副腎皮質ステロイド薬を中止すると50％以上の症例で，ネフローゼ症候群の再発を認める．副腎皮質ステロイド薬抵抗例では，シクロホスファミド，シクロスポリンの投与で寛解が得られることが多い．腎不全に至る例はまれで，通常予後は良好である．

◆文献
1) Brady HR, O'Meara YM, Brenner BM：The major glomerulopathies. In：Braunwald E, Fauci AS, Kasper DL, et al (eds)：Harrison's Principles of Internal Medicine, 15th ed. New York；McGraw-Hill, 1580-1590；2001
2) 今井裕一：ネフローゼ症候群．In：菱田明，槇野博史（編）：標準腎臓病学．東京；医学書院，116-126；2002

問33 解答 (b)(e)
【解説】 関節リウマチの患者がネフローゼ症候群

をきたした場合である．関節リウマチで生じる糸球体病変と間質病変の原因別に整理してみる．関節リウマチの患者では，メサンギウム増殖性腎炎，特にIgA腎症の頻度が15％程度と高い．さらに，炎症をコントロールできない期間が長くなると，二次性アミロイドーシスが発症する．さらにリウマトイド因子が高値となると，免疫複合体が形成され血管炎が発生しやすくなる．一方，DMARDs（disease-modifying antirheumatic drugs）である金製剤あるいはD-ペニシラミン，ブシラミンを使用すると膜性腎症が発症し，ネフローゼ症候群を呈することがある．薬物性腎障害では，特に間質性腎炎が起こりやすい．腎機能障害が主体でネフローゼ症候群になることは少ない．非ステロイド抗炎症薬，注射用金製剤，ロベンザリットによる急性/慢性の尿細管/間質障害，注射用金製剤，ペニシラミン，ブシラミンによる膜性腎症，注射用金製剤による基底膜菲薄化病がある．以上のうちで，関節リウマチ患者でネフローゼ症候群をきたしやすいものとして，膜性腎症，二次性アミロイドーシスが挙げられる．実際にこの患者では，膜性腎症であり原因としてブシラミンが考えられた．

膜性腎症は，成人のネフローゼ症候群の30〜40％に認められ，40歳と60歳に2つのピークがあり，性別では男性に多くみられる．膜性腎症では，基礎疾患がみあたらない場合を一次性，存在する場合を二次性としている．二次性膜性腎症の原因疾患として，感染症ではB型肝炎，C型肝炎，梅毒，マラリア，らい菌，腸球菌による感染性心内膜炎，自己免疫性疾患では橋本病，Sjögren症候群，重症筋無力症，悪性腫瘍では乳癌，肺癌，大腸癌，胃癌，薬剤として金製剤，ブシラミン，ペニシラミン，カプトリル，非ステロイド抗炎症薬，プロベネシッド，水銀，その他としてサルコイドーシス，Crohn病，Guillain-Barré症候群，などが挙げられている．膜性腎症患者の約10％に悪性腫瘍が合併することから，確定診断がついた場合，悪性腫瘍の有無を精査することが必要である．

◆文献
1) 今井裕一：膠原病と腎臓病．In：伊藤貞嘉（編）：腎疾患のとらえかた―眼でみるベッドサイドの病態生理．東京；文光堂，187-198；2003
2) Brady HR, O'Meara YM, Brenner BM : The major glomerulopathies. In : Braunwald E, Fauci AS, Kasper DL, et al（eds）: Harrison's Principles of Internal Medicine, 15th ed. New York ; McGraw-Hill, 1580-1590 ; 2001

(問34) 解答 (c)(e)
【解説】急性腎盂腎炎は，腎盂，腎杯，腎実質における急性細菌感染症と定義される．起炎菌として大腸菌，*Proteus*，*Klebsiella*，*Enterobacter*，緑膿菌などのグラム陰性桿菌が多い．通常は下部尿路からの上行感染が多いが，黄色ブドウ球菌が起炎菌の場合は血行感染が多い．腐生ブドウ球菌は，若い女性の急性尿路感染症の10〜15％の起炎菌である．臨床症状では発熱，悪寒，側腹部痛，さらに嘔吐，下痢などの消化器症状を伴いやすい．排尿時痛，頻尿などの膀胱炎症状は，認めることもあれば，認めないこともある．身体所見では，一側，もしくは両側の肋骨・脊椎角部の叩打痛を認める．尿検査では，膿尿，白血球円柱，細菌の存在が認められる．急性腎盂腎炎は，敗血症からショックになりうる疾患であり，血液培養も必要である．急性腎盂腎炎は，顕微鏡的には小膿瘍の集合体であるとされ，起炎菌に感受性のある抗菌薬を投与しても，解熱するのに48〜72時間かかることも多い．治療を開始する時に患者にそのことを話しておくとよい．また，治療を開始して72時間たっても症状が改善しない場合は，乳頭部壊死や化膿病巣がないか，尿路の閉塞を起こすような合併症がないか，超音波検査などで精査すべきである．さらに，使用している抗菌薬が妥当であるか，起炎菌の感受性を再検討すべきである．男性では，前立腺肥大，神経因性膀胱などの尿路系閉塞疾患を合併していることがあり，泌尿器科医にコンサルトする必要がある．全身状態がよく，経口摂取が可能な場合は，ST合剤，フルオロキノロンを投与する．症状が強い場合は入院させ，第三世代のセファロスポリン，ピペラシリン，アミノグリコシド系抗菌薬を投与する．通常，抗菌薬は14日間投与が必要である．特殊なものとして，気腫性腎盂腎炎がある．これは，コントロールの不良な糖尿病患者に起こることが多い．起炎

菌として大腸菌，*Klebsiella* が多く，きわめて重篤になりやすい．ドレナージや腎摘出も視野に入れた治療が必要である．

◆文献
1) 川地義雄：尿路感染症．In：下条文武，内山聖，富野康日己（編）：専門医のための腎臓病学．東京；医学書院，457-463；2002
2) 青木眞：レジデントのための感染症診療マニュアル．東京；医学書院，233-235；2000

問35 解答 (b)(d)(e)

【解説】 まず，この患者の腎機能を Cockcroft-Gault の式，

$$Ccr(ml/分) = [(140-age) \times BW(理想体重)]/(72 \times Scr)$$

で推測してみると，

$$\{(140-50) \times 65\} \div (72 \times 1.8) = 45 \text{ ml/分}$$

となる．すなわち，CKD 分類（後述：表5-7，239頁参照）で stage 3 に相当する．慢性の腎機能障害のある患者では，造影剤使用後に腎機能が悪化することがある．この予防にしばしば透析療法により造影剤抜き透析を行うが，最近の randomized controlled trial (RCT) では，造影検査前後各12時間の生理食塩水または 1/2 生食の点滴に較べてその有用性は証明されていない[1]．むしろ検査の1日前からアセチルシステインを内服する方法が造影剤腎症の予防になる[2]ことが知られている．また，腎機能障害のある患者への解熱鎮痛薬の投与も腎機能の急性増悪を招くおそれがある．特に脱水がある患者への NSAID の投与は危険である．NSAID を使用する時には十分な輸液をしながら用いる．さらに ACE 阻害薬では使用開始時期の一過性の腎機能の低下や，血清カリウムの上昇が観察されることがある．特に両腎動脈狭窄のある患者ではより大きな腎機能の急性増悪が発生する危険がある．しかし多くの場合，ACE 阻害薬は長期的には腎機能保護に働くので可能な限り継続使用すべきである．アミノグリコシドは近位尿細管を障害して急性腎不全を引き起こすことがある．感染症の治療上でどうしても必要な時には投与量を減らし，かつ投与間隔を長くして調節する[3]．

◆文献
1) Vogt B, Ferrari P, Schonholzer C, et al : Prophylactic hemodialysis after radiocontrast media in patients with renal insufficiency is potentially harmful. Am J Med 111 ; 692-698 ; 2001
2) Kay J, Chow WH, Chan TM, et al : Acetylcysteine for prevention of acute deterioration of renal function following elective coronary angiography and intervention : a randomized controlled trial. JAMA 289 ; 553-558 ; 2003
3) Gilbert DN, Moellering Jr RC, Sande MA : The Sanford Guide to Antimicrobial Therapy 2003. Hyde Park ; Antimicrobial Therapy ; 2003

問36 解答 c(2, 3)

【解説】 尿路結石を成分別に分類すると，80％以上はシュウ酸カルシウム，リン酸カルシウムなどのカルシウム含有結石である．その他，尿酸，シスチン，ケイ酸，キサンチンなどを主成分とする結石がみられる．尿路結石の再発予防の第一は，尿量を十分に保ち尿中の結石成分の過飽和状態を避けることである．尿中カルシウム濃度の増加は危険因子である．牛乳はカルシウム含有量が多いため大量飲用は不適切である．紅茶にはシュウ酸が多く含まれており，尿量確保のために大量飲用することは望ましくない．その他，ほうれん草にもシュウ酸が豊富に含まれており，食生活に関する知識が必要である．

薬剤使用で注意すべきことは，尿中のカルシウム量を増加させないことである．骨粗鬆症などに対して使用されるビタミンD製剤は，腸管からのカルシウム吸収を促進し尿中のカルシウム排泄量を増加させる．また副腎皮質ステロイド薬も尿中カルシウム排泄量を増加させる．副腎皮質ステロイド薬の使用中に，骨粗鬆症に対する予防的観点からビタミンD製剤，カルシウム製剤を使用する場合は，尿中のカルシウム排泄量をモニターすべきである．サイアザイド系利尿薬は，遠位尿細管でのカルシウム吸収の亢進作用により尿中カルシウム排泄量を低下させる．よってカルシウム系結石のみの症例であれば推奨されるが，副作用による血中尿酸値上昇に伴う尿中尿酸排泄量の増加効果もあり，長期に使用する場合は注意が必要である．マグネシウム製剤は尿中マグネシウム排

泄量の増加によりシュウ酸カルシウムの溶解性を促進する働きがあり，予防薬として使用される．

尿中の尿酸排泄を増加させるプロベネシドは，尿酸系結石を有する症例には使用できない．キサンチンオキシダーゼの阻害薬であるアロプリノールの使用により，血中尿酸レベルを低下させ尿への尿酸排泄量低下を図る．同時に，尿のアルカリ化(pH6.5～7.0)が尿酸系結石の形成抑制に必要である．酸性尿の状態では尿酸の結晶化が起こりやすい．この目的で，重曹製剤，クエン酸製剤の使用が行われる．

◆文献
1) 戎野庄一，柏木秀夫：腎尿路結石—最近の動向：尿路結石の薬物療法．腎と透析 46；859-864；1999

問37　解答　c(2, 3)

【解説】問診から糖尿病性腎症による慢性腎不全であることは明らかである．糖尿病性腎症に対する降圧療法で近年重要な位置を占めるようになったものに，アンジオテンシン変換酵素阻害薬(ACEI)，およびアンジオテンシンII受容体拮抗薬(ARB)がある．これら薬剤は降圧によらない腎保護作用が証明されており[1,2]，降圧薬の第一選択となりうる．しかしながら，これら薬剤の使用にあたり最大の注意を払わなくてはならないのが，腎機能低下の患者に対する投与であり，腎機能低下の増悪と高カリウム血症には十分な注意が必要である．ACEIもARBも糸球体内圧を低下させるため，糸球体濾過値が下がり，血清クレアチニン値が上昇することが多い．元のクレアチニン値より30％以上の上昇があるときには，いったん投薬を中止し腎動脈狭窄症など是正可能な原因の有無を調べる．糖尿病性腎症，高齢者は，低レニン低アルドステロン症を呈することが多く，このため血清クレアチニン値に比して高カリウム血症となりやすい．ACEI，ARB投与によりさらにカリウムが上昇しやすいので注意が必要である．NSAIDs(非ステロイド系抗炎症薬)の投与があれば中止，便秘があれば改善させる．腎機能低下が既にある患者に対しては，ACEI，ARBの投与後1～2週間後に腎機能や電解質のチェックをする

ことが望ましい．また，糖尿病性腎症では溢水傾向が強いため，利尿薬を用いることは血圧コントロールのために重要であるが，クレアチニン値が2.0 mg/dlを超えている場合には，サイアザイド系利尿薬は無効でありループ利尿薬を用いる．カルシウム拮抗薬も血圧コントロールのために使用されることが多い．α_1遮断薬は，インスリン抵抗性と脂質代謝を改善することが知られており，糖尿病患者に対する降圧薬として望ましい．ただし，第一選択薬としてのエビデンスは十分でなく，日本高血圧学会による高血圧治療ガイドライン2004(JSH 2004)では，ARB，ACEI，長時間作用型カルシウム拮抗薬を第一選択薬としており，前立腺肥大，脂質代謝異常があるときに使用するとしている．

◆文献
1) Heart Outcomes Prevention Evaluation Study Investigators : Effects of ramipril on cardiovascular and microvascular outcomes in people with diabetes mellitus: results of the HOPE study and MICRO-HOPE substudy. Lancet 355 ; 253-259 ; 2000
2) Brenner BM, Cooper ME, de Zeeuw D, et al : Effects of losartan on renal and cardiovascular outcomes in patients with type 2 diabetes and nephropathy. N Engl J Med 345 ; 861-869 ; 2001

問38　解答　a(1, 2, 3)

【解説】2002年に米国のNational Kidney Foundationが，現状のエビデンスに基づいてK/DOQI慢性腎臓病(Chronic Kidney Diease : CKD)診療ガイドラインを提唱した[1,2]．CKDの定義(表5-6)は原疾患を問わず，血液，尿，病理，画像による腎臓の異常またはGFRが60 ml/分未満の患者をCKD患者とし，GFRの値で5段階のステージに分ける(表5-7)．その際GFRは患者の血清クレアチニン値からCockcroft–Gaultの式〔Ccr(ml/分)｛[(140 − age)×BW(理想体重)｝/(72×Scr)で女性はこれに0.85をかける[3]〕またはMDRD(Modification of Diet in Renal Disease Study Group)の式から推測する．MDRDの式によるGFRはWeb(www.kidney.org/professionals/kdoqi/index.cfm)上で自動計算ができるよう

表 5-6　CKD の定義

1. 3 か月以上続く腎障害
　病理学的異常
　異常マーカー（血液，尿または画像）
2. 3 か月以上続く GFR＜60 ml/分/1.73 m²

原疾患は問わない
GFR は Cockcroft-Gault の式

$$Ccr = \frac{(140 - 年齢) \times 体重 \times (女性のみ\ 0.85)}{72 \times Scr}$$

または MDRD の式（Web 上で計算できる）で推定する．

〔Chronic Kideny Disease（NKF2002）〕

表 5-7　Stages of CKD

Stage		GFR
1	腎障害（GFR 正常 or 上昇）	≦90
2	腎障害（GFR 軽度低下）	60～89
3	GFR 中等度低下	30～59
4	GFR 高度低下	15～29
5	腎不全	＜15（または透析）

になっている．そしてそれぞれ CKD の stage 1～5 に応じてアクションプランを提示している．このうち stage 1～3 では一般医の参加を呼びかけ，stage 4，5 を腎臓専門医が担当するという提案である．CKD の主な治療としては腎機能低下の抑制が証明されているものとして血圧を 130/85 mmHg 以下（尿蛋白 1 g/日以上では 125/75 以下）に，降圧薬の第一選択は ACE 阻害薬あるいは AII 受容体拮抗薬，糖尿病で HbA1c を 6.5％以下にコントロールする．有効と思われるものとして蛋白制限食，高脂血症の改善，貧血の是正が示されている．しかし保存期腎不全の腎性貧血にエリスロポエチンを使用することは，QOL の改善にはなるが，腎不全への進行防止に有効であるエビデンスは確立していない[4]．

◆ 文献
1) National Kidney Foundation : K/DOQI clinical practice guidelines for chronic kidney disease : evaluation, classification, and stratification. Am J Kidney Dis 39(Suppl 1) ; 1-266 ; 2002
2) Levey AS, Coresh J, Balk E, et al : National Kidney Foundation practice guidelines for chronic kidney disease : evaluation, classification, and stratification. Ann Intern Med 139 ; 137-147 ; 2003
3) Gault MH, Longerich LL, Harnett JD, et al : Predicting glomerular function from adjusted serum creatinine. Nephron 62 ; 249-256 ; 1992
4) Cody J, Daly C, Campbell M, et al : Recombinant human erythropoietin for chronic renal failure anaemia in pre-dialysis patients. ACP J Club 136 ; 85 ; 2002

問39　解答　b（1, 2, 5）

【解説】薬剤性腎障害は，過敏型腎障害と中毒型腎障害に大別される．過敏型腎障害は，薬剤が誘発するアレルギー反応あるいは免疫学的機序により糸球体障害，尿細管間質障害が発生するタイプである．

過敏型腎障害により糸球体障害を引き起こす薬剤としては，金製剤，D-ペニシラミン，ブシラミン，アンジオテンシン変換酵素阻害薬など知られている．薬剤がハプテンとして働いて二次性膜性腎症が発症するとされているが，詳細は不明である．NSAIDs は T 細胞系機能の異常を惹起し，微小変化型ネフローゼ症候群を発症させることがある．一方，尿細管間質障害を起こす薬剤として，ペニシリン系・セフェム系抗菌薬，ニューキノロン薬，NSAIDs などがある．NSAIDs の中では，フェナセチン（セデス G®）の慢性使用による慢性間質性腎炎が世界的には有名である．特に，欧米では大量長期服用による腎障害が問題となっている．これらの薬剤は，尿細管上皮細胞を刺激し標的抗原としての性格を持たせるように働くと考えられる．そのため尿細管間質性腎炎を発症させる．乳頭壊死も生じやすいとされている．

中毒型腎障害を引き起こす薬剤は，アミノ配糖体系抗菌薬，ニューキノロン薬，抗真菌薬，NSAIDs，抗癌剤，造影剤などがある．一般的に用量依存性に薬剤障害が出現し，尿細管機能障害による腎機能低下をきたす．高度の場合は，急性尿細管壊死による急性腎不全となる．アミノ配糖体系抗菌薬は特に近位尿細管障害を引き起こしやすく，高齢者，脱水，感染症，腎機能低下などが存在すると尿細管機能障害を発症しやすい．

シクロスポリンは免疫抑制剤であるが，多彩な腎毒性を有する．尿細管上皮細胞に対する腎毒性，腎内の動脈硬化促進，間質線維化の促進などがある．時に，内皮細胞障害から溶血性尿毒症症候群

を招くこともある．NSAIDsはプロスタグランジンの産生抑制により，腎前性の急性腎不全を起こすこともある．抗癌剤としては，シスプラチン，カルボプラチン，シクロホスファミドなどは，近位尿細管に対して腎毒性を有し尿細管障害による腎性急性腎不全を呈する．

◆ 文献
1) 斉藤篤：薬剤性腎障害—抗菌薬，抗癌剤．In：荒川正昭，長澤俊彦：腎・泌尿器疾患5—全身性疾患と腎障害．東京；中山書店，267-278；1995
2) 柴崎敏昭：薬剤性腎障害—鎮痛薬，非ステロイド抗炎症薬，シクロスポリン．In：荒川正昭，長澤俊彦：腎・泌尿器疾患5—全身性疾患と腎障害．東京；中山書店，279-287；1995
3) 大野岩男：薬剤性腎障害—造影剤，薬剤による糸球体障害．In：荒川正昭，長澤俊彦：腎・泌尿器疾患5—全身性疾患と腎障害．東京；中山書店，288-291；1995

問40 解答 c (1, 4, 5)

【解説】 溶血性尿毒症症候群 (hemolytic-uremic syndrome：HUS) と血栓性血小板減少性紫斑病 (thrombotic thrombocytopenic purpura：TTP) は破砕赤血球を伴う溶血性貧血と血小板減少をきたす疾患である．ともに腎臓が標的臓器となる．両者は臨床像が異なると定義されているが，完全に区別することは難しく，最近では血栓性細小血管症 (thrombotic microangiopathy：TMA) と統合して呼ばれる．TMAの発症機序は，何らかの血管内皮細胞障害因子による内皮細胞障害がまず起こり，これに引き続き細小血管内での微小血栓形成が生じ，溶血と血小板減少が生じるものと考えられている．内皮細胞障害因子として認められているものには，ベロ毒素，自己抗体，ウイルス，細菌，薬剤，妊娠，放射線などがある．

ベロ毒素は，病原性外毒素産生大腸菌株より放出される外毒素 (exotoxin) であり，Gb3と呼ばれる糖脂質との結合を介してエンドサイトーシスにより細胞内に取り込まれた後，28SリボゾームRNAに結合し細胞機能障害を引き起こす．その結果，蛋白質の合成阻害が生じ，最終的に細胞死に至る．Gb3は，腎内の皮質および髄質にある血管内皮細胞表面，あるいは尿細管上皮細胞表面に広く分布している．

また，凝固因子，補体などの異常がTMAを起こす機序も解明されつつある．von Willebrand factor (vWF) のlarge multimerが，以前よりTTPでは病因の1つと目されていた．血管内皮細胞内から血中に放出されたvWFは，von Willebrand factor-cleaving proteaseにより分解されるが，この酵素活性の低下があると分解されずlarge multimerが形成され，これが血栓形成を持続させると考えられている．上記酵素活性の低下は，家族性の場合は遺伝的酵素異常と考えられ，また非家族性の場合は，この酵素に対する自己抗体の関与も疑われている．チクロピジン内服によって自己抗体が出現することも報告されている．補体系蛋白の1つであるfactor Hの活性低下もHUSの原因として注目されている．特に下痢を伴わないHUS症例では，このfactor Hの活性低下が病因として注目されている．

◆ 文献
1) 大瀬貴元，南学正臣：溶血性尿毒症症候群．In：下条文武，内山聖，富野康日己 (編)：専門医のための腎臓病学．東京；医学書院，392-398；2002

6 呼吸器

問1 解答 (b)

【解説】 肺癌の病期分類は，治療選択のため必須である．肺癌診断に際しては，胸部 CT の威力により，近年著しく精度の向上があり，その肺野条件では，直径 5 mm 程度のものまで診断しうる．一方，臨床病期判定に必要な縦隔リンパ節の腫大の有無の判定には，縦隔条件の CT[1]が必須である．

胸部単純 X 線上の縦隔陰影の位置は，両肺のふくらみを評価する上で重要であり，片側肺の無気肺では患側にシフト，大量胸水では健側にシフトする．

また，シルエットサインは，X 線透過性の悪い 2 つの陰影(例えば，臓器と病巣など)が互いに接しているときは，その境界線が X 線上，消失するというものであり，左舌区は心臓と接していることから，シルエットサイン陽性，すなわち境界線は消失する．

PET(positron emission computed tomography)は新しく腫瘍の検出装置として話題になっているが，空腹時に FDG(^{18}F フルオロデオキシグルコース)を注射し，そこから出るガンマ線をカウントして分布を再構成して断層像を作っていくものである．しかし，糖代謝の亢進しているのは腫瘍のみでなく，慢性活動性の炎症やサルコイドーシス，結核，心筋症，膿瘍などにも集積する[2]．

X 線には異常なく，低酸素血症を呈する呼吸器疾患として，喘息とともに肺血栓塞栓症は必ず考慮すべきで，後者は心拡大以外，末梢性の無気肺や浸潤影，肺動脈下行枝拡大，胸水などを有することがあるが，まったく異常陰影の見つからないこともしばしばある[3]．

◆ 文献
1) 日本肺癌学会(編)：肺癌取扱い規約，改訂第5版，東京；金原出版，1999
2) 窪田和雄，小野修一，福田寛：ポジトロン断層．In：酒井文和，永井厚志，大田健(編)：呼吸器疾患の画像診断．東京；メジカルビュー社，63；2001
3) 佐藤徹：急性肺血栓塞栓症の臨床検査 ― 胸部 X 線写真．In：国枝武義，由谷親夫(編)：肺血栓塞栓症の臨床．東京；医学書院，48；1999

問2 解答 (d)

【解説】 最近急速に，その存在がクローズアップされ，社会問題にまで至っている睡眠時無呼吸症候群(sleep apnea syndrome：SAS)の診断について，定義上は1回の夜間睡眠時に10秒以上持続する呼吸停止(apnea)と，1回換気量が50％以上減少する低換気(hypopnea)とを合わせた回数が時間あたり5回以上(AHI＞5)ということが不可欠である．この診断のためには，覚醒時の呼吸機能は不要であり，睡眠段階判定のための脳波および眼輪筋筋電図(electro-oculogram：EOG)，サーミスタなどの気流判定，経皮的 O_2 飽和度の測定および中枢性か末梢性無呼吸かの判別のため，胸膜壁の動きを調べる装置などが必要である．

気管支喘息の長期管理において，簡便に測定で

きるピークフローメータの出現の意義は大きく，喘息症状，ピークフロー値，1秒量はよく相関するとされる．また，COPDに対するガイドラインとして，近年出版されたGOLDの基準[1]では，その重症度を1秒量の予測値に対する割合によって80％以上を軽症(mild)，50〜80％までを中等症(moderate)，30〜50％までを重症(severe)，30％以下を最重症(very severe)としてそれぞれの治療薬を明示している．

肺線維症の分類は，現在，世界的にも統一が難しくなってはいるが，最低限UIP〔usual interstitial pneumonia(idiopathic pulmonary fibrosis：IPF)〕と呼ばれる特発性のものは，次第に進行性で予後が悪く，肺機能的にも肺コンプライアンスの低下，拡散能の低下をきたし，蜂巣肺へと進展する．

最後のスパイログラムにおける肺気量については，残気量(RV)は最大呼出後にも残存している肺気量であり，TLC-VCあるいはFRC(機能的残気量)－ERC(呼気予備量)として算出される．

◆ 文献
1) Global Initiative for Chronic Obstructive Lung Disease：Global Strategy for the Diagnosis, Management and Prevention of COPD, up dated 2003, executive summary. 12-13；2003

(問3) 解答 (b)

【解説】 (a) 慢性閉塞性肺疾患(chronic obstructive pulmonary disease：COPD)の年間死亡者数は，全世界で274万人，WHO(世界保健機関)の発表で死亡原因として第4位の位置を占めており，現在なお世界的に増加している疾患である．厚生労働省が1996年に報告したCOPD罹患患者は日本全国で22万人と推定されたが，2001年に発表された大規模疫学調査研究NICE Study(Nippon COPD Epidemiology Study)によると，全国で530万人(40歳以上)と推定され，COPD患者の多くが診断，治療を受けていない実状が明らかになった．日本におけるCOPDの死亡率は欧米よりも低い．

(b) 正解．スパイロメトリーによる閉塞性換気障害の存在が診断の根拠となる．GOLDのガイドラインによると，"完全には可逆性でない気流制限を特徴とする"と定義されている．

(c) COPDの自覚症状として，息切れのみの場合もみられる．

(d) 肺気腫の重症度は，喫煙歴とは必ずしも相関しない．喫煙に対する感受性に個体差があると考えられている．

(e) 日本ではα_1アンチトリプシン欠損症と関係があるとされる汎小葉性肺気腫は少ない．

◆ 文献
1) 福地義之助：COPD — 診療の進歩と展望．北村諭，福地義之助，石井芳樹(編)：別冊・医学のあゆみ 呼吸器疾患 — state of arts 2003-2005．東京；医歯薬出版，397-408；2003
2) Global Initiative for Chronic Obstructive Lung Disease：Global Strategy for Diagnosis, Management, and Prevention of Chronic Obstructive Pulmonary Disease, NHLBI/WHO workshop report (updated 2003). 2003
3) 田村弦：呼吸器 — COPD. In：酒井紀，早川弘一，西崎統，他(編)：認定医・専門医のための内科学レビュー 最新主要文献と解説2002．東京；総合医学社，9-13；2002

(問4) 解答 (b)

【解説】 (a) COPDは閉塞性障害であるが，進行すると肺活量が低下する拘束性障害を合併し，混合性障害を呈することがある．

(b) 肺気腫においては，末梢気道・肺胞壁の破壊によって残気量(RV)が増加する．全肺気量(TLC)も増加するが，残気量の増加が著明なので残気率(RV/TLC)は上昇する．

(c) 1秒量の低下に応じて，COPDの病期が決定される．

Stage I：
軽症COPD — 軽度の気流制限(FEV_1/FVC＜70％ただしFEV_1≧80％予測値)

Stage II：
中等症COPD — 気流制限の悪化(50％≦FEV_1＜80％予測値)ならびに，通常，労作時に典型的に起こる息切れなどの症状の進行を特徴とする．

Stage III：
重症COPD — さらなる気流制限の悪化(30％≦FEV_1＜50％予測値)息切れが増悪する．症状の急性増悪は患者の生活の質(QOL)に影響を与

える．

Stage IV：

最重症 COPD — 重度の気流制限（FEV_1＜30%予測値），または呼吸不全あるいは右心不全の臨床徴候の存在を特徴とする．患者の FEV_1 が30%予測値を超えていても，これらの合併症があればstage IVということもある．

(d) 低濃度の一酸化炭素（CO）を吸入させて肺胞より吸収された CO 量を肺胞 CO 肺胞分圧の比で表現して D_{LCO} として肺拡散能の指標とする．肺気腫では実際にガス交換に関与する肺胞面積が減少し，また肺血管床も肺胞領域の破壊によって減少するため D_{LCO} は低下する．しかし，肺胞気量（残気量＋吸気量：V_A）は低下せず（むしろ増加する傾向にある），D_{LCO}/V_A は低値を示す．

(e) 肺コンプライアンス，すなわち気道内圧の増減に対する肺容量の増減の比は肺気腫では増加する．

問 5 解答 **問 5-1** (d)
　　　　　　　 問 5-2 (a)

【解説】 本症例は，現病歴から明らかなように，慢性の経過を持つ肺気腫であり，感染と気道収縮による病状を繰り返している．発熱，喀痰の増加が気道感染を示唆するキーワードである．他臓器の感染症でも発熱は説明できるが痰の増加は伴わない．

本症例は，呼吸不全（PaO_2＜60 Torr）に至っている．血液ガスは CO_2 蓄積を伴い，いわゆる II 型の呼吸不全である．HCO_3^- が 34 mEq と CO_2 蓄積に対する代謝性の代償がありながら，かつ pH 7.33 とアシドーシスを示しており，慢性呼吸不全の急性増悪である．したがって，高流量の O_2 投与は逆に呼吸抑制を起こし不適当である．しかし O_2 を投与しないと生体の維持にとって critical である．したがって低濃度の O_2 投与から開始するべきである．

パルスオキシメーターにてモニターしながら，経皮的酸素飽和度（SpO_2）90%（約 PaO_2＝60 Torr に相当する）を保ち，かつ炭酸ガスの貯留が生じないように酸素投与量を調節する．酸素療法開始30分後に動脈血ガス分析を再度施行し，炭酸ガスの貯留，およびアシドーシスの増悪がないことを確認する．酸素化が充分でないときには，非侵襲的，または侵襲的人工呼吸法を考慮するべきである．

吸入副腎皮質ステロイド薬の急性効果は期待できない．グルココルチコイドの経口または経静脈内投与は急性増悪からの早期回復，入院期間の短縮をもたらす点で有効な場合もある．

発熱や痰の増加から主因は気道感染と考えられる．肺性心の症状はなく，利尿薬の必要はない．気管支拡張を期待し，血中濃度を測定しつつテオフィリン製剤の使用を点滴で開始する．

問 6 解答 (a)

【解説】 喘息増悪（喘息発作）とは，息切れ，咳，喘鳴，胸部圧迫感あるいはこれらの症状が進行性に悪化することを指す．呼吸促迫を伴うことがよくある．喘息増悪時には呼気流量の減少がみられ，ピークフローや1秒量などの測定により，喘息増悪の程度を判定可能である．ピークフローや1秒量の測定は気道狭窄の重症度の指標として症状のみから判断する重症度より信頼性が高い．通常，喘息増悪は長期管理の方法に問題があったり，増悪因子への曝露があった場合に起こる．その重症度は軽症のものから致死的なものまで様々である．喘息増悪に対する治療法は患者によって異なり，また個々の患者に対して有効な治療法を医療スタッフがどの程度知っているか，どのような喘息治療薬が使用可能か，救急施設の利用が可能かなどによっても左右される．

喘息増悪の際の一次治療として，短時間作動型 β_2 刺激薬の吸入投与を繰り返し行い，必要であれば副腎皮質ステロイド薬の経口投与または経静脈投与を早期に開始する．軽度ないし中等度の発作に対しては，通常，短時間作動型 β_2 刺激薬（携帯用 MDI またはネブライザー）の吸入を繰り返す（最初の1時間は20分ごとに1〜2噴霧）のが気道狭窄を速やかに寛解させる最良の方法である．正しく吸入されていることが重要である．著明な振戦や動悸などの副作用がみられれば中止する．正解は，短時間作動型 β_2 刺激薬（サルタノール®，メプチン® など）：(a) である．気管支拡張作用発

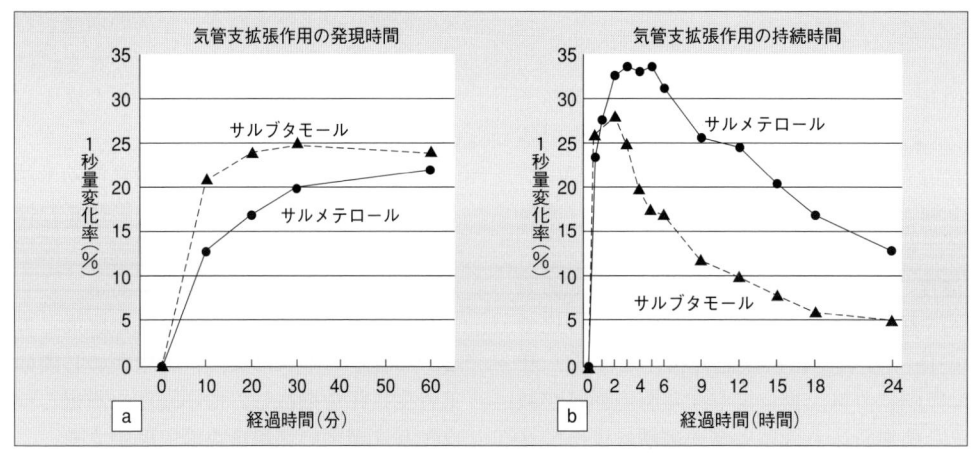

図6-15 気管支拡張作用の発現時間(a)と持続時間(b)

a：短時間作動型 β_2 刺激薬（サルブタモール）と長時間作動型 β_2 刺激薬（サルメテロール）における気管支拡張作用（1秒率の改善率）の発現時間の違い．

b：短時間作動型 β_2 刺激薬（サルブタモール）と長時間作動型 β_2 刺激薬（サルメテロール）における気管支拡張作用（1秒率の改善率）の持続時間の違い．

現時間が約5分と速やか（図6-15）で，発作治療薬として使用される．短時間作動型 β_2 刺激薬のみの長期連用や過剰使用は，喘息死の危険性が高いので，病状に応じて適切な長期コントロール薬を使用する必要がある．

なお，(d)の副腎皮質ステロイド薬（フルタイド®，パルミコート®など）吸入は，長期コントロール薬として第一選択薬である．(b)の抗アレルギー薬（インタール®）は長期管理薬の1つである．(c)の抗コリン薬（アトロベント®，テルシガン®など）は肺気腫を合併した高齢の喘息症例に有効である．(e)の長時間作動型 β_2 刺激薬（セレベント®）は，長期管理薬として吸入ステロイド薬に追加併用投与すべき薬剤である．気管支拡張作用発現時間が約15分と遅く（図6-15），発作治療薬としての使用は不適切である．

◆文献

1) 「喘息予防・管理ガイドライン2006」作成委員会：喘息予防・管理ガイドライン2006．東京；協和企画，96-121；2006
2) 井上洋西：気管支喘息．In：高久史麿，尾形悦郎，黒川清，他（監）：新臨床内科学第8版．東京；医学書院，247-257；2002
3) 西川正憲：吸入 β_2 刺激薬は，長時間作用型と短時間作用型を使い分けなくてはいけない！．治療 85；1189-1192；2003

問7 解答 (e)

【解説】 臨床経過にて，①7月中旬から3か月以上続く37℃台の発熱，咳嗽，喀痰，②総合感冒薬や抗菌薬が無効，③胸部X線写真にて両側肺野の陰影，④前年の夏から秋にかけても同様の症状があり，⑤住居は築28年の木造家屋，であることから，過敏性肺臓炎が最も疑われる．さらに，身体所見にて，胸部聴診にて捻髪音を聴取する．検査成績にて，①室内空気吸入下でPaO₂は57.6 Torr：低酸素血症，②WBC 8,700/ml（好中球71.0%）：好中球増加，CRP 0.5 mg/dl：CRPの陽性化，③肺活量(VC) = 1.15 l，%VC = 52%，1秒量($FEV_{1.0}$) = 1.02 l，$FEV_{1.0}$% = 89%：拘束性換気障害，④ツベルクリン反応陰性，⑤気管支肺胞洗浄液中ではリンパ球63.5%，CD4/8比 0.45，⑥*Tricosporon asahi* および *Tricosporon mucoides* に対する沈降抗体が陽性，⑦胸部X線写真：両側中下肺野を中心にびまん性に散布性粒状影とスリガラス様陰影を認める．胸部CT写真：全肺野びまん性に区域に一致しない斑状のスリガラス様陰影を認める．

以上より本症が夏型過敏性肺臓炎であると診断可能である．

過敏性肺臓炎は，抗原の反復吸入により惹起され，Ⅲ型およびⅣ型アレルギー反応が細気管支か

ら肺胞にかけて起こる結果発症するびまん性免疫過敏性肉芽腫性間質性肺炎の総称である．根本的治療は原因抗原曝露の除去であり，診断が重要となる．わが国では，Trichosporon 抗原（*Tricosporon asahi* および *Tricosporon mucoides* など）による夏型過敏性肺臓炎症例が最も多く，また Thermoactinomyces 抗原による農夫肺が北日本の酪農家に発生し，サトウキビ肺，養蚕者肺，ナメコ栽培者，小麦粉取り扱い者，塗装工（イソシアネート）にみられた過敏性肺臓炎などの報告がある．

本症の診断には，一般血液検査，呼吸機能所見，胸部X線上のびまん性スリガラス様陰影のみでは非特異的であり診断を確定しない．①曝露と関連する病歴と②気管支鏡にて，気管支肺胞洗浄（BAL）でリンパ球30～70%（健常人は15%未満），夏型過敏性肺臓炎ではCD4/8比＜1.0，農夫肺ではCD4/8比＞1.0，TBLB（経気管支肺生検）で過敏性肺臓炎と矛盾しないMasson体と肉芽腫を伴う胞隔炎像を得れば，診断可能である．なお，血清沈降抗体は健常曝露者での陽性例が存在するため，血清沈降抗体陽性単独では診断根拠にならないので注意が必要である．さらに，誘発試験（原因と考えられる環境曝露，物質吸入誘発による疾患再現）で診断は確実となるが，厳重な監視下に行う必要がある．

鑑別診断として，間質性陰影をきたすウイルス性肺炎，異型肺炎，特発性間質性肺炎や膠原病類縁疾患などが鑑別に挙がる．しかし，上述したように過敏性肺臓炎の臨床的特徴，検査成績を認めており，診断は難しくない．

本症に対する治療の基本は抗原からの隔離であり，入院や転居により改善する場合が少なくない．

抗原に対する曝露（自宅への試験外泊など）で症状が増悪することもある．

◆ 文献
1) 菅守隆：過敏性肺炎．In：高久史麿，尾形悦郎，黒川清，他（監）：新臨床内科学第8版．東京；医学書院，261-263；2002
2) 石岡伸一：過敏性肺臓炎．In：金澤一郎，北原光夫，山口徹，他（総編集）：内科学．東京；医学書院，1093-1095；2006

問8 解答 （c）

【解説】 MPO-ANCA関連血管炎に合併した肺胞出血の症例である．好中球細胞質に対する自己抗体（anti-neutrophil cytoplasmic autoantibody：ANCA）は，間接蛍光抗体法で細胞質がびまん性に染まる cytoplasmic ANCA（C-ANCA）と，核周辺の細胞質のみが染色される perinucelar ANCA（P-ANCA）に分類される．主な対応抗原は，前者ではミエロペルオキシダーゼ（MPO），後者ではプロテネース3（PR-3）である．MPO-ANCAは疾患特異性は低いが，顕微鏡的多発血管炎（microscopic polyangitis：MPA）やアレルギー性肉芽腫性血管炎（allergic granulomatous angitis：AGN）などの細小血管を侵す壊死性血管炎で陽性となることがある．一方，PR-3 ANCAはWegener肉芽腫症に疾患特異性が高い．MPO-ANCA関連血管炎では9割以上に腎病変，6割に肺病変がみられ，多発性単神経炎や消化管出血なども合併する．肺病変の4割が間質性肺炎，2割が肺胞出血である．肺胞出血を生じた症例では呼吸困難とともに貧血が進行することがある．CT画像では両側性ないし片側性にスリガラス影や浸潤影がみられる．臨床的には血痰や喀血がないことも多く，気管支肺胞洗浄により肺胞領域からの出血（血性外観やヘモジデリン貪食マクロファージ）を証明して診断する．MPO-ANCA関連血管炎の治療にはプレドニゾロン経口ないしメチルプレドニゾロンパルス療法が行われるが，肺胞出血を伴う肺腎型や急速進行性糸球体腎炎（rapidly progressive glomerulonephritis：RPGN）を合併した重症例ではシクロホスファミドの経口ないしパルス療法の併用を行う．

◆ 文献
1) 厚生科学研究特定疾患対策研究事業難治性血管炎に関する調査研究班（班長 橋本博史）：難治性血管炎の診療マニュアル．2002

問9 解答 （e）

【解説】 ARDSは何らかの基礎疾患や原因により，急性に発症する重篤な呼吸不全である．胸部X線写真上両側性の浸潤影を呈し，肺の過剰炎症と血管透過性亢進を特徴とする．発症機序はい

まだ十分に解明されておらず，治療抵抗性で，死亡率は40～60％に達する．従来ARDSに対し様々な薬物療法が試みられてきたが，急性期の効果が証明されたものはない．わが国で汎用される副腎皮質ステロイド薬のパルス療法も，急性期のARDSには無効と結論されている．このような理由から，ARDS治療の主体はおのずと呼吸・循環管理になる．近年，人工呼吸自体による肺損傷を防止しつつ低酸素血症の改善を目指す肺保護戦略が，注目されるようになった．その中核をなすのが，「低1回換気量(6 ml/kg)」である．ARDS 861例を対象とした，従来型の1回換気量(12 ml/kg)との無作為比較試験において，その死亡率を有意に低下させ，低容量人工換気の有用性が明らかにされた．腹臥位による呼吸管理は，重力方向(背側)に形成された水腫や滲出物が腹側に移動することを狙ったもので，結果として換気血流不均等や酸素化能の改善をもたらすとされる．ARDSを含む急性肺損傷304例を対象とした無作為化比較試験では，酸素化の改善は得られたものの，生存率における背臥位群との差は認められなかった．高レベルの呼気終末陽圧換気，高頻度換気，液体換気はいずれも現時点で，無効あるいは要検討と判定されている．

◆文献
1) Ware LB, Matthay MA : The acute respiratory distress syndrome. N Engl J Med 342 ; 1334-1349 ; 2000
2) The Acute Respiratory Distress Syndrome Network : Ventilation with lower tidal volumes as compared with traditional tidal volumes for acute lung injury and the acute respiratory distress syndrome. N Engl J Med 342 ; 1301-1308 ; 2000
3) Gattinoni L, Tognoni G, Pesenti A, et al : Effect of prone positioning on the survival of patients with acute respiratory failure. N Engl J Med 345 ; 568-573 ; 2001

問10 解答 (e)
【解説】 胸部造影CT写真は，肺癌では病期診断を行ううえで重要な検査である．縦隔の解剖は疾患を立体的に把握するうえで理解しておくべきである．(a)は腕頭動脈，(b)は大動脈弓，(c)は上大静脈，(d)は上行大動脈，(e)は肺動脈起始部である．

◆文献
1) 日本肺癌学会(編)：臨床・病理　肺癌取扱い規約改訂第6版．東京；金原出版；2003

問11 解答 (b)
【解説】 縦隔腫瘍は，発生場所が疾患により大きく異なる．前縦隔には，胸腺腫，奇形腫，胸腔内甲状腺腫などができる．一番頻度が高いのは胸腺腫である．中縦隔には悪性リンパ腫，先天性嚢腫(多くは気管支嚢胞)などができる．後縦隔で多いのは神経原性腫瘍である．

◆文献
1) Fraser RS, Muller NL, Colman N, et al : Fraser and Pare's Diagnosis of Disease of the Chest. Philadelphia ; WB Saunders ; 1999

問12 解答 (b)
【解説】 小細胞肺癌は肺癌の4大組織型のうち約15％程度を占めており，喫煙との関係が強く，比較的中枢の気管支に発生する．進行は急速で，縦隔のリンパ節が多数腫大することが多い．遠隔転移をきたしやすく，転移部位として頻度が高いのは大脳など中枢神経系である．一方，化学療法，放射線療法に対する感受性が高く，治療により多くの場合腫瘍は縮小する．再発も多いが，化学療法や放射線療法の投与で延命が得られる．

◆文献
1) DeVita VT, Hellman S, Rosenberg SA : Cancer : Principles and Practice of Oncology. Philadelphia ; Lippincott Williams & Wilkins ; 2004

問13 解答 (e)
【解説】 本症例においては，図6-5(66頁参照)で示されるように右胸腔内に大量の胸水を認め，生化学的所見から胸水は濾出性と判断される．図6-6(66頁参照)の上部消化管内視鏡所見では静脈瘤の存在が示され，図6-7(66頁参照)の腹部CTでは肝の萎縮や脾腫を認めたことから，肝硬変が示唆される．一般検査所見も参考にすると本症例は，非B非C型肝硬変患者に濾出性胸水が片側に大

量に貯留した病態とまとめることができる．

(a) 胃癌に伴う胸水は通常滲出性で，pH は 7.15～7.35 の範囲を示し，出血性胸水であることが多い．本症例にはまったく合致しない．

(b) 膵性胸水は通常滲出性で，胸水/血清アミラーゼ比は 1.0 以上であることが多い．本症例の胸水は濾出性で，胸水/血清アミラーゼ比は 150/266＝0.56 であり，膵性胸水は合致しない．

(c) 低アルブミン血症に伴う胸水は濾出性で，典型例では両側に少量貯留し，血清アルブミン値が 1.8 mg/dl 未満で発現することが多い．本症例は血清アルブミン値が 2.9 g/dl とやや低値を示しているが，片側性に大量の胸水を認めており，低アルブミン血症による胸水の典型例とはいえない．

(d) yellow-nail 症候群に伴う胸水は通常滲出性である．本症例の胸水は濾出性で爪の異常もなく，yellow-nail 症候群にまったく合致しない．

(e) 肝性胸水は，門脈圧亢進や低アルブミン血症を呈する慢性肝疾患の末期に合併する．通常，非代償期に生じた腹水が横隔膜を通って胸腔内に移動することにより胸水が発現すると考えられている．6％の症例では明らかな腹水を伴わずに胸水の貯留を発現するとされる．約 70％の肝性胸水は右側に認めるが，左側あるいは両側に発現する場合もある（各々約 15％）．通常，末期の慢性肝疾患患者において，性状の類似した胸水と腹水を認めた場合に肝性胸水と診断するが，本症例のように明らかな腹水を認めない場合は，放射性核種を腹腔内に投与し，胸腔内に移動することを確認することによって確定診断する．

◆ 文献
1) Johnson RF, Loo RV : Hepatic hydrothorax : studies to determine the source of the fluid and report of 13 cases. Ann Intern Med 61 ; 385-401 ; 1964
2) Lieberman FL, Hidemura R, Peters RL, et al : Pathogenesis and treatment of hydrothorax complicating cirrhosis with ascites. Ann Intern Med 64 ; 341-351 ; 1966
3) Rubinstein D, McInnes IE, Dudley FJ : Hepatic hydrothorax in the absence of clinical ascites : diagnosis and management. Gastroenterology 88 ; 188-191 ; 1985

問14　解答　(e)

【解説】 原発性の自然気胸は，若くて，背が高く，胸郭の前後径の小さい(thin)胸郭の男性に多く，胸膜下の bleb の破裂により生じる．また，bleb の破裂は，先天的な異常，末梢気道の炎症，側副換気の障害などで生じるとされる．さらに，90％以上は，喫煙者ないし既喫煙者で，喫煙との関連性も高い．二次性に自然気胸を引き起こす疾患は，慢性閉塞性肺疾患，サルコイドーシス，肺好酸球性肉芽腫症（肺ランゲルハンス細胞組織球症），*Pneumocystis jiroveci* 肺炎，および肺リンパ脈管筋腫症（lymphangioleiomyomatosis：LAM）などである．二次性自然気胸は，末梢気道の炎症ないし閉塞による過膨張により，肺胞が破裂することにより生じるとされる．

これら基礎疾患において，男性に比べ明らかに女性に発症率が高い疾患は，LAM である．LAM は，妊娠可能な年齢の女性に好発し，女性自然気胸の重要な基礎疾患の 1 つである．自然気胸や労作時呼吸困難を契機に医療機関を受診することが多く，胸部 CT では，境界明瞭な数 mm～1 cm の嚢胞を多数認める．肺機能検査では，嚢胞形成の進行とともに，気流制限が顕著となる．組織学的には，嚢胞壁，胸膜，肺静脈，呼吸細気管支，リンパ管などに沿って平滑筋細胞（LAM 細胞）が，結節的に増殖している所見が認められる．他に，女性自然気胸の重要な基礎疾患は月経随伴性気胸（catamenial pneumothorax）である．この自然気胸は文字どおり，月経に伴って起こる気胸であり，横隔膜に迷入した子宮内膜の一部が，月経時に剥脱して気胸を呈するとされ，月経開始前後に気胸を発症し，呼吸困難や胸痛を訴える．

◆ 文献
1) Taylor JR, Ryu J, Colby TV, et al : Lymphangioleiomyomatosis. Clinical course in 32 patients. N Engl J Med 323 ; 1254-1260 ; 1990
2) 佐藤輝彦，瀬山邦明，児玉裕三，他：肺リンパ脈管筋腫症（pulmonary lymphangioleiomyomatosis：LAM）に合併する自然気胸の臨床的意義．日呼吸会誌 39 ; 656-663 ; 2001

問15 解答
問15-1 (d)
問15-2 d(3, 4)
禁忌肢 (3)(4)

【解説】 本症例は，右心不全を伴う肥満肺胞低換気症候群(Pickwick症候群)である．肺内病変がなく，低酸素状態が徐々に進行した場合，呼吸困難を自覚しないことも少なくない．本症例では，肥満が著しいため，ほとんど体を動かさない生活をしていたことも，呼吸困難を自覚しなかった理由と思われる．

近年パルスオキシメーターが，一般外来などにも常備されるようなり，動脈血ガス分析を行う機会が減少したが，パルスオキシメーターの限界を認識して使用する必要がある．パルスオキシメーターは，還元型ヘモグロビンと酸化ヘモグロビンの吸光度の差から酸素飽和度を求める装置で，一酸化炭素ヘモグロビンやメトキシヘモグロビンの存在は評価できない．意識がある一酸化炭素中毒患者の場合は，過換気になっていることが多く，パルスオキシメーターで測定する酸素飽和度は低下しない．

パルスオキシメーターの酸素飽和度が低下し，頻呼吸や過呼吸などの過呼吸症状がない場合は，慢性の肺胞低換気(II型呼吸不全)が示唆されるので，動脈血ガス分析は必須の検査である．

本症例の動脈血ガス分析の結果はpH 7.247，PaO_2 43.6 Torr，$PaCO_2$ 78.1 Torr，HCO_3^- 33.0 mEq/l であった．本症例では著しい$PaCO_2$増加に対して，腎性代償が働きHCO_3^-が増加しているため，pHの低下は抑えられている．肺胞気・動脈血酸素分圧較差($A-aDO_2$)は，10 mmHg以下で，低酸素血症の原因は純粋な肺胞低換気で，拡散障害，シャント，換気・血流不均等分布などの肺内病変の関与はない．

肺胞低換気(II型呼吸不全)の治療として，高濃度酸素を処方すると，CO_2ナルコーシスになり，呼吸抑制がさらに進行して，呼吸停止に至ることがあるので禁忌である(救急隊が酸素吸入を開始してCO_2ナルコーシスになって病院に搬送されることもある)．高圧酸素療法も同様の理由で禁忌．肺胞低換気(II型呼吸不全)に対する治療の原則は，換気補助であり，本症例の場合は経鼻的非侵襲的人工呼吸(NPPV)が第一選択である．気管挿管による人工呼吸は，換気補助としては確実な治療法であるが，本症例のように，肥満が著しい症例では，気管挿管が困難であることが多く，自発呼吸の出現が遅れて抜管に苦慮したり，抜管後に閉塞型無呼吸が出現したりすることがあるので，意識低下がない限りは，賢明な治療法とはいえない．経鼻的持続的陽圧呼吸(CPAP)は，閉塞型睡眠時無呼吸症候群治療の第一選択であるが，本症例のように覚醒時も著しい肺胞低換気を伴う症例では，NPPVより有効性が低い．肥満肺胞低換気症候群に対するNPPVでは，肺結核後遺症などの呼吸器疾患に伴うII型呼吸不全に対するNPPVより，呼気圧を高めにして，呼気中の上気道閉塞を防ぐ必要がある(本症例では8 cmH_2O)．

本症例では，NPPVによる治療後も覚醒時肺胞低換気は残存した．動脈血ガス分析で$A-aDO_2$が正常な肺胞低換気を認めた場合は，呼吸調節系の障害か神経・筋疾患を疑って検査を行う．肥満肺胞低換気症候群の場合，NPPVなどの治療によって，日中の肺胞低換気が完全に改善する症例と，持続する症例があるが，その理由は明らかではない．神経・筋疾患(筋ジストロフィー，ALS，ミトコンドリア脳筋症など)の初期症状として，肺胞低換気がみられることがある．中枢性肺胞低換気症候群は，脳幹部に存在する呼吸中枢の機能障害による疾患群であるが，CTやMRAなどの画像診断によっても脳幹部病変が特定されないもの(原発性中枢性肺胞低換気症候群)もある．

問16 解答 (e)

【解説】 自己誘発性嘔吐を繰り返す神経性食欲不振症(anorexia nervosa)では，胃液の嘔吐(H^+の喪失)により，低カリウム血症と慢性代謝性アルカローシスが出現する．一過性の嘔吐や胃液の吸引などによる急性代謝性アルカローシスの場合，呼吸性に代償されることは少ないが，自己誘発性嘔吐を繰り返す神経性食欲不振症にみられる慢性代謝性アルカローシスでは呼吸性代償が働き換気が抑制される(腎不全などの慢性代謝性アシドーシスの呼吸性代償として過換気になることの逆)．本症例では，大量服薬した鎮静薬(ベンゾジアゼピン系薬剤)による呼吸抑制(急性呼吸性アシドー

シス)が合併している.

代謝性アシドーシスではないので，アニオンギャップは正常．このような症例に胃洗浄を行う場合は，補液をしながら代謝性アルカローシスが進行しないようにする必要がある．本症例は，入院3日後にはpH 7.450，PaO_2 85.6 Torr，$PaCO_2$ 52.1 Torr，HCO_3^- 30.0 mEq/l まで改善して退院したが，その後も自己誘発性嘔吐が繰り返され，呼吸性代償が働き，換気が抑制された慢性代謝性アルカローシスが継続している．

問17　解答　(e)

【解説】　VAP(ventilator-associated pneumonia)は気管挿管による人工呼吸管理開始48時間以降に発症する肺炎と定義され，気管挿管，人工呼吸管理前には肺炎がないことが条件である．発症時期により，気管挿管4日以内の早期VAPと5日目以降発症の晩期VAPに分類する．VAPの発症機序は口腔内の病因性細菌の定着(コロニゼーション)が重要視され，気管挿管チューブの外側を介してカフ上の口腔内分泌物の気道内への流入が主体と考えられている．リスク因子は長期人工呼吸管理，再挿管，発症前の抗菌薬投与，原疾患，筋弛緩薬の投与，仰臥位などである．VAPの起炎菌は広範囲にわたり，さらに各医療施設あるいは病棟で差があることから，その把握(サーベイランス)と抗菌薬の耐性化の動向に注意しなければならない．以前は嫌気性菌がVAPの病態に重要視されていたが，最近では疑問視され，剖検肺でも同定されることはきわめてまれである．VAP診断のゴールドスタンダードがないのが問題点の1つであるが，侵襲的あるいは非侵襲的診断アプローチの選択にかかわらず，VAPの予後の決定因子は早期の適切な抗菌薬の投与である．早期VAPでは耐性菌の考慮は必要としないが，晩期VAPでは病因菌として常に耐性菌を考慮しなければならない．なお，気管内挿管には経鼻と経口挿管があり，VAPの発症率に差は認められていないが，経鼻挿管では副鼻腔炎の発症率が高いので，避けることが望ましい．VAPはその発症機序ならびにリスク因子が比較的よく解明されており，予防が何より重要である．

◆ 文献
1) 日本呼吸器学会呼吸器感染症に関するガイドライン作成委員会(編)：呼吸器感染症に関するガイドライン；成人院内肺炎診療の基本的考え方．東京；日本呼吸器学会，41-46；2002

問18　解答　(d)(e)

【解説】　気管支鏡検査(ほとんどが気管支ファイバースコープによる)は，呼吸器領域の検査のなかでは侵襲的検査に属するが，その目的は気管支内腔の観察，細胞診や細菌培養のための(洗浄)検体吸引(BAL)や肺組織摂取(TBLB)，さらに治療として肺胞蛋白症に対する肺胞洗浄，肺癌による気道狭窄に対するステント挿入，喀痰出困難時のファイバー下分泌物吸引(bronchial toiletting)など多様である．

気管支肺胞洗浄(bronchoalveolar lavage：BAL)は，標準的には1つの区域気管支(中葉ないし舌区(左)が多いが)に生食50 mlを3回，計150 ml用いて洗浄，回収するもので，通常60％以上の回収(BALF)を目標とする．BALFは液性成分と細胞成分に分けて検討されるが，リンパ球成分の増加する疾患としては，サルコイドーシス，過敏性肺炎，特発性器質化肺炎(cryptogenic organizing pneumonia：COP)などが知られている．

経気管支肺生検(transbronchial lung biopsy：TBLB)の適応については，気道内での生検であり，出血傾向のある場合は禁忌である．しかし，その適応は画像的に診断困難な肉芽腫性肺疾患(サルコイドーシス，粟粒結核など)や各種肺炎(カリニ肺炎，好酸球性肺炎など)のびまん性肺疾患などである．また，前投薬や局所麻酔に用いられるリドカイン(キシロカイン®)は，吸入といえども吸収され血中濃度の上昇をきたし，過量投与の際は，意識レベル低下やけいれんをきたしうる．通常キシロカイン®として5 mg/kgまでの使用が望ましいとされている．また，アナフィラキシー反応として，投薬直後にショック症状を呈することもまれにある．肺癌の病期分類や組織決定には，本法は不可欠な場合が多いが，内視鏡的早期肺癌として，CTを含む胸部X線写真正常で，気管支内腔に肥厚やポリープ所見を呈する扁平上皮癌がみつかることがある．

◆文献
1) 北村諭, 坂東政司：合併症とその予防および対策. In：日本気管支学会（編）：気管支鏡—臨床医のためのテクニックと画像診断. 東京；医学書院, 201；1998

問19 解答 (a)(b)
【解説】 特発性間質性肺炎7疾患のなかで喫煙との関連が指摘されている疾患としては，特発性肺線維症，剥離性間質性肺炎，呼吸細気管支炎に関連する間質性肺疾患の3疾患である．肺ランゲルハンス細胞組織球症も喫煙男性に発症する疾患として有名な疾患である．過敏性肺炎は喫煙者には発症しにくい肺疾患として代表的なものであり，特発性器質化肺炎やじん肺は特に関連はない．
◆文献
1) Selman M：The spectrum of smoking-related interstitial lung disorders：the never-ending story of smoke and disease. Chest 124；1185-1187；2003

問20 解答 (b)(e)
禁忌肢 (d)
【解説】 胸部X線写真上，左中肺野および右下肺野に境界明瞭，辺縁平滑な球形陰影を認める．さらに陰影と肺門部をつなぐ蛇行した索状影がみられ，異常血管と考えられる．チアノーゼ，ばち指および低酸素血症の存在より，本症は「肺動静脈瘻」と診断される．肺動静脈瘻は中胚葉性血管形成不全により肺毛細血管が欠落し，肺内の動静脈間にシャントが形成されたものである．慢性的な低酸素症をきたし，チアノーゼ，ばち指，赤血球増加が三徴と言われる．持続性の心外雑音を聴取する場合もある．シャント率が増すにつれ，純酸素吸入を行っても完全飽和されにくくなる．ちなみに本症例のシャント率は29％に達した．胸部造影CTでは左S3に32 mm大，右S8に21 mm大の動静脈瘻を認め，それぞれの流入動脈および流出静脈が確認された．さらに肺動脈造影を施行し，確定診断を得た．治療は有症状者，増大傾向，高シャント率などの際に絶対適応となるが，感染症，血胸，空気塞栓などの合併があるため，無症状でも対策を考慮すべきである．内科的治療として金属コイルによる肺動脈塞栓術，外科的治療としては区域切除術や局所摘出術が行われる．設問にある喀痰塗抹・培養およびガリウムシンチグラフィは，本症を診断するうえでは意味がない．肺動静脈瘻に対する経気管支生検は禁忌である．大量出血によるショックから死亡の危険がある．
◆文献
1) 角坂育英, 栗山喬之：肺動静脈瘻. In：島田馨（責任編集）：内科学書第5版. 東京；中山書店, 1473；1999

問21 解答 (b)(d)
【解説】 85歳男性の右上葉原発の腺癌で，癌性胸膜炎による呼吸困難が主訴である．病期はⅢB期ないし転移があればⅣ期であり，手術適応はない．主に腫瘍に対する局所効果を狙った気管支動注療法の適応もない．高齢者の進行癌で積極的な治療の適応がなく，呼吸困難などの症状がある場合は，症状の緩和を目的とした治療が選択される．この場合，縦隔が左側に偏位するほどの胸水の貯留であり，排液チューブの留置，持続吸引装置による排液が第一選択である．癌性胸膜炎は，穿刺排液だけでは，平均1か月で再貯留をきたすといわれている．排液により肺が再膨張したら，再貯留防止のために胸膜癒着術を行うとよい．呼吸困難の他に自覚症状がなければ，モルヒネ投与の適応はない．
◆文献
1) DeVita VT, Hellman S, Rosenberg SA：Cancer：Principles and Practice of Oncology. Philadelphia；Lippincott Williams & Wilkins；2004

問22 解答 (b)(c)
【解説】 (a) 縦隔腫瘍の50％は前縦隔腫瘍で，残りの50％は中縦隔腫瘍ないし後縦隔腫瘍で，その頻度はほぼ半々である．
(b) 縦隔腫瘍の約半分は発見時無症状である．無症状の縦隔腫瘍の約75％以上は良性であるが，有症状の縦隔腫瘍の約50％は悪性である．最も頻度の高い縦隔腫瘍の症状は，痛み，咳，および呼吸困難である．その他の症状として，血痰，嚥

下困難，嗄声などをきたすことがあるがその頻度はやや低い．

(c) 胸腺腫の30～50％で重症筋無力症の合併が認められる一方，重症筋無力症の約15％で胸腺腫が認められる．胸腺腫の合併症としては，他に低ガンマグロブリン血症(約10％)や pure red cell aplasia(約5％)がある．

(d) 侵襲性胸腺腫は，胸膜，心外膜，後腹膜などに直接浸潤することが多いが，遠隔転移はまれである．

(e) 悪性リンパ腫は，前縦隔腫瘍あるいは中縦隔腫瘍として発症することが多いが，後縦隔腫瘍として発症することはまれである．

◆文献
1) Strollo DC, Rosado de Christenson ML, Jett JR : Primary mediastinal tumors : Part I. Tumors of the anterior mediastinum. Chest 112 ; 511-522 ; 1997
2) Strollo DC, Rosado de Christenson ML, Jett JR : Primary mediastinal tumors : Part II. Tumors of the middle and posterior mediastinum. Chest 112 ; 1344-1357 ; 1997

問23 解答 (b)(c)(d)

【解説】呼吸器疾患をみるうえで，眼病変や皮膚病変は，重要な診断情報をしばしば与えてくれる．問診での視力障害や羞明感などの有無の聴取とともに，眼瞼下垂，球・瞼結膜充血の有無や眼底所見の観察は必要である．

サイトメガロウイルス肺炎は，長期ステロイド治療後や血液・リンパ系疾患の終末期，またHIV患者に合併する日和見肺炎として約5％に発症があるといわれている．胸部X線上はびまん性間質性肺炎像を呈するが，しばしば視力低下，暗点，視野欠損が出現し，眼底所見は出血性滲出性炎の強い白斑を有する網膜炎の所見を特徴とする．他に，食道炎，大腸炎，脳炎，肝炎などを併発するが，皮膚症状の出現はない．なお，治療はヌクレオチドアナログのガンシクロビルであり，DNAポリメラーゼによるウイルスのDNA合成を阻害する．

Wegener肉芽腫症は，上気道，肺，腎を中心にした壊死性肉芽腫性血管炎で，主要症状に鼻症状とともに，眼痛，視力低下，眼球突出などの眼症状を有するが，皮膚症状として紫斑や皮下結節，皮膚潰瘍などを併発することもある．

サルコイドーシスは，原因不明の抗原に対して遅延型過敏反応をベースに起こる疾患で，肺以外に，眼，心臓，皮膚，肝，腎，中枢神経など，広く全身の臓器に非乾酪性類上皮細胞性肉芽腫を作っていくことが知られている．

粟粒結核は，多量の結核菌が血中に流入し，全身播種をきたし多数の結核結節を作るもので，肺はもとより，肝，脾，髄膜，関節，皮膚など，広い範囲に及び，特に眼底は結核結節の観察される頻度が高く，眼底検査は重要である．

全身性強皮症は，皮膚と消化管，心臓などの内臓の線維化で特徴づけられる膠原病で，皮膚の硬化〔多くは指趾硬化(sclerodactyly)を伴う〕で容易に診断されることが多いが，肺は肺線維症の形をとるものの，眼病変については通常診断には問題とならない．

◆文献
1) 厚生労働省特定疾患「難治性血管炎」に関する調査研究班(橋本博史)：Wegener肉芽腫症の診断基準．2000
2) 前田洋助，松下修三，原田信志，他：AIDSに伴う主な感染症——サイトメガロウイルス感染．In：山口惠三(編)：新興再興感染症．東京；日本医事新報社，55；1997

問24 解答 c(2, 3)

【解説】呼吸器系の形態を理解するためには，気道系，動・静脈系，リンパ系の3つに分けて考えねばならない．

まず，気道については，喉頭以下，気管・気管支，終末細気管支に至る比較的太い気管支系と，それに続く中間領域(細気管支)，さらに気腔(肺胞領域)とに分かれる．

気管支は，約17～18分枝を繰り返して，呼吸細気管支に到達するが，そこは気道と肺胞との中間的な機能を有し，気管支の壁は一部肺胞構造を有し，やや広くなっているため気流速度が落ち，吸入された各種の有害物質がそこに停滞するといわれている．その周辺にリンパ球やマクロファージが集まり慢性の炎症を起こす疾患が，びまん性汎細気管支炎(diffuse panbronchiolitis : DPB)で

あり，そこに主に喫煙物質により破壊が生じるのが肺気腫症である．

さらに肺胞領域は，肺本来のガス交換を営む重要な場所であるが，肺の場合，実質とは，肺胞囊，肺胞道，およびそれらの上皮（Ⅰ型，Ⅱ型）ということで，主に気腔そのものであるのに対し，間質は，肺胞領域では血管内皮細胞と基底膜が含まれ，細気管支より近位ではリンパ管，血管および結合組織などが含まれる．

間質性肺炎の際は，間質に細胞浸潤と肥厚が生じ，A-C block（alveolar-capillary block）状態から呼吸不全になりやすい．

一方，肺の血管系は，大別して，肺動脈系と気管支動脈系とに分かれるが，肺動脈系は低圧系で通常気管支と併走して，肺末梢まで小葉中心性に分布し，ガス交換にあずかる．一方，気管支動脈系は大動脈から直接分岐する高圧系の血管で，肺の炎症や腫瘍性病変の場合，そこに増生し出血の原因になりやすく，治療的に気管支動脈に塞栓術を行う．

最後に，肺のリンパ系は，肺からのものは，肺門リンパ節・縦隔リンパ節を経て，左右の静脈角から大動脈に流入する．その途中の大動脈下（ボタロー管）リンパ節（#5）や気管分岐部リンパ節（#7）は縦隔リンパ節に属し，肺癌のNファクターを知るうえで重要となる．

◆ 文献
1) 山中晃，横山武：肺病理アトラス ― 呼吸器疾患の立体的理解のために．東京；文光堂，1985

問25　解答　d（3,4）

【解説】　急性好酸球性肺炎は，喫煙などを契機に，発熱，高度の低酸素血症，両側びまん性陰影を呈し，急速に進行し，副腎皮質ステロイド薬が著効するのを特徴とする．PIE症候群（Löffler症候群：一過性の肺好酸球浸潤）や慢性好酸球性肺炎とは独立した特異な臨床像を有する疾患である．

本性の診断基準として，①急性発症：1週間以内の急性の経過，②重篤な低酸素血症（PaO$_2$≦60 Torr），③気管支肺胞洗浄液（BALF）中の好酸球数増加（25％以上）〔（3）：○〕，④びまん性肺陰影，⑤感染，喘息およびアトピー素因がない，⑥副腎皮質ステロイド薬に速やかに反応，⑦副腎皮質ステロイド薬投与終了後も再発がない，が用いられている．

明らかな誘因が認められない症例のほうが多いが，わが国では喫煙（特に喫煙を始めて月日の浅い者に多い）との関連の報告が多数ある〔（4）：○〕．20歳前後の若年者に多く〔（5）：×〕，性差はやや男性に多い傾向がある．春から夏（9月まで）の発症が多い．

急性期のびまん性陰影はKerley's A lineやB lineを伴う間質性陰影が多い．また，両側肺野外側の浸潤影（photographic negative of the shadow seen in pulmonary edema）もある．胸水貯留も高頻度にみられる．両側肺野に捻髪音（fine crackles）〔ときにwheezes〕を聴取する．末梢血好酸球は軽度の上昇またはまったく上昇しないことが多く，確定診断のために気管支鏡が必要である．BALF中において好酸球の著明な増加とリンパ球の中等度増加がみられる．肺生検にて肺胞隔壁の浮腫性肥厚および好酸球の浸潤を認める．

一般には副腎皮質ステロイド薬の投与で，ときには自然経過にて速やかに改善する．

本症では，慢性好酸球性肺炎と異なり，気管支喘息は普通合併しない〔（2）：×〕．

本症では，閉塞性細気管支炎・器質化肺炎（BOOP）や慢性好酸球性肺炎と違って，陰影の移動や再発はみられない〔（1）：×〕．

◆ 文献
1) 茹原順一：急性好酸球性肺炎．In：高久史麿，尾形悦郎，黒川清，他（監）：新臨床内科学第8版．東京；医学書院，260-261；2002
2) 石岡伸一：好酸球性肺炎，PIE症候群．In：金澤一郎，北原光夫，山口徹，他（総編集）：内科学．東京；医学書院，1095-1096；2006

問26　解答　c（2,3）

【解説】　サルコイドーシスは諸臓器に非乾酪性類上皮細胞肉芽腫を形成する全身性疾患である．その病態には活性化したTh1応答による遅延型アレルギー反応の関与が考えられている．サルコイドーシスの原因として確立されたものはないが，サルコイドーシスの病変リンパ節に*Propionibacterium acnes*のDNAが高率に検出され注目

されている．わが国の疫学調査では，発症年齢のピークは男女ともに20歳代と50〜60歳代である．発症年齢が50歳以上では遷延化や多臓器病変が多くなる．気管支肺胞洗浄液（BALF）ではリンパ球比率が上昇し，CD4/CD8比が増加（2以上）するのが特徴的である．眼病変のみの病期0期においてもBALF中のリンパ球比率が増加して，サルコイドーシスの補助診断となることがある．BALF中のリンパ球比率や血清ACE値は活動性の指標となるが，予後との関連性については明らかではない．サルコイドーシスでは自然寛解が約70％の症例に認められることから副腎皮質ステロイド薬の適応については慎重に判断する必要がある．原則として病期I期（肺門・縦隔リンパ節腫大のみ）やII期（肺門・縦隔リンパ節腫大＋肺野病変）では，自然寛解の傾向が強く治療適応とならない．ステロイド治療の対象となるのは，重症の肺外病変（心，中枢神経，腎，視力障害を伴う眼病変）やII期，III期（肺野病変のみ）で，自覚症状や肺機能障害が高度のものである．しかし，副腎皮質ステロイド薬の治療効果は短期的で再燃例が多く，長期的な治療効果については不明である．近年では経口ステロイド薬の減量に際して吸入ステロイド薬への置換療法が期待されている．

◆ 文献
1) Ishige I, Usui Y, Takemura T, et al : Quantitative PCR of mycobacterial and propionibacterial DNA in lymph nodes of Japanese patients with sarcoidosis. Lancet 354 ; 120-123 ; 1999
2) Costabel U, Hunninghake GW : ATS / ERS / WASOG statement on sarcoidosis. Sarcoidosis Statement Committee. American Thoracic Society. European Respiratory Society. World Association for Sarcoidosis and Other Granulomatous Disorders. Eur Respir J 14 ; 735-737 ; 1999
3) 泉孝英（編）：新しい診断と治療のABC — サルコイドーシス．最新医学（別冊）；2002
4) 日本サルコイドーシス/肉芽腫性疾患学会サルコイドーシス治療ガイドライン策定委員会：サルコイドーシス治療に関する見解 — 2003．サルコイドーシス/肉芽腫性疾患 23 ; 105-114 ; 2003

問27　解答　問27-1　d（3, 4）
　　　　　　問27-2　(a)

【解説】　臨床経過，胸部X線写真上の右肺動脈起始部拡大および胸部造影CT上の肺動脈内血栓より，急性肺血栓塞栓症と診断できる．肺血栓塞栓症は，血栓あるいは塞栓子により肺動脈閉塞をきたした状態で，閉塞部より末梢に出血性壊死を伴うものを肺梗塞とよぶ．原因は多岐にわたるが，最も多いのは下肢・骨盤腔内の深部静脈血栓症であり，術後の長期臥床などにみられる．臨床症状は息切れ，呼吸困難，胸痛，血痰から失神，ショックを呈するものまであり，身体所見では頸静脈の怒張や心音上IIp音の亢進を認める．D-ダイマーの測定は必須であり，この上昇は診断の有力な根拠になる．動脈血ガス分析では肺胞過換気（すなわち低炭酸ガス血症）を伴う低酸素血症を示す．心電図ではST-T変化を高頻度に認め，冠動脈疾患と間違われることがある．洞性頻脈や右脚ブロックも多く，いわゆる$S_IQ_{III}T_{III}$は4割弱に認める．肺循環動態は肺高血圧と右心系内圧の上昇をきたすが，左心室拡張期容量は低下し心拍出量も減少する．肺血流シンチグラムにおいて区域以上の血流欠損を認め，肺動脈造影による中断像や充盈欠損により確定診断される．最近では造影CTの診断能が向上しており，CTのみで診断されるケースも少なくない．治療のゴールドスタンダードは抗凝固療法，すなわちヘパリンの投与であり，のちにワルファリンの内服に切り替える場合が多い．ウロキナーゼや組織プラスミノーゲンアクチベーターを用いた血栓溶解療法は，右心負荷が強い重症例が一般的な適応であり，早期の血行動態改善が期待できる．出血性合併症の危険は無視できないので，使用に際し注意が必要である．恒久的な下大静脈フィルターの留置は，抗凝固療法による深部静脈血栓症のコントロール不良例，あるいは抗凝固療法の禁忌例に適応となる．手術による血栓摘出は循環虚脱やショックを呈する重症例に行われる場合があるが，症例は限られ，頻度は非常に少ない．

◆ 文献
1) 高野照夫（企画）：特集　急性肺動脈血栓塞栓症．日内会誌90巻2月号；2001

問 28　解答　b(1, 5)

【解説】　(1) 一般に胸部超音波検査で1 cmを超える胸腔内液貯留を認めた場合，胸腔穿刺の適応がある．

(2) 胸腔穿刺で診断が確定できるのは18%に過ぎない．

(3) 出血傾向のある患者，人工呼吸管理下の患者，および皮膚疾患のある患者は胸腔穿刺の相対的禁忌であるが，絶対的禁忌ではない．

(4) 臨床的に肺炎に伴う反応性胸水(parapneumonic effusions)と考えられても，一側胸腔内の1/2以上を占める胸水の場合，pHが7.2未満で，グラム染色ないし一般細菌培養検査で起炎菌を検出した場合は予後が不良であり，抗菌薬の全身投与に加え胸腔ドレナージが必要である．したがって，胸腔ドレナージの適応を判断するためにも胸腔穿刺は必要である．

(5) 滲出性および濾出性を鑑別する基準として，ライト(Light)の診断基準［胸水LDH＞正常上限の2/3，LDH比(胸水/血清)＞0.6，総蛋白比(胸水/血清)＞0.5］は，感度98%，特異度83%で最も良い診断基準とされている．

◆ 文献
1) Light RW : Clinical practice. Pleural effusion. N Engl J Med 346 ; 1971-1977 ; 2002
2) Light RW : A new classification of parapneumonic effusions and empyema. Chest 108 ; 299-301 ; 1995
3) Collins TR, Sahn SA : Thoracocentesis. Clinical value, complications, technical problems, and patient experience. Chest 91 ; 817-822 ; 1987
4) Romero-Candeira S, Hernandez L, Romero-Brufao S, et al : Is it meaningful to use biochemical parameters to discriminate between transudative and exudative pleural effusions?. Chest 122 ; 1524-1529 ; 2002

問 29　解答　b(1, 5)
禁忌肢　(2)

【解説】　(1) 禁煙の意欲を高めるためには，「はっきりと」(clear)，「強く」(strong)，しかも「個別的な」(personalized)メッセージを用いて禁煙を促すことが効果的である．したがって，慢性閉塞性肺疾患の家族歴のある喫煙者に対して禁煙を勧める場合，タバコによる健康被害について幅広く説明するより，タバコと慢性閉塞性肺疾患との関連性について明確に強調して説明する方が，禁煙意欲を高める点で効果的である．

(2) 禁煙支援・指導の主な目的は，タバコによる健康被害の予防であり，医療従事者はすべての喫煙者に対して禁煙を勧める立場にある．

(3) 喫煙本数を徐々に減らして禁煙する方法(ニコチン漸減法)による禁煙率は，禁煙開始日を設定してその日から一気に禁煙する方法の0.7倍に過ぎず，ニコチン漸減法は一般に推奨されない．

(4) ニコチンパッチやニコチンガムは，禁煙後早期のニコチン離脱症状(ニコチンが切れることによる不快な症状)を軽減し，短期投与の有効性が証明されており，通常2～3か月の投与が推奨される．必ずしも長期投与を行う必要はなく，長期投与の有効性も証明されていない．

(5) 禁煙自体も容易でないが(禁煙支援がない場合の禁煙率は平均8.8%，禁煙支援がある場合の禁煙率は10.4～23.8%で，いずれも十分高い禁煙率とはいえない)，禁煙の継続はそれ以上に難しい．再喫煙防止のためには面接や電話などにより定期的にフォローアップを行うことが大変重要である．

◆ 文献
1) Fiore MC, Bailey WC, Cohen SJ, et al : Smoking Cessation. Clinical Practice Guideline No18. US Department of Health and Human Services, Public Health Service, Agency for Health Care Policy and Research, 1996. (AHCPR Publication No. 96-0692)
2) The Smoking Cessation Clinical Practice Guideline Panel and Staff : The Agency for Health Care Policy and Research. Smoking Cessation Clinical Practice Guideline. JAMA 275 ; 1270-1280 ; 1996

問 30　解答　b(1, 5)

【解説】　(1) 結核菌は抗酸菌であり胃液中でも生息可能である．痰がない場合でも肺結核を疑う時，胃液の抗酸菌検査(塗抹染色法，分離培養)を行う根拠である．抗酸菌としては，他に非結核性抗酸菌がある．

(2) 結核菌および非結核性抗酸菌の分離培養は，確定診断のみならず薬剤感受性検査を行うために必要である．培地としては古典的には小川培地が

有名であるが，結果に1か月以上要し迅速診断には適していない．より早い液体培地を基礎培地とした抗酸菌培養キットが用いられている．培地の抗酸菌の集落が形成されたら，遺伝子学的菌種同定法が導入されている．

(3)(4) 結核菌，水痘，麻疹は空気感染により人から人に伝播する．喀痰から結核菌陽性の患者は陰圧設定の部屋に収容し，医療従事者はN95マスクの使用が望ましい．

(5) 結核菌および非結核性抗酸菌のうち *Mycobacterium avium*-complex (MAC) の遺伝子診断法は保険適用となっており，結核の診断や肺結核と肺の非結核性抗酸菌症の鑑別が迅速にかつ確実に行われるようになった．

◆ 文献
1) 日本内科学会：特集 再興感染症としての肺結核．日内会誌89巻5月号；2000

(問31) 解答 a (1, 2)
【解説】 自覚症状，身体所見，胸部X線写真，検査成績から肺炎が最も考えられる．痰のグラム染色では，グラム陽性の双球菌を認め肺炎球菌である．また，好中球も認め，肺炎球菌が好中球に貪食される像もみられるので，肺炎の起炎病原微生物としては，肺炎球菌で矛盾しない．選択すべき経口抗菌薬としてはペニシリン系，ペネム系である．以前はニューマクロライド系抗菌薬も感受性があったが，最近のわが国の成績では耐性が高度となっている．ペニシリン耐性の肺炎球菌の出現が注目されているので，菌の同定および感受性検査をルーチン検査としたい．また，ペニシリン耐性肺炎球菌が疑われる場合，例えば，65歳以上，アルコール多飲者，幼児と同居あるいは接触する機会が多い，過去3か月以内にβラクタム系抗菌薬の投与を受けた，などでは，レスピラトリーキノロン経口薬（トスフロキサシン，ガチフロキサシン，モキシフロキサシン，高用量のレボフロキサシン）が選択できる．

◆ 文献
1) 日本呼吸器学会呼吸器感染症に関するガイドライン作成委員会（編）：呼吸器感染症に関するガイドライン；成人市中肺炎治療ガイドライン，ポケット版，東京，日本呼吸器学会，28；2005

(問32) 解答 c (1, 4, 5)
【解説】 呼吸生理で重要なことの1つは酸素の分圧で，大気から細胞までの流れを知ることである．本問はこれに関しての設問である．

まず，室内空気中のO_2分圧は大気圧760 mmHg，37℃の時の飽和水蒸気圧47 mmHg，吸入気酸素濃度21％から，

$$吸入気酸素分圧 P_{IO_2} = (760 - 47) \times 0.21 = 150 \text{ Torr}$$

となる．

一方，肺胞式からP_{AO_2}（肺胞中のO_2分圧）は，$P_{IO_2} - P_{aCO_2}/R$（R：呼吸商を約0.8と仮定して）であり，上記を代入，$P_{aCO_2} = 40$ Torr とすると，

$$P_{AO_2}（肺胞酸素分圧）\fallingdotseq 150 - 40/0.8 = 100 \text{ Torr}$$

となる．

高山病での息切れは，気圧の低下によるP_{IO_2}の低下であり，そのためP_{AO_2}は低下，最終的にP_{aO_2}が低下し，めまい，頭痛，嘔吐などの症状を引き起こすものである．

次に，

$$動脈中 P_{aO_2} = P_{AO_2} - A\text{-}aDO_2（肺胞気－動脈血酸素分圧較差）\fallingdotseq 95 \text{ Torr}$$

$A\text{-}aDO_2$の開大は，肺疾患による呼吸障害で最も一般的なもので，通常，肺換気・血流の不均等（極端な場合はシャント様効果）拡散障害などである．

一方，P_{aCO_2}や混合静脈血CO_2（$P\bar{v}CO_2$）はすべて等しいと考えてよく[2]，CO_2に関する限り，拡散障害はO_2と異なりほとんど問題とならない．

最終的には，細胞内でO_2消費をした後（活動中の筋内では20 Torrくらい）となり，混合静脈血でのO_2分圧（$P\bar{v}O_2$）は40 Torrと低下している．

一方，CO_2分圧については，CO_2の体内産生量と肺胞換気量（alveolar ventilation：VA）によって決定されているが，特に後者については死腔（解剖学的死腔：約150 ml）の影響が強く，1回換気量を増加させて，死腔換気率を減少させることにより，VAを増加させることができる．また，VAを増大させることは呼吸性にアルカローシスの方向へ進めることを意味する．

◆文献
1) 諏訪邦夫：血液ガストレーニング，第4版．東京；中外医学社，63-66；2000

問33 解答 d(2, 3, 4)

【解説】 アレルギー性気管支肺アスペルギルス症(allergic bronchopulmonary aspergillosis：ABPA)は，アトピー性素因を基礎に，中枢側の気管支に持続的に主として *Aspergillus fumigatus* などのアスペルギルスが生息することによって，Ⅰ型およびⅢ型のアレルギー反応が成立して発症する．Rosenberg らの診断基準が頻用されている．この診断基準では一次基準として，① 喘息症状，② 末梢血好酸球増加〔(4)：○〕，③ アスペルギルス抗原に対する即時型皮膚反応陽性，④ アスペルギルス抗原に対する沈降抗体陽性，⑤ 血清中 IgE 値の上昇〔(2)：○〕，⑥ 移動性または固定性の肺浸潤影の既往，⑦ 中枢性気管支拡張症が，二次基準として，① 茶褐色粘液栓子喀出の既往〔(1)：×〕，② 喀痰または粘液栓子からアスペルギルス陽性〔(3)：○〕，③ アスペルギルス抗原に対する即時型および Arthus 型(遅発型)皮内反応陽性，が挙げられている．確実例は一次基準をすべて満たすもの，ほぼ確実例は一次基準のうち6項目を満たすものであり，さらに二次基準をいくつか満たせば確実性が増す．

初発症状は喘息発作，喀痰，発熱などで，比較的重症な喘息と認識されることが多い(喘息発症平均2年後に ABPA と診断されることが多い)．ABPA の病期として，0 期：血清学的 ABPA 期(ABPA-S)，Ⅰ期：急性期，Ⅱ期：寛解期，Ⅲ期：再燃期，Ⅳ期：ステロイド依存性喘息期，Ⅴ期：肺線維症期に分けられ，発熱，肺浸潤影出現，喘息増悪のエピソードを繰り返すうちに病期が進行し，不可逆的な肺障害を起こし，最終的には呼吸不全・肺性心に陥り予後不良の症例もみられる．

茶褐色の粘液栓子は，気管支内に生育したアスペルギルスとその代謝産物やアレルギー反応によって生じた粘液，好酸球などの細胞成分からなるもので，過去または病気の経過中に見いだせば本症診断の有力な手がかりになる．

最近は *Aspergillus* 属以外の真菌による同様の疾患の発症も報告されており，最近はこれらをまとめてアレルギー性気管支肺真菌症(allergic bronchopulmonary mycosis：ABPM)と呼んでいる．

鉄錆色の喀痰は，肺炎球菌などの病原性の強い菌により肺実質の組織破壊がみられる場合などに認められる〔(1)：×〕．

ABPA では通常，肺気腫がみられることはない〔(5)：×〕．

◆文献
1) 茜原順一：アレルギー性気管支肺アスペルギルス症．In：高久史麿，尾形悦郎，黒川清，他(監)：新臨床内科学第8版．東京；医学書院，259-261；2002
2) 石岡伸一：アレルギー性気管支肺アスペルギルス症．In：金澤一郎，北原光夫，山口徹，他(総編集)：内科学．東京；医学書院，1096-1097；2006

問34 解答 b(1, 2, 5)

【解説】 Churg-Strauss 症候群はアレルギー性肉芽腫性血管炎とも呼ばれ，気管支喘息，好酸球増加，著明な好酸球浸潤を伴う中小血管の壊死性血管炎や血管外肉芽腫形成血管炎症候群を特徴とする．1951年，Churg と Strauss により結節性多発動脈炎(polyarteritis nodosa：PN)から分離独立された疾患である．ミエロペルオキシダーゼを抗原とする抗好中球細胞質抗体(MPO-ANCA：pANCA)が約70％に認められ，ANCA 関連血管炎の一型としても認識される．顕微鏡的 PN に似た面が多いが，本疾患はアレルギー的色彩が強く，Ⅰ，Ⅲ，Ⅳ型アレルギーの関与が推測されている．

多彩な病態が，同時にではなく，順次発現してくることが特徴である．

20～30歳代にアトピー性気管支喘息，アレルギー性鼻炎などのアレルギー性疾患で始まる．気管支喘息は本症の95％以上に認められる最も重要な症状である(prodomal phase)．

アレルギー性疾患に引き続き(数か月～数年後)，末梢血好酸球増加や諸臓器への好酸球浸潤がみられる．肺(種々の肺野陰影，好酸球性胸水など)や消化管病変が多い(eosinophilic phase)．

30～40歳代になると，中小血管炎が発症してくる．重症の場合死に至ることも多い．発熱，体

重減少，易疲労感，全身倦怠感などの非特異的全身症状と，多発性単神経炎，消化管の炎症や出血，腎炎，心筋・心膜炎，紫斑・皮下結節などといった特異的な血管炎症状がみられる(vasculitis phase)．

著しい好酸球増加が全例にみられ，白血球増加，血小板数増加，赤沈亢進，CRP陽性，血清IgE高値，正球性・正色素性貧血，高ガンマグロブリン血症，RA反応陽性，MPO-ANCA陽性がみられる．

鑑別診断として，好酸球増多を示す好酸球性肺炎・好酸球増加症候群など，血管炎症候群からは結節性多発性動脈炎，顕微鏡的多発性血管炎，Wegener肉芽腫などが挙がる．

なお，(4)抗基底膜抗体はGoodpasture症候群で陽性となる．腎糸球体基底膜に対する抗体であり，II型アレルギーの機序により肺と腎に障害をもたらす．

◆文献
1) 棟方充：アレルギー性肉芽腫性血管炎．In：高久史麿，尾形悦郎，黒川清，他(監)：新臨床内科学 第8版．東京；医学書院，273-274；2002
2) 大田健：アレルギー性肉芽腫性血管炎．In：金澤一郎，北原光夫，山口徹，他(総編集)：内科学．東京；医学書院，1097-1099；2006

(問35) 解答 d(2,3,4)
【解説】 関節リウマチでは気道病変(閉塞性細気管支炎，濾胞性細気管支炎，気管支拡張症)，間質性肺炎，胸膜炎，リウマチ結節などの多彩な肺病変がみられる．また金製剤やメトトレキサートなどの治療薬による肺傷害にも注意が必要である．全身性硬化症では，間質性肺炎や食道蠕動運動の低下による誤嚥性肺炎が多くみられるが，胸膜炎はまれである．胸膜炎は関節リウマチや全身性エリテマトーデスに合併することが多い．前者では胸水中の糖濃度の低下(30 mg/dl以下)，後者では胸水中の補体(C_3，CH_{50})低下，抗核抗体陽性，LE細胞陽性がみられる．肺胞出血は，全身性エリテマトーデスやMPO-ANCA関連血管炎における致死率の高い合併症である．全身性エリテマトーデスでは，胸水，肺胞出血のほか，急性間質性肺炎(ループス肺炎)，横隔膜収縮力の低下(縮小肺)がみられる．混合性結合織病(mixed connective tissue disease：MCTD)やCREST(calcinosis, Raynaud, esophageal dysmotility, sclerodactyly, telangiectasia)症候群では，肺高血圧症が予後を左右する因子として重要である．Sjögren症候群では，リンパ球性間質性肺炎(lymphoid interstitial pneumonia：LIP)，悪性リンパ腫などのリンパ増殖性肺疾患を発症することがある．また気道病変(乾燥性気管支炎，濾胞性細気管支炎)の頻度も高い．肺血栓塞栓症は抗リン脂質抗体症候群やBehçet病に多い合併症である．

(問36) 解答 a(1,2,3)
【解説】 多発性筋炎・皮膚筋炎(polymyositis/dermatomyositis：PM/DM)では間質性肺炎，呼吸筋障害，誤嚥性肺炎，縦隔気腫，肺癌などの肺病変がみられるが，間質性肺炎が予後の決定因子として重要である．PM/DMに合併する間質性肺炎は慢性型と急性型とに分けられる．慢性型間質性肺炎の合併例では，抗Jo-1抗体などの抗アミノアシルtRNA合成酵素(ARS)抗体が高頻度に検出される．組織学的には非特異的間質性肺炎(nonspecific interstitial pneumonia：NSIP)を呈し，副腎皮質ステロイド薬に対する反応性も良好なことが多い．一方，抗ARS抗体が陰性で，筋症状やCKの上昇も軽度であるが，ヘリオトロープ疹やゴットロン徴候などの典型的皮疹があるamyopathic DMでは急速進行性の間質性肺炎を合併することがある．このような症例の組織像はびまん性肺胞障害(diffuse alveolar damage：DAD)を呈し，副腎皮質ステロイド薬には抵抗性で予後不良である．近年ではPM/DMに合併した急速進行性間質性肺炎に対して，副腎皮質ステロイド薬とシクロスポリンの併用療法が有効であったという報告がある．

(問37) 解答 a(1,2,3)
【解説】 Wegener肉芽腫症は，①上気道と肺の壊死性肉芽腫，②壊死性半月体形成性腎炎，③全身の壊死性血管炎，を病理学的特徴とする原因不明の疾患である．高率にプロテネース3(PR-3)

に対する抗好中球細胞質抗体(PR-3 ANCA)が陽性であり，ANCA関連血管炎の1つと考えられている．主な罹患臓器は上気道(E)，肺(L)，腎(K)であり，E(膿性鼻漏，鼻出血，鞍鼻，中耳炎，視力低下，喉頭潰瘍)，L(血痰，呼吸困難)，K(血尿，蛋白尿，急激に進行する腎不全)の順で進行することが多い．E, L, Kのすべてが罹患しているものを全身型，KがなくE, Lの単数または2つの臓器にとどまるものを限局型とする．PR-3 ANCAの力値は活動性の指標となり，治療効果や再燃の判定に有用である．胸部X線像は多彩で，孤立性ないし多発性の結節影や浸潤影を呈するが，空洞陰影がみられることが多い．経気管支肺生検(TBLB)による診断率は低く，組織生検の部位には鼻腔，上咽頭や腎が選ばれることが多い．治療は副腎皮質ステロイド薬と免疫抑制剤(シクロホスファミド)の併用を基本とする．限局型で上気道症状の強いものにはスルファメトキサゾール・トリメトプリム(ST合剤)を加えることもある．二次感染に対する十分な対策も必要である．従来は2年以内に90%が死亡していたが，早期に治療が開始される例が増加し予後は改善してきている．

◆文献
1) 厚生科学研究特定疾患対策研究事業難治性血管炎に関する調査研究班(班長　橋本博史)：難治性血管炎の診療マニュアル．2002

問38　解答　a(1,2,3)
【解説】本症例では，50歳以上で，緩徐に進む呼吸困難，ばち指，両側肺底部のcrackles，胸部単純X線写真上での両側下肺野中心の線状，網状影を認めることから特発性肺線維症(idiopathic pulmonary fibrosis：IPF)が強く疑われる．本疾患は特発性間質性肺炎の中で唯一臨床診断が可能な疾患であることから，優先すべき検査はHRCT(high-resolution CT)による蜂巣肺の確認，肺機能上での拘束性障害および他疾患除外のための気管支肺胞洗浄である．経気管支肺生検では，一般に有意な所見が得られることは少なく，特発性肺線維症が疑われるときには適応にならない．また外科的肺生検は侵襲度の高い検査であり，各種検査でIPFの典型的所見が得られれば施行すべきではない．

◆文献
1) American Thoracic Society ; European Respiratory Society : American Thoracic Society/European Respiratory Society International Multidisciplinary Consensus Classification of the Idiopathic Interstitial Pneumonias. This joint statement of the American Thoracic Society (ATS), and the European Respiratory Society (ERS) was adopted by the ATS board of directors, June 2001 and by the ERS Executive Committee, June 2001. Am J Respir Crit Care Med 165 ; 277-304 ; 2002

問39　解答　c(1,4,5)
【解説】IPFの進行により呼吸不全が進行し致命的になることは，病状からも当然である．本疾患では肺癌の合併率が高く，基礎疾患としての肺線維症が肺癌治療上に制約を生じることが多く，また発見が遅れることも多いため予後は不良であり，予後に重大な影響を与える[1]．また，わが国から提唱されている病態として急性増悪があり，いったん発症すると約2/3は致命的であるとされ，予後に関係する重要な病態[2]である．感染症や気胸も特発性肺線維症では経過中問題となる病態ではあるが，特発性肺線維症の3大死因は呼吸不全，急性増悪，肺癌である．

◆文献
1) American Thoracic Society. Idiopathic pulmonary fibrosis : diagnosis and treatment. International consensus statement. American Thoracic Society (ATS), and the European Respiratory Society (ERS). Am J Respir Crit Care Med 161 ; 646-664 ; 2000
2) 小倉剛，近藤有好，佐藤篤彦，他：特発性間質性肺炎における肺癌の合併とその臨床的特徴．日胸疾会誌 35 ; 294-299 ; 1997
3) Kondo A, Saiki S : Acute exacerbation in idiopathic interstitial pneumonia. In : Harasawa M, Fukuchi Y , Morinari H(eds) : Interstitial Pneumonia of Unknown Etiology. Tokyo ; University of Tokyo Press, 33-42 ; 1989

問40 解答 e(3, 4, 5)
禁忌肢 (2)

【解説】 特発性間質性肺炎の診断は病理学的検査がすべてではないが，病理組織の評価には外科的肺生検が必要である．経気管支肺生検では，非特異的な病態である特発性間質性肺炎の病理学的評価は困難である．石綿肺については一般的には病歴聴取による石綿暴露歴が最も重要であるが，気管支肺胞洗浄で石綿を検出すると，病歴と合わせて石綿肺と診断することが一般的である．慢性好酸球性肺炎では，特徴的な画像所見と気管支肺胞洗浄での好酸球増多を確認することが重要である．過敏性肺炎では，特徴的な病歴と気管支肺胞洗浄液でのリンパ球増多，および経気管支肺生検での肉芽腫確認により本疾患と診断可能である．この中で環境誘発試験は特に重要である．薬剤性肺炎では薬歴聴取などの病歴聴取が最も重要であるが，薬剤性肺炎が疑われるときの再投与については，ヘルシンキ宣言のうえから十分な説明と同意なしでの施行は一般的に禁忌と考えるべきである．

◆文献
1) American Thoracic Society ; European Respiratory Society : American Thoracic Society/European Respiratory Society International Multidisciplinary Consensus Classification of the Idiopathic Interstitial Pneumonias. This joint statement of the American Thoracic Society (ATS), and the European Respiratory Society (ERS) was adopted by the ATS board of directors, June 2001 and by the ERS Executive Committee, June 2001. Am J Respir Crit Care Med 165 ; 277-304 ; 2002

問41 解答 b(1, 2, 5)

【解説】 肺水腫とは肺血管外に異常な水分貯留をきたした病的状態と定義される．肺における体液移動は主として肺毛細血管壁を介し，その内外での受動的輸送により行われ，次式(Starling の式)により規定される．

$$Q = K[(Pc - Pi) - \sigma(\pi c - \pi i)]$$

Q：肺血管外水分漏出量，K：濾過係数，σ：反射係数，Pc：肺毛細血管内圧，Pi：肺間質圧，πc：血漿膠質浸透圧，πi：間質膠質浸透圧

肺水腫の成因は，圧上昇型肺水腫(hydrostatic pulmonary edema)と透過型肺水腫(permeability pulmonary edema)に大別されるが，リンパドレナージの減少，間質圧の低下，膠質浸透圧の低下なども一因となる．圧上昇型肺水腫は血管内外圧差(Pc − Pi)の上昇によるもので，左心不全に代表され，最も頻度が高い．過剰な輸液も毛細血管の静水圧上昇をきたす．透過型肺水腫は臨床的には急性呼吸促迫症候群(ARDS)といわれるが，血管内皮や肺胞上皮の物理的・化学的損傷により毛細血管の透過性が亢進した状態で，敗血症，尿毒症，高濃度酸素などが原因となる．これら以外にも，ショック，薬物(パラコートやヘロインなど)，放射線，熱傷，肺血栓塞栓症，急性膵炎など多くの病態で透過型肺水腫が生じることが知られている．癌性リンパ管症は，リンパドレナージが減少した状態である．

◆文献
1) West JB : Pulmonary Pathophysiology : The essentials. Baltimore ; Lippincott Williams & Wilkins, 101-111 ; 2003

問42 解答 a(1, 2, 3)

【解説】 TNM 分類は癌の進行度を評価し，病期を決めることにより治療方針を決定するための必須の評価法である．T(tumor)は原発腫瘍の進展度(大きさ)を表し，N(node)は所属リンパ節転移の状態を表す．M(metastasis)は遠隔転移の状態を表すので，正解はa(1, 2, 3)である．病期分類は患者の全身状態とは無関係に決定される．また，病期は0期からIV期までに分けられる．

◆文献
1) 日本肺癌学会(編)：臨床・病理 肺癌取扱い規約 改訂第6版．東京；金原出版；2003

問43 解答 a(1, 2, 3)

【解説】 (1) 睡眠時無呼吸症候群の9割以上が閉塞型で，中枢型の頻度は低い．中枢型は脳神経疾患や心不全患者に合併することがある．

(2) 臨床的に診断される睡眠時無呼吸症候群患者の男女比は，8：1であるが，疫学調査による

と，4：1程度になるという．いずれにしても，男性のほうが多い．

(3) 無呼吸に伴い繰り返し出現する低酸素血症と覚醒のため，交感神経の持続的緊張が続くため，二次性高血圧症が出現する．経鼻的持続的陽圧呼吸（CPAP）などの治療により，改善することが多い．2003年，米国国立心臓肺血液研究所（The National Heart, Lung, and Blood Institute）から高血圧症のガイドライン（JCN 7）が発表され，鑑別すべき二次性高血圧症のトップに睡眠時無呼吸症候群が挙げられた[1]．

(4) 幼児（1～6歳）の2%に，睡眠時無呼吸がみられるという．ほとんどが閉塞型であるが，アデノイド，扁桃肥大が原因になることが多い点で，成人と異なる．

(5) BMIが30以上の肥満者が人口に占める割合は，欧米では約2割に達するが，わが国では約2%に過ぎないため，主たる原因が肥満であると考えられている睡眠時無呼吸症候群は，わが国ではまれな疾患と考えられていた．その後の疫学的調査によって，わが国でも欧米とほぼ同程度の成人の2～4%に睡眠時無呼吸症が存在することが明らかになってきたが，その多く（9割以上）は，未診断である[2]．2000年に行われた調査では，無呼吸低呼吸指数（apnea and hypopnea index：AHI）が20以上の睡眠時無呼吸症候群患者の約3割は，BMIが25以下である[3]．肥満者を診て睡眠時無呼吸症候群を疑うことは大切であるが，肥満でないからといって，睡眠時無呼吸症候群を否定することはできない．

◆ 文献
1) Chobanian AV, Bakris GL, Black HR, et al : The Seventh Report of the Joint National Committee on Prevention, Detection, Evaluation, and Treatment of High Blood Pressure (The JNC 7 Report). JAMA 289 ; 2560-2572 ; 2003
2) Tachibana N, Ayas NT, White DP : Japanese versus USA Clinical Services for Sleep Medicine. Sleep and Biological Rhythms 1 ; 215-220 ; 2003
3) 佐藤誠：検査計画法―呼吸器疾患編：睡眠時無呼吸症候群．綜合臨牀 51（増刊）；1264-1268；2002

問44　解答　a（1,2,3）
【解説】考慮しなければならないことは病因微生物，抗菌薬，宿主の3つについてである．院内肺炎の臨床診断は胸部X線写真の異常陰影の存在があるが，胸部異常陰影を呈する病態には非感染性の種々の原因がある．急性肺障害（ALI）／急性呼吸促迫症候群（ARDS），肺出血，肺梗塞，無気肺，薬剤性肺炎，原病による肺病変など多彩である．したがって，鑑別診断のための侵襲的な診断アプローチも考慮する．また，細菌以外の病因微生物（ウイルス，真菌，抗酸菌，非定型菌など），さらに耐性菌を念頭に置く必要がある．院内肺炎以外の感染巣を常に考慮し，詳細な現症と検査成績を注意深く検討する．抗菌薬については投与薬剤の薬力学的，薬物動態学について検討する．濃度依存性か時間依存性かは重要であり，同時にTDM（薬物血中濃度モニタリング）を活用する．薬剤相互作用についても薬剤師とのチーム医療が大切である．抗菌薬は一般的には肺への移行はよくないが，特にアミノ配糖体はきわめて低率であり，膿瘍では活性が失われる．抗菌薬の組織濃度を高めるために抗菌薬の吸入療法も試みられているが，院内肺炎での有効性を示唆する結果は得られていない．宿主因子では合併症・基礎疾患自体のため，あるいは合併症・基礎疾患自体の治療が十分でないために肺炎の経過が修飾される可能性がある．さらに，抗菌薬の効果を阻害する物理的な要因に膿胸や肺膿瘍の合併があり，画像診断を利用して外科的処置や呼吸理学療法を積極的に導入することも必要であろう．

表6-1　細菌性肺炎と非定型肺炎の鑑別

（I）鑑別に用いる項目
1. 年齢60歳未満
2. 基礎疾患がない，あるいは，軽微
3. 頑固な咳がある
4. 胸部聴診上所見が乏しい
5. 痰がない，あるいは，痰の迅速診断法で原因菌が証明されない
6. 末梢血白血球数が 10,000/μl 未満である

（II）鑑別基準
（I）の6項目すべてを使用した場合
　　4項目以上合致すると，非定型肺炎疑い
　　3項目以下の合致では，細菌性肺炎疑い
（I）の1から5までの5項目を使用した場合
　　3項目以上合致すると，非定型肺炎疑い
　　2項目以下の合致では，細菌性肺炎疑い

（問45 文献1より引用）

◆ 文献
1) 渡辺彰：治療に反応しない患者への対応．In：原耕平（編）：重症院内肺炎の病態と治療．大阪；医薬ジャーナル社，80-89；2002

問45 解答 b(1, 2, 5)
【解説】肺炎球菌性肺炎で代表される細菌性肺炎に対し非定型肺炎（atypical pneumonia）の概念が提唱されている．表6-1にその特徴を示す．細菌性肺炎に効果的であるペニシリン系やセフェム系が無効である．代表的な非定型肺炎としては，マイコプラズマ，クラミジア，Q熱である．

◆ 文献
1) 日本呼吸器学会呼吸器感染症に関するガイドライン作成委員会（編）：呼吸器感染症に関するガイドライン；成人市中肺炎診療ガイドライン，ポケット版．東京；日本呼吸器学会，16；2005

7 血液

問1 解答 (a)

【解説】 貧血の原因検索には，赤血球恒数がその手がかりを与えてくれる．小球性低色素性であれば，赤芽球細胞質のヘモグロビン合成障害，大球性高色素性であれば，葉酸やビタミン B_{12} 欠乏による赤芽球の核合成障害，正球性正色素性であれば，造血障害か溶血性貧血を推測させる．本症例の MCV，MCH を計算すると，それぞれ 58.4，19.7 であり小球性低色素性貧血である．このタイプの貧血の原因は，ヘモグロビンの材料不足である．すなわち鉄，グロビン，プロトポルフィリンのいずれかの不足である．それぞれ，鉄欠乏性貧血，サラセミア，鉄芽球性貧血を起こす．最も頻度が高く，日常遭遇する確率が高いのは鉄欠乏性貧血である．その多くは出血による鉄の再利用ができないことに起因している．若い女性で，過多月経があるとすれば鉄欠乏性貧血の可能性が最も高い．鉄欠乏性貧血では血清鉄低値，TIBC 高値，貯蔵鉄を反映している血清フェリチンは低値になるので，該当するのは (a) である．(b) は血清鉄が高く，フェリチンも高い．(c) はほぼ正常者である．(d) は TIBC の増加がみられない．(e) は血清鉄，TIBC は低値で，フェリチンは高値となっており，炎症に伴う二次性貧血のパターンである．炎症性サイトカインによる網内系鉄ブロックによる鉄利用障害のため，貯蔵鉄を反映している血清フェリチンは高値となる．

◆ 文献
1) 堀田知光：鉄欠乏性貧血．In：杉本恒明，小俣政男，水野美邦（総編集）：内科学第 8 版．東京；朝倉書店，1794-1796；2003

問2 解答 (b)

【解説】 発作性夜間ヘモグロビン尿症（paroxysmal nocturnal hemoglobinuria：PNH）は赤血球膜表面における補体制御因子の欠損により，自己の補体の攻撃を受けやすく，血管内溶血を起こす疾患である．溶血を起こすが，この異常は赤血球のみならず，顆粒球やリンパ球にも及んでいる．PNH の本態は，*PIG-A* 遺伝子異常による glycosyl-phosphatidylinositol（GPI）アンカー蛋白の合成障害である．GPI アンカー蛋白は特定の蛋白を細胞膜につなぎ止めるのに必要で，補体制御因子である CD55 や CD59，好中球アルカリホスファターゼなどは GPI アンカー蛋白を介して細胞膜に結合している．したがって PNH 患者では，GPI アンカー型蛋白は欠損している．(a) の直接クームス試験は，赤血球表面に結合した自己抗体を検出する試験で，後天性溶血性貧血である自己免疫性溶血性貧血の診断に必要である．PNH では陰性である．(c) の血清フェリチンは通常低値となる．PNH の溶血は血管内溶血であり，溶血によって生じたヘモグロビンは尿中に排泄され，ヘモグロビン尿として観察される．したがって鉄は再利用されず，体内の鉄は通常減少している．(d) ショ糖水試験は陽性である．試験管内で補体を活性化して PNH 赤血球の検出を試みる検査の

1つである．等張ショ糖のような電解質のない溶液中では補体が活性化され，赤血球溶血を起こす．砂糖水試験も同じ原理である．またpHが6.5〜7.0程度の酸性環境でも補体は活性化される．これを応用したのがHam試験である．PNHであればいずれも陽性となる．ショ糖試験や砂糖水試験は偽陽性が多いため，Ham試験が推奨される．(e)好中球アルカリホスファターゼもGPIアンカー型蛋白であるため，好中球をアルカリホスファターゼ染色をして得られるNAPスコアは低値である．

◆ 文献
1) 金丸昭久：発作性夜間ヘモグロビン尿症．In：杉本恒明，小俣政男，水野美邦（総編集）：内科学第8版．東京；朝倉書店，1810-1812；2003

を確認する必要がある．(a)尿ヘモジデリンは血管内溶血を意味するもので，発作性夜間ヘモグロビン尿症などで陽性となる．(b)骨髄生検はサラセミアの診断にはまったく必要ない．(c)赤血球浸透圧抵抗試験は遺伝性球状赤血球症の浸透圧脆弱性を確認する検査である．(e)の直接クームス試験は，赤血球表面に結合した自己抗体を検出する試験で，後天性溶血性貧血である自己免疫性溶血性貧血の診断に必要である．サラセミアでは陰性である．

◆ 文献
1) 金丸昭久：異常ヘモグロビン症とサラセミア．In：杉本恒明，小俣政男，水野美邦（総編集）：内科学第8版．東京；朝倉書店，1812-1816；2003

問3 解答 (d)

【解説】貧血の原因検索には，赤血球恒数がその手がかりを与えてくれる．小球性低色素性であれば，赤芽球細胞質のヘモグロビン合成障害，大球性高色素性であれば，葉酸やビタミンB_{12}欠乏による赤芽球の核合成障害，正球性正色素性であれば，造血障害か溶血性貧血を推測させる．本症例のMCV，MCHを計算すると，それぞれ63.9，21.0であり小球性低色素性貧血である．このタイプの貧血の原因は，ヘモグロビンの材料不足である．すなわち鉄，グロビン，プロトポルフィリンのいずれかの不足である．それぞれ，鉄欠乏性貧血，サラセミア，鉄芽球性貧血を起こす．最も頻度が高く，日常遭遇する確率が高いのは鉄欠乏性貧血であるが，本症例では血清鉄136 μg/dl，総鉄結合能320 μg/dl，血清フェリチン96 ng/mlであり，鉄欠乏はみられない．ここで末梢血塗抹標本をみると，赤血球の形態異常がみられ，標的状赤血球(target cell)が目立つ．小球性低色素性で鉄欠乏がなく，target cellが目立つとなれば，サラセミアが最も考えられる．サラセミアは，ヘモグロビンの材料であるグロビン鎖の先天的合成不良によって生じる疾患群である．成人ではグロビン鎖はα鎖とβ鎖があり，α鎖の合成障害をαサラセミア，β鎖合成障害をβサラセミアと呼んでいる．正常ではα鎖とβ鎖の合成比は，$\beta/\alpha \fallingdotseq 1.0$であるので，疑わしければグロビン鎖合成比

問4 解答 (e)

【解説】末梢血所見は汎血球減少症を呈している．汎血球減少を呈する疾患には，再生不良性貧血，骨髄異形成症候群，発作性夜間ヘモグロビン尿症，急性白血病，巨赤芽球性貧血，非造血細胞による骨髄の置換，脾機能亢進症がよく知られている．提示された骨髄生検組織像をみると，細胞がほとんどなく脂肪髄であり，再生不良性貧血に一致する血液像である．再生不良性貧血の治療方針は，その重症度によって異なる．重症度は，網赤血球数，血小板数，好中球数で判断される．本症は，網赤血球数4,400，好中球数420，血小板0.9万と重症型である．重症型の治療方針は，若年者（20歳以下）で同胞骨髄移植ドナーがあれば同種骨髄移植を，同胞ドナーがいない，あるいは高齢者（45歳以上）であれば，抗リンパ球グロブリンあるいはそれにシクロスポリンを併用した免疫療法が第一選択である．20〜45歳は個々の患者の希望にあわせ治療を選択している．というのは，特発性再生不良性貧血の病因が，自己のTリンパ球による造血幹細胞の抑制という知見が得られているため，重症型や中等症では積極的に免疫療法が行われている．軽症型では，経過観察や蛋白同化ホルモンが選択される．(a)は軽症型の治療である．(b)は急性前骨髄球性白血病の治療に用いられる．(c)の同種骨髄移植は若年者，特に20歳以下での選択肢であり，65歳では移植関連死

の確率があまりに高い．(d)ビタミンKは出血の原因が，ビタミンK欠乏による凝固異常によるものであれば適応があるが，血小板減少に伴う出血に対しては効果がない．

◆ 文献
1) 中尾眞二：造血機能低下による貧血．In：杉本恒明，小俣政男，水野美邦（総編集）：内科学第8版．東京；朝倉書店，1826-1832；2003

ので止血するまで輸注を繰り返す必要がある．
(e)酢酸デスモプレシン（デスモプレシン®）は第Ⅷ因子を内皮細胞など貯蔵部位から放出させ血中濃度を2〜4倍に上昇させる作用があるため中等症ないし軽症血友病Aに用いられる．一般に血友病患者において筋注は血腫を形成するために禁忌であり，この場合の投与経路も静脈内である．

(問5) 解答 (d)
禁忌肢 (b)(e)
【解説】 (a)血友病の重症度は凝固因子活性と相関し，凝固因子活性1%未満が重症，1〜5%が中等症，5%以上が軽症とされている．8%は軽症に相当する．
(b)多くは乳幼児期から外傷・打撲により皮下溢血斑，皮下血腫が出現し，さらに運動が活発な年齢になると関節内出血が出現する．出血は外傷時異常出血，口腔内出血，関節内出血，筋肉内出血，皮下溢血斑や血腫，歯肉出血，鼻出血，血尿，消化管出血，頭蓋内出血などがみられる．筋肉内や皮下などの軟部組織は出血に伴い血腫を形成しやすい．筋肉内や皮下出血では数日で血腫になることがあるが，これら血腫の切開は禁忌である．
(c)血友病は遺伝病であり，第Ⅷ因子活性の欠乏による血友病Aと第Ⅸ因子活性の欠乏による血友病Bがある．有病率は男性人口10万人当たり7.2で，血友病Aは3,798人，血友病Bは824人である（2000年）．症例は2/3に家族歴があり遺伝形式はX連鎖劣性で，男性の1/2に発症，女性は保因者である．残りの1/3は孤発例であるが次世代へは同様に遺伝する．女性は保因者であり発症しない．
(d)治療は出血時に第Ⅷ因子または第Ⅸ因子を補充し，早期に止血を行うことが重要である．血友病Aに対しては遺伝子組み換え製剤が主に用いられる．第Ⅷ因子製剤を体重1kg当たり1単位輸注すると生体内では約2%の活性上昇が期待できる．出血時の輸注量は，凝固因子活性を軽度の出血で20〜30%，中等度の出血で30〜50%，重症出血では初回50〜100%で止血まで30〜50%を目標とする．生体内半減期は8〜12時間である

(問6) 解答 (e)
【解説】 (a)巨赤芽球性貧血はビタミンB_{12}あるいは葉酸の欠乏によりDNA合成障害をきたし，巨赤芽球を伴う貧血，好中球減少，血小板減少がみられる疾患である．症状としては貧血以外に，舌の痛み（Hunter舌炎）などの消化器症状，下肢のしびれなどの神経症状を呈する．末梢血や骨髄所見のみでは骨髄異形成症候群との鑑別が困難な場合があるほか，LDH上昇や血小板減少の存在から進展した悪性腫瘍を疑われる場合も多い．
(b)抗リン脂質抗体症候群は抗リン脂質抗体による血栓性疾患で，動静脈血栓症およびその既往，習慣性流産，血小板減少などに加えて抗リン脂質抗体（抗カルジオリピン抗体とループスアンチコアグラント）が血中に証明される場合に診断される．
(c)Bernard-Soulier症候群は，血小板膜表面GPIb/IXが先天的に欠乏する疾患で，粘着障害による血小板の一次止血の障害から出血傾向を呈する．末梢血で血小板減少，塗抹標本で巨大血小板がみられ，出血時間は著明に延長する．血小板のリストセチン凝集が欠如するがvon Willebrand病（vWD）と異なり正常血漿の添加では補正されない．常染色体劣性遺伝病である．
(d)Evans症候群とは，後天性の自己免疫性溶血性貧血に特発性血小板減少性紫斑病を合併した場合を示す症候群である．治療は副腎皮質ステロイド薬，摘脾，γグロブリン大量療法，ビンクリスチン，シクロスポリンなどが試みられる．
(e)血小板無力症（Glanzmann thrombasthenia）は，血小板凝集の障害から出血傾向を示す先天性血小板機能異常症である．その本態はフィブリノーゲン受容体である血小板膜糖蛋白GP Ⅱb-Ⅲa複合体（インテグリンαⅡbβ3）の欠乏である．検査

所見では出血時間延長，血小板凝集や血餅退縮低下または欠如を認めるが血小板減少は認めない．常染色体劣性遺伝病である．

問7 解答 (e)

【解説】 抗リン脂質抗体症候群(antiphospholipid syndrome)は習慣流産の原因として重要な疾患で，流産は一般的に妊娠初期に多いが，抗リン脂質抗体症候群の患者の場合，妊娠中期や後期にも起こり，子宮内胎児死亡や胎児発育不全を起こすことなどが特徴である．

(e) 二次性例のほとんどは全身性エリテマトーデスである．そのほかに特殊型として成人呼吸窮迫症候群や高度な血小板減少症を呈し急激に多臓器不全に陥るものとして劇症型抗リン脂質抗体症候群がある．本症候群は抗リン脂質抗体(抗カルジオリピン抗体)やループスアンチコアグラントの存在と関連する血栓症や習慣性流産を特徴とする自己免疫疾患である．基礎疾患なく発症する原発性抗リン脂質抗体症候群と膠原病などに続発する二次性抗リン脂質抗体症候群とに分けられる．

(a) 血栓症はあらゆる部位の動静脈に発生する可能性があり，動脈血栓症は脳梗塞が最も多く，肺梗塞，心筋梗塞もみられる．静脈血栓症は血栓性静脈炎，下肢深部静脈血栓症などが多い．

(b)(c) この症候群でみられる抗カルジオリピン抗体は，カルジオリピンと結合した血漿蛋白 β_2-グリコプロテインⅠ(β_2-GPI)を標的とし β_2-GPI依存性抗カルジオリピン抗体と呼ばれる．カルジオリピンを標的とするものは β_2-GPI非依存性抗カルジオリピン抗体と呼ばれ梅毒などの感染症で認められる．抗リン脂質抗体症候群における抗カルジオリピン抗体は疾患感度が高く，ループスアンチコアグラントは疾患特異性が高い．

(d) 抗リン脂質抗体は，リン脂質依存性凝固反応を障害し，プロトロンビナーゼ，第Ⅹ因子活性化を主に阻害する．その他プロテインC活性化も障害されることがある．

血栓症の病態は，①抗リン脂質抗体が血管内皮細胞に結合し血管内皮細胞を活性化することにより，接着分子，サイトカイン，プロスタサイクリンの代謝に影響を与える，②オキシダントを介して血管内皮障害が起こる，③抗リン脂質抗体が凝固を制御するリン脂質結合蛋白の機能を阻害または修飾する，などの機序が考えられている．

◆文献
1) Levine JS, Branch DW, Rauch J : The antiphospholipid syndrome. N Engl J Med 346 ; 752-763 ; 2002

問8 解答 (b)

【解説】 多発性骨髄腫(multiple myeloma : MM)の診断基準は Durie and Salmon によるもの(表7-1)と Kyle and Greipp によるもの(表7-2)が代表的である．新WHO分類は Durie and Salmon 分類に準じている．

Durie and Salmon の診断基準は myeloma cell と M 蛋白および骨病変の証明を中心にしている．

Kyle and Greipp は myeloma cell，M 蛋白，骨病変のほかに貧血，腎障害，高カルシウム血症の証明を加えている．さらに骨髄細胞の labeling index を追加していることが特徴的である．

β_2-ミクログロブリン，血清総蛋白，血清フェリチン，オステオカルシンは MM の病状把握に重要なデータであるが診断基準には含まれない．

◆文献
1) Durie BG : Staging and kinetics of multiple myeloma. Semin Oncol 13 ; 300-309 ; 1986
2) Greipp PR : Advances in the diagnosis and management of myeloma. Semin Hematol 29 (Suppl 2) ; 24-45 ; 1992
3) Grogan TM, et al : Plasma cell neoplasms. In : Elaine SJ, et al : WHO Classification of Tumors. Lyon ; IARC Press, 142-156 ; 2001

問9 解答 (e)

【解説】 多発性骨髄腫では CD38 の発現頻度が最も高い．ほかに CD56 の発現も特徴的である．CD5 は成熟Bおよび成熟T細胞にみられるが，形質細胞では認められない．CD13 および CD33 は骨髄系細胞に特徴的なマーカーである．CD20 はB細胞に広く認められるが，形質細胞に分化すると消失する．

表 7-1 diagnostic criteria for plasma cell myeloma

A. The diagnosis of myeloma requires a minimum of one major and one minor criteria or three minor criteria which must include (1) and (2). These criteria must be manifest in a symptomatic patient with progressive disease.
B. Major criteria :
　― Marrow plasmacytosis（＞30%）
　― Plasmacytoma on biopsy
　― M-component :
　　　Serum : IgG＞3.5 g/dl, IgA＞2 g/dl
　　　Urine＞1 g/24 hr of Bence-Jones[BJ]protein
C. Minor criteria :
　― Marrow plasmacytosis（10〜30%）
　― M-component : present but less than above
　― Lytic bone lesions
　― Reduced normal immunoglobulins（＜50% normal）:
　　　IgG＜600 mg/dl, IgA＜100 mg/dl, IgM＜50 mg/dl

表 7-2 diagnostic criteria for monoclonal gammopathy of undetermined significance (MGUS), indolent and smoldering myeloma

A. MGUS :
　― M-component present, but less than myeloma levels
　― Marrow plasmacytosis＜10%
　― No lytic bone lesions
　― No myeloma-related symptoms
B. Smoldering Myeloma : same as MGUS except :
　― Serum M-component at myeloma levels
　― Marrow plasmacytosis 10〜30%
C. Indolent Myeloma : same as myeloma except :
　― M-component : IgG＜7 g/dl, IgA＜5 g/dl
　― Rare bone lesions（≦3 lytic lesions）, without compression fractures
　― Normal haemoglobin, serum calcium and creatinine
　― No infections

◆文献
1) 石川秀明：多発性骨髄腫の基礎と臨床―骨髄腫細胞のバイオロジー．血液・腫瘍科 47；403-411；2003

問10 解答 (c)

【解説】 monoclonal gammopathy of undetermined significance (MGUS) の概念は Kyle and Greipp によって示された．SWOG の診断基準では labeling index などの特殊検査項目が除外されて，いずれの施設でも応用できるものになっている．新 WHO 分類もこれに準じている（**表 7-2**）．
　MGUS は 10 年間に約 10% が多発性骨髄腫(MM)または原発性マクログロブリン血症へ移行する．MGUS は MM に特徴的な plasma cell の著増，貧血および溶骨性病変を認めないものである．健康診断で M 蛋白血症を早期に発見されることが多くなっており，MGUS に対する正確な知識が要求されている．

◆文献
1) Greipp PR : Advances in the diagnosis and management of myeloma. Semin Hematol 29 (Suppl 2)；24-45；1992
2) Grogan TM, et al : Plasma cell neoplasms. In : Elaine SJ, et al : WHO Classification of Tumors. Lyon；IARC Press, 142-156；2001

問11 解答 (d)

【解説】 造血細胞移植後の合併症は，① 急性移

植片対宿主病（graft versus host disease：GVHD），②細菌およびウイルス感染症，③移植関連毒性，が主なものである．急性 GVHD は重症度に応じて予後が分かれているのでその病態をよく知り，かつ速やかな対応が求められる．この症例は典型的な皮膚 GVHD である．皮疹は急性じんま疹様の皮疹を特徴とする．体表面積の 50％以上の皮疹は急性 GVHD Ⅱ度であるのでメチルプレドニゾロン 2 mg/kg の点滴を開始する．これ以上治療を待つことは GVHD の悪化が予想される．メチルプレドニゾロン投与による治療的診断をした方がよい．

問12 解答 (b)

【解説】 本例は皮膚浸潤を伴った慢性型の成人 T 細胞白血病（ATL）である．ATL の診断は抗 HTLV-1 抗体が PA 法または ELISA 法で陽性であること．または immunofluorescence 法や Western blot 法により，陽性が確認されていることが望ましい．測定可能な施設では Southern blot 法により HTLV-1 のクロナリティが確認できるとよい．病型診断として，急性型 ATL では花弁様細胞が特徴的である．リンパ腫型はリンパ節生検で診断可能．慢性型はリンパ球数が 4,000 以上で異常リンパ球を認め，LDH 値が正常の 2 倍以内である．くすぶり型はリンパ数が 4,000 未満で LDH 値が正常の 1.5 倍以内である．ATL は難治性でかつ多臓器浸潤が特徴的である．皮膚，肺，リンパ節，肝腫大，脾腫大，中枢神経，骨，腹水，胸水そして消化管にも ATL 病変がみられる．治療抵抗性のため，最近では造血幹細胞移植の有効性確認のため，検討が行われている．

問13 解答 (d)

【解説】 造血細胞移植後の感染合併症で最も死亡率の高いものはサイトメガロウイルス（CMV）感染症である．したがって，その診断は早期にされるべきで，かつ初期治療も大事である．現在は移植後，血液学的に生着してからはサイトメガロウイルス抗原血症のモニタリングが重要と考えられている．本症例はサイトメガロウイルス肺炎の診断に特異的とされる ① 発熱，② 乾性咳，③ 低酸素血症の 3 項目がある．胸部 X 線は図 7-6（78 頁参照）のように両側性スリガラス様の陰影が特徴的．典型的な造血細胞移植後のサイトメガロウイルス肺炎である．酸素飽和度が 95％未満ではサイトメガロウイルス肺炎を疑うことが必要である．もちろん HRP-C7 による CMV 抗原血症，または気管支肺胞洗浄液（BAL）で CMV を確認することが診断には不可欠である．本症例は BAL にて CMV 感染を確認した．CMV 感染症の治療はガンシクロビルを 10 mg/kg/日投与する．肺真菌感染症や細菌感染は両側肺病変を起こすことは少ない．肺 GVHD は閉塞性細気管支炎の病態を示すことが多い．バクタ®の予防内服をしているので本例でのカリニ肺炎は考えにくい．

問14 解答 (d)
　　　 禁忌肢 (c)

【解説】 EB ウイルス初感染による伝染性単核球症の症例である．EB ウイルスは，多くの場合乳幼児期に不顕性感染するが，成人において初感染すると伝染性単核球症を引き起こす．特徴的臨床症状は，発熱，リンパ節（特に頸部）腫脹，肝脾腫，肝障害，扁桃炎，皮疹などである．同様の臨床症状はヒトサイトメガロウイルスや腺熱リケッチア症でも認められるが，ヒトサイトメガロウイルスの場合には頸部リンパ節腫脹が乏しいことが鑑別の 1 つになりうる．また最近，伝染性単核球症様症状が薬剤アレルギーによって誘発される HHV-6 再活性化（drug-induced hypersensitivity syndrome：DIHS）によっても惹起されることが明らかとなった．白血球数は発症初期にはむしろ幾分減少しているが，その後図 7-7（78 頁参照）に示すような異型リンパ球が増加する．このリンパ球は，EB ウイルスに感染した B 細胞を排除するために増殖した CD8 陽性細胞傷害性 T 細胞である．したがって，伝染性単核球症は免疫防御機構の生体反応として発症するものであり，HIV 感染者や臓器移植患者などの免疫不全患者には起こらないことを理解する必要がある．治療は対症療法が基本であるが，急性扁桃炎を合併することが多いため抗菌薬の投与が必要になることがある．ペニ

表7-3 EBウイルス抗体の種類と意義

抗体の種類	意義
VCA-IgG	既感染歴
VCA-IgM	初感染
VCA-IgA	高度の活動性
EA-IgG	活動性
EA-IgM	初感染
EA-IgA	高度の活動性
EBNA	既感染（回復後）

シリンは本疾患では重症アレルギー反応をきたすことが多いため禁忌とされており，ニューキノロンやセフェムなどの他の抗菌薬を使用する．各種EBウイルス抗体価の意義を知ることはEBウイルスの感染状態を知るうえできわめて大切なことである（表7-3）．このうち，EBNA抗体は，急性期には陰性で回復後陽転する．治療は基本的に対症療法であり，肝炎の重症化や脾臓破裂などが起こらない限り予後は良好で，臓器移植患者のようにEBウイルス関連リンパ腫を発症することはない．

問15 解答 (e)

【解説】 白血球の減少と貧血を認める症例である．MCV = Ht(%)/RBC(×10^6/μl) × 10 は 105 fl と大球性貧血を呈している．また，骨髄では赤芽球系の低形成がみられている．こうした検査所見は溶血性貧血や鉄欠乏性貧血にはみられないものであり，これらの治療である(a)および(c)は容易に除外できる．大球性貧血を呈する代表的な疾患は巨赤芽球性貧血と骨髄異形成症候群（myelodysplastic syndrome：MDS）である．巨赤芽球性貧血では，骨髄でDNA合成異常による血球の成熟障害のため過形成の像を呈し，赤芽球および顆粒球系細胞に特徴的な形態異常を認めるが，これらはMDSにもみられる所見であり臨床の現場ではしばしば鑑別上問題となる．本例では染色体解析で異常があることより，診断は巨赤芽球性貧血よりはMDS（不応性貧血/refractory anemia：RA）を疑う．本例で認められる染色体異常は，5番染色体の長腕(q)の一部が切断しその断片が欠失(deletion)したもので，5q-と称される異常である．

この異常を単独異常として有するMDSは5q-症候群と独立の疾患群に分類されている[1]．高齢女性に多く，大球性貧血が主体で，血小板数は保たれ，芽球増多がなく比較的予後が良好であるなど特有の臨床的特徴を示す[2]．骨髄所見では特有の巨核球形態を示すが巨核球数も正常範囲であることが多い．MDSの根治療法はなく，IPSS（International Prognostic Scoring System for MDS）のlow riskに分類されるRAであっても，血球減少が高度で血液補充療法依存あるいは重症感染症・出血のリスクが高い症例ではHLA同胞間ドナーが存在する場合は，今日では積極的にミニ移植を含めた造血幹細胞移植療法が推奨されているが[3]，5q-症候群の場合は移植の適応は低く，経過観察が妥当と考えられる．最近の治療上の話題としては，レナリドマイドがMDSに有効性を示すことがわかってきた．レナリドマイドはサリドマイドの神経毒性を減弱したサリドマイド類似薬で，43例の輸血依存性あるいは有症状の貧血を有するMDSの患者に行われた臨床試験では24例（56％）に有効性が認められ，うち20例では輸血非依存性になった．特に5q31.1の染色体異常を有する患者では有効性は83％に達した[4]．

◆ 文献

1) Harris NL, Jaffe ES, Diebold J, et al : World Health Organization classification of neoplastic diseases of the hematopoietic and lymphoid tissues : report of the Clinical Advisory Committee meeting-Airlie House, Virginia, November 1997. J Clin Oncol 12 ; 3835-3849 ; 1999
2) Mathew P, Tefferi A, Dewald GW, et al : The 5q-syndrome : a single-institution study of 43 consecutive patients. Blood 81 ; 1040-1045 ; 1993
3) 日本造血細胞移植学会ガイドライン委員会：造血幹細胞移植の適応ガイドライン―成人骨髄異形成症候群．JSHCT Monograph 6 ; 34-44 ; 2002
4) List A, Kurtin S, Roe DJ, et al : Efficacy of lenalidomide in myelodysplastic syndromes. N Engl J Med 352 ; 549-557 ; 2005

問16 解答 (c)

【解説】 本症例の骨髄は過形成であるが芽球は30％以下で，末梢血では幼若顆粒球は出現していない．このことから，診断としては慢性骨髄性白

血病，骨髄線維症や急性骨髄性白血病は否定的である．本症例で特徴的なのは末梢血での単球・好酸球の増加と脾腫である．鑑別診断としてはhypereosinophilic syndrome（HES）や慢性骨髄単球性白血病（chronic myelomonocytic leukemia：CMML）が挙げられる．好酸球数は2,570/μlと増加しているが，単球の増加（6,939/μl）はさらに顕著である．また，血清・尿リゾチームがともに上昇していることから，CMMLが最も考えられる．本症例でみられた染色体異常は5q33に位置するPDGFRBと12p13に位置するETV6/TELのキメラ遺伝子を形成するもので，好酸球増多を伴うCMMLに特徴的な染色体異常といわれている[1]．CMMLの2～5％でこの染色体異常を認めるといわれているが，治療としてメシル酸イマチニブ（グリベック®）の効果が期待できることが特徴的である[2]．CMMLはFAB分類においてMDSに分類されているがmyeloproliferative disorders（MPD）の性格を有しており，WHO分類ではその一部はMPDに分類され，固定の予後を呈する．WHO分類ではCMMLを末梢血白血球数が13,000/μl以上のproliferative CML（MPD-CMML）と13,000/μl以下のnon-proliferative or dysplastic CML（MDS-CMML）の2つに分類している．両者の臨床像は，225例（MPD-CMML 110例とMDS-CMML 115例）の解析によれば，脾腫や高LDH血症がMPD-CMMLに多いとされる．5年生存率，急性白血病への移行を見てみると，MPD-CMMLでは15％，29％，MDS-CMMLでは24％，18％と報告されていて，MPD-CMMLの予後は不良である．さらには，CMMLを4つの因子（Hb＜12 g/dl，末梢血への芽球の出現，リンパ球の絶対数＞2,500/μl，骨髄中の芽球＞10％）を用いたprognostic scoreによりlow，intermediate 1，intermediate 2，high riskの4群に分類し，それぞれの生存中央値を24，15，8，5か月とする報告もある．また，ras遺伝子の変異や高LDH血症が認められる場合，血清 β_2MGが高いとさらに予後が悪くなると言われている[3]．

◆文献
1) Golub TR, Barker GF, Lovett M, et al : Fusion of PDGF receptor beta to a novel ets-like gene, tel, in chronic myelomonocytic leukemia with t(5 ; 12) chromosomal translocation. Cell 77 ; 307-316 ; 1994
2) Apperley JF, Gardmbas M, Melo JV, et al : Response to imatinib mesylate in patients with chronic myeloproliferative diseases with rearrangements of the platelet-derived growth factor receptor beta. N Engl J Med 347 ; 481-487 ; 2002
3) Greenberg PL, Young NS, Gattermann N, et al : Myelodysplastic syndromes. Hematology（Am Soc Hematol Educ Program）; 136-161 ; 2002

問17　解答　(d)
【解説】 胚細胞腫（セミノーマ）は，進行症例においても抗癌剤による多剤併用療法で治癒が望める固形癌である．エトポシドは本疾患治療のkey drugであり，PEB療法として一般的には4コース施行される．その後，治療強度を高める目的で行われる自家末梢血幹細胞移植併用の大量化学療法においてもエトポシドが用いられることが多い．エトポシドなどトポイソメラーゼⅡ阻害薬を投与後，6か月～5年（中央値で2～3年）後に，二次性に急性骨髄性白血病（AML）を発症することが知られている[1]．治療関連性の造血器疾患としては，①アルキル化剤投与後の骨髄異形成症候群（MDS）とAML，②トポイソメラーゼⅡ阻害薬投与後のAML，急性リンパ性白血病（acute lymphoblastic leukemia：ALL）が知られているが，それぞれ特有の臨床的特徴を有している（表7-4参照）．治療関連性MDSは主として悪性リンパ腫などの治療でアルキル化剤を投与後にみられる場合が最も多く，平均4～7年の経過で発症する．最近では自家移植後の発症も多い．二次性造血器疾患の90％以上の症例で染色体異常が認められ，アルキル化剤では5番，7番の異常が多く，トポイソメラーゼⅡ阻害薬では3q26，11q23，21q22を含むbalanced translocationが多く認められる．アルキル化剤ではMDSを呈することが多いが，トポイソメラーゼⅡ阻害薬ではMDSの病態を先行することはまれで，FAB分類のM4，M5など単球性の白血病として発症することが多い．その他，多くはないがt(4 ; 11)(q21 ; q23)を伴ったALLとして発症するケースも知られてい

表7-4 アルキル化剤およびトポイソメラーゼⅡ阻害薬による二次性造血器疾患の臨床的特徴

	染色体異常	MDS先行	FAB分類	年齢	薬剤投与後の期間	化学療法の反応性	長期生存の可能性	代表的薬剤
アルキル化剤	−5/del(5q) −7/del(7q)	有	—	高齢者	4〜7年	不良	低い	メルファラン,シクロホスファミド,クロラムブシル,プロカルバジン,ダカルバジンなど
トポイソメラーゼⅡ阻害薬	t(11q23) t(21q22)	無	M4, M5 M1, M2 L1	若年者	6か月〜5年	良好	低い	エトポシド,アクチノマイシンDなど

(問17の文献2より一部改変して引用)

る．化学療法に対する反応性は，トポイソメラーゼⅡ阻害薬投与後の二次性AMLの場合，*de novo* AMLと同様の反応性を示すといわれている．一方，アルキル化剤によるMDSやAMLの場合，その反応性はきわめて悪いといわれている[2]．

◆ 文献
1) Kollmannsberger C, Beyer J, Droz JP, et al : Secondary leukemia following high cumulative doses of etoposide in patients treated for advanced germ cell tumors. J Clin Oncol 16 ; 3386-3391 ; 1998
2) Appelbaum FR, et al : Secondary leukemia. Hematology (Am Soc Hematol Educ Program) ; 33-47 ; 1996

問18 解答 (c)

【解説】 症例は慢性期慢性骨髄性白血病(CML)である．白血球の著明増加，各成熟段階の好中球の増加，好塩基球の増加，芽球は10%未満，血小板増加，フィラデルフィア染色体陽性など，本症に特徴的な所見がみられる．

慢性期CMLの治療法は造血幹細胞移植と薬物療法に分けられる．造血幹細胞移植は，現在確実に治癒が得られる方法であり，5年生存率は40〜65%である．従来は50〜55歳未満で血縁ドナーがいれば血縁者間移植を優先し，移植の適応がなければ原則インターフェロンαが選択された．ハイドロキシウレアは白血球数のコントロール目的でインターフェロンαと併用されることが一般的であった．多剤併用化学療法は急性白血病に対する治療法であり，慢性期CMLには選択されない．

最近，CMLの治療薬としてメシル酸イマチニブが登場した．画期的な治療効果を有し，細胞遺伝学的効果が未治療の早期CMLでは83%，インターフェロンα不応例でも60%と報告されている．このため，長期的な治療効果は不明ではあるが，比較的若年者で血縁ドナーがいる症例以外は，メシル酸イマチニブが慢性期CMLの第一選択の治療法と考えられるようになった．

◆ 文献
1) 大西一功：慢性骨髄性白血病．In：山口徹，北原光夫，福井次矢(総編集)：今日の治療指針2006．東京；医学書院，496-498；2006

問19 解答 (e)

【解説】 慢性リンパ性白血病(chronic lymphocytic leukemia : CLL)は，予後の面から以下のようにステージ分類(Rai分類)される．ステージ0：リンパ球増加のみ，ステージⅠ：リンパ球増加およびリンパ節腫脹，ステージⅡ：臓器腫大，ステージⅢ：貧血，ステージⅣ：血小板減少．本症例は，この分類ではステージ0のごく早期にあたる．

CLLは通常，緩慢性で多くの患者は偶然に発見される．早期のCLLは，特定の治療を必要としない．治療の適応は，進行性疲労，症候性リンパ節腫脹，貧血，血小板減少などであるが，ステージⅢ，Ⅳまたは症候性で進行性のステージⅡに相当する．したがって，本症例ではまだ治療の適応にはならない．

治療を行う場合は，主にフルダラビンやシクロ

ホスファミドが選択される．ハイドロキシウレアは真性赤血球増加症や本態性血小板血症などの慢性骨髄増殖性疾患に使用されるが，CLL には適応がない．アドリアマイシンは CLL には適応はなく重篤な副作用がある．

◆ 文献
1) Linker CA：慢性リンパ球性白血病．In：Tierney LM Jr, McPhee SJ, Papadakis MA（編）：福島雅典（日本語版総監修）：カレント・メディカル診断と治療第 43 版日本語版．東京；日経 BP 社，504-505；2004

問20 解答 (a)

【解説】症例は，本態性血小板血症である．白血球，赤血球はほぼ正常で，血小板だけが 162.0 万/μl と著増，血小板増加に伴う末梢循環不全のためと考えられる指先のピリピリ感など，本症に特徴的な所見がみられる．

関節リウマチなどの炎症性疾患，感染症，悪性腫瘍，慢性出血などでも反応性の血小板増加はみられるが，100 万/μl 以上の増加はきわめてまれである．

(a) 偽性高カリウム血症は，本態性血小板血症でみられることが多い．採血時に過剰な血小板の凝集に伴って，血小板から大量のカリウムが血清中に放出されるためである．見かけ上の高カリウム血症（偽性高カリウム血症）であり，真の高カリウム血症ではない．(b) フィラデルフィア染色体陽性と (c) 好中球アルカリホスファターゼ活性低下は慢性骨髄性白血病に特徴的であり本症では認められない．(d) 涙滴赤血球は骨髄線維症に特徴的であり本症では認められない．(e) 血清フェリチン低下は真性赤血球増加症に特徴的であり本症では認められない．

◆ 文献
1) Linker CA：本態性血小板血症．In：Tierney LM Jr, McPhee SJ, Papadakis MA（編）：福島雅典（日本語版総監修）：カレント・メディカル診断と治療第 43 版日本語版．東京；日経 BP 社，496-497；2004

問21 解答 (c)
【解説】慢性骨髄性白血病，本態性血小板血症，真性赤血球増加症，骨髄線維症は，すべて慢性骨髄増殖性疾患に分類される多能性造血幹細胞レベルの腫瘍である．フィラデルフィア染色体陽性は，慢性骨髄性白血病だけである．急性白血病に移行するリスクがあるのは慢性骨髄性白血病だけではない．慢性骨髄性白血病は最も高率に急性白血病に移行（急性転化）するが，本態性血小板血症，真性赤血球増加症でも約 5% は急性白血病に移行する．赤血球増加をきたすのは，真性赤血球増加症だけである．涙滴赤血球など赤血球形態異常を示すのは，骨髄線維症だけである．

◆ 文献
1) Linker CA：白血病とその他の骨髄増殖性疾患．In：Tierney LM Jr, McPhee SJ, Papadakis MA（編）：福島雅典（日本語版総監修）：カレント・メディカル診断と治療第 43 版日本語版．東京；日経 BP 社，494-506；2004

問22 解答 問22-1 (c)
問22-2 d(2,3,4)

【解説】末梢血で汎血球減少を示し，凝固検査では播種性血管内凝固症候群（disseminated intravascular coagulation：DIC）が疑われる．骨髄検査でみられる細胞は豊富なアズール顆粒を有する前骨髄球で急性前骨髄球性白血病（acute promyelocytic leukemia：APL）と診断できる．APL は Auer 小体の集簇したファゴット（faggot）を認めることが多い．まれに，顆粒や Auer 小体を認めない，variant form がある．APL では他の白血病と比較して，汎血球減少（白血球の増加を認めない）をきたし，DIC を合併していることが多いので診断の参考になる．

APL で特異的に認められる染色体異常の t(15；17) は 1977 年に報告され，その後，1990 年に 15 番染色体上の *PML* 遺伝子と 17 番染色体上の *RARα* が融合遺伝子を形成していることが明らかとなり，この融合遺伝子が細胞の分化を抑制し白血病化の原因と考えられている．APL の治療はオールトランスレチノイン酸（all-trans retinoic acid：ATRA）により，*PML/RARα* 融合遺伝子を分解し，白血病細胞を分化させ消滅させる分化誘導療法が標準的な治療法となっている．ATRA による寛解導入療法は抗腫瘍薬による寛解導入療

法と比較して，寛解導入率や長期生存率で優れ，DICのコントロールも容易で血小板輸血が少なくてすむ，白血球減少が軽度で感染症の合併も少ないなどの利点がある．初診時の白血病細胞が多い場合や，治療中に白血病細胞が増加した場合には抗腫瘍薬がATRAに併用されるが，本例では白血球は800であり，最初から抗腫瘍薬の併用を行うことはない．

APL寛解導入時の支持療法として，DICの管理はとても重要である．血小板輸血，新鮮凍結血漿輸注などの治療は必須であるが，ヘパリンによる抗凝固療法は，出血傾向を助長する可能性があり最近では行われなくなっている．

◆文献
1) 柳田正光，直江知樹：白血病最新の治療の動向と今後の展望—標準的治療法とその問題点：急性前骨髄球性白血病．内科92；464-469；2003

問23 解答　問23-1　(d)
　　　　　　　問23-2　c(1, 4, 5)

【解説】末梢血と骨髄（図7-10，81頁参照）での芽球の増加から急性白血病と診断できる．染色体検査ではt(9；22)（フィラデルフィア染色体）が陽性である．フィラデルフィア染色体は慢性骨髄性白血病の95％以上，成人急性リンパ性白血病の30〜40％に認められるが，急性骨髄性白血病で認められることはまれである．本症例では，既往歴に特記事項がなく，初診時の白血球が著増し，ビタミンB_{12}の高値，好中球アルカリホスファターゼ陽性率の低値などから，慢性骨髄性白血病の初診時急性転化が考えられる．慢性骨髄性白血病は骨髄性，リンパ性の急性転化を起こすが，今回の症例ではミエロペルオキシダーゼ反応が陽性（図7-11，81頁参照）であり，骨髄性急性転化が疑われる．

慢性骨髄性白血病の急性転化では，急性白血病と同様な抗腫瘍薬による寛解導入療法が行われる．さらに，寛解到達後には同種造血幹細胞移植の絶対的適応となる．今回の症例も36歳の年齢を考えると，同種造血幹細胞移植の適応となる．インターフェロンとヒドロキシカルバミド（ハイドロキシウレア）は慢性骨髄性白血病の慢性期に行われる治療で，急性転化時には施行されない．

フィラデルフィア染色体陽性白血病では9番染色体上の*ABL*遺伝子が22番染色体上のBCRと呼ばれる領域に転座し，*BCR/ABL*融合遺伝子が形成される．この遺伝子によって作られる融合蛋白は強いチロシンキナーゼ活性を有し白血病の発症に関係していることがわかってきた．メシル酸イマチニブはこのBCR-ABLチロシンキナーゼ阻害薬で，慢性骨髄性白血病で高い有効性が報告されている．さらに，慢性骨髄性白血病急性転化やフィラデルフィア染色体陽性急性白血病でもその有効性が報告されている．

◆文献
1) Druker BJ, Sawyers CL, Kantarjian H, et al：Activity of a specific inhibitor of the BCR-ABL tyrosine kinase in the blast crisis of chronic myeloid leukemia and acute lymphoblastic leukemia with the Philadelphia chromosome. N Engl J Med 344；1038-1042；2001
2) Towatari M, Yanada M, Usui N, et al：Combination of intensive chemotherapy and imatinib can rapidly induce high-quality complete remission for majority of patients with Blood 104；3507-3512；2004

問24 解答　(e)

【解説】最近注目されている白血病に対する分子標的治療の問題である．現在臨床的に使用されているものを表7-5に示す．

これ以外にも多くの分子標的治療薬が開発中である．

◆文献
1) 平井久丸：白血病診断と治療の進歩—白血病の最新トピックス：新しい分子標的療法．日内会誌92；1036-1042；2003
2) 竹下明裕，新庄香：白血病最新の治療の動向と今後の展望—急性白血病に対する抗体療法．内科92；526-529；2003

問25 解答　(c)

【解説】図7-12(81頁参照)に示した大型のリンパ球は，核形不整でクロマチンが粗荒，細胞質が比較的広くて部分的に好塩基性に富むことなどより異型リンパ球と考えられる．本症例は発熱，咽

表 7-5 造血器腫瘍に対する分子標的治療薬

薬剤名	標的分子	作用機序	疾患
オールトランスレチノイン酸	RARα	分化誘導	急性前骨髄球性白血病
亜ヒ酸	不明	分化誘導，アポトーシス	急性前骨髄球性白血病
メシル酸イマチニブ	ABL	チロシンキナーゼ阻害	慢性骨髄性白血病 t(9；22)を持つ急性白血病
gemtuzumab ozogamicin	CD33 抗原	カリキアマイシン結合抗 CD33 抗体	CD33 陽性急性白血病
リツキシマブ	CD20 抗原	抗 CD20 抗体	CD20 陽性悪性リンパ腫

頭痛，頸部リンパ節腫脹の 3 主徴があり，異型リンパ球の出現，肝機能異常，EB ウイルス抗体検査が初感染パターンであることより，典型的な伝染性単核球症 (infectious mononucleosis) と診断できる．伝染性単核球症は EB ウイルスの初感染により引き起こされる急性感染症であり，思春期以降に主に唾液を介して初感染した場合の約半数で発症する．なお，亜急性壊死性リンパ節炎も若年者（女性に多い）に好発し，発熱と頸部リンパ節腫脹を主症状とする疾患であるが，白血球減少が特徴的であり，EB ウイルス初感染との因果関係はない．

問 26 解答 (b)
禁忌肢 (a)
【解説】抗癌剤と G-CSF 製剤を同時投与すると（G-CSF により骨髄前駆細胞が増殖期に導入されるため）抗癌剤による骨髄毒性が増加する可能性がある．したがって，抗癌剤と G-CSF 製剤の同時投与は原則的に禁忌である．

投与量が同じであれば G-CSF 製剤は皮下注のほうが有効性が高い．ただし，出血傾向がある場合は（皮下出血を起こすので）投与量を増加して点滴静注する．好中球数が最低値を示す時期を過ぎて 2,000/μl に到達し感染症の併発がない場合は G-CSF 製剤の減量および中止を考慮し，5,000/μl に到達した場合は投与を中止する．

G-CSF 製剤は血液悪性腫瘍のみでなく固形腫瘍に対する化学療法後にも適応がある．急性骨髄性白血病では G-CSF にて白血病細胞が一時的に増殖する可能性があるため，白血病細胞が十分に減少してから使用する必要がある．しかし，G-

表 7-6 悪性リンパ腫の臨床病期分類（Cotswold 分類）の概略

Ⅰ期	単一リンパ節領域，または単一リンパ性組織の病変，またはリンパ節外の限局性病変 (1E)．
Ⅱ期	横隔膜を境とした両側で 2 つ以上のリンパ節領域，リンパ組織の病変．または横隔膜の片側におけるリンパ節とそれに隣接する 1 節外組織や部位の病変 (2E)．これには病変のあるリンパ節数を記載する（例：Ⅱ3）．
Ⅲ期	横隔膜の両側におけるリンパ節領域，リンパ組織の病変．2 群に分けて記載する． Ⅲ1：脾臓，脾門，腹腔動脈周囲，門脈周囲のリンパ節病変 Ⅲ2：傍大動脈，腸骨動脈，腸間膜リンパ節病変 これに脾病変を伴うもの (3s)，節外性組織の病変を伴うもの (3E)，あるいは両者を伴うもの (3sE)．
Ⅳ期	リンパ節病変の有無にかかわらず，1 つ以上のリンパ節以外の組織，臓器へのびまん性，ないし播種性浸潤．

CSF 製剤の使用により予後に悪影響を及ぼしたとする報告はなく，必要に応じて使用してよい．

問 27 解答 (a)
【解説】リンパ節生検組織に特徴的な Reed-Sternberg 細胞が見出され，Hodgkin 病の症例と診断される．わが国における Hodgkin 病の発病率は 10 万人当たり年間 0.5 人で，全悪性リンパ腫の約 10% を占めている．Hodgkin 病は 80% がリンパ節に初発し，隣接したリンパ節に連続的に進展するのが特徴で，治療の選択にあたっては Ann Arbor 分類に修正を加えた Cotswolds 分類

(表7-6)にもとづく臨床病期(clinical stage：CS)の決定が重要である．本症例はCSⅢ期以上の進行期Hodgkin病で，化学療法が適応となり，現在ではABVD療法(ドキソルビシン，ブレオマイシン，ビンブラスチン，ダカルバジン)が第一選択となっている．CHOP療法(シクロホスファミド，ドキソルビシン，ビンクリスチン，プレドニゾンあるいはプレドニゾロン)や抗CD20抗体療法は，非Hodgkinリンパ腫に対する治療法である．大量シタラビン療法は，急性骨髄性白血病に対して主に用いられる治療法である．

◆文献
1) Lister TA, Crowther D, Sutcliffe SB, et al：Report of a committee convened to discuss the evaluation and staging of patients with Hodgkin's disease：Cotswolds meeting. J Clin Oncol 7；1630-1636；1989
2) Canellos GP, Anderson JR, Propert KJ, et al：Chemotherapy of advanced Hodgkin's disease with MOPP, ABVD, or MOPP alternating with ABVD. N Engl J Med 327；1478-1484；1992

問28 解答　問28-1　(d)
　　　　　　問28-2　(c)(d)

【解説】リンパ節生検組織標本上，リンパ節の濾胞構造が破壊され，腫瘍細胞がびまん性に増殖している．diffuse large B-cell lymphoma(DLBL)の症例で，大部分の腫瘍細胞の核は小リンパ球の2倍以上の大きさを示す．DLBLは日本の非Hodgkinリンパ腫の約40～60%を占める．治療の選択にあたっては，Hodgkin病の臨床病期分類に準じた臨床病期の決定が重要である．本症例はstage Ⅲ以上の進行期であり，化学療法が適応となる．DLBLはCD20を腫瘍細胞の表面に発現していることが多く，現在のCD20陽性のDLBLに対する標準的治療は，抗CD20モノクローナル抗体(rituximab)を併用したCHOP療法(R-CHOP)である．CD20が陰性の場合にはCHOP療法が適応となる．

DLBLをはじめとする中高悪性度の悪性リンパ腫の予後を左右するrisk factorとしてInternational Prognostic Index(IPI)が提唱されており，広く用いられている．IPIには，① 年齢(61歳以上か)，② 血清LDH値(正常上限を超えるか)，③ パフォーマンスステイタス(PS2～4か)，④ 臨床病期(ⅢまたはⅣ期か)，⑤ 節外病変数(2つ以上か)，の5つのrisk factorが挙げられており，各症例がこれらのうちのいくつを満たすかで，low risk(risk factor数0～1個)，low-intermediate risk(2個)，high-intermediate risk(3個)，high risk(4～5個)に分類され，予後が予測できるとともに，治療選択上も重要である．本症例の場合，リンパ節腫脹を自覚する以外は無症状で，仕事も続けられており，PSは0であると考えられる．血清LDH値は正常上限を超え，臨床病期は横隔膜の上下両側のリンパ節病変を認めることからⅢ期以上である．肝臓などへの浸潤も示唆される．したがって，本症例の予後が不良であることを示すのは，(c)血清LDH値と(d)病変の広がりである．37℃台の発熱や，発症から治療開始までの期間は，予後とは無関係である．

◆文献
1) Fisher RI, Gaynor ER, Dahlberg S, et al：Comparison of a standard regimen(CHOP)with three intensive chemotherapy regimens for advanced non-Hodgkin's lymphoma. N Engl J Med 328；1002-1006；1993
2) The International Non-Hodgkin's Lymphoma Prognostic Factors Project：A predictive model for aggressive non-Hodgkin's lymphoma. N Engl J Med 329；987-994；1993

問29 解答　(b)
【解説】マントル細胞リンパ腫は，一次リンパ濾胞あるいは二次リンパ濾胞マントル層に存在するCD5陽性Bリンパ球の腫瘍化とされる．中高年の男性に多く認められ，予後不良である．全身性のリンパ節腫脹や肝脾腫をきたし，白血化を認めることもしばしばである．細胞表面マーカーはCD20などのB細胞マーカーとともにCD5が陽性で，sIgM，Dのλ鎖が強陽性である．また，CD10とCD23は陰性である．染色体分析上，t(11；14)が高率に認められ，この染色体転座を有する検体を免疫組織学的に観察すると，cyclin D1が核膜に一致して高発現しているのが特徴である．このcyclin D1の過剰発現が腫瘍化に関与

していると考えられている．CD5 陽性の B 細胞性腫瘍としては，他に慢性リンパ性白血病(CLL)が挙げられるが，CLL は通常 CD23 が陽性であり，cyclin D1 の高発現も認めない．未分化大細胞型リンパ腫では，CD20 が陰性で CD30(Ki-1)が陽性である．Burkitt リンパ腫では，t(8；14)転座などの染色体異常が認められる．MALT リンパ腫は節外性病変で発症するリンパ腫で，発症背景として慢性炎症を有していることが多く，胃では *Helicobactor pylori* 感染，甲状腺では橋本病，唾液腺では Sjögren 症候群との関連性が指摘されている．

問 30　解答　(a)(c)

【解説】骨髄塗抹鉄染色標本においてみられる青い鉄顆粒を持つ赤芽球のなかで，核に接して核を取り巻くように鉄顆粒がみられるものを特別に環状鉄芽球と呼んでいる．核を取り巻くように存在しているのは，間接的にミトコンドリアの細胞質内分布をみているためで，環状鉄芽球がみられるということは単なる鉄過剰ではなく，ミトコンドリア内に鉄が沈着していることを意味している．すなわちミトコンドリアまで運ばれた鉄がプロトポルフィリンとカップリングできないことを意味している．グリシンとサクシニル CoA からピリドキシンの存在下にδアミノレブリン酸が合成され，最終的にプロトポルフィリンが合成される過程のどこかに異常があり，結果的にプロトポルフィリン合成不良を生じることが原因である．ヘム，さらにはヘモグロビン合成障害を生じ，鉄芽球性貧血を起こす．先天性と後天性が知られているが，先天性はきわめてまれである．後天的には骨髄異形成症候群でしばしばみられ，15% 以上と特に多くみられるものを，RARS(refractory anemia with ringed sideroblast)と呼んでいる．鉛中毒では，δアミノレブリン酸脱水素酵素やヘム合成酵素を障害しプロトポルフィリン合成不良を生じる．抗結核薬やアルコール多飲者では，最初のステップであるδアミノレブリン酸合成に必要なピリドキシンの活性化を阻害し，結果的にプロトポルフィリン合成不良を生じる．特発性ヘモクロマトーシスや長期赤血球輸血によるヘモジデローシスなどの鉄過剰状態では，組織鉄は増加し，鉄顆粒を持つ鉄芽球は多くみられるが，環状にはならない．

◆ 文献
1) 堀田知光：鉄芽球性貧血．In：杉本恒明，小俣政男，水野美邦(総編集)：内科学第 8 版．東京；朝倉書店，1797-1798；2003

問 31　解答　(b)(d)

【解説】貧血に対して，網赤血球は 225‰ と著増しており骨髄での赤芽球造血に障害はなく，溶血か出血のための貧血と推測できる．間接型高ビリルビン血症，Ⅰ型優位の LDH 高値，ALT は正常で AST 高値という情報を考えると溶血性貧血と考えられる．その原因であるが，末梢血塗抹標本をみると赤血球形態に異常がみられ，赤血球の中央部に central pallor のみられない球状赤血球がみられる．球状赤血球を呈する溶血性貧血は，先天性では遺伝性球状赤血球症，後天性では自己免疫性溶血性貧血の 2 つである．本症例は生来健康であり，後天性を示唆する．また MCHC を計算すると，33.6% と高値ではない．遺伝性球状赤血球症の血球であれば脱水を反映して，36% 以上となることが多い．したがって，自己免疫性溶血性貧血と考えられ，(b)の直接クームス試験が必要である．次に血小板減少であるが，骨髄には多くの巨核球があり，末梢での血小板破壊亢進による血小板 1.3 万と推測される．凝固異常なく，FDP 正常であり汎発性血管内血液凝固症の可能性なく，臨床的に出血症状を呈しており，また活性化部分トロンボプラスチン時間の延長もみられないため，抗リン脂質抗体症候群も考えられない．自己免疫性溶血性貧血と一元的に考えると，自己抗体による血小板破壊亢進，すなわち特発性血小板減少性紫斑病と推測される．Evans 症候群である．血小板に対する自己抗体の検出法は確立されてはいないが，血小板に付着した血小板関連 IgG(PAIgG)が測定されている．(a)の染色体分析は施行する意味がない．(b)赤血球浸透圧抵抗試験は遺伝性球状赤血球症の可能性があれば施行価値がある．(e)好中球アルカリホスファターゼスコアは，真性赤血球増加症(高値)，発作性夜間ヘモグロビン尿症や慢性骨髄性白血病(低値)の補助

診断として有用である．

◆文献
1) 別所雅美：免疫機序による溶血性貧血．In：杉本恒明，小俣政男，水野美邦(総編集)：内科学第8版．東京；朝倉書店，1819-1826；2003
2) 尾崎由起男：血小板の量的異常．In：杉本恒明，小俣政男，水野美邦(総編集)：内科学第8版．東京；朝倉書店，1902-1905；2003

問32 解答 (c)(d)

【解説】 図7-19(84頁参照)は，典型的な蚊アレルギーの皮膚症状を示している．このように若年者で，発熱，リンパ節腫脹を繰り返し，蚊アレルギーを呈する場合には，慢性活動性EBウイルス感染症(chronic active EBV infection：CAEBV)の可能性が高い．CAEBVの診断基準として，①免疫不全をきたす基礎疾患がない，②EBウイルスが原因と考えられる多彩な臨床症状を6か月以上呈する，③EB VCA IgGやEA IgG抗体価が高値でありEBV再活性化を示すが，それに比してEBNA抗体価が低値である，④EBウイルス感染細胞が異常に多数存在する，などが挙げられる．CAEBVでは高頻度に蚊アレルギーを呈するが，その原因は不明である．また，明らかな遺伝性発症は認められない．一般に健康人では，EBウイルスはB細胞に潜伏感染しているが，CAEBVではT細胞に感染していることが多く，血漿中にも多くのウイルスが産生されている．リンパ球内および血漿中のEBウイルス量を測ることはこの疾患の診断や予後推定に重要な検査である．確立された治療はないが，エトポシド(VP-16)を中心とした薬物療法によって体内EBウイルス量を減少させることが重要である．効果がない時には，同種造血幹細胞移植の適応となる．この疾患では，経過中しばしばEBウイルス関連リンパ腫が発症し，予後不良である．EBウイルス活性化による疾患にEBウイルス関連血球貪食症候群(EBV-AHS)がある．EBV-AHSをきたす疾患として先天的遺伝子異常による家族性血球貪食性リンパ細網症(familial hemophagocytic lymphohistiocytosis：FHL)と伴性リンパ増殖症候群(X-linked lymphoproliferative disease：XLP)〔Duncan病〕がある．前者はパーフォリンやMunc13-4遺伝子異常による常染色体劣性遺伝疾患で，後者はSAP遺伝子異常によるX連鎖性疾患である．

◆文献
1) 高田賢藏(監)：EBウイルス．東京；診断と治療社；2003

問33 解答 (c)(d)

【解説】 近年，リンパ網内系疾患と特定のウイルスとの関連が明らかにされつつある．これらの知見は，それぞれの疾患の発症機構を明らかにするのみならず，新たな治療法の開発にも役立つものと期待される．MALTリンパ腫と関連がある病原体はHelicobacter pyloriである．この除菌によってリンパ腫が消失することもあり，Helicobacter pylori陽性消化管MALTリンパ腫にはまず除菌療法を行う．HIV感染者にはしばしば非Hodgkinリンパ腫が合併するが，その多くはEBウイルスが関与している．特に，脳原発リンパ腫ではその頻度がきわめて高い．HHV-6は乳児の突発性発疹の原因ウイルスであり，免疫不全患者においてはその再活性化によって，リンパ節炎，肝炎，間質性肺炎，脳髄膜炎，伝染性単核球症様症状など多彩な症状を呈することが知られているが，リンパ腫との直接的関連性は否定的である．膿胸関連リンパ腫は，慢性膿胸が20～30年経過後に発症する特異なリンパ腫で，わが国において報告が多い．ほとんどの症例にEBウイルスゲノムの存在が確認される．原発性滲出性リンパ腫(primary effusion lymphoma)は腫瘤を形成せず，胸水中において浮遊状態で増殖する特異なリンパ腫であり，HIV感染者に多く認められる．HHV-8感染が高頻度に認められるリンパ腫である．HHV-8はHIV感染者に発症するKaposi肉腫の原因ウイルスと考えられており，その発症機構の解明も進んでいる．臓器移植や造血幹細胞移植後のリンパ増殖性疾患の発症は臨床上きわめて重要な問題となっている．その発症にはEBウイルスが強く関与しており，免疫抑制剤の減量や中断によって軽快することが多いが，その再開によって再発する．経過中，単クローン性増殖を示すリンパ腫に移行することが多く，予後不良である．造血幹細胞移植患者では，ドナーリ

ンパ球輸注が奏効することがある．移植後，しばしばヒトサイトメガロウイルス活性化が生じ，臨床上大きな問題となっているがリンパ腫との関連はない．その他，リンパ腫と関連のあるウイルスとしてSV-40が報告されているが否定的な論文も多く，その真偽は現在のところ不明といわざるを得ない．

問34 解答 (b)(c)

【解説】 近年，抗HIV薬の開発が進み，その臨床効果が明らかになるにつれて治療概念も刻々と変化しつつあり，HIVに対する治療の最新情報を把握することは臨床医にとって重要である．HIV感染症に対する治療開始時期に関しては，以前は早期から強力な治療を開始すべきであるという考えが中心であったが，治療開始をある程度遅らせても免疫系再構築が可能であることや薬剤耐性の問題から，最近は治療開始時期を遅らせる傾向にある．HIV治療は原則として多剤併用療法(HAART)であり，治療開始後は強力な治療を徹底して血中ウイルス量を感度以下に抑えるということが目標である．そのためには95%以上の服薬率を継続するように指導することが大切である．HIV治療開始後，CD4陽性細胞の増加とともに発熱などの全身症状とともに日和見感染症の悪化を認めることがある．免疫再構築症候群と呼ばれ，副腎皮質ステロイド薬投与が必要な場合もあるがその診断と治療には慎重でなければならない．現時点での抗HIV薬は，ヌクレオシド系および非ヌクレオシド系逆転写酵素阻害薬とプロテアーゼ阻害薬の3群に分けられ，それぞれ様々な薬物相互作用や副作用がある．このうち，乳酸アシドーシスはヌクレオシド系逆転写酵素阻害薬の副作用の1つである．頻度は少ないものの死亡例も報告されており，十分な観察が必要である．薬剤耐性検査には，genotype検査とphenotype検査がある．薬剤耐性の判断は専門的知識と経験に基づいて行うべきであるが，薬剤変更を行う場合には，可能な限り投与中のすべての薬剤を交叉耐性のない薬剤を中心とした組み合わせに変更すべきである．HIV感染妊婦に対しても妊娠14週までを除き積極的に抗HIV療法を行う．妊婦への

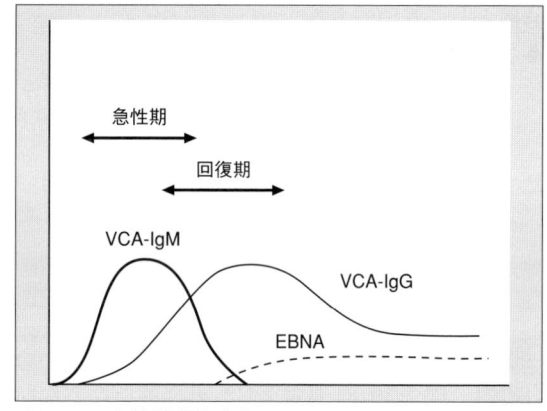

図7-26 伝染性単核球症におけるEBウイルス抗体検査

抗HIV療法，帝王切開，新生児へのAZT予防投与，母乳の禁止などで母子感染はほぼ完全に予防できる．

◆文献
1) HIV感染症治療研究会：HIV感染症「治療の手引き」第10版．東京；HIV感染症治療研究会；2006

問35 解答 (a)(d)
　　　　禁忌肢 (e)

【解説】 伝染性単核球症(infectious mononucleosis：IM)はEBウイルスの初感染により引き起こされる急性感染症である．EBウイルス初感染ではVCA-IgM抗体が一過性に出現し，続いてVCA-IgG抗体が出現する．EBNA抗体は遅れて出現するため，初感染の回復期ではVCA-IgG抗体が陽性でEBNA抗体が陰性のパターンがあり得る(図7-26)．したがって，VCA-IgM抗体が陽性か，(VCA-IgM抗体が陰性であっても)VCA-IgG抗体が陽性でEBNA抗体が陰性であれば，IMの可能性を考えるべきである．

　IMで出現する異型リンパ球は，EBウイルスが感染したBリンパ球の増殖に反応して動員されたナチュラルキラー細胞(NK細胞)や細胞障害性Tリンパ球(CTL)が主体である．形態的に単球(monocyte)に類似した異型リンパ球もあるが，単球ではない．

　臨床像からIMが疑われる場合はむやみにリンパ節の生検をするべきではない．原則的に予後良

好な疾患であり，安静と対症療法にて自然治癒する．IM の患者ではペニシリン系抗菌薬により薬疹が誘発されることが多いため投与は避けるべきである．

問 36 解答 (b)(d)

【解説】 本症例はチアマゾールによる無顆粒球症に感染症を併発した重篤な病態である．チアマゾールにより無顆粒球症を発症する頻度は約 0.2% であり，投与開始から 4〜8 週間（平均 40 日）で発症することが多い．白血球数は正常範囲で顆粒球のみ著減した報告もあり，白血球数の経時的な推移と分画異常に注意が必要である．

治療はチアマゾールの投与中止が原則であり，G-CSF 製剤を投与する．ほとんどの症例で投与中止から 3〜10 日で顆粒球の増加を認める．顆粒球減少の期間はできるだけ無菌室などを使用し逆隔離を行う．再生不良性貧血に対するようなシクロスポリンなどを用いた免疫抑制療法は一般に行わない．

無顆粒球症に感染症を併発した場合は敗血症ショックなど致死的な状態になりやすいので，早急な対応が必要である．胸部 X 線や血液培養などで感染巣の同定を試み，同時に十分量の広域性抗菌薬を投与する．

問 37 解答 (a)(e)
禁忌肢 (c)

【解説】 薬剤性の顆粒球減少症は中毒性とアレルギー性に大別される．中毒性は抗癌剤や抗ウイルス薬によるもので，投与量に応じてすべての患者に発症し，赤血球（網状赤血球）や血小板の減少を伴うことが多い．アレルギー性は特定の患者に発症し，抗菌薬，抗甲状腺薬，解熱鎮痛薬，精神安定剤などすべての薬剤が原因となり得る．原因薬剤の特定に再投与試験を行うことは禁忌である．

治療の原則はアレルギー性のものでは原因薬剤を中止し，顆粒球減少の程度に応じて G-CSF 製剤の投与や無菌室などを用いた逆隔離を行う．顆粒球減少が著しい場合は局所の炎症所見が乏しい感染症（浸潤像の少ない肺炎，膿尿のない腎盂炎など）もあり得るので，臨床症状や CRP の値に十分注意する必要がある．感染症の併発を認めた場合は，早急に十分量の広域性抗菌薬を投与する必要がある．

問 38 解答 (b)(c)

【解説】 AIDS 関連リンパ腫は組織分類上，中高度悪性度群がその大部分を占め，節外性病変が多い．組織中に EB ウイルスの証明される症例が多く，AIDS 患者におけるリンパ腫の発症に関連していると考えられている．AIDS 患者におけるリンパ腫の発症率は，HIV に感染していない患者の約 60 倍ときわめて高い．治療は，基本的に非 AIDS 患者と同様であるが，AIDS 患者では血球減少をきたしていることが多く，さらに薬剤に対する過敏反応を示すことも多いので，治療にあたっては十分な注意が必要である．

問 39 解答 問 39-1 (c)(d)(e)
問 39-2 (b)(c)(d)

【解説】 臨床症状と汎血球減少症を呈していること，ならびに骨髄において血球を著明に貪食している網内系列と思われる細胞が認められることから，血球貪食症候群（hemophagocytic syndrome：HPS）と診断できる．HPS は様々な疾患によって発症するが，共通する検査成績として，汎血球減少症のほかに血清フェリチンや LDH の高値が挙げられる．また，しばしば DIC を併発し，FDP 値も上昇する．肝障害の頻度も高く，肝不全に陥ることもまれではない．PAIgG は特発性（免疫性）血小板減少性紫斑病で高値を示す．HPS で血清カルシウム値が上昇することはまれであり，成人 T 細胞白血病においてしばしば高値になる．HPS の診断は，臨床症状とこれらの検査成績が参考になるが，骨髄において血球を盛んに貪食している図 7-20（85 頁参照）に示すような細胞を確認することが重要である．骨髄塗抹標本においてこのような細胞は必ずしも多数認められることはないが，塗抹標本の周辺部に集まる傾向があり，注意深い観察が大切である．

HPS の原因は様々である（表 7-7）．小児科領域

表 7-7 血球貪食症候群の原因疾患

1. 先天性
   ・家族性血球貪食リンパ細網症(familial hemophagocytic lymphohistiocytosis：FHL)
   ・伴性リンパ増殖症候群(X-linked lymphoproliferative disease：XLP)
2. 後天性
   ・感染症：ウイルス(特に EB ウイルス)，細菌
   ・腫瘍：特にリンパ腫(T/NK リンパ腫，B リンパ腫)
   ・自己免疫：成人 Still 病，SLE など

では，先天性の遺伝子異常によるもの(familial hemophagocytic lymphohistiocytosis：FHL)や EB ウイルスによるウイルス関連 HPS(virus-associated HPS：VAHS)が多いが，中高齢者では，非 Hodgkin リンパ腫に合併することが多い．リンパ腫の中では，EB ウイルス関連 T/NK リンパ腫に加えて B 細胞性非 Hodgkin リンパ腫においても発症し，いわゆる intravascular lymphoma (IVL)ではその頻度が高い．膠原病ならびに膠原病類似疾患にも HPS が合併することがあり，特に成人 Still 病に HPS が合併しやすいことは良く知られている．骨髄異形成症候群や成人 T 細胞性白血病で HPS を認めることはきわめてまれである．HPS の病態は不明な点が多いが，血中の炎症性サイトカインが高値であることから，何らかの原因でサイトカイン産生が亢進し，その結果網内系が活性化して HPS の臨床症状が形成されるものと推察されている．治療は，原因疾患の治療が最も優先されるべきであるが，副腎皮質ステロイド薬やエトポシド(VP-16)によって HPS の症状はいったん軽快することが多い．ただし，基礎疾患の治療が奏効しない限り予後は不良である．

◆ 文献
1) 高橋直人，中鉢明彦，三浦偉久男，他：本邦における成人リンパ腫関連血球貪食症候群．臨床血液 40；542-548；1999

問 40 解答 (a)(d)(e)

【解説】本例の末梢血には多数の芽球を認められており，また図 7-21a(86 頁参照)に示されている骨髄中には核網の繊細なやや大型の芽球がみられる．芽球の細胞質内にはアズール顆粒を認めるものの，急性前骨髄性白血病(acute promyelocytic leukemia：APL)ほど多くはなく，ペルオキシダーゼ染色(図 7-21b, 86 頁参照)が陽性であり急性骨髄性白血病(acute myelogenous leukcmia：AML)と判断される．本症例では，8 か月前の健診で，汎血球減少を認めており，骨髄異形成症候群(MDS)からの急性骨髄性白血病(overt leukemia)への移行が疑われる．WHO 分類では，こうした 6 か月以上先行する MDS から急性白血病に移行したものを AML with multilineage dysplasia, following MDS or MDS/MPD に分類している[1]．本例の染色体解析では 6 番と 9 番染色体の一部の相互転座 t(6；9)(p23；q34)がみられ，この異常は急性骨髄性白血病の約 1%程度に認められるもので，6q23 に位置する *DEK* と 9q34 に位置する *CAN* がキメラ遺伝子を形成するといわれている．この染色体異常は若年者に多くみられ，一部の症例では末梢血で好塩基球増加を伴うのが臨床的特徴として挙げられている[2]．また，t(6；9)は t(3；3)などとともに，MDS overt leukemia でよくみられる染色体異常といわれている[1]．現在のところ，MDS overt leukemia に対する確立された治療指針はないが，本症例は若年であり，*de novo* AML に準じた通常量化学療法を開始するのが妥当であると考えられる．ただし，造血回復の遷延による化学療法死の可能性があり，その適応は慎重に判断される必要がある．いずれにしろ MDS overt leukemia では化学療法だけで根治は期待できないので，早急に造血幹細胞移植(非血縁者間骨髄移植を含む)のためのドナー検索を行うべきである．咽頭痛と発熱，頸部リンパ節腫脹を認めており，感染の存在が強く考えられるため，抗菌薬投与は必須である．PML/RARα や BCR/ABL に対する分子標的療法である ATRA やメシル酸イマチニブ(グリベック®)は，本例ではその効果は通常期待できない．

◆ 文献
1) Vardiman JW, Harris NL, Brunning RD, et al：The World Health Organization (WHO) classification of the myeloid neoplasms. Blood 100；2292-2302；2002
2) Soekarman D, von Lindern M, van der Plas DC, et al：Dek-can rearrangement in translocation (6；9)(p23；q34). Leukemia 6；489-494；1992

問41 解答 (b)(c)(e)

【解説】 重症感染症と慢性骨髄性白血病における白血球分画では，ともに左方移動を伴う顆粒球増加を呈しており，骨髄球の出現は両者で認められる．骨髄球より幼若な前骨髄球や骨髄芽球を認める場合は慢性骨髄性白血病の可能性が高く，さらに好塩基球の増加を伴う場合は慢性骨髄性白血病を強く示唆する．

好中球アルカリホスファターゼ活性は感染症において亢進していることが多く，慢性骨髄性白血病の慢性期では低下している．一方，血清G-CSF濃度の変動は疾患特異性に乏しく，両者の鑑別診断に有用ではない．

t(9;22)(q34;q11)はフィラデルフィア染色体と呼ばれ，慢性骨髄性白血病に特徴的な染色体異常である．

問42 解答 (a)(b)(c)

【解説】 リンパ節生検組織標本(図7-23, 87頁参照)上，異型なリンパ球の集簇が認められるが，低倍率の図7-22(87頁参照)をみるとリンパ節の濾胞状構造が保たれていることがわかる．濾胞性リンパ腫の症例である．濾胞性リンパ腫はわが国の悪性リンパ腫の10～15%を占める．Ⅲ，Ⅳ期の濾胞性リンパ腫では様々な治療を行っても生存期間を延長させることが困難であることから，病状の進行が緩慢で症状や臓器障害がみられなければ無治療で経過観察されることも多い．ただし症状や臓器障害の程度に応じて，化学療法や放射線療法も行われる．近年，CD20に対するマウス/ヒトキメラ抗体のリツキシマブ(rituximab)が開発された．本剤は，従来の化学療法剤とは異なった機序で抗腫瘍効果を示す免疫療法薬であり，CD20陽性の濾胞性リンパ腫に対して化学療法との併用効果が期待されている．同種造血幹細胞移植は，再発例や治療不応例に対して試みられることがあるが，本症例では年齢からも適応とはならない．除菌療法は，胃原発のMALTリンパ腫において *Helicobacter pylori* をターゲットに行なわれる．

◆ 文献

1) 堀田知光：follicular lymphomaに対する治療の現状．In：堀田知光(編)：B細胞非ホジキンリンパ腫治療のストラテジー．東京；先端医学社，130-134：2003

問43 解答 c(2, 3)

【解説】 出血時間は，皮膚に加えた切創からの出血が止血するまでの時間を測定するものである．これは血管の収縮，血小板の粘着・凝集から血小板血栓形成までの一次止血機能を反映している．このようなことから主に血小板減少，血小板機能異常において異常値を示す．基準値はDuke法で1～3分，Ivy法で1～5分である．

(1) プロトロンビン時間は出血時間に大きな影響を与えない．

(2) von Willebrand因子は血管内皮下組織のコラーゲンなどに結合しており，血管の破綻と共に血小板の膜糖蛋白GPIb-IXと結合し，血小板の粘着を引き起こして一次止血に重要な役割を果たす．そのためvon Willebrand病においては血小板数が正常にもかかわらず出血時間が延長する．しかし，ADPやコラーゲンによる血小板凝集は正常である．

(3) 血小板数は $7～10×10^4/\mu l$ 以下となると出血時間が延長する．血小板数が正常でも血小板機能の異常では出血時間が延長する．代表的な先天性血小板機能異常症が血小板無力症であり，その他にチクロピジンなど血小板機能抑制薬，アスピリン，インドメタシンなどの非ステロイド系消炎鎮痛薬の投与などの薬剤が原因となることがある．

(4) PA-IgG (platelet associated IgG) は血小板関連IgGと呼ばれ，血小板表面および内腔膜面に結合したIgG量を測定している．血小板特異抗体のみならず血小板膜のFcレセプターに結合した免疫複合体の存在でもPA-IgGは高値となる．基準値は $9.0～25.0 ng/10^7 plt$．特発性血小板減少性紫斑病では血小板の減少と反比例してPA-IgGが増加するが，免疫複合体により高値を示す場合は血小板減少がなくても増加するため，出血傾向や血小板機能を表す指標とはならない．

(5) antithrombin-Ⅲは先天性欠乏症のように活性が単独で60%未満となると血栓を引き起こすが，肝硬変やDICでは他の凝固因子活性とともにantithrombin-Ⅲ活性が低下するため出血傾向

が前面に出る．

問44　解答　e(4, 5)

【解説】(1) 多発性骨髄腫のM蛋白血症において，しばしばZTTの高値を示す．一般的にガンマグロブリンの増加は赤沈亢進やZTTの高値をきたす．特にIgG型骨髄腫では，ZTTが高値となる．

(2) 多発性骨髄腫において尿中Bence Jones蛋白は約80%に検出されるが，中には免疫電気泳動でも検出されない症例がある．これはH鎖とL鎖の生成アンバランスがなく，遊離L鎖がほとんど発生しない場合である．なおスルホサリチル酸法は感度が低く，尿中Bence Jones蛋白の検出率は低い．

(3) M蛋白血症は多発性骨髄腫以外の疾患，例えば膠原病や悪性リンパ腫などでも認められることがある．また，MGUSは多発性骨髄腫と区別して診断される．

(4) 多発性骨髄腫では血清中および尿中にM蛋白を認めない症例は約1%である．その理由の1つはM蛋白の合成障害による．そして他の1つはM蛋白は合成されるが細胞外へ分泌されないもので，非分泌型である．

(5) 化学療法が進歩し，特にauto-PBSCTが広く行われるようになって完全寛解例が多く経験されるようになった．完全寛解の判定には免疫固定法によってM蛋白消失の確認が条件とされるのが一般的である．

問45　解答　e(4, 5)

【解説】患者はIgG(λ)骨髄腫Stage IIIAで，化学療法により効果を認めていたが，約1年後から全身倦怠感，末梢神経障害，巨舌，血圧低下，不整脈など全身性アミロイドーシスの症状を生じた．アミロイドーシスの診断は組織生検によるアミロイド沈着の証明によってなされる．適切な生検部位の選択が重要である．ALアミロイドーシスの病変部位は心，舌，骨格筋，腱，手根管，腎，末梢神経，腸管などである．AAアミロイドーシスではほかに，甲状腺，膵，副腎，脾，肝，唾液腺などが挙げられている．

アミロイドーシスの診断は多くの部位から，生検がなされて，病変の分布の把握をすることが，その後の治療方針を決定する上で好ましいことはいうまでもない．しかし，問題の5か所の生検部位から2か所を選ぶとすれば，ALアミロイドーシスで検出頻度の高い(4)直腸と(5)腹壁脂肪がまず選択される．

◆文献
1) 磯部敬：アミロイドーシス．東京；医学書院；1997

問46　解答　b(1, 5)

【解説】エリスロポエチンは主として腎臓で産生される糖蛋白質である．赤血球コロニー形成細胞(CFU-E)以後の分化・増殖を促進する．初めて再生不良性貧血の患者尿から単離精製され1985年に遺伝子組み換えの方法が確立された．1990年に透析施行中の腎性貧血への効能が認められた．現在では"貯血が800 ml以上で1週間以上の貯血期間を予定する手術施行患者の自己血貯血"の効果も認められている[1]．なお，血液疾患では骨髄異形成症候群，再生不良性貧血などに対して検討が行われた．その有効率は20〜30%であったが，認可されていないため適応ではない[2]．

◆文献
1) 上村由樹：エリスロポエチン製剤．Medicina 39(増刊)；378-379；2002
2) 浦部晶夫，溝口秀昭，高久史麿：再生不良性貧血に対するKRN5702(rHuEPO)の第3相臨床試験．診断と治療 81；2397-2409；1993

問47　解答　c(2, 3)
　　　　　禁忌肢　(5)

【解説】急性白血病の治療成績は目覚ましく改善したが，それは強力な化学療法とそれを支える補助療法の進歩による．特に，寛解導入療法後の骨髄抑制期に合併する感染症治療は寛解導入療法の成否にかかわる重要なものである．骨髄抑制期には90%以上の症例で感染症によると考えられる発熱を合併する．Japan Adult Leukemia Study Group(JALSG)の調査では，起因菌が同定されるのは21%で，起因菌が同定されないが感染巣が

同定されたものが31.9％，起炎菌や感染巣が同定されない発熱は41.1％と報告されている．

寛解導入療法後の好中球減少時に発熱を認めた場合は，診察により感染巣の有無をみるとともに，胸部X線撮影，血液培養などの各種培養を行う．培養の結果を待たずに，直ちに広域抗菌薬の投与を行う（empiric therapy）．起因菌が同定された場合は，菌種と抗菌薬の感受性をみて抗菌薬の変更を行うが，JALSGの調査でもあるように，起因菌が同定されない場合が多いため，発熱や炎症反応をみて抗菌薬を変更していく．米国感染症学会や日本からも好中球減少性発熱に対するempiric therapyのガイドラインが示されている．問題ではまず血液培養を施行し，その後抗菌薬を投与する．胸部X線検査はその後でもかまわない．顆粒球輸血は，ドナーが必要ですぐに施行できないこと，その有効性が確立されていないことから施行されることは少ない．

解熱薬に関しては，解熱作用は一時的で，血小板減少時には血小板機能を抑制し出血傾向を助長する．さらに発汗し急激な解熱時に血圧低下をきたすこともあり使用されない（禁忌に近い）．抗菌薬を投与せず，解熱薬を投与の選択肢は禁忌肢とした．

◆文献
1) Yoshida M, Tsubaki K, Kobayashi T, et al : Infectious complications during remission induction therapy in 577 patients with acute myeloid leukemia in the Japan Adult Leukemia Study Group studies between 1987 and 1991. Int J Hematol 70 ; 261-267 ; 1999
2) Hughes WT, Armstrong D, Bodey GP, et al : 2002 guidelines for the use of antimicrobial agents in neutropenic patients with cancer. Clin Infect Dis 34 ; 730-751 ; 2002

問48　解答　d(3,4)
【解説】　急性白血病の第一寛解期に同種造血幹細胞移植を行うかどうかの判断は，化学療法で治りやすいかそうでないかによる．化学療法で比較的治癒率が高い白血病は化学療法で治療を継続し，そうでないものは同種造血幹細胞移植を行うことが一般的である．急性骨髄性白血病で予後を決める最も大切なものは染色体であり，t(15；17)，t(8；21)，inv(16)などを持つ白血病は化学療法のみでも治癒率が高く，第一寛解期での同種造血幹細胞移植の適応にはならない．一方，t(9；22)（フィラデルフィア染色体）を持つ急性リンパ性白血病や初診時芽球数の多い急性リンパ性白血病の予後は不良で同種造血幹細胞移植の適応となる．

◆文献
1) 日本造血細胞移植学会ガイドライン委員会：造血幹細胞移植の適応ガイドライン．JSHCT Monograph 6 ; 2002

問49　解答　a(1,2)
【解説】　白血病の病型診断をする上で最も基本となるものがミエロペルオキシダーゼ反応である．以前のFAB（French-American-British）分類ではこのミエロペルオキシダーゼ反応が急性骨髄性白血病と急性リンパ性白血病を鑑別するうえでの基本となっていた．基本的には白血病細胞の3％以上に染色された場合を陽性とし，陽性の場合は急性骨髄性白血病と診断されるが，例外も存在する．急性骨髄性白血病の中では急性前骨髄球性白血病（FAB分類M3），染色体8；21転座を有する急性骨髄性白血病（M2）ではミエロペルオキシダーゼ染色は陽性となるが，最未分化型急性骨髄性白血病（M0），急性赤白血病（M6），急性巨核芽球性白血病（M7）では陰性となる．また，急性単球性白血病でも陰性となることがあり，診断のためには非特異的エステラーゼ染色を行い陽性となることを確認する．ついでにミエロペルオキシダーゼ反応陽性となる白血病ではAuer小体も認められることが多い．

1999年に急性白血病の分類はFAB分類からWHO分類に変わった．まだ，FAB分類が使用されることも多いが，WHO分類では特徴的な染色体異常を有する白血病を独立した疾患として分類している．急性骨髄性白血病ではt(8；21)（FAB，M2），t(15；17)（M3），inv(16)（M4），急性リンパ性白血病ではt(9；22)（フィラデルフィア染色体）などは覚えておいたほうがよい．

◆文献
1) 栗山一孝，朝長万左男：白血病最新の治療の動向

と今後の展望—急性白血病の病態と分類．内科 92；406-412；2003
2）栗山一孝：白血病診断と治療の進歩—診断，治療のための基礎事項：白血病の病型分類（FAB分類，WHO分類）．日内会誌 92；934-941；2003

【問50】 解答 b(1, 2, 5)
【解説】(1) 原発性マクログロブリン血症はリンパ節腫脹や肝脾腫，末梢血や骨髄のリンパ形質細胞の増加，M蛋白，過粘稠度症候群などを特徴とする疾患であるが，その本態はCD5，10，19，20，24陽性リンパ球の腫瘍性増殖である．腫瘍細胞に由来する単クローン性のIgMが増加する．
(2) 多発性骨髄腫は形質細胞の腫瘍性増殖性疾患であり，骨髄腫細胞の増殖により貧血などの骨髄抑制および骨破壊を生じる．骨髄腫細胞がIgG，IgAなどの単クローン性のガンマグロブリン（M蛋白）や軽鎖を産生し，出血傾向，腎障害などを引き起こす．
(3) Castleman病はhyaline-vascular typeとplasma cell typeの2型に分けられるが後者で全身性リンパ節腫脹を認めるものが全身性Castleman病と呼ばれる．何らかの慢性刺激によるIL-6の異常産生が高ガンマグロブリン血症の原因と考えられるが，ガンマグロブリンは多クローン性の増加である．
(4) 後天性免疫不全症候群はヒト免疫不全ウイルスの感染によりCD4陽性リンパ球が減少することによる免疫不全からの日和見感染，日和見腫瘍，および中枢神経系症状を生じる．感染者の多くは無症候性キャリアの時期から高ガンマグロブリン血症を認めるが，ガンマグロブリンは多クローン性の増加である．HIV感染者では慢性的にB細胞が活性化されガンマグロブリンが増加するが，その正確な機序は明らかでない．
(5) Crow-Fukase症候群は原因不明の疾患で，亜急性に生じる下肢の脱力と異常感覚，左右対称性遠位優位のポリニューロパチー，肝脾腫やリンパ節腫大など臓器腫大，男性の女性化乳房，女性の無月経など内分泌系症状，M蛋白，体幹・四肢の皮膚色素沈着や硬化および剛毛，Raynaud現象，ばち状指，下腿浮腫，胸水，腹水，心囊水の貯留などがみられる．ただしM蛋白は多量ではない．POEMS症候群とも呼ばれる．

【問51】 解答 d(2, 3, 4)
禁忌肢 (5)
【解説】後天性血友病は，第Ⅷ因子または第Ⅸ因子に対する自己抗体が後天的に出現することにより発症する疾患である．高齢者に多く基礎疾患を認めない例が多いが自己免疫性疾患や悪性疾患に併発することもある．発症者の男女比に差はない．先天性と異なり突然の出血傾向にて発症する．出血部位は軟部組織を中心として出血斑，筋肉内出血などが誘因なくあるいは些細な打撲により生じる．先天性血友病と同様に血尿，関節内出血，頭蓋内出血をきたすことがある．

診断にはまずPT，APTTの測定でAPTTのみの延長がみられることを確認し，次に(2) APTTの延長が正常血漿の添加で補正されないことから後天性血友病を疑う．正常血漿の添加でAPTTが補正される場合は，何らかの内因性凝固因子の欠乏による出血傾向と考えられる．なお病歴聴取より過去に出血傾向がなく突然の発症であれば先天性血友病は否定されるため(1)血縁者の検査は必要ない．最終的に(3)第Ⅷ因子，第Ⅸ因子活性を測定し，いずれかの低下が確認され，さらに第Ⅷ因子または第Ⅸ因子のインヒビター（ベセスダ法）が証明できれば後天性血友病と診断される．

治療は(4)副腎皮質ステロイド薬による免疫抑制療法を基本とし，重症例に対しては遺伝子組換え活性型第Ⅶ因子製剤，プロトロンビン複合体製剤，活性型プロトロンビン複合体製剤などによるバイパス療法を行う．治療に反応しない例の生命予後は不良である．(5)抗体による第Ⅷ因子または第Ⅸ因子の活性低下が原因のため，これら凝固因子製剤の通常量の投与は無効であるばかりでなく禁忌である．

【問52】 解答 b(1, 2, 5)
【解説】免疫抑制剤としてのシクロスポリンは血液疾患では必須の薬剤である．最も多く使われるのは造血幹細胞移植後に移植片対宿主病（GVHD）

予防と治療のため，次は再生不良性貧血に対しての投与である．いずれも血液の特殊領域の疾患であるため，一般内科医には馴染みが薄いと思われる．血液疾患以外では乾癬，Behçet病や腎移植でもシクロスポリンが適応である．この薬剤は副作用が多いことでもよく知られている[1]．高血圧，腎障害，多毛そして糖尿病はよくみられる．食欲不振の消化器症状も多い．頻脈はほとんどみられない．多毛は長期の服用になればなるほど5〜20%に見られる．投与量は血中濃度をモニターしながら決定する．投与量を減量する制限因子は腎機能障害である．血清カリウム値とクレアチニンの上昇が最も多い副作用であるが，減量または投与中止で可逆的である．

◆ 文献
1) 幅俊人：シクロスポリン血中濃度と副作用．今日の移植 10；344-348；1997

(問53) 解答 e(3, 4, 5)

【解説】 健康ドナーからの末梢血幹細胞採取にはG-CSF投与が必須である．その際の副作用は既によく知られている[1]．自覚症状で最も多いのは① 腰痛(47%)，② 頭痛(19.6%)，③ 関節痛(15.7%)，④ 発熱(11.8%)など．検査値異常では① LDH上昇(86.3%)，② ALP上昇(68.6%)で，投与中止から2週間後までに多いのは③ 白血球減少(29.4%)，④ 尿酸上昇(23.5%)，⑤ 血小板減少(13.7%)，⑥ CPR上昇(11.8%)，などである．

G-CSF投与の効能効果として認められているのは参考までに挙げると① 造血細胞の末梢血中への動員，② がん化学療法による好中球減少症，③ 骨髄異形成症候群に伴う好中球減少症，④ 再生不良性貧血に伴う好中球減少症，⑤ 先天性・特発性好中球減少症，⑥ ヒト免疫不全ウイルス感染症の治療に支障をきたす好中球減少症，⑦ 免疫抑制療法に伴う好中球減少症，などである．

◆ 文献
1) 井口豊崇，木崎昌弘：G-CSF製剤．Medicina 39(増刊)；374-376；2002

(問54) 解答 a(1, 2, 3)

【解説】 図7-25(90頁参照)に示されている染色体異常はt(8；21)(q22；q22)で，8番染色体上の*ETO*〔*MTG8*(myeloid translocation gene on chromosome 8)とも呼ばれる〕遺伝子と22番染色体上の*AML1*遺伝子が染色体転座により融合し，*AML1/ETO*遺伝子を形成する．このキメラ遺伝子産物はleukemogenesisおよび造血細胞の異形成にかかわるといわれている．t(8；21)は，AML全体の20%ほどにみられ，*de novo* AMLに特有の異常であるといわれている．特にFAB分類でM2の染色体異常のうち29〜40%を占めるといわれ，通常は予後良好な臨床経過を示す．一方，本症例のようなadvanced MDSでこの染色体異常が認められることはまれである[1]．一般的に，t(8；21)を有する芽球はNK細胞抗原であるCD56陽性であることが多く，やや頻度が低いがCD19も併せて陽性であることが知られる[2]．t(8；21)陽性*de novo* AMLでは化学療法の成績が良好で，特にシタラビン大量療法が有効で，第一寛解期での造血幹細胞移植の適応はないと考えられている[3]．一般的にAML with multilineage dysplasia, following MDS or MDS/MPDの予後はきわめて不良であり，非血縁者間骨髄移植を含む同種移植の絶対適応があると考えられているが，本症例のようにt(8；21)が陽性の場合は通常化学療法だけでも比較的良好な予後が期待しうる場合があるので，移植の適応については慎重な判断が必要といわれている[4]．*AML1/ETO*キメラ遺伝子をPCR法にて検討しその微量残存病変(minimal residual diseases：MRD)を追跡すると，長期間にわたり血液学的寛解を維持している症例でもMRDは陰性化しないという報告があるが，少なくとも染色体レベルでの解析では，血液学的寛解時には正常核型になることが多い[5]．

◆ 文献
1) 日本造血細胞移植学会ガイドライン委員会：造血幹細胞移植の適応ガイドライン―成人急性骨髄性白血病．JSHCT Monpgraph 6；13-19；2002
2) Porwit-MacDonald A, Janossy G, Ivory K, et al：Leukemia-associated changes identified by quantitative flow cytometry. IV. CD34 overexpression in acute myelogenous leukemia M2 with t(8；21). Blood 87；1162-1169；1996

3) Mayer RJ, Davis RB, Schiffer CA, et al : Intensive postremission chemotherapy in adults with acute myeloid leukemia. Cancer and Leukemia Group B. N Engl J Med 331 ; 896-903 ; 1994
4) 日本造血細胞移植学会ガイドライン委員会：造血幹細胞移植の適応ガイドライン―成人骨髄異形成症候群．JSHCT Monograph 6 ; 34-44 ; 2002
5) G Nucifora, Larson RA, Rowley JD, et al : Persistence of the 8 ; 21 translocation in patients with acute myeloid leukemia type M2 in long-term remission. Blood 82 ; 712-715 ; 1993

問55 解答　e(3,4,5)
【解説】 (1) International MDS Risk Analysis Workshopはそれまでに報告された7つのリスク分類システムの症例（primary MDS 816例）を持ち寄り，これらのデータからIPSSを発表した[1]．これは，①骨髄での芽球比率（5%未満；0，5～10%；0.5，11～20%；1.5，21～30%；2.0），②染色体（正常核型，Y-，5q-，20q-；0，7番染色体異常，3つ以上の染色体異常；1.0，それ以外の異常；0.5），血球減少（血球減少がない，1系統の減少；0，2～3系統の血球減少；0.5）を認めるスコア数により，4つのリスク群に分類しており，low(0)，intemediate 1(0.5, 1.0)，intermediate 2(1.5, 2.0)，high(≧2.5)群での生存期間中央値は全症例でそれぞれ 5.7, 3.5, 1.2, 0.4 年，60歳以下の症例ではそれぞれ 11.8, 5.2, 1.8, 0.3 年で，予後とのよい相関を認めた．IPSS low-risk群は形態的にはRA(refractory anemia)，RARS(RA with ring sideroblasts)であり，1系統のみの血球減少を呈する群で，保存的治療法による生存中央値は10年以上のため，<u>一般的にはintermediate 1以上のリスク進行までは移植を待つのが妥当である</u>．移植適応となるのは血球減少が高度で頻回の補充療法が必要となる症例あるいは重篤な感染症・出血の既往もしくはこれらの合併症を併発する危険性の高い症例のみである．その場合はHLA適合同胞ドナーが得られれば速やかに移植することが望ましい[2]．
(2) EpoとG-CSFの併用療法は最近のmeta-analysisによると，<u>血清Epoが低く(500 mU/ml未満)輸血依存性が低い（月2単位未満）症例</u>，RARSの症例で高い有効性が期待できる[3]．

(3) 強力な化学療法は advanced MDS に一定の効果を与えるが，完全寛解率は高くはなく(40～60%)，造血回復の遷延による化学療法死が多く，寛解持続期間も長くはないという側面がある．造血幹細胞移植を施行する場合，移植直前に化学療法を施行して寛解に到達して移植をした方がその予後は良好であるが，臓器障害や感染合併の可能性があるためその施行には留意が必要といわれている[2]．
(4) advanced MDS に対する少量シタラビン療法の奏効率は高くはなく，寛解率も20%前後で治療関連死は7～19%と報告されている．治療が奏効している期間も中央値で8か月と生存の延長には至らない．支持療法との randomized study でも生存期間に有意差は認められていない[4]．多変量解析による予後良好因子は，血小板数（15万以上），骨髄細胞密度（過形成でない），輪状鉄芽球（存在），染色体異常がないか単一の異常であると報告されている．これらの症例が少量AraC療法のよい適応と考えられる[5]．
(5) シクロスポリン，ATG（抗胸腺グロブリン）あるいは両者による免疫抑制療法は輸血歴の短い，若年の less advanced MDS に効果が高いと考えられている[6]．

◆文献
1) Greenberg P, Cox C, LeBeau MM, et al : International scoring system for evaluating prognosis in myelodysplastic syndromes. Blood 89 ; 2079-2088 ; 1997
2) 日本造血細胞移植学会ガイドライン委員会：造血幹細胞移植の適応ガイドライン―成人骨髄異形成症候群．JSHCT Monograph 6 ; 34-44 ; 2002
3) Hellstrom-Lindberg E, Negrin R, Stein R, et al : Erythroid response to treatment with G-CSF plus erythropoietin for the anaemia of patients with myelodysplastic syndromes: proposal for a predictive model. Br J Haematol 99 ; 344-351 ; 1997
4) Miller KB, Kim K, Morrison FS, et al : The evaluation of low-dose cytarabine in the treatment of myelodysplastic syndromes : a phase-III intergroup study. Ann Hematol 65 ; 162-168 ; 1992
5) Hellstrom-Lindberg E, Robert KH, Gahrton G, et al : A predictive model for the clinical response to low dose ara-C : a study of 102 patients with myelodysplastic syndromes or acute leukaemia. Br J Haematol 81 ; 503-511 ; 1992

6) Molldrem JJ, Caples M, Mavroudis D, et al : Antithymocyte globulin for patients with myelodysplastic syndrome. Br J Haematol 99 ; 699-705 ; 1997

問56　解答　d(2, 3, 4)

【解説】人間ドックや健康診断で，しばしば軽度の白血球の増加が認められる．無症状で他に原因がはっきりしない場合は，喫煙が原因であることが多い．しかし，なかに早期の慢性骨髄性白血病（chronic myelocytic leukemia：CML）のことがある．早期のCMLと診断できるかどうかは生命予後を左右するので，喫煙による反応性の白血球増加かCMLかを鑑別することは重要である．

(1)のWBC 12,000/μlは，喫煙でも早期のCMLでもありうる．(2)の好塩基球5％は好塩基球増加を示すが，CMLに特徴的な所見であり，反応性変化の可能性は低い．(3)Plt 60.0万/μlは異常な血小板増加を示すが，CMLの一般的な所見であるが，喫煙の影響でこれほどの血小板増加はまれである．(4)の好中球アルカリホスファターゼ活性低下はCMLに特徴的な所見であり，反応性の白血球増加ではみられない．(5)Hb 14.5 g/dlは正常値であるが，両者に通常みられる所見である．

問57　解答　c(1, 4, 5)

【解説】症例は，真性赤血球増加症である．著明な赤血球増加で小赤血球症（MCV＝79），循環赤血球量増加と血液粘稠度の亢進が原因と考えられる頭痛，顔面紅潮，肝脾腫，さらに好酸球や好塩基球の増加を含む白血球増加，血小板増加など，本症に特徴的な所見が認められる．

赤血球増加症の原因には，心疾患，肺疾患などによる長期低酸素血症が原因の続発性赤血球増加症もあるが，動脈血酸素飽和度は正常であり否定的である．本症例にみられる汎血球増加症は，本症に特異性が高い所見である．

(1)血清ビタミンB_{12}増加は本症で認められる．(2)フィラデルフィア染色体陽性は慢性骨髄性白血病に特徴的であり本症では認められない．(3)骨髄ドライタップは骨髄線維症に特徴的であり本症では認められない．(4)血清エリスロポエチン低下は本症に特徴的な所見であり他の赤血球増加症には認められない．これは，赤血球産生の亢進に対するネガティブフィードバック機構によって腎からのエリスロポエチン産生が低下するためである．(5)血清フェリチンの低下は本症で認められる．自律性の赤血球産生の亢進や治療の瀉血が原因で鉄欠乏が生じるためである．

◆文献

1) Linker CA：真性赤血球増加症．In：Tierney LM Jr, McPhee SJ, Papadakis MA（編）：福島雅典（日本語版総監修）：カレント・メディカル診断と治療第43版日本語版．東京；日経BP社，494-496；2004

8 神経

問1 解答 **問1-1** (c)
問1-2 (c)

【解説】 交代性の温痛覚低下，Horner症候群，球症状，小脳失調の存在，明らかな麻痺がないことからWallenberg症候群（延髄外側症候群）と診断できる．よって，責任病巣は延髄外側である．

この症例では強い拍動性の左後頭部痛が発症に先行している．このことから動脈解離によって今回の脳梗塞が発症したことが考えられる．動脈解離は若年者の脳梗塞の原因として頻度が高く，重要な病態である．山浦らの報告によるとわが国では椎骨動脈に解離が起きる症例が多いとされている．60～90％の症例で発症時に突発する激しい頭痛，後頸部痛を認め，動脈解離の大きな特徴である．疼痛は本例のように神経症状に先行する場合やほぼ同時に起きる場合もある．解離により血管の狭窄，閉塞が生じると虚血症状が出現するが，頭蓋内血管の解離で解離腔が破綻した場合にはくも膜下出血を起こす．脳血管造影が診断のgolden standardであり，今もそれに変わりはないが，MRIにより診断が容易になった．MRI，MRAでintramural hematoma，intimal flapなどがみられる．

◆文献
1) Smith WS, Johnstone SC, Easton JD : Cerebrovascular disease. In : Kasper DL, Braunwald E, Fauci AS, et al : Harrison's Principle of Intern Medicine, 16th ed. New York ; MacGrow-Hill, 2372-2393 ; 2004

2) 山脇健盛：脳血管障害の全て—頭蓋内及び頭蓋外の動脈解離．神経内科 58(Suppl 3) ; 476-487 ; 2003

問2 解答 (a)

【解説】 アルツハイマー型老人性認知症（SDAT）はアポリポ蛋白E遺伝子多型のうちε4が危険因子である．日本人の場合，SDATではε4アリルの頻度は40％にものぼる．また，家族性アルツハイマー病ではアミロイド前駆体蛋白，プレセニリン1，2，などが原因遺伝子とされている．SDATでは進行すると前頭葉を含む大脳皮質全体での血流低下を認めるが，初期には頭頂葉，後部帯状回から血流が低下することが脳血流シンチグラフィー，ポジトロンCTで確認されており，早期診断に有用な所見である．MRIなどでは海馬を中心とした側頭葉内側の萎縮が早期からみられる．SDATは記憶・記銘力障害で発症し，早期から人格，病識が障害される．症状は緩徐進行性で記憶障害に性格変化，徘徊などの異常行動がみられるようになる．階段状の進行は脳血管性認知症に特徴的な進行である．脳病理組織は老人斑，神経原線維変化が特徴で，海馬，海馬傍回を中心に大脳皮質全体に観察される．Lewy小体はパーキンソン病，dementia with Lewy bodiesなどに観察される細胞内封入体である．

◆文献
1) Bird TD, Miller BL : Alzheimer's disease and

other dementia. In : Kasper DL, Braunwald E, Fauci AS, et al : Harrison's Principle of Intern Medicine, 16th ed. New York ; MacGrow-Hill, 2393-2406 ; 2004
2) Cummings JL : Alzheimer's disease. N Engl J Med 351 ; 56-67 ; 2004

問3 解答 (c)

【解説】 急激な血圧上昇に伴って頭痛, 吐気, 視覚障害, けいれん発作がみられており, 高血圧性脳症を第一に考える. 頭部 MRI では両側後頭葉から頭頂葉の白質に病変を認め, このような病変は reversible posterior leukoencephalopathy syndrome (RPLS) とも呼ばれ, 高血圧性脳症の特徴的な画像所見である. RPLS では頭痛, 意識障害, けいれん, 視覚障害などの症状と本症例のように白質に浮腫と思われる異常所見を呈し, そのどちらもが可逆的である一連の病態を指す. 脳血流自動調節能を超える血圧上昇が起こると血液脳関門の透過性が亢進し, 血管原性脳浮腫が生ずることが高血圧性脳症の発症メカニズムと考えられている. 高血圧性脳症では本症例でもみられるように頭蓋内の中大脳動脈や後大脳動脈にしばしば一過性の狭窄を認め, 白質病変とともに臨床症状軽快後もしばらく異常所見は持続する. MRI でみられる白質の異常が脳血管の灌流域に一致しないことで, 脳梗塞, 一過性脳虚血発作は除外できる. 本態性てんかんである後頭葉てんかんでは, 脳 MRI で本症例のような白質病変を示さないし, 激しい頭痛を訴えない. 視力障害, けいれん発作, MRI の FLAIR 画像での側脳室周辺の白質病変は多発性硬化症にもあてはまるが, 高血圧, 頭痛を伴うことは少ないし, 頭蓋内動脈に狭窄性病変を認めることはない. RPLS と鑑別を要する他の疾患としては, 血管炎, 静脈洞血栓症などが挙げられ, 鑑別困難な場合は炎症所見, 髄液検査, 静脈系を含めた脳血管の検索が必要である. 高血圧性脳症は高血圧をコントロールすることで症状の改善がみられるため, 治療的な診断が可能である.

◆ 文献

1) 高血圧性脳症の症状を呈した reversible posterior leukoencephalopathy syndrome (RPLS). In:堀正二 (編):ケースファイル内科疾患 50—症例からのメッセージ. 東京;南江堂, 70-73;2002
2) 小山聡, 相澤仁志, 菊池健次郎:脳血管障害の全て—高血圧脳症. 神経内科 58 (Suppl.3); 508-513; 2003
3) 北村健, 松本昌泰:救急マニュアル 2004 – 主要疾患の救急対応:中枢神経系;高血圧脳症 (高血圧緊急症). 綜合臨牀 53 (増刊);1028-1033; 2004
4) Hinchey J, Chaves C, Appignani B, et al : A reversible posterior leukoencephalopathy syndrome. N Engl J Med 334 ; 494-500 ; 1996

問4 解答 (b)

【解説】 失神とは, 一過性, 短時間の意識消失発作であり, 原因の多くは血圧低下, 心拍出量低下に基づき, 脳幹部が虚血に陥り通常十数秒から数分以内の意識消失を認めるものである. 末梢血管抵抗の低下が原因で失神を起こす病態には起立性低血圧, 排尿失神, 食後性低血圧, 血管迷走神経性失神, 頸動脈洞性失神などがあり, 前駆症状として気分不快, 悪心, 嘔吐, 冷汗, 顔面蒼白, 眼前暗黒感などを伴い, 横臥にて症状は軽快する. 血管迷走神経性失神は, 失神のうち最も高頻度にみられるものであり, 立位または坐位で起こり, 精神的ショック, 過労, 強い疼痛, 空腹などが誘因となって急激な末梢血管拡張が起こり, 血圧低下, 徐脈をきたすもので若年女性に多い. 起立性低血圧は臥位から急に立ち上がったり長時間立位を続けたときに血圧が低下して起こる失神で, 血圧低下に伴って反射性の心拍数増加がみられれば非神経原性, 心拍数がほとんど変化しなければ神経原性の起立性低血圧と判断される. 神経原性の起立性低血圧をきたす疾患には, Shy-Drager 症候群をはじめとした多系統萎縮症, 延髄, 脊髄障害, 糖尿病性ニューロパチー, アミロイドニューロパチーなどがある. 非神経原性の起立性低血圧をきたす疾患には, 高度動脈硬化症, 脱水や出血による循環血液量の低下, 長期臥床が挙げられる. 排尿失神は中年男性に多く, 夜間覚醒して立位にて排尿中または排尿後に気分不快, 立ちくらみに引き続いて意識消失するものである. 多くは転倒するが臥床にて 1～2 分で意識が回復する. 心拍出量低下にもとづく失神発作の中で, 房室ブロック, 洞不全症候群, 心室頻拍などの不整脈が原因

のものを Adams-Stokes 発作という．失神を起こす疾患の中では最も生命予後に関係する重要な疾患であり，心電図，24時間心電図による不整脈の精査が必要である．大動脈弁狭窄症，心筋梗塞，心タンポナーデ，激しい咳嗽発作なども，心拍出量の低下が原因となって失神を起こしうる．ほかには椎骨・脳底動脈系の一過性脳虚血発作，鎖骨下動脈盗血症候群，低血糖発作，過換気症候群，ヒステリー発作なども失神の原因となる．てんかんは厳密には失神と区別されるものであるが，小発作や側頭葉てんかんの一部は一過性の意識消失のみを呈することがある．脳波検査により特徴的な発作波，焦点性スパイクを証明すれば診断が確定する．成人に多い側頭葉てんかん発作による意識消失の回復は遷延することが多い．

◆文献
1) 山本紘子：内科医のための神経内科 Minimum Essential―症候から：失神．内科 91；613-617；2003
2) 占部貴夫，水野美邦：失神．In：水野美邦（編）：神経内科ハンドブック―鑑別診断と治療第3版．東京；医学書院，224-233；2002

問5 解答 (b)

【解説】 回転性のめまいは前庭神経のみならず，脳幹，小脳，側頭葉の病変でも生ずる．末梢前庭障害によるものが最も多く，中でも前庭神経炎，Ménière 病，良性発作性頭位めまいが多い．鑑別に際しては耳鳴り，難聴を伴っているか，めまいを起こす誘因はあるのか，めまいの持続時間はどれぐらいか，第8脳神経以外の神経徴候が存在するかどうか，といった点が重要である．前庭神経炎は，急性に発症する激しい回転性めまい，悪心，嘔吐を特徴とするが，耳鳴り，難聴がないことが特徴である．回転性めまいは数日続いて消失する．Ménière 病も急性に発症する激しい回転性めまいが特徴で，耳鳴り，難聴，悪心，嘔吐を伴う．良性発作性頭位めまいは，立ち上がる，頭を回転させる，うつむくなどの急激な頭位変換により，数秒の潜伏期をもってごく短時間激しい回転性めまいを生ずるものである．めまい発作中は眼振が観察され，本症の診断には Nylen-Barany の検査が有用である．患者をベッド上に座らせ検者は患者の頭部を保持したまま後へ倒し，頭がベッドの反対側端から30°低くなるように保持した上で，さらに頸を右または左に回旋させ，めまいおよび眼振の誘発を観察する．まれではあるが注意すべき疾患として，聴神経鞘腫などの小脳橋角部腫瘍があり，難聴，耳鳴り，めまいを認める．小脳，脳幹の病変では，椎骨脳底動脈領域の一過性脳虚血発作，脳梗塞，脳出血，SLE などに伴う血管炎，後頭蓋窩腫瘍，脳幹脳炎，急性小脳炎，多発性硬化症，神経 Behçet 病などがあるが，難聴，耳鳴りを伴うことは少なく，他の脳神経系症状を合併することが多い．一過性脳虚血発作では一過性めまいのみを呈する場合もあるが，その持続時間は数分ないし数時間以内である．また前庭神経核から視床を経て側頭葉への投射があるため，回転性めまいを側頭葉てんかんの発作型とすることがある．側頭葉てんかんでは難聴，耳鳴りを伴わず，回転性めまいの持続は数分以内である．

◆文献
1) 水野美邦：めまい．In：水野美邦（編）：神経内科ハンドブック―鑑別診断と治療第3版．東京；医学書院，217-224；2002
2) 加我君孝：耳鼻咽喉科からみた脳卒中―脳血管障害とめまい・難聴．分子脳血管病 3；427-436；2004
3) 岡安裕之：めまい―めまいの診断：神経内科の立場から．神経内科 59；472-475；2003

問6 解答 (c)

【解説】 筋萎縮性側索硬化症は病理学的に脊髄前角細胞の著明な脱落と錐体路変性を特徴とする疾患である．40～60歳代に発症し，一側上肢の筋萎縮で始まり他側上肢，さらに両側下肢へ筋萎縮が進み，さらに球麻痺，呼吸筋麻痺が加わる．一部の症例では球麻痺症状が主体をなすこともあり，進行性球麻痺と呼ばれる．また，下肢から始まることもあるがきわめてまれである．深部反射は錐体路障害と筋萎縮の程度で決まるが，通常亢進の時期を経て筋萎縮とともに低下～消失する．末期に至るまで他覚的な感覚障害，外眼筋麻痺，直腸膀胱障害は出現せず，褥瘡もできにくい．

◆文献
1) 寺尾心一，祖父江元：筋萎縮性側索硬化症．綜合

臨牀 44；2566-2572；1995

問7　解答　(c)
【解説】振戦は大きく安静時振戦と動作時振戦に分けられる．動作時振戦はさらに姿勢時振戦と運動時振戦に分類される．安静時振戦を生じる疾患はきわめて少なく，代表的なものがパーキンソン病にみられる4～6 Hzの規則的な振戦である．Wilson病は銅のセルロプラスミンとの結合の減少と胆汁中への銅の排泄減少を特徴とする常染色体劣性遺伝疾患である．大脳基底核への銅の沈着によりジストニー，振戦，舞踏運動，アテトーゼなどを発症する．Wilson病の振戦は不規則な姿勢時振戦である．慢性アルコール中毒にみられる振戦はアルコールの離脱の時期に出現し比較的規則正しい姿勢時振戦である．甲状腺機能亢進症の合併する振戦，本態性振戦も典型的な姿勢時振戦である．

問8　解答　(c)
【解説】問6の解説で述べたように筋萎縮性側索硬化症（amyotrophic lateral sclerosis：ALS）では末期に至るまで他覚的な感覚障害，眼球運動障害，膀胱直腸障害，小脳症状，錐体外路徴候，認知症は出現せず，褥瘡もできにくいことが特徴とされている．ただし，筋線維性攣縮が著明となると関節の不随意運動を惹起し，手指に不規則な振戦が発現することがある．鑑別疾患として，頸椎症，頸椎後縦靭帯骨化症，広汎性脊椎管狭窄症，遺伝性脊髄性筋萎縮症（球脊髄性筋萎縮症，Kugelberg-Welander病など），痙性脊髄麻痺（家族性痙性対麻痺），HAM，脊髄小脳変性症，神経性進行性筋萎縮症（Charcot-Marie-Tooth病），多発性神経炎（motor dominant），進行性筋ジストロフィー症，脳幹および脊髄の腫瘍，偽性球麻痺が挙げられる．

問9　解答　(e)
【解説】パーキンソン病症状を呈しかつ病初期から著明な幻覚症状を合併する場合は，パーキンソン病ではなくびまん性Lewy小体病を考慮することが原則である．しかし，パーキンソン病の合併する幻覚妄想の原因として最も頻度が高いのが，薬剤起因性精神症状であり，出現頻度は20～30％である．一般にドパミンアゴニストの方がL-ドーパよりも精神症状をきたしやすい．本症例は治療5年の経過で出現した精神症状であり，認知症の合併も完全には否定できないが，抗パーキンソン薬の副作用として出現したと理解するのが妥当である．頭部MRI所見から慢性硬膜下血腫の合併は否定できる．また，パーキンソン病の幻覚症状は統合失調症と異なり，視覚性幻覚（幻視）の頻度が高く，聴覚性幻覚（幻聴）は少ないのが特徴である．

◆ 文献
1) Fenelon G, Mahieux F, Huon R, et al：Hallucinations in Parkinson's disease：prevalence, phenomenology and risk factors. Brain 123；733-745；2000
2) Holroyd S, Currie L, Wooten GF：Prospective study of hallucinations and delusions in Parkinson's disease. J Neurol Neurosurg Psychiatry 70；734-738；2001
3) Poewe W, Seppi K：Treatment options for depression and psychosis in Parkinson's disease. J Neurol 248（Suppl 3）；12-21；2001

問10　解答　(b)
【解説】近位筋優位の筋力低下，筋萎縮がみられていることより筋原性疾患と考えられる．進行性の筋原性疾患で，筋萎縮を生じてくる疾患としては，進行性筋ジストロフィー症と多発性筋炎の2つが代表的である．進行性筋ジストロフィー症は一般に遺伝的疾患であり，小児期に発する．肢帯型筋ジストロフィー症では30歳頃発症する例もあるが，進行性筋ジストロフィー症では，筋痛を示すことはほとんどない．多発性筋炎では，約50％に筋の圧痛や自発痛を認める．重症筋無力症でも筋力低下を認めるが，休息により筋力は改善し，筋の圧痛はみられない．またCK値など筋原性酵素の上昇はみられない．進行性の筋力低下を示す神経原性疾患としてGuillain-Barré症候群や筋萎縮性側索硬化症などがある．Guillain-Barré症候群は多発性根神経炎であり，一般には遠位筋

優位の筋力低下をきたすが，中には下肢近位筋優位の筋力低下を主症状とする場合もあり，また筋の圧痛もしばしば認められるため，多発性筋炎と鑑別が必要となることがある．しかし，筋萎縮が著明になる前に回復してくるのが普通であり，筋原性酵素の上昇もみられない．筋萎縮性側索硬化症は上位運動ニューロンと下位運動ニューロンが選択的に障害される疾患であり，四肢筋，舌，咽頭筋の進行性の萎縮と筋力低下，錐体路症状がみられ，深部腱反射は亢進する．筋萎縮の進行の著しい例では正常の2〜3倍程度のCK値上昇を示すことがあるが，多くは正常値内である．本症例では，急速に発症した筋症状で，検査所見では赤沈亢進やCRPの上昇などの炎症反応がみられており，CK値も高値であり，多発性筋炎が最も考えられる．確定診断のためにはさらに筋電図や筋生検を行う．

◆文献
1) 東條毅：多発性筋炎，皮膚筋炎．In：上田秀雄，武内重五郎(総編集)：内科学第4版．東京；朝倉書店，808-810；1989
2) 高津成美：Guillain-Barré症候群．In：豊倉康夫(総編集)：神経内科学書初版．東京；朝倉書店，870-873；1990
3) 高橋昭：筋萎縮性側索硬化症．In：上田秀雄，武内重五郎(総編集)：内科学第4版．東京；朝倉書店，1486-1488；1989

例では呼吸筋麻痺のために呼吸困難となる．筋無力症状が急激に悪化した状態をクリーゼとよび，生命に危険な状態である．コリン作動性クリーゼは，抗コリンエステラーゼ薬の過剰投与により，神経筋伝達がブロックされて生じる病態であり，抗コリンエステラーゼ薬を中止して補助呼吸や気管切開による呼吸管理に重点を置く．診断のための検査として，抗コリンエステラーゼ試験が行われ，通常はテンシロン(edrophonium)の静注(2〜10 mg)が用いられるが，効果発現は約30秒と速く，持続時間は約5分と短い．抗アセチルコリン受容体抗体は本症の約80％で陽性となるが，眼筋に脱力が限定される場合には陽性率は50％程度となる．抗アセチルコリン受容体抗体の存在は重症筋無力症の診断根拠になるが，陰性の場合でも本症の可能性を否定できない．重症筋無力症の治療としては，胸腺摘出術，副腎皮質ステロイド薬や免疫抑制薬の投与，血漿交換療法などがある．胸腺摘出術による症状の改善には，通常数か月〜数年の時間が必要である．

◆文献
1) 幸原伸夫：重症筋無力症および他の神経筋接合部疾患．In：福井次矢，黒川清(日本語版監修)：ハリソン内科学日本語版原著第15版．東京；メディカル・サイエンス・インターナショナル，2579-2584；2003
2) 高守正治：重症筋無力症．In：高久史麿，尾形悦郎(監)：新臨床内科学コンパクト版第2版．東京；医学書院，534-535；1998

問11 解答 (d)
禁忌肢 (b)

【解説】骨格筋の易疲労性，脱力を基本症状とし，日内変動や寛解，増悪を繰り返すことを特徴とする神経筋結合部の疾患である．神経終末から遊離されるアセチルコリン(ACh)の刺激を感受する筋肉側の受容体(アセチルコリン受容体：AChR)を標的とする抗体(抗アセチルコリン受容体抗体：AChR抗体)によって，①AChとAChRの結合が阻害される，②AChRの崩壊が促進される，③補体介在性に筋肉側運動終板膜が破壊される，の3機序で発病する．運動を繰り返すことによって外眼筋，顔面筋，咀嚼筋，咽頭筋または四肢の筋力が低下し，休息によって一時的に回復する．初発症状としては，外眼筋障害が最も多い．重症

問12 解答 (b)

【解説】経過や髄液所見から，非結核性の細菌性髄膜炎と診断される．化膿性髄膜炎の主な起炎菌をグラム染色で分類すると，グラム陽性球菌〔肺炎球菌(*Streptococcus pneumoniae*)，B群レンサ球菌(*Streptococcus agalactiae*)〕，グラム陽性桿菌(*Listeria monocytogenes*)，グラム陰性球菌〔髄膜炎菌(*Neisseria meningitidis*)〕，グラム陰性桿菌〔インフルエンザ菌(*Haemophilus influenzae*)，大腸菌(*Escherichia coli*)〕に分けられる．本例の起炎菌はグラム陰性双球菌であることから，髄膜炎菌と考えられる．わが国では，髄膜炎菌性髄膜炎は第二次世界大戦前後をピーク

として1960年代前半から激減しており，近年は年に10例前後になった．しかし，海外では特にアフリカ中央部で発生率が高く，髄膜炎ベルト(meningitis belt)とよばれる．しかし，先進国でも局地的に小流行がみられている．ヒトが唯一の保菌者であり，くしゃみなどによる飛沫感染により伝播する．気道を介して血中に入り，血行性に髄膜炎を起こす．潜伏期間は3〜5日である．治療には，感受性が高くかつ髄液移行性の高い抗菌薬を選択する．髄膜炎菌は，従来アンピシリン(ABPC)が第一選択とされていたが，現在は第三世代セフェム系抗菌薬〔セフォタキシム(cefotaxime：CTX)またはセフトリアキソン(ceftriaxone：CTRX)〕が標準的選択とされている．

インフルエンザ菌では，ABPC耐性株が出現しているので，セフォタキシム(cefotaxime：CTX)またはセフトリアキソン(ceftriaxone：CTRX)が使用される．肺炎球菌の場合は，耐性のない菌はABPCでよいが，最近は耐性菌の方が多い．その場合には，パニペネム／ベタミプロン(PAPM/BP)またはバンコマイシン(VCM)が勧められる．B群連鎖球菌はβ-ラクタム薬に対する耐性菌はまだ認めないので，ABPCでよい．*Listeria monocytogenes* はセフェム系が有効でないので，ABPCを使用する．大腸菌はβ-ラクタマーゼ産生株が多いので，CTXまたはCTRXを選択する．イソニアジドと硫酸ストレプトマイシンは結核菌の治療に使用する．

◆文献
1) 春田恒和：重症感染症治療の新しい考え方―細菌性髄膜炎. 小児科 41；892-898；2000

問13　解答　(b)

【解説】　わが国の多発性硬化症(multiple sclerosis：MS)は視神経脊髄型が多いことが知られている．深澤ら[1]臨床的には発症年齢が比較的高く，髄液細胞と蛋白の増加が高度であるが，オリゴクローナルバンド(OCB)の陽性率は低い，頭部MRI所見が軽微，脊髄MRI所見が高度，自己抗体の発現頻度が高い，内分泌異常を伴いやすい，などの特徴があり，HLA-DPB1*0501と相関するとしている．MSは脱髄疾患の代表であり病巣の主座は髄鞘に限局すると考えられていたが，最近，比較的早期から軸索の障害がみられることが報告され，臨床的な障害の長期的な予後とも相関がみられることが明らかになっている[2]ので，(b)の記述は誤りである．副腎皮質ステロイド療法は急性期の症状緩和や再燃期間の短縮には有用であるが，再発の予防や長期予後には影響しない．わが国においてもインターフェロンβ-1bが再発緩解型MSの再発予防に有効であることが臨床試験で証明され適応症認可を受けている．MSの髄液所見としては軽度の細胞数増加が再発時に認められるが50/mm³を超えることはきわめてまれである．

◆文献
1) 深澤俊行：日本における多発性硬化症の多様性とその病態―MSの臨床病型とoverview. 臨床神経 42；1192-1194；2002
2) Kuhlmann T, Lingfeld G, Bitsch A, et al：Acute axonal damage in multiple sclerosis is most extensive in early disease stages and decreases over time. Brain 125；2202-2212；2002

問14　解答　(c)

【解説】　感冒様症状直後に高熱，頭痛，髄膜刺激症状を伴い，けいれん発作と右片麻痺で発症した症例である．さらに小脳症状と右動眼神経麻痺といった脳内の散在性病巣が疑われ，臨床診断として急性散在性脳脊髄炎(acute disseminated encephalomyelitis：ADEM)が最も疑われる．片麻痺はけいれん後にみられるToddの麻痺の可能性と大脳皮質運動野から錐体路までの器質性病変の可能性がある．ADEMでは大脳，脳幹，小脳，脊髄におよぶ散在性のT2高信号とT1ガドリニウム増強病巣が予想される．髄液所見では細胞数(10〜100/mm³程度)と蛋白の増加がみられることが多く通常蛋白細胞解離は認められない．ADEMの場合はメチルプレドニゾロンによるパルス療法が有効である．ヘルペス脳炎は治療が遅れると重症化するので，可能性が少しでも疑われる時はアシクロビルを投与すべきである．

◆文献
1) 別府宏圀：特発性急性播種性脳脊髄炎. In：豊倉康夫(総編集)：神経内科学書初版. 東京；朝倉書店，687-688；1992

問15 解答 (c)

【解説】 頸髄8領域の根症状を示しており，原因としてはこの年齢では変形性頸椎症によるものが多い．スパーリング試験では椎間孔が圧迫され，障害側では上肢に放散する疼痛が起こる．筋萎縮性側索硬化症は感覚障害を示すことはなく，亜急性連合性脊髄変性症は錐体路症候と深部覚障害を示す．脊髄上衣腫は髄内腫瘍であり，根症状のみが出現することはない．手根管症候群は手根部で正中神経が圧迫されるため，感覚障害は母指～薬指内半分(中指側)にみられる．

変形性頸椎症は頸椎の椎体骨の骨棘形成，椎間板の後方突出，靱帯の石灰化，骨化などにより，脊髄から上肢に行く神経根または脊髄自身が圧迫・刺激を受ける．頸椎の変化は主に加齢や外傷が原因で，加齢による頸椎の変化には個人差があるが，一般的には40歳ごろから明らかになる．

症状が急激に現れることはなく，頸部の症状から始まり，徐々に上肢や下肢の症状が出てくる．頸部の症状としては，肩や首の筋肉が緊張し(肩こりなど)，圧痛がみられる．また，頸部の前屈や後屈時に後頸部から肩，上肢に放散する痛みが出現する．

上肢の症状としては，上肢の痛みとともに脱力感，疲労感，手指の感覚異常，冷感，こわばりを感じ，手先の仕事，書字，物をつまむなどの動作が拙劣となる．感覚異常は圧迫部位の高さに一致しており，例えば第5頸椎椎間板による圧迫時は母指が，第6頸椎椎間板の時は中指が，第7頸椎椎間板の時は小指にそれぞれ感覚異常をきたす．症状が進行すると，手の筋肉の萎縮や，皮膚温の低下，発汗異常，手指の変形などがみられる．

脊髄に圧迫が起こると下肢の症状が現われ，歩行障害，便秘，排尿障害などの症状が出現する．また椎骨の変形により椎骨動脈が圧迫されると，首を曲げたときなどに血行障害が起こり，めまいを引き起こすこともある．

診断には首を横に曲げ頭部を圧迫する試験(スパーリング試験)，または首を軽く後方へ曲げ頭部を圧迫する試験(ジャクソン検査)を行い，上腕に痛みが走れば疑わしい．頸椎の単純X線写真では，椎体骨の扁平化，硬化，骨棘形成，椎体間腔の狭小化の所見がみられる．脊髄や神経根の圧迫の状態をみるには頸部MRI検査が有用で，椎間板の後方突出，くも膜下腔の狭小化や消失，脊髄の圧迫，変形などの変化がわかる．

◆ 文献
1) 安藤哲朗，安井敬三，柳務：変形性頸椎症update—変形性頸椎症の神経症候．神経内科 55；309-315；2001

問16 解答 (a)

【解説】 症候から胸髄8レベルの脊髄前半部の障害が疑われ，急な経過から前脊髄動脈の閉塞が示唆される．前脊髄動脈閉塞症では背部痛を伴う(根症状と考えられる)のも特徴である．頸椎後縦靱帯骨化症の好発部位は頸髄4～5のレベルで，脊髄を前方から圧迫するため脊髄症状がでやすいが，主症状は四肢の感覚障害，巧緻運動障害，痙性歩行，膀胱直腸障害などで，慢性の経過で進行することから，前脊髄動脈閉塞とは区別できる．感冒症状が先行していることからGuillain-Barré症候群を考えたり，飲酒歴や糖尿病の既往があることからアルコール性ニューロパチーや糖尿病性ニューロパチーを考えた人もいるかもしれないが，神経症状は多発性ニューロパチーの所見ではない．

前脊髄動脈は脊髄前方の正中溝に位置し，ほぼ直角に左右互い違いに分枝があり，脊髄の前2/3を灌流している．前脊髄動脈閉塞症では発症時から対麻痺または四肢麻痺をきたし，排尿障害もほぼ必発し，痙性膀胱を呈することが多い．感覚障害は，温痛覚低下に対し深部感覚が保たれる解離性感覚障害を呈することが特徴である．深部腱反射は病初期には膝蓋腱反射もアキレス腱反射も消失していることが多く(脊髄ショック)，これらは慢性期になっても出現しない時もある．Babinski反射も必ずしも陽性にはならない．

なお前脊髄動脈閉塞症の原因としては動脈硬化，血栓症，血管炎，膠原病などによる原発性血管病変，脊椎ないし髄膜の病変による血管圧迫，塞栓症，全身血液循環低下，静脈系閉塞疾患などのほか，大動脈奇形手術，大動脈血管撮影，放射線療法などによる医原性のものもある．

◆ 文献
1) 柳務：神経症候群Ⅰ—Ⅰ血管障害：F．その他；脊

髄血管障害，循環障害；前脊髄動脈症候群．日本臨牀(別冊領域別症候群シリーズ)26；323-326；1999

問17　解答　(e)

【解説】エチルアルコールによる急性中毒は単純酩酊から泥酔となり，血中濃度400 mg/dl 以上になると呼吸麻痺で急死することがある．慢性期神経合併症として，長期飲酒者では軽度の認知障害の他，作話，健忘，見当識障害を示すKorsakoff症候群がみられ感情の鈍麻，痴呆へと進行することもある．また手指の細かい振戦と小動物のみえる幻視を中心とする振戦せん妄がみられ，離脱けいれんとともにアルコール離脱症候群として注意を要する．その他，まれであるが近位部優位の筋力低下を示すミオパチーも時にみられ，筋肉痛がないことや反射が保たれていることがアルコールニューロパチーとの鑑別に役立つ．ポリニューロパチーは慢性期の最も頻度の高い神経合併症であり，アルコールによる直接障害のほか，栄養障害や併発するビタミンB_1欠乏症などの間接的障害が加わって発症すると考えられている．下肢優位の対称性のしびれ，灼熱感，筋けいれんや脱力がみられる．視神経障害は工業用アルコールであるメチルアルコールの誤飲によることが多いが，最終的には視神経萎縮から全盲になる．

◆ 文献
1) Messing RO : Alchol and the nervous system. In : Aminoff MJ : Neurology and General Medicine, 3rd edition. Philadelphia ; Churchill Livingstone, 617-629 ; 2001

問18　解答　(c)

【解説】工業用溶媒であるヘキサンとトルエンによる中毒症は，労災よりも接着剤ボンド(ヘキサンとトルエンを同等に含む)の吸入嗜癖によって起こる．n-ヘキサン中毒による症状が，遠位側から始まる対称性の感覚障害優位のニューロパチーであるのに対してトルエンでは中枢神経系障害が多い．海馬を含む大脳辺縁系障害による記銘障害を中心とする認知障害や，重症例では認知症から人格荒廃をきたす．その他の中枢神経系症状として，小脳性運動失調症や錐体路障害による痙性対麻痺などの報告もみられる．MRIではT2強調画像で大脳白質，脳幹，小脳脚や脊髄に高信号域が散在してみられている．中枢神経系以外にも，トルエン中毒では尿細管アシドーシスから，低カリウム性ミオパチーや周期性四肢麻痺などの合併症もみられる．若年者で原因不明の四肢麻痺と代謝性アシドーシスをみた場合，シンナー中毒のほかSjögren症候群も鑑別に挙げる必要がある．慢性トルエン中毒では尿中馬尿酸の上昇がみられることも補助診断として重要である．

◆ 文献
1) 坂井利行，本田卓，葛原茂樹：MRIで脊髄障害が描出された慢性トルエン中毒によるencephalomyelopathyの1例．臨床神経40；571-575；2000
2) 近藤昌秀，林江里彩，目崎高広，他：トルエン常用者の慢性期MRIにみられた広汎な白質障害，神経内科45；183-184；1996

問19　解答　(b)

【解説】中高年者で生活不規則者や飲酒家で意識障害と小脳症状，外眼筋麻痺を診た場合，Wernicke脳症をまず鑑別に挙げなければいけない．Wernicke脳症の診断にはビタミンB_1の測定が必須であるが，最近になりMRI画像上で特徴的な所見が得られ，早期診断に役立つとする報告が増えてきている．その特徴はMRI画像，特にFLAIR画像で乳頭体，中脳水道周辺，第3脳室周囲に高信号域がみられることである．図8-3 (95頁参照)ではT2WI，FLAIR，DWIを比較したものである．これは同部の急性期剖検所見でみられた神経細胞周囲の空胞状変性や小出血に対応していると考えられる．橋中心性髄鞘崩壊症(central pontine myelinolysis：CPM)は通常，低ナトリウム血症の急激な補正時にみられ，ビタミンB_1欠乏症にも伴うとされているが病変部位は橋である．アルコール性認知症は脳萎縮，特に前頭葉萎縮が画像所見である．ペラグラはニコチン酸欠乏によるもので，これにビタミンB複合体の欠乏も加わった多ビタミン欠乏症で発症する．ポリニューロパチーのほか，昏迷や躁うつなどの中枢神経症状もみられるが，画像上の特徴的所見はないとされる．

◆ 文献
1) Macall EL : Neutritional disorders of the nervous system. In : Aminoff MJ : Neurology and General Medicine, 3rd edition. Philadelphia ; Churchill Livingstone ; 277-291 ; 2001
2) 安里令人：頭部 MRI 診断学．東京；医学書院，622；1998

問20　解答　(b)(c)
　　　禁忌肢　(d)

【解説】脳塞栓症の最大の特徴は突発性の症状完成であり，最も重要な所見である．基礎疾患としては心房細動が最も重要であるが，その他にもうっ血性心不全，発症1か月以内の急性心筋梗塞，拡張型心筋症，心内膜炎，卵円孔開存などが挙げられる．中でも卵円孔開存は，原因不明の塞栓症とされていた症例の中にかなり多く含まれていることが近年報告されている．脳塞栓は塞栓子が皮質枝に流入することが多いため，失語，失行，失認などの皮質症状，同名半盲がみられることが多い．脳塞栓の塞栓子は動脈を閉塞した後，砕けたり，移動したりする．そのため閉塞血管が再開通し，脳組織の再灌流が起きる．脳虚血の時間が短く，梗塞となる前に再開通した場合は重篤な神経症状が急速に改善し，消失してしまう例もある．このような現象は spectacular shrinking deficit と呼ばれている．再開通が梗塞に陥った後に起きると出血性梗塞に移行することが多く，脳塞栓ではしばしばみられる．心原性脳塞栓では発症から2週間以内の早期再発の頻度が高く，5％程度に再発がみられると報告されている．急性期は再発予防のため抗凝固療法を行うことが多いが，前述した出血性梗塞の危険性があるためその適応には慎重でなくてはならない．中大脳動脈領域の半分以上に及ぶ広範な脳梗塞，高血圧，高齢者などでは出血性梗塞の危険性が高いため急性期の抗凝固療法は行わない方がよい．感染性心内膜炎による脳塞栓症は septic embolus に起因するものであり，micotic aneurysm を形成することがある．そのため micotic aneurysm の破綻による脳出血の危険性があるため，抗凝固療法は禁忌である．

◆ 文献
1) Smith WS, Johnstone SC, Easton JD : Cerebro-vascular disease. In : Kasper DL, Braunwald E, Fauci AS, et al : Harrison's Principle of Intern Medicine, 16th ed. New York ; MacGrow-Hill, 2372-2393 ; 2004
2) Warlow C, Sudlow C, Dennis M, et al : Stroke. Lancet 362 ; 1211-1224 ; 2003
3) Minematsu K, Yamaguchi T, Omae T : 'Spectacular shrinking deficit'—rapid recovery from a major hemispheric syndrome by migration of an embolus. Neurology 42 ; 157-162 ; 1992
4) Adams HP Jr, Adams RJ, Brott T, et al : Guidelines for the early management of patients with ischemic stroke — A scientific statement from the Stroke Council of the American Stroke Association. Stroke 34 ; 1056-1083 ; 2003

問21　解答　(c)(e)

【解説】進行性核上性麻痺（progressive supranuclear palsy：PSP）はパーキンソン症候群の1つとなっているが，パーキンソン病より明らかに重症化しやすく難病であるといえる．歩行障害を中心とするパーキンソニズムが最も早期に発症し，次いで仮性球麻痺症状，認知症症状が出現し，特徴的な核上性眼球運動障害と項部ジストニアは発症後4～5年で出現する．認知症は性格行動上の変化を伴いしばしば初期から出現するが，軽度にとどまる傾向がある．構音障害は比較的初期からみられるのに対し嚥下障害は進行してから出現することが多い．

PSP の病態は microtuble-associated protein である Tau の神経細胞内蓄積（Tau[o]pathy）であることが明らかになっている．PSP は頭部 MRI 上，中脳レベル水平断では中脳視蓋，中脳被蓋が高度に萎縮し，第三脳室，中脳水道の拡大を認める．T2強調画像では中脳水道周囲に高信号を認めることもある．MRI 矢状断では第三脳室の底部にあたる中脳上部の萎縮が目立ち，あたかも「ハチドリのくちばし様」になる．脳血流 SPECT では前頭葉の血流低下が目立ち，アルツハイマー病のように頭頂，側頭葉優位の血流低下や皮質基底核変性症（corticobasal degeneration）のように大脳皮質血流の左右差は認められない．PSP は確立された治療法はないが，L-ドーパ，ドパミンアゴニストなどのドパミン作動薬は無効で，三

環系抗うつ薬(アミトリプチリン)が有効であるとする報告が多い.

◆文献
1) 松尾秀徳:進行性核上性麻痺の治療. 神経内科 56;138-142;2002
2) 山本敏之, 松田博史, 川井充:進行性核上性麻痺の画像診断. 神経内科 56;150-155;2002

問22 解答 (b)(c)

【解説】 ポリメラーゼ連鎖反応(polymerase chain reaction:PCR)法は, 設定した塩基配列の存在を鋭敏に捉えることができるうえ, 比較的短時間で検査が可能でかつ特異性も高いことから, 病原因子の診断に利用される. 従来からのdirect (single)PCRは1回行うものだが, 1回目のPCRで増幅された標的配列に第2のプライマーを用いてさらにPCRを行うnested PCRもあり, 感度を上げることができる. 定量法としてはreal-time PCRがある. また, RNAを検出する方法としてreverse transcriptase-PCR(RT-PCR)があり, RNAウイルスの塩基配列を調べることができる.

単純ヘルペス脳炎では早期治療が予後にも大きく影響するため, 早期診断が重要である. こうした場合にPCR検査は有用であるが, 注意すべき点もある. すなわち, 発症から24〜48時間以内の発症直後と発症後10〜14日以後では陽性率が低下する. アシクロビルで治療を行った場合, 少なくとも5日間はPCR検査で陽性となり, 7日以降に陽性率が低下する. 一方, 髄腔内抗体産生は, 発症後3〜10日からはじまり, 少なくとも30日間は陽性が続く. したがって, 髄液PCR検査の結果のみで判断せず, 髄液内抗体産生所見を確認して判断する.

結核性髄膜炎の場合, 髄液の抗酸菌染色による塗抹標本での陽性率は10%以下で培養には数週間以上を要するため, 早期に確実に診断するために髄液のPCR検査が用いられる. 結核菌の髄液PCRの特異性は90〜100%, 感度は48〜100%とされ, 必ずしもこれで完全に診断できるものではない. しかも, 髄液で結核菌培養陽性の検体でも, 髄液PCRの陽性率は40〜70%とされており, 半数近くが陰性となることが報告されている. したがって, 従来からの結核菌の塗抹鏡検や培養が不要になったわけではない.

◆文献
1) 原元彦, 亀井聡:脳脊髄液検査法—髄液PCR検査の適応と限界. Clinical Neuroscience 21;884-885;2003
2) 水谷智彦:最新の脳脊髄液検査と治療の実際—ウイルス性髄膜炎・脳炎. Clinical Neuroscience 21;884-885;2003
3) 伊藤邦彦, 吉山崇, 中園知昭, 他:塗抹陰性肺結核の診断における核酸増幅法検査の限界. 結核 75;691-697;2000

問23 解答 (a)(e)

【解説】 薬剤性髄膜炎は, イブプロフェン, スリンダク, ジクロフェナクナトリウム, ナプロキセン, ロキソプロフェンナトリウムなどの非ステロイド系消炎鎮痛薬(nonsteroidal antiinflammatory drugs:NSAIDs)の他, サルファ剤, カルバマゼピン, ヒト免疫グロブリンなどを使用中に, 発熱, 頭痛, 嘔吐, 項部硬直, Kernig徴候などの症状が出現して発症する. 髄液の細胞増多(多くは, 10〜500/mm^3), 蛋白増加(多くは, 正〜150 mg/dl)も伴い, 全体としてウイルス性髄膜炎に類似した症状, 検査所見を示す. 特に, 基礎疾患に全身性エリテマトーデス(systemic lupus erythematosus:SLE), 混合性結合組織病(mixed connective tissue disease:MCTD), オーバーラップ症候群(overlap syndrome), Sjögren症候群などの自己免疫疾患のある患者に起こりやすく, 発症時にCRPの上昇や経過中に抗U1RNP抗体の出現がみられることが多いという. 治療としては, 原因薬剤の中止が最も重要であり, これによって速やかに回復する. しかし, 重症化する例もあり, その場合には副腎皮質ステロイド薬を投与する. ヒト免疫グロブリンは治療に用いない.

◆文献
1) Okada J, Hamana T, Kondo H:Anti-U1RNP antibody and aseptic meningitis in connective tissue diseases. Scand J Rheumatol 32;247-252;2003

問24 解答 (a)(d)

【解説】 HAMはレトロウイルスの一種であるhuman T-lymphotropic virus type-1(HTLV-1)

の感染により起こるミエロパチーである．抗HTLV-1抗体陽性者の頻度の高い地域（九州，沖縄など）では本症の有病率が高く，男女比は約1：2で女性に多い．成人発症が一般的であるが，若年発症例もある．

感染経路は2～3割の患者が輸血由来であり，それ以外の大半は母から子供への垂直感染で，一部は性交（男→女）で感染する．しかし，脊髄にウイルスが直接的に感染している証拠はなく，おそらく自己免疫の機序により発症するものと考えられている．好発部位は胸髄中下部で，外側皮質脊髄路を中心に脱髄の所見がみられる．輸血後に発症する場合は，6か月～3年で発症することが多い．

緩徐進行性の痙性歩行が主症状であり，しばしば排尿障害と軽度の感覚障害を伴う．重症例では四肢（特に下肢）の脱力と筋萎縮が起こる．発症後の症状の進行には個人差がみられる．また，病原ウイルスがTリンパ球に感染するため，Sjögren症候群などの自己免疫疾患を合併することもある．

髄液ならびに血清の抗HTLV-1抗体が陽性であれば診断は確定する．また髄液や末梢血塗抹標本に成人T細胞性白血病（adult T cell leukemia：ATL）様細胞を認めることがあるが，これが腫瘍性増殖を示すことはない．

治療としては副腎皮質ホルモン投与やアザチオプリンなどの免疫抑制薬の投与を行う．

◆文献
1) 宇宿功一郎：神経症候群Ⅰ―Ⅱ炎症性疾患（含感染性疾患）：A.急性ウイルス感染症［脳炎，脊髄炎，髄膜炎，神経根炎，末・神経炎など］；レトロウイルス；HTLV-1．日本臨牀（別冊領域別症候群シリーズ）26；505-512；1999

問25 解答 (b)(d)

【解説】 脊髄腫瘍はまれな疾患で，その発生頻度は年間人口10万人当たり1～2人と少ない．脊髄腫瘍は腫瘍の存在する部位で分類されることが多く，腫瘍が硬膜外に存在するもの，硬膜内で髄外に存在するもの，髄内に存在するものの3つに分けられる．硬膜外腫瘍の代表的なものが転移性脊髄腫瘍で，椎体あるいは椎弓根部へと転移し，硬膜外腔へと進展し，脊髄・神経根を圧迫するようになる．転移性腫瘍の原因としては肺癌や乳癌が多いが，甲状腺癌，乳癌，前立腺癌が転移した場合は，適切な治療を行えば，機能予後は良好なことが多い．硬膜内髄外腫瘍の代表的なものが神経鞘腫と髄膜腫であり，神経鞘腫は髄膜腫より約4倍頻度が高い．髄内腫瘍としては，星細胞腫，上衣腫，血管芽腫，海綿状血管腫などがあるが，悪性度の高い多形性膠芽腫はきわめて少ない．

脊髄腫瘍の診断ではMRI検査が最も有用である．この場合Gd-DTPAによる造影検査を併用した方がよい．CTも転移性腫瘍などで椎骨破壊を伴う症例での骨変化の把握には有用である．骨シンチグラフィーも脊椎に転移があることが疑われる場合には行う．血管撮影は脊髄腫瘍の場合は必ずしも必要ないが，血管芽腫の場合は診断確定のために重要であり，出血性の転移性腫瘍や椎体の血管腫など血管に富むことが想定される腫瘍の場合も適応となる．

◆文献
1) 川本俊樹：神経症候群Ⅲ―Ⅵ腫瘍性疾患：部位別分類；脊髄腫瘍，脊髄硬膜外・硬膜髄外腫瘍．日本臨牀（別冊領域別症候群シリーズ）28；341-349；2000

問26 解答 (b)(c)(e)

【解説】 図8-4（96頁参照）は脊髄空洞症のMRI所見である．脊髄空洞症は脊髄の中心部に脳脊髄液がたまる空洞ができることにより，脊髄を内側から圧迫して神経症状が出現する．症状の現われ方は空洞の大きさや長さによって異なるが，頸髄に発生することが多いため，上肢や手の痛みまたは感覚障害で始まることが多い．上肢にみられる感覚障害には特徴があり，中心灰白質が障害されるため，脊髄中心部で交叉をする温痛覚の線維は障害されるが，後索を走行する触覚と振動覚・位置覚などの深部感覚は保たれる（解離性感覚障害）．感覚異常は障害髄節の支配レベルに一致して宙吊り型に表れるので，宙吊り型感覚障害ともいわれる．空洞が拡大すると頸髄の前角細胞や錐体路も障害されて，上肢の筋力低下や筋萎縮，筋線維束収縮，歩行障害（痙性歩行）が出現し，さらに排尿や排便の障害もでてくる．この症例ではみられないが，空洞が延髄に及ぶと（延髄空洞症），顔面の

感覚障害や構音・嚥下障害も出現する．空洞が尾側（下方）に拡大すると感覚障害の範囲が体幹や下肢にも広がることになる．

空洞のできる詳しいメカニズムはまだよくわかっていない．脊髄空洞症を原因により分類すると，①Chiari奇形（小脳の下端が脊椎の方に垂れ下がったようにめり込んでくる奇形）に伴う脊髄空洞症，②癒着性くも膜炎（脊髄の周囲に炎症が起こり，髄膜に癒着を起こしたもの）に伴う脊髄空洞症，③脊髄腫瘍に伴う脊髄空洞症，④脊髄出血後の脊髄空洞症，などに分けることができる．

診断にはMRI検査が役に立ち，これでほぼ診断が確定する（図8-4，96頁参照）．特殊な撮像法を用いると脊髄液の流れを画像化することができ，これも診断や治療方法を決める際に有用である．また，脊髄腫瘍に合併するタイプの脊髄空洞症では，造影剤を用いたCT検査を行う．

◆ 文献
1) 飛田敏郎：神経症候群III—VII先天性奇形：G．その他；脊髄空洞症．日本臨牀（別冊領域別症候群シリーズ）28；580-582；2000

問27 解答 (a)(b)(d)

【解説】 イソニアジド（INH）は医原性ニューロパチーをきたす代表薬剤である．INHによるニューロパチーはピリドキシン（ビタミンB_6）欠乏状態で発症するといわれている．手指，足趾の異常感覚と知覚低下をもって始まり，上行性に拡がり，最終的には全知覚脱失と四肢遠位部の筋力低下をきたす．有髄，無髄両神経が障害され，有髄神経では軸索変性を示す．INH投与時はビタミンB_6製剤を併用する．ビンクリスチンは白血病や網内系の悪性腫瘍に用いられる．上肢遠位側から始まる感覚障害が多いが，近位側に急速に進展して筋力低下や筋萎縮がみられることもある．シスプラチンは固形癌に汎用される抗腫瘍薬であり，各種神経合併症が報告されているが，重金属成分による感覚神経優位のニューロパチーの頻度が最も多い．本剤使用中の担癌患者で感覚障害がみられた場合，傍腫瘍性神経合併症で多くみられる知覚性ニューロパチーとの鑑別が重要となる．シクロスポリンとアシクロビルは過剰投与や腎障害患者で脳症を引き起こすことが知られている薬剤である．

◆ 文献
1) 荒木淑郎：最新神経病学改訂第3版．京都；金芳堂，462；1994
2) DeArgelis LM, Delatte JY, Dosner JB : Neurological complications of chemotherapy and radiation therapy. In : Aminoff MJ : Neurology and General Medicine, 3rd edition. Philadelphia, ; Churchill Livingstone, 437-458 ; 2001

問28 解答 (b)(c)(d)

【解説】 近年，血中ホモシステイン高値は種々の機序から動脈硬化を促進し，冠動脈疾患，脳血管障害，閉塞性動脈硬化症（arteriosclerosis obliterans : ASO），深部静脈血栓症などの独立した危険因子であることが明らかになってきた．保険適応も認められ，抗リン脂質抗体やprotein-S，protein-C，AT-IIIなどとともに測定する必要が認識され始めている．ホモシステインは食物から取り込まれたメチオニンが肝で代謝されて生じるアミノ酸であり，その代謝には図8-6で示すように3つの経路がありシスタチオニンβシンターゼにはビタミンB_6が，メチオニンシンターゼにはビタミンB_{12}が，メチレンテトラヒドロ葉酸還元酵素（methylenetetrahydrofolate reductase : MTHFR）には葉酸が補酵素として働いている．したがって血中の総ホモシステインのほか，ビタミンB_{12}や葉酸を測ることが診断に有用であり，治療法としてビタミンB_{12}や葉酸を投与することが試みられている．

◆ 文献
1) Bushnell CD, Goldstein LB : Homocysteine testing in patients with acute ischemic stroke. Neurology 59 ; 1541-1546 ; 2002
2) Sato Y，Kaji M，Kondo I，et al : Hyperhomocysteinemia in Japanese patients with convalescent stage ischemic stroke : effect of combined therapy with folic acid and mecobalamine. J Neurol Sci 202 ; 65-68 ; 2002

問29 解答 (a)(b)(d)

【解説】 重金属による神経合併症は，含有溶剤の制限や産業医学的対策の進展により減少してきて

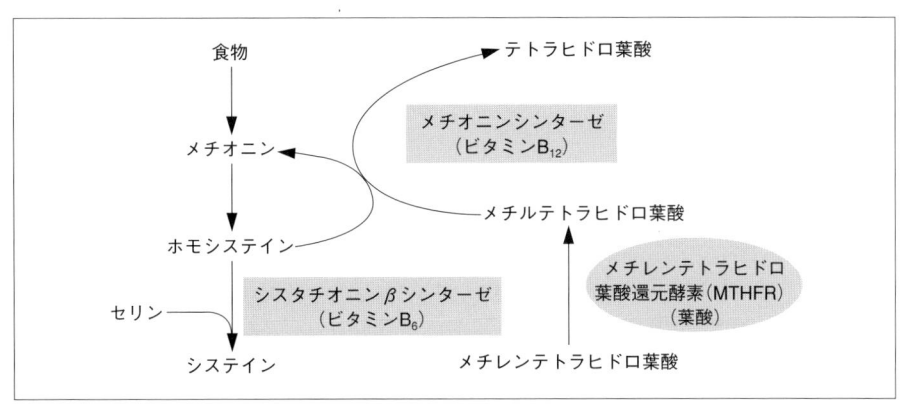

図8-6 ホモシステインの代謝経路

いる．重金属による神経合併症は主として過量摂取による症状がほとんどであり，急性期症状として砒素中毒による全身けいれんや意識障害，タリウム中毒による幻覚・幻視などが知られているが，慢性期症状として多くみられるのはニューロパチーである．その他，特異的な神経症状としてはマンガン中毒によるパーキンソニズム，銅代謝異常によるWilson病，有機水銀中毒による振戦や小脳症状など（Hunter-Russell症候群）が知られている．鉛中毒では脳症のほか橈骨神経麻痺による下垂手に注意する必要がある．比較的若年者で肝障害と神経症状を認めるときはWilson病を疑い，血・尿中銅や血清セルロプラスミンを測定することは重要である．

◆文献
1) 荒木淑郎：最新神経病学改訂第3版，京都；金芳堂，457；1994

問30　解答　b（1,5）
【解説】脳梗塞の急性期治療として明確なエビデンスのあるものは少ないが，急性期のアスピリン内服とr-tPAの経静脈的投与は優れたエビデンスのある治療である．IST, CASTといった2万人規模のRCTで，発症2週間以内の脳梗塞症例にアスピリン内服を行い，急性期の再発と，6か月後の予後が改善した．r-tPAはわが国では平成16年10月に認可され急性脳梗塞に使用可能となった．発症から3時間以内に投与開始が可能な急性期脳梗塞に対して高血圧がないこと，early CT signがないことなどの厳しい制限のもとに経静脈投与が認められている．r-tPAの作用機序と脳梗塞の病態から心原性脳塞栓が最も有効とされている．

脳梗塞急性期は降圧しないことが原則である．脳梗塞急性期には脳循環の自動調節能が障害され，血圧の低下で脳血流が減少するため降圧すべきでないと考えられているが，明確なエビデンスはない．経験的には220/120 mmHg程度までは降圧しないが，心不全など高血圧が病態を悪化させるような場合はある程度の降圧が必要となる．最近，ACCES研究などアンジオテンシンⅡ受容体拮抗薬を脳梗塞急性期に使用し予後が改善したという報告もあり，今後は変わる可能性もある．現在，脳梗塞の急性期リハビリテーションは早期リハビリテーションが基本となっている．神経症状が安定すれば，できるだけ早期からリハビリテーションを開始する．クリニカルパスの導入に伴い，病態に応じてリハビリテーションを含めた治療計画を立てることが主流となりつつある．

非弁膜症性心房細動により発症した脳梗塞の再発予防はワルファリンの絶対適応である．アスピリン内服と比較してもワルファリンは20％以上のrisk reductionがあり，第一選択薬である．ワルファリンの禁忌がなければワルファリンを選択すべきである．アスピリンはワルファリンが使用できない場合に選択される．

◆文献
1) Gubitz G, Sandercock P, Coucil C : Antiplatelet therapy for acute ischaemic stroke (Cochrane

Review). In : The Cochrane Library, Issue 1, 2003, Oxford : Update Software.
2) Chen ZM, Sandercock P, Pan HC, et al : Indications for early aspirin use in acute ischemic stroke : A combined analysis of 40,000 randomized patients from the Chinese acute stroke trial and the international stroke trial. Stroke 31 ; 1240-1249 ; 2000
3) The National Institute of Neurological Disorders and Stroke rt-PA Stroke Study Group : Tissue plasminogen activator for acute ischemic stroke. N Engl J Med 333 ; 1581-1589 ; 1995
4) 脳卒中リハビリテーション．In：篠原幸人，吉本高志，福内靖男，他（編）：脳卒中治療ガイドライン2004．東京；協和企画，171-186；2004
5) Hart RG, Benavente O, McBride R, et al : Antithrombotic therapy to prevenat stroke in patients with atrial fibrillation—a meta-analysis. Ann Intern Med 131 ; 492-501 ; 1999

【問31】 解答 c(2, 3)

【解説】 急性期の脳血管障害において頭部MRIは非常に強力な診断機器だが，脳出血については頭部CTのほうが簡便で，診断に有用である．頭部MRIでも診断可能だが，読影には熟練を要する．脳出血はその多くが高血圧性脳出血であり，高血圧が最大の危険因子となる．したがって，一次予防，二次予防ともに高血圧のコントロールが最も重要である．脳出血の原因は前述のように高血圧が最も多いが，脳動静脈奇形，海綿状血管腫などの血管奇形，脳アミロイド血管症，血液凝固異常なども出血の原因となる．脳アミロイド血管症は高齢者の皮質下出血の原因として比較的頻度が高く，再発を繰り返すことも多い．

高血圧性脳出血は好発部位が決まっており，被殻(45～50%)が最も多く，次いで視床(30～35%)に多い．その他，小脳，橋，皮質下で大半を占める．

脳出血は外科適応がなければ高血圧の管理，脳浮腫に対する治療などの保存的治療が中心となる．脳出血急性期の血圧コントロールについては明確なエビデンスはなく，降圧基準も確定していない．いくつかの報告によると収縮期血圧180 mmHg，拡張期血圧105 mmHg以上，平均血圧130 mmHg以上が続いた時には降圧を行うべきである．発症から数時間の血腫が増大する可能性が高い時期には適切な血圧管理が必要と考えられる．

◆文献
1) Smith WS, Johnstone SC, Easton JD : Cerebrovascular disease. In : Kasper DL, Braunwald E, Fauci AS, et al : Harrison's Principle of Intern Medicine, 16th ed. New York ; MacGrow-Hill, 2372-2393 ; 2004
2) 血圧の管理—高血圧性脳症の非手術的治療．In：篠原幸人，吉本高志，福内靖男，他（編）：脳卒中治療ガイドライン2004．東京；協和企画，104-105；2004
3) 神谷達司：脳血管障害の全て—脳出血：治療；内科的治療（血圧管理を含む）．神経内科 58 (Suppl 3)；428-433；2003
4) Kase CS, Mohr JP, Caplan LR : Intracerebral hemorrhage — Lacunes. In : Mohr JP, Choi DW, Grotta JC, et al : Stroke — Pathophysiology, Diagnosis, and Management, 4th ed. Philadelphia ; Churchill Livingstone, 123-166 ; 2004
5) Warlow C, Sudlow C, Dennis M, et al : Stroke. Lancet 362 ; 1211-1224 ; 2003

【問32】 解答 a(1, 2)

【解説】 周期性四肢麻痺は，家族性あるいは孤発的に四肢筋が発作的に脱力をきたし，弛緩性麻痺症状を呈する症候群である．周期性四肢麻痺は発作中の血清カリウム値の変動により，低カリウム血性，高カリウム血性，正カリウム血性の3型に分類されるが，最もよく経験するのは，発作中に血清カリウムが低下する低カリウム血性周期性四肢麻痺である．特にわが国では，甲状腺機能亢進症に合併する孤発型の低カリウム血性周期性四肢麻痺が多い．一般に男性に多く男女比は10～20：1といわれている．発作の誘因としては，過食（特に炭水化物），甘味品，飲酒，過労，運動後の休息，過度の睡眠，寒冷などが挙げられる．発作は，安静時の後に起こりやすく，夜半あるいは明け方目覚めたときに出現しやすい．筋脱力はまず下肢に起こり，上肢，体幹に及ぶ．近位筋のほうが遠位筋より程度は強く，顔面筋，舌筋，咽頭筋，呼吸筋を冒すことはほとんどない．発作時には深部腱反射は低下ないし消失する．発作の持続時間は6～24時間のことが多く，ときに数日に及ぶことがある．低カリウム血性周期性四肢麻痺の発作

時には，まずカリウム塩を投与する．原則として経口投与を行う．発作を起こさないために炭水化物食の制限に心がけ，激しい筋肉労働を避けるように指導する．

◆ 文献
1) 杉田秀夫：周期性四肢麻痺．In：上田秀雄，武内重五郎(総編集)：内科学第4版．東京；朝倉書店，1505-1506；1989

(問33) 解答 c(2, 3)
【解説】 末梢性顔面神経麻痺は，脳幹を出た顔面神経が走行の途中で障害され，顔面表情筋の筋力低下を主徴とする症候群である．その多くは顔面神経管内の急性神経腫脹が原因と推定されるBell麻痺であり，末梢性顔面神経麻痺のうち約70%を占める．その原因としてウイルス感染，寒冷暴露などが挙げられている．通常は顔面一側性の麻痺であり，発症は急速で，2～3日で麻痺は完成する．Ramsey-Hunt症候群は，水痘・帯状ヘルペスウイルスの膝神経節への感染により生じ，耳介・外耳道などに帯状疱疹をみる．前頭部は両側の顔面神経により支配されているので，中枢性顔面神経麻痺では額の皺寄せは可能であるが，末梢性では病側の額に皺寄せができないことが特徴である．

末梢性顔面神経麻痺の合併症候は顔面神経の走行途中における障害部位で異なるので障害部位を①～④に分類し解説すると以下のようになる(図8-7)．

① 鼓索神経分岐部より末梢では顔面神経に支配される顔面筋(前頭筋，眼輪筋，口輪筋など)の筋力低下を生じる．

② 鼓索神経より中枢側で膝神経節に至る部分の障害では①の障害に加え舌前2/3の味覚消失と唾液分泌障害を生じる．

③．②の部位よりさらに中枢側でアブミ骨神経の分岐部を障害したときは，①と②の障害に加え聴覚過敏を生じる．

④．③の部位よりさらに中枢側で膝神経節も障害されたときは，涙腺分泌線維の障害が生じるために，①と②と③の障害に加えて涙分泌も減少する．

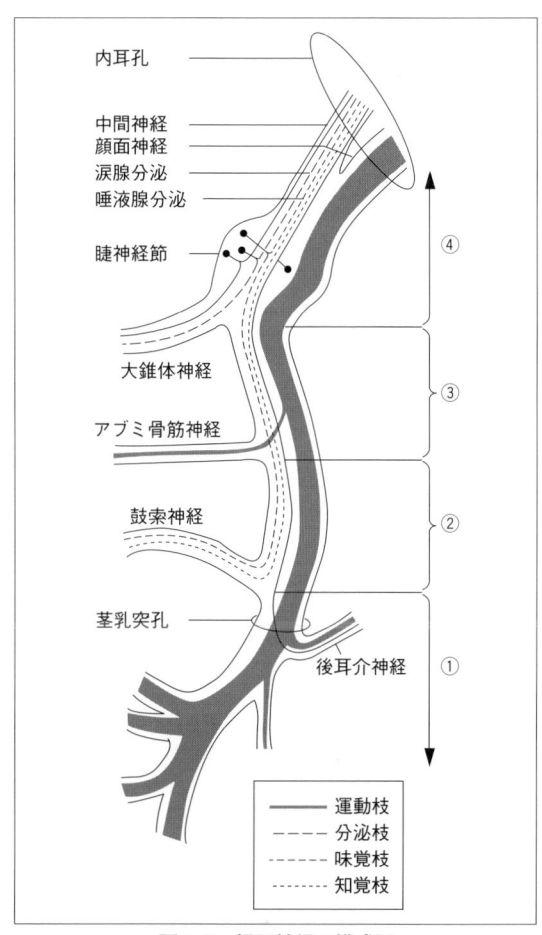

図8-7 顔面神経の模式図

◆ 文献
1) 山根清美：患者のQOLを考慮した私の第一選択薬—末梢性顔面神経麻痺．治療(増刊)80；276-277；1998

(問34) 解答 c(2, 3)
【解説】 非ヘルペス性急性辺縁系脳炎(non-herpetic acute limbic encephalitis：NHALE)とは，頭部MRIで海馬・扁桃体を中心とした辺縁系に異常を認めるものの，ウイルス学的検査で単純ヘルペスウイルス(HSV)感染が否定され[PCR法・EIA(enzyme immunosorbent assay)法で陰性]，悪性腫瘍の合併もみられない急性発症の脳炎を指す．すなわち，急性辺縁系脳炎のうち，単純ヘルペス脳炎，傍腫瘍性辺縁系脳炎を除外した

ものである．髄液では軽度の細胞増多，蛋白増多を認めるが，比較的良好な経過をとる．高橋らは，この疾患において髄液中のIL-6が高値であることを報告した．この疾患の詳しい病態はわかっていないが，感冒様の先行感染があり，ステロイドパルス療法が著効を示すことなどから，ウイルスの直接感染というよりも，ウイルス感染を契機として宿主側の免疫応答に異常が生じて，大脳辺縁系を炎症の場とする急性脳炎が起こるものと推測されている．

臨床的特徴（楠原，庄司らの挙げた6項目）
① 急性辺縁系脳炎の病像を呈する．
② MRI上，両側海馬，扁桃体に異常を呈する．
③ 髄液では軽度の細胞増多，蛋白増多を認める．
④ ウイルス学的検査でHSV感染は否定的（PCR法，EIA法で陰性）．
⑤ 悪性腫瘍の合併はなく，傍腫瘍性症候群は否定的．
⑥ 比較的良好な経過をとる．

臨床的特徴（高橋，亀井らの挙げた4項目）
① 感冒様の先行感染．
② 頭部MRI拡散強調画像における両側の海馬，扁桃体の可逆性高信号病変．
③ 髄液中のIL-6のみの高値．
④ ステロイドパルス療法が著効．

◆文献
1) 楠原智彦，庄司紘史，加地正英，他：非ヘルペス性急性辺縁系脳炎の存在について．臨床神経 34；1083-1088；1994
2) 高橋輝行，亀井聡，三木健司，他：非ヘルペス性急性辺縁系脳炎(non-herpetic acute limbic encephalitis)の自験2例における髄液中サイトカインの検討．臨床神経 43；162-169；2003

(問35) 解答 d(3,4)
【解説】 深澤ら[1]はわが国に多い視神経脊髄型多発性硬化症(opticospinal multiple sclerosis：OSMS)の特徴として，女性に多く，発症年齢が比較的高く，髄液細胞と蛋白の増加が比較的高度であるがオリゴクローナルバンド(OCB)の陽性率は低い，頭部MRI所見が軽微，脊髄MRI所見が高度，抗カルジオリピン抗体やp-ANCAなどの自己抗体の発現頻度が高い，内分泌異常を伴いやすいなどの特徴があり，HLA-DPB1*0501と相関するとしている．脊髄MRIで3椎体以上に及ぶ病変もみられ，重症例では病理学的に壊死を伴う広範な脱髄があり，空洞や軸索障害がみられることもある．

◆文献
1) 深澤俊行：日本における多発性硬化症の多様性とその病態—MSの臨床病型とoverview．臨床神経 42；1192-1194；2002

(問36) 解答 c(1,4,5)
【解説】 左利きの場合は別だが，一般的には左が優位半球，右が劣位半球となる．優位半球中大脳動脈領域の皮質症状は言語に関連するものが中心である．失語，失読，失書などの言語関連の症状のほか，失行のうち肢節運動失行，観念運動失行，観念性失行，口部顔面失行などが左半球の症状となる．Gerstmann症候群は優位半球角回が責任病変とされており，左右失認，手指失認，失算，失書を呈する症候群である．劣位半球，右半球中大脳動脈領域の皮質症状は認知障害が主体となる．半側空間無視，身体失認，病態失認，地誌的失見当などの認知障害のほか，失行のうち構成失行，着衣失行が右半球の症状となる．

◆文献
1) 山口修平，小林祥泰：中大脳動脈（とその分枝）．In：平山惠造，田川皓一：脳卒中と神経心理学．東京；医学書院，81-87；1995
2) Mohr JP, Lazar RM, Marshall RS, et al：Middle cerebral artery disease Lacunes. In：Mohr JP, Choi DW, Grotta JC, et al：Stroke — Pathophysiology, Diagnosis, and Management, 4th ed. Philadelphia；Churchill Livingstone, 123-166；2004
3) Smith WS, Johnstone SC, Easton JD：Cerebrovascular disease. In：Kasper DL, Braunwald E, Fauci AS, et al：Harrison's Principle of Intern Medicine, 16th ed. New York；MacGrow-Hill, 2372-2393；2004

(問37) 解答 c(1,4,5)
【解説】 片頭痛は，頭痛を訴える患者の約15％

を占め，緊張型頭痛に次いで多い．若年から中年女性に多く，前兆を伴う片頭痛と前兆を伴わない片頭痛に分けられる．前兆（aura）とは頭痛に前駆するかあるいはそれに伴う脳の局所神経症状であり閃輝性暗点，同名半盲，片麻痺，片側感覚障害などがみられる．持続時間は数分程度のことが多く，1時間以上持続することはない．痛みは片側性の拍動性頭痛である場合が多いが非拍動性両側性の場合もある．頭痛発作時には悪心，嘔吐，光過敏，音過敏などを伴い，身体を動かすと痛みが増強するため寝込んでしまい日常生活が妨げられることが多い．頭痛発作は4〜72時間持続することが多く，発作時の治療として以前は酒石酸エルゴタミンがよく用いられたが，最近では5-HT1B/1D受容体の選択的作動薬（トリプタン製剤）の内服，皮下注，点鼻薬の使用が可能であり最も有効である．しかしトリプタン製剤は発作の予防には無効であり，前兆期に服薬するとかえって効果の劣ることがある．女性では大半が妊娠すると軽減するが，妊娠中の患者に対してはトリプタン製剤，エルゴタミンとも子宮収縮作用，催奇形性の問題があるので使用せず，安静，マッサージ，冷却で対応し，頭痛がひどい場合は非ピリン系鎮痛薬を用いる．中等度から重度の頭痛発作が月3回以上起こる場合は予防薬の投与を考える．予防薬としてはCa拮抗薬の塩酸ロメリジン，ベラパミル，β遮断薬，抗うつ薬，抗不安薬などが用いられる．約半数には家族歴，特に母親に頭痛を有することが多く，前兆期に一過性の片麻痺と激しい頭痛を起こす常染色体優性遺伝の家族性片麻痺性片頭痛の一部ではP/Q型Caチャンネル遺伝子の変異が判明している．発作時に痛みを和らげるために動き回るのは，群発頭痛の特徴であり，群発頭痛の発作時の治療として用いられる100％酸素吸入は片頭痛発作時には用いられない．

◆ 文献
1) 坂井文彦，荒木信夫，五十嵐久佳，他：日本神経学会治療ガイドライン—慢性頭痛治療ガイドライン2002．臨床神経学 42；330-362；2002
2) 大塚紀子，鈴木則宏：プライマリケア医のための頭痛診療—片頭痛の診断ポイント．治療 86；1471-1476；2004
3) 五十嵐久佳，坂井文彦：神経疾患の新しい治療—片頭痛の治療．神経進歩 45；546-557；2001
4) 内堀歩，作田学：頭痛の臨床 — 頭痛の臨床へのアプローチ：慢性頭痛の診断と治療の要点．Medical Practice 20；932-939；2003

問38　解答　b(1, 2, 5)
【解説】　搬送された患者の病歴を知ることは重要であるが，問38のような患者が搬送されてきたらまず第一にけいれんを早く止める必要がある．けいれん重積状態に陥ると脳低酸素，脳浮腫を起こすことが少なくなく，血液，尿検査を施行しつつ静脈ルートを確保して，ジアゼパム10 mgを5分かけて静脈内投与する．その後，心電図，血圧をモニターしつつフェニトイン750 mgを15分以上かけて点滴静注する．低血糖発作の可能性がある際には，ブドウ糖，ビタミンB₁の静脈内投与を行う．脳CTは脳出血，脳腫瘍など器質的疾患の鑑別のためできるだけ早く施行することが望ましい．この段階でもけいれんのコントロールが困難であれば気管挿管を施行し，静脈麻酔によりけいれんを止めるようにする．けいれん重積状態から脱した患者は，薬物療法によりてんかん発作をコントロールすることとなる．発作直後の脳波は，post-ictal suppresionのため診断にはあまり有効ではなく，数日後に脳波検査を行いてんかん性発射をつかまえるようにする．ルーチンの脳波検査でてんかん様異常波形が見つからなくても，睡眠脳波を行うようにする．また脳MRI検査は，脳腫瘍，動静脈奇形，脳膿瘍，脳挫傷，ヘルペス脳炎などてんかん発作を起こす脳器質疾患の検出にCT検査より有用である．髄膜炎など神経系感染症が疑われる場合は髄液検査を施行し，細胞数，蛋白，糖，細菌・真菌培養，ウイルス抗体価の測定などを行う．これらの検査によりてんかんをきたす脳病変，全身疾患が見つからない場合は，本態性てんかんと診断される．てんかん発作は，発作が身体の一部から始まる部分発作と，両側同時に起こる全般発作に大きく分類される．全般発作は発作のはじめから意識を失うことが多く，脳波にて両側同期性の棘徐波複合を示す．若年者に多く，25歳以後に特発性全般てんかんが出現することはまれである．一方，部分発作は，意識障害を伴わない単純部分発作と意識障害を伴う複雑部

分発作があり，二次性に全身けいれんに発展すると二次性全般化発作となる．成人で本症例のようなケースでは，一見全般発作のようにみえても，複雑部分発作の二次性全般化の可能性の方が大きい．脳波検査で側頭葉，前頭葉に焦点性スパイクが検出されれば，複雑部分発作の診断となる．

◆ 文献
1) 日本神経学会治療ガイドライン Ad Hoc 委員会：日本神経学会治療ガイドライン—てんかん治療ガイドライン．臨床神経学 42；549-597；2002
2) 大熊泰之，水野美邦：てんかん．In：水野美邦（編）：神経内科ハンドブック—鑑別診断と治療第3版．東京；医学書院，163-185；2002
3) Retechi PA, 金井教明：発作とてんかん．In：服部孝道（監訳）：神経内科シークレット．東京；メディカル・サイエンス・インターナショナル，353-377；2002
4) 痙攣患者の診かた．In：田崎義昭，斎藤佳雄：ベッドサイドの神経の診かた第15版．東京；南山堂，409-415；1994

問39 解答 c(1, 4, 5)

【解説】 一側の眼痛や眼窩部痛に外眼筋麻痺を伴う代表的な疾患は，Tolosa-Hunt 症候群で painful opthalmoplegia（有痛性眼筋麻痺）とも呼ばれる．通常は一側性の眼痛，特に眼窩後部痛と眼球運動障害による複視を主症状とし，海綿静脈洞付近の非特異的炎症性肉芽腫が原因と考えられ，副腎皮質ステロイド薬が著効する疾患である．神経症状は動眼，滑車，外転神経のみならず，三叉神経第1枝の障害も加わることがある．頸動脈海綿静脈洞瘻は突然発症し，眼痛，頭痛，拍動性眼球突出，眼瞼，眼球結膜の静脈怒張，浮腫，外眼筋麻痺をきたす疾患で，内頸動脈が海綿静脈洞内に破れることに起因する．Tolosa-Hunt 症候群と同様に外眼筋麻痺，眼球圧痛を示し眼球突出を伴うことが多い疾患として外眼筋炎がある．Tolosa-Hunt 症候群との鑑別は，外眼筋炎では眼窩 CT，眼窩 MRI で外眼筋の肥厚が認められるが，Tolosa-Hunt 症候群では外眼筋の肥厚は認めない点や，外眼筋炎では外眼筋以外の脳神経は侵されない点が挙げられる．治療には副腎皮質ステロイド薬を用いる．外眼筋麻痺をきたすが眼痛を伴わない疾患としては，ミトコンドリア病の1つである進行性外眼筋麻痺，重症筋無力症，Fisher 症候群などがある．進行性外眼筋麻痺は眼瞼下垂，全方向性の眼球運動障害，顔面，四肢の筋力低下，筋萎縮に加え難聴，心伝導障害，糖尿病，網膜色素変性症などを合併する．ミトコンドリア病の特徴として血中乳酸，ピルビン酸値の上昇を認める．重症筋無力症は，外眼筋麻痺，眼瞼下垂で発症することが多く，日内変動を伴う筋の易疲労性が特徴であり，診断にはテンシロン試験，筋電図での waning 現象，血清抗アセチルコリン受容体抗体の測定が有用である．Fisher 症候群は Guillain-Barré 症候群の亜型で，外眼筋麻痺，運動失調，腱反射消失の3徴を示し，血清で抗ガングリオシド抗体のうち抗 GQ1bIgG 抗体が検出され診断に有用である．髄液所見は Guillain-Barré 症候群同様蛋白細胞解離を認める．一方，外眼筋麻痺を伴わずに眼痛をきたす疾患としては，群発頭痛，三叉神経痛，閉塞隅角緑内障などが代表的疾患である．

◆ 文献
1) 中川福夫，小林茂昭：II. 炎症性疾患（含感染性疾患）— J. 非感染性炎症性疾患：Tolosa-Hunt 症候群．日本臨牀（別冊領域別症候群シリーズ）26；717-720；1999
2) 柏井聡：I. 自己免疫疾患— A. 臓器特異的自己免疫疾患：1 自己免疫性神経・筋疾患；3) Tolosa-Hunt 症候群（有痛性眼筋麻痺）．日本臨牀（別冊領域別症候群シリーズ）31；16-19；2000
3) 頭蓋底およびその周辺の症候群．In：豊倉康夫（総編集），萬年徹，金澤一郎（編）：神経内科学書第2版．東京；朝倉書店，207-215；2004

問40 解答 e(3, 4, 5)

【解説】 糖尿病性ニューロパチーは種々の病型を含む．主要病型は糖尿病性多発神経障害であり，感覚障害優位である．典型例では末梢神経障害の長さに比例して感覚障害が生じるため，まず足趾が侵され，次に足，下肢へと感覚障害が進展する．上肢の障害はまれだが下肢と同様の進展パターンを示す．病初期にはしびれ，疼痛などの陽性症状を示すが，末期においては感覚低下などの陰性症状を示す．自律神経障害も必発である．糖尿病患者では，脳神経の単発性あるいは多発性麻痺を生じやすいが，最も頻度が高いのは動眼神経麻痺で

ある．発症は通常突発的でしばしば眼窩近傍の痛みを伴う．糖尿病性動眼神経麻痺では，神経束内の周辺に位置する交感神経線維は通常侵されないため同側の対光反射は保たれ，散瞳もみられない．急速な血糖改善時には急性発症する神経因性疼痛を認めることがあり，「治療後神経障害」と呼ばれ，血糖正常化による神経動静脈シャント開存に伴う虚血が関与している可能性が考えられている．

◆ 文献
1) 安田斎：糖尿病の慢性合併症―糖尿病神経障害．日本医師会雑誌(特別号)130；264-268；2003
2) 中野今治：糖尿病性ニューロパチー．日内会誌 88；774-779；1999

(問41) 解答　a(1,2,3)
【解説】　手根管症候群は，正中神経が手根骨部を通るところで圧迫されて生じる疾患で，絞扼性ニューロパチーでは最も多い．手根管は屈筋支帯と手根骨との間の間隙で，正中神経の他に長母指屈筋，深指屈筋，浅指屈筋もここを通る．第1〜3手指掌側のしびれ感と疼痛がみられ，疼痛は夜間に増強し，手首を使うことで悪化する．母指球筋が萎縮して猿手を示し，背屈以外の母指の運動障害を認め，第1手指と第2手指で物をつまむことが困難になる．感覚障害は正中神経領域に限局する．診断は正中神経伝導速度測定により，誘発筋電位(compound muscle action potential：CMAP)の潜時の延長を証明することにより確認できる．約1分間，手関節を屈曲させると痛みや異常知覚が正中神経支配領域に生じ(Phalen徴候)，また手根管付近を圧迫したり叩打すると同様の症状を生じる(Tinel徴候)．手根管症候群は，明らかな背景を持たない特発性が多く，中年女性に好発する．妊娠・出産に伴って一過性に出現する場合もある．そのほかに糖尿病，粘液水腫，透析患者，関節リウマチなどの背景を持った人に好発する．

◆ 文献
1) 黒岩義之：正中神経麻痺．In：豊倉康夫(総編集)：神経内科学書初版．東京；朝倉書店，826-827；1990
2) 高橋昭：手根管症候群．In：高久史麿，尾形悦郎(監)：新臨床内科学 コンパクト版第2版．東京；医学書院，1181-1182；1998

(問42) 解答　b(1,2,5)
【解説】　化膿性髄膜炎は小児〜新生児に多くみられ，その主な起炎菌は，インフルエンザ菌(Haemophilus influenzae)，肺炎球菌(Streptococcus pneumoniae)，B群レンサ球菌(Streptococcus agalactiae)，大腸菌(Escherichia coli)である．成人では肺炎球菌が主体である．かつて成人に多くみられた髄膜炎菌は激減している．化膿性髄膜炎の診断には髄液検査が重要であり，糖の著明な減少(同時血糖値の40%未満)，多核球優位の細胞数増加($500/mm^3$以上，病初期では軽度のことも)，総蛋白の増加(50 mg/dl以上)の確認に加えて，細菌の同定によって診断が確定する．髄液検体からの起炎菌の検出率は，塗抹で60%，培養で90%とされる．なお，髄膜炎菌は低温下で死滅するので検体を保温しておく．一方，結核菌では髄液を冷蔵庫内で保存し，フィブリンがクモの巣様に析出したものを塗抹染色(Ziehl-Neelsen染色)すると検出率が高くなる．

　髄膜炎の起炎ウイルスとしては，コクサッキー，エコー，ムンプス，ヘルペスなど，小児ではエンテロウイルス属が多い．ウイルス性髄膜炎の特徴は，急性発症，発熱，髄膜刺激症状，髄液検査でリンパ球優位の細胞増多と糖値正常を呈することである．ただし，発症初期には髄液の細胞が多核球優位であることもまれではなく，少数ながら髄液の糖が低値を示す例もある．治療は，ウイルス性髄膜炎は自然寛解する予後良好な疾患であるので，安静臥床と対症療法でよい．しかし，脳炎になった場合には抗ウイルス薬を投与する．わが国における散発性のウイルス性脳炎は，単純ヘルペスウイルス(HSV)1型によるものが最も頻度が高い．したがって，起炎ウイルスが不明の脳炎ではアシクロビルを第一選択薬とする．一方，HSV性髄膜炎は主に2型による．再発性髄膜炎は，かつてMollaret髄膜炎と呼ばれていたが，ヒトヘルペスウイルス6型(HHV-6)によって起こるほか，HSVの1型と2型，サイトメガロウイルス，EBウイルスでも起こる．

(問43) 解答　e（3, 4, 5）
【解説】（1）インフルエンザ脳炎はインフルエンザの経過中に脳症をきたす疾患である．この際に使用した鎮痛解熱薬が脳炎を重症化することが知られており，ジクロフェナクナトリウム製剤の使用例に重症化および死亡例が多い．全身の血管内皮細胞が障害され，脳やその他の臓器に血栓を生じて死亡する．なお，アセトアミノフェンは解熱薬を使用しない例と死亡率に差がみられなかったことから，影響しないと考えられている．
（2）Waterhouse-Friderichsen症候群は，電撃性髄膜炎菌菌血症ともいわれ，髄膜炎菌による髄膜炎でみられる．播種性血管内凝固症候群（disseminated intravascular coagulation：DIC）と副腎の出血と紫斑を生じ，血圧下降，昏睡をきたして死亡する．
（3）ブドウ球菌による髄膜炎はまれだが，重篤になりやすい．顔面のせつなどの感染巣から侵入するが，海綿静脈洞血栓，脳硬膜の膿瘍，脳膿瘍などを併発することがある．
（4）結核性髄膜炎は，経過は亜急性で当初は症状に乏しく，微熱，頭重感，倦怠感，意欲低下などであるが，2～3週間のうちに，髄膜刺激症状，意識障害などが出現する．炎症は脳底部に強く，髄膜の肥厚，脳底槽の閉塞を生じ，画像診断で髄膜の造影効果が陽性となり，水頭症を呈してくる．脳神経や主幹動脈に炎症が及んだ場合には，脳神経麻痺や血管閉塞による脳梗塞を引き起こす．ADH不適合分泌症候群（syndrome of inappropriate secretion of ADH：SIADH）や尿崩症も合併する．髄液検査では，塗抹染色，PCRによる結核菌の検出，髄液中アデノシンデアミナーゼ活性測定が有用である．
（5）クリプトコッカス髄膜炎では，脳底部の炎症から，髄液の流れが阻害され，正常圧水頭症（normal pressure hydrocephalus：NPH）をきたすことがある．

(問44) 解答　d（2, 3, 4）
　　　　禁忌肢　（5）
【解説】Guillain-Barré症候群では60～70％の症例で感冒様症状や下痢などの先行感染症状が認められ，典型例では前駆症状が消失してから1～3週後に発症する．経過中自律神経症状として一過性に洞性頻脈，起立性低血圧，発汗異常などを認めることがある．Guillain-Barré症候群では発症数日から1週後より髄液に蛋白細胞解離がみられ，蛋白の上昇のピークは3～6週である．Guillain-Barré症候群の3割がCampylobacter jejuni，1割がサイトメガロウイルス感染後に発症するとされそれぞれ血清IgG抗GM1抗体とIgM抗GM2抗体が関連していることがわかっており診断的な価値が高い[1]．神経伝導速度の低下は約80％の症例で発症2～3週で認められる．しかしすべての神経が均一に障害されるわけではなく，遠位部潜時のみ遅延する症例，伝導ブロックのある症例，F波の伝導速度が遅延し近位部の神経根の障害を示唆する症例などがある[2]．神経生検は特異的な変化は認められず，経過が良好なことが多いため診断的価値がないばかりかむしろ禁忌である．Guillain-Barré症候群の責任病巣は神経根（前根）にあるので，脊髄自体のMRIでは通常異常はみられない．

◆文献
1）田川由美，結城伸泰：自己免疫性ニューロパチーと糖鎖に対する自己抗体—Guillain-Barré症候群の先行感染因子と抗糖脂質抗体．Clinical Neuroscience 16；1144-1148；1998
2）鴨下博：末梢神経の検査—H波・F波．Clinical Neuroscience 10；874-876；1992

(問45) 解答　e（3, 4, 5）
【解説】本例は水様性下痢の1週後から上行性の四肢麻痺を呈した症例で，深部腱反射が消失していることからも末梢神経障害が示唆され，Campylobacter jejuni腸炎後のGuillain-Barré症候群が最も考えられる．本症の特徴として電気生理学的に軸索障害を呈することが多く，純粋運動型で感覚障害は認めないことが多い．また，血清IgG抗GM1抗体が検出される可能性が高い．後遺症として重度の運動麻痺が起こることはごくまれである．血清IgM抗GM2抗体が検出されるのはサイトメガロウイルス感染後のGuillain-Barré症候群である．治療法として血漿交換療法を1週間以内に施行すれば麻痺や呼吸障害の改善

を早める．免疫グロブリン 400 mg/kg/日を 5 日間点滴静注する方法も行われる．ステロイドパルス療法に関しては上記治療法で改善しない場合に施行されるが有効性に関しては議論があるところである．

◆文献
1) 田川由美，結城伸泰：自己免疫性ニューロパチーと糖鎖に対する自己抗体―Guillain-Barré 症候群の先行感染因子と抗糖脂質抗体．Clinical Neuroscience 16；1144-1148；1998
2) 辰元宗人，結城伸泰，小鷹昌明，他：抗 GM1b 抗体陽性患者の臨床像．臨床神経 43；149-153；2003
3) 高津成美：多発ニューロパチー．In：豊倉康夫（総編集）：神経内科学書初版．東京；朝倉書店，870-873；1992

9 アレルギー・膠原病

問1 解答 (b)

【解説】 本症例は，高齢の男性にみられた，いわゆる不明熱の患者である．このような場合は，感染症，悪性疾患，自己免疫疾患，薬剤アレルギーなどを念頭に鑑別を行っていく．本症例では抗菌薬が無効なうえ，体重減少があり，高度の炎症反応，貧血，腎障害が検査上認められている．さらに間質性肺炎と思われる陰影が胸部X線写真にあり，血管炎症候群の1つである顕微鏡的多発血管炎(microscopic polyangitis)をまず疑うべきである．

顕微鏡的多発血管炎は高齢者に好発し，やや女性に多く発症する．結節性多発動脈炎と同様に全身症状をみるが，壊死性半月体形成性腎炎による急速進行性腎炎と，間質性肺炎や肺出血などの肺病変が多くみられる．顕微鏡的多発血管炎の診断は，臨床症状と検査所見による[1]．なかでも組織所見が重要であることはもちろんであるが，血液検査ではMPO-ANCAが陽性のことが多く，診断を得るうえで重要である．陽性であれば，臓器病変を調べるため，経皮的腎生検や気管支鏡検査を行っていく．

抗DNA抗体は全身性エリテマトーデス(SLE)の疾患標識抗体であるが，本例は高齢の男性であり，SLEの活動期には一般的にCRPの著明な高値はみられないため，SLEは考えにくい．PR3-ANCAはWegener肉芽腫症に特異的にみられ，しかも陽性率が高い．血中KL-6値は間質性肺炎で高値となることが知られ，間質性肺炎の病勢と平行して動くことも多いが，間質性肺炎の基礎疾患を鑑別することはできない．高齢者の不明熱では，悪性疾患が見つかることも少なくない．悪性疾患のうち非Hodgkin悪性リンパ腫の場合，sIL-2Rの著明な上昇が認められるが，自己免疫疾患などでは高値をとることが多いため，sIL-2R値が著明高値でない場合は，注意が必要である．

◆ 文献
1) 難治性血管炎に関する調査研究班：結節性動脈周囲炎．In：疾病対策研究会：難病の診断と治療指針．東京；六法出版社，101-110；2001

問2 解答 (e)
　　　禁忌肢 (d)

【解説】 本症例はループス腎炎の再発例である．抗ds-DNA抗体陽性，低補体血症があり，初発でネフローゼ症候群をきたしたことからWHO 4型(びまん性増殖性)のループス腎炎と推定される．SLEにおける妊娠は，ハイリスクであるが可能である．本症例は妊娠の希望が強いので妊娠をあきらめさせる必要はない．30歳のこの時点では将来の妊娠を考えて治療するのがよいと思われる．びまん性増殖性ループス腎炎に対し現在最もエビデンスのある治療はシクロホスファミドの間欠的点滴静注療法であるが，将来妊娠希望のある患者には禁忌である．本人や夫を説得すれば選択肢(a)や(b)も適切な治療であるが，今回の再発では

まだネフローゼではなく，以前も PSL によく反応したことから，まず PSL の増量を行うのがよいと思われる．パルス療法による治療も選択肢としてありうるが，まだ重症とはいえないこの段階で行う必要はない．アザチオプリンの内服も有望な治療であるが，妊娠を避けさせないで投与することは禁忌である．

問3　解答　(c)

【解説】　本症例は SLE 分類基準の基準項目のうち，① 免疫学的異常：抗 DNA 抗体高値，② 血液学的異常：リンパ球分画(10％)から，リンパ球数は $4,300 \times 0.1 = 430$ すなわち 1,500 以下であり，リンパ球減少症と判断できる，③ 腎障害：尿蛋白が 0.5 g/日以上および尿円柱，④ 抗核抗体陽性，すなわち4項目を満たしている．

分類基準についてはまず以下の3点については理解する必要がある．

基準項目は感度(SLE を SLE と分類できた率)と特異度(SLE でないものを SLE でないと分類できた率)を高める項目が選ばれている．例えば，低補体値などは活動性の指標として重要であるが感度，特異度を高めないので項目に入っていない．

感度，特異度は 100％でない．すなわち，この分類基準は SLE を規定する絶対的なものではない．

基本的には研究を進めるために共通の対象群を抽出することを目的としている．しかし，SLEの分類基準は，感度，特異度が高く診断にも有用なので臨床の現場においては診断基準として用いられている．

SLE は多彩な臨床症状を示す疾患で極端な言い方をすれば，数多くの疾患における鑑別すべき疾患となりうる．本症例は，原因不明の膀胱炎として長期間観察されていたが，これは SLE によるループス膀胱炎であった．ループス膀胱炎は間質性膀胱炎を基盤として頻尿，排尿痛などの膀胱症状や消化器症状で発症し，時に水腎症や萎縮膀胱などをもたらす SLE の臓器障害の1つである．下痢，嘔吐は先行症状としてあらわれることが多い．これに対して原発性 Sjögren 症候群でみられる間質性膀胱炎では消化器症状を伴わないことが特徴である．

◆文献

1) 中野正明：膠原病の難治性合併症―診断と治療の進歩：腎・膀胱病変；ループス膀胱炎．日内会誌 90；1446-1451；2001

問4　解答　(a)

【解説】　若年者で血栓症，特に脳血管障害を起こした場合，抗リン脂質抗体症候群(antiphospholipid syndrome：APS)を強く疑わせる．APS は自己免疫性血栓性疾患で，血栓症あるいは妊娠合併症を起こす．血栓症は動静脈いずれにも起こり，多彩な病像を呈する．したがって，臨床所見から病態を考え，治療法を選択していくことが重要となる．ポイントは動脈血栓を起こした場合は，動脈血栓で再発し，静脈血栓を起こした場合は静脈血栓で再発する傾向にある点を認識することである．そのため，動静脈のいずれかの血栓症かを判断する必要がある．

急性期の動脈血栓症に対しては，脳梗塞や心筋梗塞などの場合，一般的な血栓溶解療法やヘパリン療法などの救急処置が行われる．

動脈血栓症患者の再発予防に対しては，抗血小板薬の使用が第一選択である．動脈血栓は，血管壁の変化によるずり応力によって血小板が粘着，凝集，活性化することが発症のきっかけになることが多いからである．少量アスピリンが必須であり，これに他の抗血小板薬，血小板凝集抑制薬を併用する．また，① 弁膜合併症が存在する場合，② 明らかなトロンビン生成の亢進を認める場合 (D-dimer，プロトロンビンフラグメント 1+2，PIC，TAT などが上昇しているとき)，③ 抗血小板薬(血小板凝集抑制薬)を使用しても血栓症が再発する場合，④ 動脈，静脈両者に血栓症がある場合，などはワルファリンの併用を考える．

静脈血栓症の再発予防に対してはワルファリンが第一選択となる．

本症例は動脈血栓を起こしている．若年者の脳梗塞であり，積極的な治療が望まれる．少量アスピリンと他の抗血小板薬，血小板凝集抑制薬の併用が望ましい．糖質コルチコイド，副腎皮質ステロイド薬，免疫抑制剤は膠原病の合併がない場合

は原則的に用いられないことが多い．

◆文献
1) 渥美達也：膠原病の難治性合併症—診断と治療の進歩：血液病変；抗リン脂質抗体症候群．日内会誌 90；1419-1426；2001

が挙げられる．

◆文献
1) 菅井進：膠原病類縁疾患—病態解明と治療の進歩：病態解明の進歩；シェーグレン症候群．日内会誌 88；1896-1903；1999

問5　解答　(e)

【解説】本症例における関節症状としては手のこわばり感だけであり，CRPも陰性であることから現時点では関節リウマチとは診断できない．一方，ZTTが高値であることから免疫グロブリンの異常があることが推測される．抗核抗体も陽性であることから，関節リウマチ以外の膠原病が疑われる．膠原病の診断にとって，臓器障害のチェックは重要である．本症例はSLEや皮膚筋炎，強皮症を疑わせる臓器障害があまりない．このような症例において最も疑われる疾患はSjögren症候群である．Sjögren症候群は，慢性唾液腺炎と乾燥性角結膜炎を主徴とし，多彩な自己抗体や高γグロブリン血症が認められる疾患である．しかし，腺症状に患者自身，あるいは医師も気がつかず，そのためSjögren症候群と診断されずに放置されている例も少なくない．本症例も今後眼科的検査，唾液腺シンチグラフィーなどの唾液腺の検査が必要である．また，Sjögren症候群は腺外症状としても多彩なものがあるが，Raynaud現象，多関節痛などを主症状にすることが多い．本症例の腺外症状としては，心身症がSjögren症候群に関連している可能性がある．精神症状としては，神経症，心身症，うつ症状などが多い．

自己抗体としては抗核抗体が70〜80％に検出され，染色型は斑紋型(speckled pattern)が多い．抗La/SS-B抗体は本症に特異性が高く診断意義が高いが，頻度としては20〜30％である．抗Ro/SS-A抗体は50〜70％と本症において最も高頻度に出現する自己抗体である．しかし，同抗体はほかの膠原病にも検出されるため，抗La/SS-B抗体より特異性は低い．リウマトイド因子は約70％の症例で認められる．これはRAの合併のない一次性Sjögren症候群においても同頻度にみられる．その他の自己抗体として，抗RNP抗体，抗セントロメア抗体，抗ミトコンドリア抗体など

問6　解答　(d)
　　　　禁忌肢　(c)

【解説】関節リウマチ(RA)治療中に生じた肺障害をみた時，①RA自体による肺障害(間質性肺炎，BOOPなど)，②薬剤性肺障害(特に抗リウマチ薬による)，③治療薬による免疫能低下のための日和見感染(カリニ肺炎，ウイルス性，細菌性)，などを鑑別する．本症例の場合，上記のいずれの疾患も疑われる．しかし，確定診断をしてから治療をするのでは遅すぎる．すぐにできる対処としてMTXによる薬剤性肺炎の可能性を考え，MTXの投与を中止すべきである．したがって，(c)MTXの増量は禁忌となる．次に，上記病態の鑑別のため各種検査を施行する．感染の可能性を考慮し，抗菌薬(抗微生物薬)による治療も検討する．パルス療法を含む副腎皮質ステロイド薬の増量は，RA自体による肺障害や重篤な薬剤性肺障害の場合に行うことがある．しかしまず行うべきことはMTXの中止である．

以下MTXによる肺障害の概様について述べる．

頻度：報告により異なるが，0.3〜7.5％程度と幅が広い．

背景：MTXの1回投与量および総投与量，投与期間との関連はない．アレルギー機序や細胞毒性，それ以外の機序により発症すると考えられている．

症状：多くは急性あるいは亜急性に発症する．主な臨床症状としては，発熱，乾性咳嗽，呼吸困難，息切れ，全身倦怠感などがある．軽症の場合には感冒様症状と酷似する．

画像所見：症例によりばらつきがあり一定しない．肺胞浸潤影と間質影が認められる．分布はX線像では上中肺野に異常影が多い．CT像では肺野中枢側に異常影が多い．

聴診所見：fine crackleを聴き取れることが多

いが異常所見があまり認められないことも多い．

　MTXによる肺障害の処置：直ちにMTXの投与を中止する．これにより多くは速やかに軽快する．重症の場合はステロイドパルス療法を行う．

◆ 文献
1) 江口勝美：内科医に必要なリウマチと骨・関節疾患の理解―病態と治療：新しい治療法の考え方；抗リウマチ薬；メトトレキサートを中心に．日内会誌 89；2138-2145；2000

問7　解答　(e)

【解説】　若年女性に発症し，両側性の近位指節間関節炎と手関節炎とが6週以上持続していること，さらにリウマトイド因子陽性の所見から関節リウマチ(RA)と診断できる．右手の写真では第Ⅱ，Ⅲ，Ⅳ指のPIP関節の紡錘状腫脹が認められる．

　関節リウマチの免疫血清学的検査所見に関する出題である．

　(a) CRP：一般的な炎症マーカーであり，RAでは上昇する．RA活動性の指標の1つである．IL-6の作用で肝細胞でのCRP産生が増加する．

　(b) SAA：慢性炎症性疾患に続発するアミロイドーシスの病変組織に沈着するアミロイドの主成分は，アミロイドA蛋白(AA)と呼ばれるペプチドである．血清アミロイドA蛋白(SAA)はこのAAの前駆体と想定されたことからその名前がある．分子量約12万で，炎症時SAAの血中レベルはCRPと相関して上昇することが多い．

　(c) CH$_{50}$：多くの補体成分は急性炎症に伴い増加する炎症性反応物質であり，RAなどの炎症性リウマチ性疾患では，活動期には産生亢進により増加する．SLEやクリオグロブリン血症，あるいは悪性関節リウマチなどの血管炎などでは，補体はⅡ型やⅢ型アレルギー機序により消費されるため，CH$_{50}$は低下する．

　(d) MMP-3：MMP-3は関節滑膜細胞などで産生される蛋白分解酵素で，細胞外マトリックスを分解し，関節破壊に深くかかわっている．RA患者の関節液中で増加することが知られていたが，血清中でも活動期に増加し，CRPや赤沈などの炎症マーカーと相関することが報告された．近年，保険適用となり，早期RAの診断とともに関節予後の予測マーカーとして期待されている．

　(e) アルブミン：急性，慢性炎症性疾患，特に高ガンマグロブリン血症では低下する．

◆ 文献
1) 熊谷俊一：その他免疫血清学的検査(リウマチ性疾患の検査診断)．In：財団法人日本リウマチ財団教育研修委員会：リウマチ基本テキスト．東京；日本リウマチ財団，191-196；2002

問8　解答　(d)

【解説】　リウマトイド因子(rheumatoid factor：RF)はIgGのFc部分と反応する自己抗体である．RFの免疫グロブリンクラスはIgMが優位であり，IgG，IgA，IgEクラスのRFも存在するが，RFのスクリーニング法ではIgM-RFのみが検出される．一般にRFといえばIgM-RFを指す．

　RFは関節リウマチ(RA)患者の約80%で陽性となり，RAの診断上重要な検査所見である．しかし，RFはRAに特異的な検査所見ではなく，RA以外の様々な疾患でも陽性となるため，診断的特異性は低い．RA以外にも，SLE，強皮症，Sjögren症候群などの膠原病，慢性肝疾患，慢性感染症でも陽性となることが知られている．健常人にも数%の陽性者があり，高齢者ほど陽性率は上昇する．すなわち，リウマチ膠原病を代表とする慢性炎症性疾患で高ガンマグロブリン血症を呈する病態ではRFは陽性になり得る．しかしながら，例外的にRF陰性が特徴であるリウマチ性疾患も存在し，この点に関する出題である．

　(a) 成人Still病：RFや抗核抗体などの自己抗体は通常陰性であるのが特徴である．

　(b)(c) 強直性脊椎炎，Reiter症候群はHLA-B27関連疾患で別名血清反応(リウマトイド因子)陰性脊椎関節症(ほかに乾癬性関節炎，炎症性腸疾患に伴う脊椎関節症)といわれ，原則的にRFは陰性である．

　(d) Sjögren症候群：約70〜80%で陽性である．

　(e) リウマチ性多発筋痛症：RFや抗核抗体などの自己抗体の陽性頻度は健常者と変わらず，基本的に陰性である．

◆ 文献
1) 三森経世：自己抗体．In：財団法人日本リウマチ財団教育研修委員会：リウマチ基本テキスト．東京；日本リウマチ財団，180-190；2002

問9 解答 (d)

【解説】 レフルノミドはピリミジン合成を抑制することにより活性化T細胞の抑制を主要薬理作用とする抗リウマチ薬である．ヨーロッパの治験ではサラゾスルファピリジンと同程度の効果が得られ，米国の成績ではメトトレキサートをX線の骨破壊進行抑制とQOLの改善の点で上回った．1998年米国FDAはRAに対して発売を許可した．副作用は頻度の高いものとして下痢などの消化器症状，皮疹，脱毛，肝機能障害があり，その他に高血圧や骨髄抑制が報告されている．わが国では2003年4月，アラバ®の名前で関節リウマチに承認された．本症例ではレフルノミド投与2週後に下痢，皮疹，白血球減少，血小板減少，肝機能障害が出現しており，早急な対策を要する．レフルノミド投与中に重篤な副作用が発現した場合には薬物除去法を実施する必要がある．レフルノミドの活性本体である代謝物 A771726 は腸管から再吸収(腸肝循環)されるため，消失半減期は約2週間と長い．そのため A771726 の体内からの排泄を促すコレスチラミンを用いた薬物除去法を行う．

(a) 葉酸：メトトレキサートの投与量依存的な副作用(消化器症状，肝機能障害など)の予防のため，メトトレキサート最終投与の24〜48時間後に葉酸を投与することがある．

(b) ビタミン B_6：抗結核薬 INH の副作用予防に使用されることがある．

(c) ロイコボリン：葉酸代謝拮抗薬(メトトレキサート)の毒性軽減に使用される．

(d) コレスチラミン：上記参照．

(e) D-ペニシラミン：抗リウマチ薬と Wilson 病治療薬(銅とキレート形成し尿中排泄を促進)である．

〈補足〉 わが国での副作用として薬剤性肺障害(間質性肺炎)が報告された．

◆文献
1) 岡崎仁昭：アレルギー・リウマチ・膠原病における免疫抑制剤の使い方．内科専門医会誌 15；254-259；2003

問10 解答 (e)

【解説】 変形性関節症は壮年期以後の慢性関節疾患の中で最も頻度の高い疾患で，関節の運動や負荷に伴う反応性の骨増殖性変化による．末期には関節変形や運動制限をみる．加齢とともに関節軟骨の退行性変化を生じ，弾力性が低下し，易損傷性となり，変性，磨耗を受けやすくなる．下肢では荷重関節が侵されやすいが，上肢では母指CM関節，遠位指節間関節が好発部位である．選択肢のなかで，頻度が最も高いのは遠位指節間関節である．中手指節関節は関節リウマチで，高頻度に障害される．なお，遠位指節間関節が好発罹患関節である疾患は変形性関節症と乾癬性関節炎である．

◆文献
1) 宮脇昌二：内科医に必要なリウマチと骨・関節疾患の理解―病態と治療：病態解釈及び診断と治療の進歩；変形性関節症．日内会誌 89；2081-2085；2000

問11 解答 (e)
禁忌肢 (d)

【解説】 口腔粘膜の再発性アフタ性潰瘍，皮膚症状(痤瘡様皮疹)，外陰部潰瘍を呈し，検査所見上，末梢白血球数の増加，赤沈の亢進，CRPの陽性化を認めることから，Behçet病(眼症を欠くので不全型)の診断は比較的容易である．本症例はさらに神経学的所見，髄液所見，MRIの所見から，特殊病型である神経型Behçet病と診断される．神経型Behçet病はBehçet病の約10%に発現し，男性に多く，遅発性，不全型で特に眼症状のない例に多いと要約されるが，本症例もこれらの特徴を有している．血管型の範疇に入らなくとも大・中血管レベルでの潜在病変がしばしば存在し，いわゆる血管の炎症を基本にして発症することが多いとされる．必ずしも主症状の活動性とは並行しないこともあるので注意を要する．本症例の死亡率は2〜4%である．ここでは神経型Behçet病の治療に関する問題であるが，Behçet病の治療の基本方針は重要である．病態に応じた治療が基本である．すなわち好中球機能亢進，易血栓形成に対して抗炎症薬，好中球機能を抑制するコルヒチン，そして抗血小板薬などを使用する．神経型Behçet病の発症期，増悪期には副腎皮質ステロイド薬大量投与が第一選択である．ただし副腎皮

質ステロイド薬の長期連用は血管を閉塞しやすく，また急激な減量は眼発作を誘発させ，むしろ眼症状を悪化させる場合が多いので，その適応は生命予後に影響する神経型などの特殊型に限られている．

(a) コルヒチン：白血球内に長く留まり，好中球の微小管を形成する蛋白と特異的に結合し，機能を阻害する作用がある．

(b) アスピリン：副腎皮質ステロイド薬投与による易血栓性を抑制する目的でアスピリンなどの抗血小板薬を併用することが多い．

(c) 抗アレルギー薬：Behçet 病の皮膚粘膜症状に対して使用されることがある．

(d) シクロスポリン：禁忌肢：現在では Behçet 病の眼症に対してコルヒチンとともに頻用されている免疫抑制剤である．しかしながら，シクロスポリンや類似薬であるタクロリムスの使用による発熱，髄膜刺激症状，意識障害，けいれん，振戦，精神症状などの神経型 Behçet 病様の症状の誘発（約 15〜42%）が相次いで報告されており，神経型 Behçet 病には禁忌と考えられている．

(e) 副腎皮質ステロイド薬：プレドニゾロン換算 60〜100 mg/日またはパルス療法の適応である．効果が不十分なときはシクロホスファミドを併用することもある．

◆ 文献
1) 坂根剛, 岳野光洋：神経 Behçet 病の臨床像と病態. 医学のあゆみ 173；47-52；1995

問12 解答 問12-1 (c)　問12-2 (c)

【解説】急性単関節炎の鑑別診断，特に緊急性の高い細菌性関節炎の除外についての問題．急性単関節炎では発熱などの全身症状，罹患関節の発赤，疼痛，腫脹，熱感，可動域制限がみられる．原因疾患には細菌性関節炎，結晶誘発性関節炎である痛風と偽痛風の3つがある．特に細菌性関節炎は治療が遅れると関節破壊と機能障害をきたすため，速やかな対応が必要である．したがって急性単関節炎をみた場合には本症を最初に疑う．まず関節穿刺を施行し，採取した関節液で白血球数の測定，培養検査などを行わなければならない．

細菌性関節炎の原因菌は黄色ブドウ球菌が最多で，ついでレンサ球菌である．糖尿病，腎不全，関節リウマチ，全身性エリテマトーデスなど免疫力の低下している患者や高齢者ではグラム陰性桿菌が多い．罹患関節は膝が最も多く，ついで股，肩，足，膝，手の順である．局所への移行の良い抗菌薬を投与し，感受性テストの結果により変更を行う．

関節穿刺を施行した時，同時に結晶の有無を偏光顕微鏡で検索するとよい．好中球に貪食された針状の尿酸塩結晶をみたら痛風，好中球に貪食された方形のピロリン酸カルシウム結晶をみたら偽痛風と確定診断できる．

痛風は高尿酸血症を基礎に持つ．体液中で過飽和になった尿酸が結晶化（尿酸塩）し好中球に貪食されてライソゾーム，サイトカインなどの放出が起こり発症する．中年以降の男性に多く，母趾基関節に好発する．7〜10日で軽快し，次の発作まではまったく無症状である．高尿酸血症を放置すると次第に関節炎が頻発して慢性関節炎に移行し，沈着した尿酸塩を中心とした肉芽組織（痛風結節）が母趾基関節，耳介などに出現する．また腎髄質に間質性腎炎を起こして痛風腎や，尿中への尿酸排泄が増加して尿路結石も起こしやすくなる．

偽痛風はピロリン酸カルシウムが原因となって痛風に類似した急性関節炎を起こす病態である．圧倒的に高齢者に多い．痛風と同様に数日〜2週間持続して軽快し，次の発作まではまったく無症状である．ときに著しい全身症状を伴い，老人においては不明熱として扱われる症例がある．関節の単純X線検査で膝，足，肘，手の各関節軟骨に点状，線状の石灰化像がみられるのが特徴である．

問13 解答 (e)

【解説】(a) 肺癌：中枢気道を閉塞する肺癌ではしばしば認める．

(b) 急性心不全：急性の呼吸困難の重要な鑑別疾患である．

(c) 気管支喘息．

(d) 肺血栓塞栓症：急性期に喘鳴を伴う呼吸困難を示すことがある．

(e) 夏型過敏性肺炎：通常喘鳴を伴うことはない．

◆文献
1) 杉本恒明，小俣政男，水野美邦（総編集）：内科学第8版．東京；朝倉書店；2003

問14 解答 問14-1 c(2, 3)
              問14-2 b(1, 2, 5)

【解説】 本症例は，壮年の女性に手指の浮腫状硬化に続いて，呼吸器症状，脱力が起こってきた例である．受診時にゴットロン徴候（手指などの関節伸側に認められる落屑を伴った紅斑）が認められ，筋症状があることから，自己免疫疾患を考え，自己抗体を検査したところ，抗核抗体陽性，抗トポイソメラーゼⅠ抗体陽性が判明した．手指のRaynaud症状や浮腫状硬化から全身性硬化症（強皮症）を，筋症状とゴットロン徴候からは皮膚筋炎が考えられる．

わが国における全身性硬化症の診断時の年齢の平均は47.7歳[1]で，初発症状のうち最も多いものはRaynaud現象である．約半数に肺線維症が認められ，肺の高解像度CT(HR-CT)は感度が高い．また約5%に肺高血圧症が認められ，心膜炎の有無の確認にも心臓超音波検査は有用である．抗トポイソメラーゼⅠ抗体（抗Scl-70抗体）の陽性率は約3割とされる．

皮膚筋炎ではゴットロン徴候のほか，両側眼瞼部の紫紅色の浮腫状紅斑であるヘリオトロープ疹が有名である．半数近くの例で間質性肺炎が認められるが，ステロイド治療に抵抗性であることも少なくない．自己抗体は様々な細胞質リボ核蛋白に対する抗体が検出される[2]が，抗Jo-1抗体（20～30%）以外は検出頻度は低い．診断は筋電図，筋生検が通常行われるが，MRIのT2強調画像および脂肪抑制画像で筋炎の罹患部位が高信号として検出できる[3]ため，生検部位の決定や経時的観察に用いられる．

複数の膠原病症状がみられる場合をオーバーラップ症候群とよぶ．重複の組み合わせとしては全身性エリテマトーデス（SLE）と強皮症，SLEと関節リウマチ（RA），SLEと筋炎，強皮症と筋炎，強皮症とRAなどが多いとされるが，なかでもSLEとの重複が多い．本例では抗DNA抗体が陰性で腎症状がみられないなど，SLEの合併は考えにくく，強皮症と皮膚筋炎のオーバーラップが最も考えやすい．この病態をsclerodermatomyositisとよぶこともある．

混合性結合組織病はオーバーラップ症候群と似た症状であるが，抗U1RNP抗体が単独陽性となる症例であり，本例では否定できる．顕微鏡的多発血管炎では多彩な症状を呈するが，一般的には腎症状の頻度が高く，白血球増多，CRP高値などが認められる．

◆文献
1) Nishioka K, Katayama I, Kondo H, et al : Epidemiological analysis of prognosis of 496 Japanese patients with progressive systemic sclerosis (SSc). Scleroderma Research Committee Japan. J Dermatol 23 ; 677-682 ; 1996
2) 北靖彦：自己抗体．In：住田孝之：EXPERT 膠原病・リウマチ改訂第2版．東京；診断と治療社，152-162 ; 2006
3) Reimers CD, Finkenstaedt M : Muscle imaging in inflammatory myopathies. Curr Opin Rheumatol 9 ; 475-485 ; 1997

問15 解答 d(3, 4)

【解説】 DIP関節炎は，変形性関節症（osteoarthritis：OA）で特徴的に認められる．加齢や労作による影響が大きい．硬い結節状の腫脹を呈することがあり，Heberden（ヘバーデン）結節とよばれる．そのほかのDIP関節の障害は，乾癬性関節炎（psoriatic arthritis）においても認められる．爪にも病変を生じ得る．乾癬によるこうしたDIP-爪障害型の関節炎は，乾癬性関節炎の約15%を占める[1]．

関節リウマチ（rheumatoid arthritis：RA）では，原則，DIP関節が障害されることはまれである．手においては，手首，MP関節，PIP関節に増殖性の関節炎を起こす．RAの発症，経過は様々であるが，きわめて進行が速く骨破壊が顕著なタイプはムチランス型とよばれる．どのRA患者においてムチランス型の関節炎を呈するか，初期から予測することは困難である．全身性エリテマトーデス（systemic lupus erithematosus：SLE）などその他の自己免疫疾患で，ムチランス型の関節炎

を呈することはない．

SLEの関節症状は，活動性に伴って半数以上[2]の症例に出現する．RAと同様，左右対称性の関節炎を呈するが，RAとは異なり関節X線写真上，骨びらんなど破壊性変化が認められないことが特徴的である．変形をきたすことも少ないが小数例[2]では非破壊性の関節変形を起こすことがあり，Jaccoud関節炎とよばれる．通常，手の機能上重大な障害は起こさない．固有筋(intrinsic muscle)が引っ張られる結果，手の尺側偏位が起こる．

遊走性関節炎とは1ないし2か所の関節炎が一定期間内におさまると(一過性)，他の部位の関節に炎症が起こる(移動性)というもので，リウマチ熱と淋菌性関節炎が代表の疾患である．わが国においては，リウマチ熱に遭遇することは今日ではまれであるが，淋菌感染症には留意する必要がある．潰瘍性大腸炎やSLEなどでも遊走性関節炎を呈することがあり，臨床上念頭に置くべきである．

◆文献
1) 西成田真：乾癬性関節炎．In：多賀須幸男，尾形悦郎(総編集)：今日の治療指針2000年版．東京；医学書院，642-643；2000
2) 竹内勤：全身性エリテマトーデス．In：住田孝之：EXPERT膠原病・リウマチ．東京；診断と治療社，235；2004

問16 解答　c(2, 3)

【解説】 (1) amyopathic dermatomyositis(ADM)は，近年，皮膚筋炎(dermatomyositis：DM)の特殊型として認知されるようになった．ヘリオトロープ疹やゴットロン徴候など皮膚筋炎の典型的皮疹を呈しながら，筋力低下や筋痛などの筋炎症状を呈さない[1]．CKやaldolaseなどの筋原性酵素も有意な上昇を示さない．急速に進行する間質性肺炎や悪性腫瘍が存在する場合があり，予後を左右する．

(2) 偽痛風は，ピロリン酸カルシウムが関節軟骨に沈着し，何らかの誘因でその結晶が関節腔内に脱落すると，痛風とよく似た関節炎発作を起こす．関節X線写真上，関節裂隙の淡い線状陰影として描出されるが，関節穿刺でピロリン酸カルシウムを証明することが診断の決め手となる．加齢でもピロリン酸カルシウムの沈着はみられるが，ときに甲状腺機能低下症や副甲状腺機能亢進症などの内分泌疾患を合併する．

(3) 掌蹠膿疱症は，手掌や足底に膿疱性の皮疹を呈する皮膚疾患であるが，しばしば胸肋鎖骨部や胸腰椎，仙腸関節などに関節症を起こす．関節X線写真上，胸鎖関節では，関節部の肥厚像，胸腰椎では架橋形成像が認められる．病変部の描出には骨シンチが有効である．強直性脊椎炎やBehçet病の関節症，その他の血清反応陰性脊椎関節症(seronegative spondyloarthropathy)との鑑別が重要であり，念頭に置くべき疾患である．

(4) 顕微的多発血管炎(MPA)，アレルギー性肉芽腫性血管炎(AGA)，Wegener肉芽腫症(WG)は抗好中球細胞質抗体(ANCA)が陽性になることが多く，ANCA関連血管炎と呼ばれる．MPA，AGAではmyeloperoxidase(MPO)-ANCA(p-ANCA)が陽性となることが多く，WGではproteinase 3(PR3)-ANCA(c-ANCA)がみられることが多い．

(5) 好酸球性筋膜炎(Shullman症候群)は，強皮症に似た皮膚の硬化症をきたす．強皮症よりは厚味を帯びた硬化所見で，オレンジピール(オレンジの皮)サインと形容される．皮膚生検所見で診断は確定する．しばしば突然の発症で，好酸球増加症を伴うことが特徴的であるが，CK上昇は認めない．

◆文献
1) Euwer RL, Sontheimer RD：Amyopathic dermatomyositis (dermatomyositis sine myositis). Presentation of six new cases and review of the literature. J Am Acad Dermatol 24；959-966；1991

問17 解答　a(1, 2)

【解説】 本症例はRaynaud現象で発症し，白血球減少と多関節痛(SLE様所見)，手指硬化症(強皮症様所見)，筋力低下とCK上昇(筋炎様所見)を認めることより混合性結合組織病(mixed connective tissue disease：MCTD)の可能性が高い．診断確定には抗U1RNP抗体陽性を確認する必要がある．近年MCTDは世界的にみるとその概念が否定されつつあるが，わが国では依然その血清

学的および臨床的特徴から1つのユニークな膠原病と考えられている．その臨床的特徴の1つとして，肺高血圧症(pulmonary hypertension：PH)の合併が挙げられる．PH は軽症のものも含めると MCTD の約 10％に合併し，MCTD の死因の約 20％を占める重要な合併症である．強皮症様所見が進行すると下部食道拡張による逆流性食道炎が起こりやすくなる．悪性リンパ腫は Sjögren 症候群では注意が必要とされているが MCTD で特に合併しやすいとは言われていない．蛋白尿や血尿などの尿所見異常はみられることがあるが，糸球体病変として半月体形成性糸球体腎炎はまれである．抗リン脂質抗体症候群の合併がなければ，深部静脈血栓症は通常合併しない．

◆ 文献
1) 粕川禮司，木田さとみ，西間木友衛，他：厚生省特定疾患混合性結合組織病調査研究班昭和 61 年度報告書．厚生省，24-32；1987
2) 沢井高志，佐藤紀子，京極方久：厚生省特定疾患混合性結合組織病調査研究班昭和 61 年度報告書．厚生省，240-243；1987

問 18 解答 b(1,5)

【解説】(1) 関節リウマチの最大の特徴は骨びらん(軟骨下骨の破壊)を伴う関節炎である．破骨細胞は，骨の脱灰にかかわる生体内での唯一の細胞であり，RA にみられる骨びらんも活性化された破骨細胞による骨の脱灰から始まる．その後の骨破壊には好中球由来の蛋白分解酵素や滑膜細胞などから産生される MMP-3(matrix metalloproteinase-3)なども関与している．

(2) リウマトイド因子は関節リウマチに特異的なものではなく，健常人や他の疾患の患者にもみられることが多い．関節リウマチでの陽性率は約 80％とされ，陰性でも関節リウマチと診断される場合がある．

(3) 血管炎を伴う悪性関節リウマチでは免疫複合体によって血清補体は消費され低下するが，一般の関節リウマチではむしろ炎症(下記の炎症性サイトカインなど)により肝臓での補体蛋白の合成が亢進し，血清補体価は(蛋白量および活性とも)増加する．

(4) RA の活動期にみられる貧血は，主として慢性炎症に伴う貧血によるものである．ほぼ正球性正色素性の貧血で，血清鉄が低値の割に血清フェリチン値が高く，TIBC は正常ないし低い．治療としては鉄剤は無効で，炎症の改善が第一である．しかし，RA ではしばしば使用されている NSAIDs によって無症候性の NSAID 潰瘍を合併していることが多く，それによる鉄欠乏貧血を伴っている場合は鉄剤が有効である．この場合，小球性低色素性貧血で TIBC 上昇，フェリチン低値となるが，検査のみでは鉄欠乏の程度を正確には判断できないので，実際には鉄剤はしばしば使用されている．

(5) TNF-α，IL-1，IL-6 などの炎症性サイトカインは関節リウマチの病態形成に深く関与しており，これらの生物学的作用を阻害することで関節リウマチの諸症状や炎症所見は改善(活動性が低下)する．抗 TNF-α モノクローナル抗体製剤は日本でも既に RA 治療薬として承認され使用されている．

問 19 解答 d(3,4)

【解説】今日，関節リウマチの治療には大きな変化がみられている．関節リウマチの病態には，炎症性サイトカイン(炎症担当細胞が産生する活性物質)が関与する．中でも TNF-α(tumor necrosis factor-α；腫瘍壊死因子)および IL-6(interleukin-6)などのサイトカインは病態に大きな役割を担っている．これらサイトカインの働きを抑えることにより関節リウマチが改善する可能性があるとして，種々の生物製剤が開発された．

インフリキシマブはキメラ型抗 TNF-α 抗体である．キメラ型とは TNF-α に結合する部分はマウス由来でその他はヒト由来という意味である．もう1つの抗 TNF-α 抗体であるアダリムマブは完全ヒト抗体である．これらの抗体は TNF-α をキャッチして TNF-α の作用を中和することにより抗 TNF-α 効果を誘導する．また，エタネルセプトは TNF-α 受容体と IgG1 と呼ばれる免疫グロブリンの一部が隔合したものである．これは TNF-α と結合することにより，TNF-α が本来の受容体に結合することを阻害する．ヒト化抗 IL-6 受容体モノクローナル抗体は日本で開発された

IL-6受容体に対する抗体である．この抗体はIL-6受容体と結合しIL-6が受容体に結合することを阻害する．

これらの生物製剤は，従来の抗リウマチ薬にないスピードで患者の臨床症状や検査所見を改善し，骨破壊抑制効果も有するとされている．

副作用では，感染症，特に結核が問題となっている．またTNF-αはその名（腫瘍壊死因子）からも想像できるように，これを阻害することにより悪性腫瘍の発生が心配されている．今後詳細な解析が必要であろう．もう1つの問題としてコストの問題がある．

解決しなくてはならない問題は残されているが，生物製剤は今後，関節リウマチの中心的治療の1つとして注目される．

◆ 文献
1) 竹内勤，天野宏一：内科医に必要なリウマチと骨・関節疾患の理解—病態と治療：新しい治療法の考え方；生物製剤の現状と展望．日内会誌 89；2146-2153；2000

表9-1 アメリカリウマチ学会の1982年改訂分類予備基準（1997年一部改訂）

① 蝶形紅斑
② 円板状紅斑
③ 光線過敏症
④ 口腔内潰瘍
⑤ 関節炎　；2つ以上の非びらん性末梢関節炎
⑥ 漿膜炎　；a. 胸膜炎
　　　　　　b. 心膜炎（1つあるいは両者）
⑦ 腎障害　；a. 1日0.5g以上の持続する蛋白尿または3（＋）以上の持続する蛋白尿
　　　　　　b. 細胞円柱
⑧ 神経障害；a. けいれん
　　　　　　b. 精神病（1つあるいは両者）
⑨ 血液異常；a. 溶血性貧血
　　　　　　b. 白血球減少症
　　　　　　c. リンパ球減少症
　　　　　　d. 血小板減少症（1つあるいはそれ以上）
⑩ 免疫異常；a. 抗DNA抗体
　　　　　　b. 抗Sm抗体
　　　　　　c. 抗リン脂質抗体（1つあるいはそれ以上）
⑪ 抗核抗体

　観察の間隔を問わず，その間に連続して，あるいは同時に11項目中4項目以上が存在している時にSLEと分類する．

問20 解答　d（3, 4）

【解説】全身性エリテマトーデスの概念と診断についての問題．全身性エリテマトーデス（SLE）は多臓器を障害する原因不明の慢性炎症性疾患で，全身性自己免疫疾患の代表的な疾患である．10歳代後半～30歳代の妊娠可能な女性に好発し，男性の10倍罹患する．抗DNA抗体をはじめとする種々の自己抗体の産生が特徴的で，免疫複合体形成のため補体が消費されて低補体血症となる．臓器障害は免疫複合体による炎症で起こる．ループスバンドテストは表皮・真皮境界部に免疫グロブリンや補体の沈着をみるもので，紅斑部のみならず非紅斑部も陽性であることが多い．病理所見で結合組織にフィブリノイド変性とヘマトキシリン体がみられるが，比較的特徴的な臓器変化は，① 腎糸球体基底膜の分節状肥厚（wire-loop lesion），② Libman-Sacks心内膜炎，③ 脾の血管病変（onion skin lesion）などである．

アメリカリウマチ学会の1982年改訂分類予備基準（1997年一部改訂）を示す（**表9-1**）．

なお，ヘリオトロープ疹は皮膚筋炎に特徴的な顔面紅斑で，上眼瞼の暗い薄い紫色の浮腫性紅斑である．また，びらん性多関節炎はRAに特徴的な所見で，SLEでは急性ないし亜急性の移動性の多関節炎で関節の破壊・変形は通常みられない（非びらん性末梢関節炎）．

問21 解答　c（2, 3）

【解説】関節リウマチの概念についての問題．関節リウマチ（RA）の本態は関節滑膜炎を主病変とする原因不明の慢性疾患である．膠原病の中で最も頻度が高く30～50歳の女性に好発する．男女比は1：3～5と女性に多いが，発症年齢が高くなるほど男女の発症率は変わらなくなる．

RAは家族内発症が多く，HLA-DR4を有する者に発症しやすいことなどより，遺伝的素因のある者に環境因子などの外的因子が加わって免疫異常が発現するものと考えられている．

RAの病態には自己免疫学的機序が大きくかかわっている．免疫異常は液性と細胞性の両面でみられ，前者はリウマトイド因子に代表される．リ

ウマトイド因子はIgGのFc部分に対する自己抗体で全経過を通じて約80%が陽性である．したがってリウマトイド因子が陰性のRAは約20%存在し，リウマトイド因子が陰性だからといってRAは否定できない．リウマトイド因子陰性のRAは一般に関節の破壊が軽度である．後者はT細胞，B細胞，マクロファージ，多核白血球などの炎症細胞や血管内皮細胞が関与する．これらの細胞から炎症に関係する種々のサイトカイン（IL-1，IL-6，TNF-αなど），活性酸素，プロスタグランジンなどが放出されて関節滑膜炎の病像が形成される．炎症に反応して滑膜細胞は増殖し，肥厚・絨毛状を呈し，パンヌスを形成する．

またRAは同時に関節以外の臓器も障害する全身性炎症性疾患でもある．

関節外症状には以下のものがある．

① 全身症状；易疲労感，全身倦怠感，体重減少．
② 貧血；正球性正色素性貧血．
③ 皮膚病変；皮下結節（リウマトイド結節），手掌紅斑，潰瘍，壊疽．
④ 肺病変；胸膜炎，間質性肺炎，結節性肺病変．
⑤ 心病変；心膜炎，心筋炎．
⑥ 眼病変；上強膜炎，強膜炎，乾燥性角結膜炎（続発性Sjögren症候群）．
⑦ 神経病変；多発単神経炎，手根管症候群．
⑧ その他；筋萎縮，腱鞘炎，続発性アミロイドーシス，続発性骨粗鬆症．

なお悪性関節リウマチとは血管炎に基づく関節外症状が難治性もしくは重篤で，しばしば生命を脅かす一病態である．

(問22) 解答　b(1,5)

【解説】関節リウマチでみられる変形，関節リウマチと変形性関節症との相違についての問題．

関節リウマチ（RA）でみられるパンヌスは増殖した滑膜，炎症細胞，血管などで構成される組織である．軟骨や骨は炎症細胞から放出される蛋白分解酵素（matrix metalloproteinase：MMPなど）の作用やパンヌスの直接作用で破壊されるが，まず関節内で軟骨に覆われていない骨の部分（bare area）から侵食し骨びらんを形成する．これは関節X線検査で検出できる．また蛋白分解酵素により軟骨が消化されると関節裂隙は狭小化し，炎症がさらに進行すると滑液包や周囲の腱，靱帯にも波及し，腱や靱帯の伸長や断裂を起こして各種の変形や脱臼を起こす．代表的な変形としては白鳥の頸変形〔PIP（近位指節間，proximal interphalangeal）関節の過伸展とDIP（遠位指節間，distal interphalangeal）関節の過屈曲〕，ボタン穴変形（伸筋腱の側方脱落によるPIP関節の過屈曲），MCP（中手指節，metacarpo-phalangeal）関節の尺側偏位，ヒッチハイカーの指変形（Z字変形；母指IP関節の過屈曲），ムチランス変形（MCPを中心とした多関節の破壊・脱臼），槌趾（足趾PIP関節の過伸展とDIP関節の過屈曲）などがある．

RAは末梢関節を中心に障害するびらん性多関節炎で，白血球増多，血清CRP値の上昇，赤沈値の亢進がみられる．これに対して変形性関節症は40歳以上に発症する軟骨の退化・変性で，ゆっくりと進行する関節の変性疾患である．主として加重関節である膝関節や手のDIP関節などを侵す．慢性の関節痛，特に運動開始時痛が特徴的で，こわばり，運動制限もみられる．X線検査での特徴は関節裂隙の狭小化と関節の辺縁の骨増生で，Heberden結節はDIP関節の骨性肥厚，Bouchard結節はPIP関節の骨性肥厚である．変性が主病態であるため白血球増多，血清CRP値の上昇，赤沈値の亢進などは通常みられない．

(問23) 解答　e(4,5)

【解説】(1) アレルギー性気管支肺アスペルギルス症（ABPA）では中枢性気管支拡張が特徴的である．

(2) 慢性好酸球性肺炎の胸部X線では肺水腫の陰画（photo negative of pulmonary edema）様陰影が特徴．

(3) アレルギー性鼻炎では水性鼻汁を認める．

(4) Churg-Strauss症候群は気管支喘息，好酸球増加，血管炎を示す．

(5) キシロカインショックは重篤なアナフィラキシー反応である．ショック，気管支けいれん，

チアノーゼなど重篤なことがあるので，既往症や救急処置に注意する．

◆ 文献
1) 杉本恒明，小俣政男，水野美邦（総編集）：内科学 第 8 版．東京；朝倉書店；2003

問24　解答　c(1,4,5)

【解説】　関節リウマチの薬物療法でまず用いられるのは，非ステロイド性抗炎症薬(NSAIDs)であるが，活動性の高い症例や進行性の症例では，疾患修飾性抗リウマチ薬(DMARDs)が用いられる．従来は NSAIDs の効果不十分例にのみ DMARDs を段階的に積み上げていくピラミッド療法が主流であったが，近年，DMARDs の寛解導入作用と関節保護作用が明らかになり，早期からの導入が推奨されている[1]．しかし，DMARDs には様々な副作用があるため，その使用には注意を要する．

アメリカリウマチ協会の最新の治療ガイドライン[2]によればヒドロキシクロロキン(本邦使用不可)とサラゾスルファピリジンがまず使用される．サラゾスルファピリジンの副作用は皮疹と肝障害で，特に皮疹は重篤になることがある．わが国では他にブシラミンがよく用いられる[3]．

これらの効果が不十分な場合，メトトレキサート(MTX)が用いられる．MTX は他の DMARDs と比較して高い有効性を示し，しかも骨びらんの進行を遅延させることが示されている[4,5]．しかし，骨髄抑制は時に致命的になるほか，肝障害の頻度が比較的高い．また頻度は少ないが間質性肺炎が起こることがある．さらに腎排泄なので腎障害患者は禁忌で，高齢者では注意が必要である．

MTX が無効か副作用で投与不可の場合，ピリミジン代謝阻害薬であるレフルノミド[6]が用いられる．レフルノミドは間質性肺炎が少ないということだったが，わが国では重篤な間質性肺炎が多く認められ，また，肝障害は時に重症化することから慎重に投与すべきである．副作用発症時には，レフルノミドの半減期が非常に長いため，コレスチラミンの投与が必要になってくる．

これらの薬剤が無効の場合は，生物学的製剤が用いられる．わが国では 2003 年 7 月にキメラ型モノクローナル抗 TNF-α 抗体であるインフリキシマブ[7]がはじめて認可され，続いて 2005 年 3 月に TNF-α レセプター IgG・Fc 融合蛋白(エタネルセプト)[8]が認可された．生物学的製剤使用時は感染症合併に注意すべきだが，特に結核の再燃は重症になる．この場合，肺結核だけでなく肺外病変も多くみられる．生物学的製剤では他にもヒト型モノクローナル抗 IL-6 レセプター抗体(トシリズマブ)，完全ヒト型化モノクローナル抗 TNF-α 抗体(アダリムマブ)などの臨床試験が終わり申請中である．

妊娠中は関節リウマチの活動性は治まる傾向にあるが，そうでない場合は DMARDs の胎児への安全性が確認されていないため，副腎皮質ステロイド薬で対処する．

◆ 文献
1) Schneiderman LJ, Jecker NS, Jonsen AR : Medical futility : response to critiques. Ann Intern Med 125 ; 669-674 ; 1996
2) American College of Rheumatology Subcommittee on Rheumatoid Arthritis Guidelines : Guidelines for the management of rheumatoid arthritis : 2002 Update. Arthritis Rheum 46 ; 328-346 ; 2002
3) 三森経世：抗リウマチ薬．In：越智隆弘，山本一彦，瀧順之助(編)：関節リウマチの診療マニュアル(改訂版)，診断のマニュアルと EBM に基づく治療ガイドライン．東京；財団法人日本リウマチ財団，84-98；2004
4) Weinblatt ME, Kaplan H, Germain BF, et al : Methotrexate in rheumatoid arthritis. A five-year prospective multicenter study. Arthritis Rheum 37 ; 1492-1498 ; 1994
5) Lopez-Mendez A, Daniel WW, Reading JC, et al : Radiographic assessment of disease progression in rheumatoid arthritis patients enrolled in the cooperative systematic studies of the rheumatic diseases program randomized clinical trial of methotrexate, auranofin, or a combination of the two. Arthritis Rheum 36 ; 1364-1369 ; 1993
6) Cohen S, Cannon GW, Schiff M, et al : Two-year, blinded, randomized, controlled trial of treatment of active rheumatoid arthritis with leflunomide compared with methotrexate. Utilization of Leflunomide in the Treatment of Rheumatoid Arthritis Trial Investigator Group. Arthritis Rheum 44 ; 1984-1992 ; 2001
7) Maini RN, Breedveld FC, Kalden JR, et al : Therapeutic efficacy of multiple intravenous infusions of anti-tumor necrosis factor alpha

monoclonal antibody combined with low‐dose weekly methotrexate in rheumatoid arthritis. Arthritis Rheum 41 ; 1552-1563 ; 1998
8) Moreland LW, Schiff MH, Baumgartner SW, et al : Etanercept therapy in rheumatoid arthritis. A randomized, controlled trial. Ann Intern Med 130 ; 478-486 ; 1999

問25 解答　b(1, 2, 5)

【解説】全身性エリテマトーデス(systemic lupus erythematosus : SLE)に，躁うつなどの精神症状やけいれんなどの神経症状がみられ，中枢神経系(central nervous system : CNS)ループスとよばれている[1]．発現頻度は25～60%とされる．従来から意識障害を呈するものは予後不良とされ，早期診断・治療が重要であるが，近年はステロイドパルス療法などの治療法の進歩により，予後は改善してきている．

髄液検査で細胞数や蛋白増加がみられることもあるが，正常の場合も多い．中枢神経内での免疫グロブリン産生の指標であるCSF IgG-index(髄液IgG×血清Alb/血清IgG×髄液Alb)はCNSループスで上昇する．IL-6の上昇も高頻度に認められ，中枢神経症状の活動性と相関するとされるが，感染症や脳梗塞でも増加することがあり特異的とはいえない．髄液中のINF-αは精神症状を主に認めるSLE患者で上昇する．

脳波検査では85%に異常所見がみられ，徐波や棘波の出現がみられることがある．中枢神経症状の寛解，増悪に伴い変化し，CNSループスの活動性を反映する．CT，MRIでは巣状あるいはびまん性のdensityの異常を認めることがある(特にMRIでは高頻度に変化を認める)．MRIでCNSループスに特異的とされる可逆的変化は発症1週間以内に消失することも多いので，早期に検査することが重要である．SPECTでは血流低下が特に前頭葉に多く見つかるとされるが特異的でなく，また治療後に改善するまでに時間を要する．脳血管造影では通常は異常は見つからない．

血液中の自己抗体では，抗DNA抗体価はSLE自体の活動性は反映するが，CNSループスの活動性は必ずしも反映しない．頻度は低いが抗リボゾームP抗体や抗PCNA抗体はCNSループスと関連が高いとされる．

CNSループスに対しては，副腎皮質ステロイド薬の大量投与が原則であり，ステロイドパルス療法もしばしば行われる．他にシクロホスファミドパルス療法が行われることもある．CNSループスのうち精神症状発現例の約半数はステロイド治療後に発症するため，ステロイド精神病との鑑別が困難な場合もある．CNSループスは放置すれば予後不良であり，またステロイド精神病は副腎皮質ステロイド薬の減量などで改善するので，まず大量の副腎皮質ステロイド薬投与を行うべきである．

CNSループスの本態はいまだ不明で，血管炎により起こる神経症状もあるが，剖検所見で血管炎が証明できることはまれであり，血管炎以外の病態も考えられる．

◆文献
1) 広畑俊成：膠原病の神経・血管病変とその対応―CNSループス．日内会誌 85 ; 1816-1821 ; 1996

問26 解答　**問26-1** c(1, 4, 5)
　　　　　　　　問26-2 b(1, 5)
　　　　　　　　　　禁忌肢　(2)

【解説】本患者は，若年女性で発熱，関節炎，脱毛と，蛋白尿，白血球減少，血小板減少，抗核抗体陽性，低補体の検査所見により全身性エリテマトーデス(SLE)の診断は比較的容易である．しかし，過去に下肢静脈血栓症を繰り返しており，血小板減少，APTTの延長，胎児の成長障害が認められ，抗リン脂質抗体症候群(antiphospholipid antibody syndrome : APS)の合併が考えられる．SLEを中心に，抗カルジオリピン抗体(anti-cardiolipin antibody : ACL)やループスアンチコアグラントなどの抗リン脂質抗体陽性者に習慣流産，動静脈血栓症，血小板減少症の頻度が高いことが報告され，このような臨床像の患者群はAPSと呼ばれるようになった[1]．ACLの対応抗原はβ_2グリコプロテインIであることが判明している[2]．IgGクラスACLと血栓症の関連性はこれまでよく検討されてきたが，IgMクラスのみ高力価な患者の存在が以前から知られ，さらに近年はIgAクラスと血栓症の関連が示されてき

ている[3]．

　本症例では，腎症の存在，低補体価などからSLEの疾患活動性が高いと考えられ，今後の経過しだいではCNSループスをはじめとする，SLEそのものによる自他覚症状の出現が予測される．また，APSの合併より，切迫流産や胎盤梗塞が考えられる他，肺塞栓も起こってくる可能性がある．

　一方，抗SS-A抗体陽性の母親から生まれた新生児に房室ブロックとの関連が指摘され，また新生児ループスは52 kDの抗Ro/SS-A抗体との関連が指摘されている．本例では抗SS-A抗体が陰性であり，出現頻度は低いと考えられる．

　本症例に対する治療は，SLEの疾患活動性が高いこと，ループス腎炎が存在することから，副腎皮質ステロイド薬の投与は必須と考えられる．副腎皮質ステロイド薬のうちプレドニゾロンは中等量までは胎盤を通過しないとされ，妊娠中の投与に適している．免疫抑制薬は一般に妊婦への投与は避けるべきである．本例は妊娠7か月であり，帝王切開はこの時点では適応でなく，もう少し経過を見るべきである．

　APSの血栓症の予防は，少量のアスピリンの内服による抗血小板療法，ワルファリン，ヘパリンなどによる抗凝固療法の有用性が示されている．ただし，ヘパリンと副腎皮質ステロイド薬の長期間の併用は骨粗鬆症を著しく進行させることがある．ACLやループスアンチコアグラントを副腎皮質ステロイド薬や免疫抑制剤投与，血漿交換療法などにより抑えることは可能だが，中止や減量により抗体価が上昇することが多く，推奨されていない．ワルファリンは催奇形性があるため，妊娠中の投与は禁忌とされている．

◆ 文献
1) Hughes GR : The antiphospholipid syndrome : ten years on. Lancet 342 ; 341-344 ; 1993
2) Matsuura E, Igarashi Y, Yasuda T, et al : Anti-cardiolipin antibodies recognize β2-glycoprotein I structure altered by interacting with an oxygen modified solid phase surface. J Exp Med 179 ; 457-462 ; 1994
3) Tsutsumi A, Matsuura E, Ichikawa K, et al : IgA class anti-beta2-glycoprotein I in patients with systemic lupus erythematosus. J Rheumatol 25 ; 74-78 ; 1998

(問27)　解答　d(2, 3, 4)
【解説】　RAの治療は，障害関節の腫脹や圧痛を軽減させる抗炎症を目的とした治療と，より根本的にRAの免疫異常を是正することを目的とした治療に大別し得る．前者の治療薬として主体をなすものが，非ステロイド性抗炎症薬(NSAIDs)と副腎皮質ステロイド薬である．後者の範疇に入るものは，抗リウマチ薬(DMARDs)として一括される．

　NSAIDsはRAの主要な治療薬であったが，長期連用の副作用という点やDMARDsの進歩という点から，最近ではむしろRAの治療体系の中では補助的な薬剤になっている．そうしたなかで，COX(シクロオキシゲナーゼ)-2選択薬阻害薬は，数あるNSAIDsのうち主要な位置を占めつつある．NSAIDsの主たる作用機序は，COX阻害によるプロスタグランジン(PG)産生抑制と考えられている．COXには，現在のところCOX-1とCOX-2の2種のサブタイプが明らかとなっている[1]．一般にCOX-1は広く種々の臓器に分布し，例えば胃においては胃粘膜保護などの生体防御に働くPG産生にかかわるとされる．COX-2は，炎症部位に誘導され，炎症形成に働くPG産生を抑制する．このため，選択的にCOX-2を阻害する薬物は，消化管障害などの副作用が少ない．

　抗リウマチ薬の進歩も著しい．既にメトトレキサート(methotrexate : MTX)の少量間歇投与法は，RA治療の主流といってよい．さらに，タクロリムスが登場し，高サイトカイン療法が導入されるようになったことで，RA治療は新時代に入った．タクロリムスは免疫抑制薬の1つであり，転写因子活性化阻害によりサイトカインの合成を抑える．移植領域で使用されてきた薬剤であるが，RAへも適応追加となった．MTXの効果不十分例にも有効性が示されている[2]．

　RAでは種々のサイトカインがその病態形成にかかわっている．なかでもTNF-αを標的とした治療(抗TNF-α療法)は，大きな進歩を見せており，近年，抗TNF-αモノクローナル抗体(インフリキシマブ)が臨床的に使用可能となった．優

れた臨床・検査所見の改善のみならず，骨破壊抑制効果も証明されている[3]．さらに近年，もう1つの抗TNF治療薬であるエタネルセプトも登場し，良好な臨床成績を上げている．

コルヒチンは痛風発作治療薬である．メルカトプリンはMTXと同様代謝拮抗薬であるが造血器の悪性腫瘍に用いられる．いずれもRAに使用されることはない．

◆ 文献
1) Kujubu DA, Fletcher BS, Varnum BC, et al : TIS10, a phorbol ester tumor promoter-inducible mRNA from Swiss 3T3 cells, encodes a novel prostaglandin synthesis / cyclooxygenase homologue. J Biol Chem 226；12866-12872；1991
2) Furs DE, Saag K, Fleischmann MR, et al : Efficacy of tacrolimus in rheumatoid arthritis patients who have been treated unsuccessfully with methotrexate. Arthritis Rheum 46；2020-2028；2002
3) Lipsky PE, van der Heijde DM, St Clair EW, et al : Infliximab and methotrexate in the treatment of rheumatoid arthritis. Anti-Tumor Necrosis Factor Trial in Rheumatoid Arthritis with Concomitant Therapy Study Group. N Engl J Med 343；1594-1602；2000

慢性甲状腺炎，原発性胆汁性肝硬変もまれならず併発する．逆にこれらの疾患をみたときには，潜在するSSの存在を看過してはならない．また，長期の経過ののちに悪性リンパ腫が生じることがある．

門脈圧亢進症とSSの合併の報告は見当たらない．抗リン脂質抗体症候群(APS)では，血栓症により門脈圧亢進症(Budd-Chiari症候群)[3]を呈し得る．SSにおいてAPSの合併がある場合には，門脈圧亢進症の存在も念頭に置く必要がある．

SSとBasedow病の合併もまれである．

◆ 文献
1) 住田孝之：Sjögren症候群．In：住田孝之：EXPERT膠原病・リウマチ．東京；診断と治療社，263；2004
2) Moutsopoulos HM : Sjögren syndrome. In : Schmacher HR (eds) : Primer on the Rheumatic Diseases, 10th ed. Atlanta ; the Arthritis Foundation, 131-135 ; 1993
3) Asherson RA, Cervera R : The antiphospholipid syndrome : a syndrome in evolution. Ann Rheum Dis 51 ; 147-150 ; 1992

問28 解答 c(1, 4, 5)

【解説】シェーグレン症候群(Sjögren syndrome：SS)は，SLEとならんで代表的な多臓器障害性の自己免疫性疾患である．他の種々の自己免疫疾患としばしば合併し，この場合を二次性または続発性SS，合併しない場合は一次性または原発性SSとよぶ．RAにSSを伴う頻度は20～50%[1]に及ぶとされる．

SSの主症状は，乾燥症状であるがこれを広く腺性症状とよぶ．一方，腺以外の臓器症状を腺外症状という．腺性症状は，乾燥性角結膜炎，口腔乾燥症が代表的であるが，そのほか，耳下腺腫脹，上下気道の乾燥症，萎縮性胃炎，膵炎(subclinical)[2]，乾燥性腟炎などが含まれる．膵炎の合併は，SS患者の約5%程度[1]とされる．腺外症状は多岐にわたる．発熱，リンパ節腫脹，Raynaud症状，関節炎，皮膚症状などのほか，臓器症状として間質性肺炎，間質性腎炎，中枢神経障害，末梢神経障害などを呈することもある．

問29 解答 d(2, 3, 4)

【解説】抗リン脂質抗体症候群(antiphospholipid antisyndrome：APS)である．臨床的に血栓症状があり，血液検査上，血小板減少症，生物学的偽陽性反応(BFP)が認められる．血清学的に抗カルジオピン抗体(IgG, IgM)陽性，β_2-GPI抗体陽性，またはループスアンチコアグラント(抗凝血素)いずれかの所見があればAPSと診断し得る．ループスアンチコアグラントの出現は，部分トロンボプラスチン時間の延長を伴う．プロトロンビン時間は変動しない．

血小板減少症は，新しい診断基準[1]では外された項目であるが，APS症例ではしばしば遭遇する．

APSの血栓症状は多岐にわたるが，日常臨床上，片頭痛が発見の糸口になることがある．また，妊娠時の胎盤梗塞による習慣性流産も問題となる．下肢の静脈血栓症も少なくないが，無症候性であることも多く注意を要する．APSを疑った時には，血栓シンチが有効で，下肢の静脈血栓症のほ

か，肺梗塞などの所見が得られることも少なくない．

本症例は既往に下肢の深部静脈血栓症があり，画像上脳梗塞の所見があり，血小板減少，ループスアンチコアグラントの出現が認められていた．APSの診断は疑いない．全身性エリテマトーデスなどその他の膠原病の診断基準は満たさず，原発性APSというべきものであった．本症例の患者はのちに，ワルファリンの服用が不確実であったことが判明した．入院後，通常の脳梗塞の治療に加え，プレドニゾロン（prednisolone：PSL）30mg/日を投与した．現在，片麻痺症状は，ほぼ完全に回復し，PSLは投与されておらず，ワルファリンのみ確実に服用させることで，臨床上安定している．

◆ 文献
1) 渥美達也：膠原病の難治性合併症─診断と治療の進歩：血液病変；抗リン脂質抗体症候群．日内会誌 90；1419-1426；2001

問30 解答 d(2, 3, 4)

【解説】(1) 全身性エリテマトーデス（SLE）の皮疹では顔面の蝶型紅斑と，顔面や四肢などにもみられる円板状紅斑が代表的である．結節性紅斑は真皮〜皮下脂肪層の炎症（脂肪織炎）による皮疹である．非特異的なものであり，Behçet病やSLEなど膠原病やその類縁疾患，サルコイドーシス，炎症性腸疾患や結核などの感染症でもみられ，明らかな基礎疾患がない場合もある．

(2) 陥凹性瘢痕は強皮症の特徴の1つで，指先の小潰瘍の治癒後の瘢痕を指す．アイスピックで刺されたような瘢痕と形容されることもある．

(3) ヘリオトロープ疹は皮膚筋炎で上眼瞼にみられる赤紫色の紅斑で，手指の関節（MP，PIP）伸側に生じる落屑を伴う紅斑であるゴットロン（Gottron）徴候とともに，皮膚筋炎の代表的皮膚所見である．

(4) Behçet病では口腔内潰瘍と陰部潰瘍が初期の症状として多くみられ，消失と再発を繰り返す．陰部ヘルペスなどとの鑑別は必要であるが，再発性の口腔内と陰部潰瘍は比較的Behçet病に特異的な症状である．

(5) Sjögren症候群では唾液分泌の低下のため舌の乾燥がみられる．舌小帯短縮は強皮症の特徴的所見で，線維化病変の1つである．

問31 解答 c(1, 4, 5)
      禁忌肢 (3)

【解説】 上眼瞼に浮腫性紅斑，四肢や手指の関節伸側に落屑を伴う紅斑という記載からヘリオトロープ疹，ゴットロン徴候があると考えられ，皮膚筋炎が疑われる．診断のためには筋原性酵素（CKまたはアルドラーゼ）の測定，筋電図，筋生検が必要である．抗Jo-1抗体も厚生省（1992年当時）の診断基準に含まれる項目であり測定する必要がある．胸部の聴診所見から間質性肺炎の合併が示唆されるので胸部CT，血清KL-6測定，血液ガスの測定は必要である．また高齢者の皮膚筋炎はしばしば悪性腫瘍を伴っており，この例でも体重減少やリンパ節腫大などから十分疑われるのでその検索が必要である．まずは悪性腫瘍の存在する頻度の高い消化管の検索は必要であり，内視鏡検査は行うべきである．胸部CTも肺腫瘍の検索にも役立つ．ガリウムシンチや腫瘍マーカーの測定も適宜行われる．重症の間質性肺炎を合併していれば早急に副腎皮質ステロイド薬大量療法（パルスを含む）や免疫抑制剤の併用を開始する必要があるが，基本的に治療は診断を確認し重症度を評価してから行うべきである．(3)の選択肢は禁忌肢に近い．皮膚生検は非特異的な所見であり，診断に寄与しない．本症例では皮膚生検より消化器の検索が重要と考えられる．

問32 解答 d(2, 3, 4)

【解説】 自己抗体の臨床的有用性についての問題．膠原病の診断は臨床症状，検査所見などを総合して行われている．これまでの研究で膠原病では自己細胞成分と反応する様々な自己抗体が発見され，その臨床的有用性が検討されてきた．これら自己抗体は膠原病の病態に密接に関連し，膠原病の診断の補助，病型分類，活動性の評価，治療効果の判定や予後の推定として有用である．

抗トポイソメラーゼI抗体は皮膚硬化が広汎な

全身性硬化症，抗セントロメア抗体は皮膚硬化が限局した全身性硬化症，抗U1RNP抗体は混合性結合組織病，抗Sm抗体は全身性エリテマトーデス，抗SSA/Ro抗体はSjögren症候群や全身性エリテマトーデス，抗SSB/La抗体はSjögren症候群，MPO-ANCAはANCA関連血管炎，すなわち顕微鏡的多発血管炎や腎血管炎，C(PR3)ANCAはWegener肉芽腫症でみられる．

これ以外に臨床的に有用な自己抗体としては抗2本鎖DNA抗体(全身性エリテマトーデス)，抗リボソームP抗体(中枢神経性ループス)，抗Jo-1/ヒスチジルtRNA合成酵素抗体(間質性肺炎合併筋炎)，抗SRP(シグナル認識粒子)抗体(重症筋炎，再燃性筋炎)などがある．

問33 解答 a(1,2,3)

【解説】(1) β_2刺激薬：β_2受容体を介して細胞内cAMPの上昇をもたらして気管支拡張をもたらす．

(2) テオフィリン製剤：ホスホジエステラーゼ阻害作用による細胞内cAMP上昇といわれてきたが詳細は不明である．

(3) 抗コリン薬：副交感神経末端から遊離されるアセチルコリンにより気道収縮が起こるが，抗コリン薬はこれを抑制して拡張作用を示す．

(4) NSAIDs：アスピリン喘息(アスピリンを含む酸性NSAIDsにより喘息発作が誘発される．成人の約10%にみられる)では禁忌となる．

(5) 副腎皮質ステロイド薬：直接的な気管支拡張作用はない．

◆文献
1) 杉本恒明，小俣政男，水野美邦(総編集)：内科学第8版．東京；朝倉書店；2003

問34 解答 b(1,2,5)

【解説】患者の症状，検査結果から，アトピー型喘息が強く疑われる．

(1)(2)は正しい．臨床，検査所見からアトピー性喘息が最も可能性が高い．本症では痰中の好酸球増多があり，またハウスダストに対するIgEが高率に検出される．

(3) アレルゲン吸入誘発試験により発作は吸入後まず5〜10分後に起こり(即時型反応)，いったん改善の後，約50%の症例では6〜12時間後に遅発型反応が起こる．

(4) アレルギー性気道炎症はたとえ軽症喘息でも認められる．

(5) 寒冷，乾燥気，刺激臭などの非特異的な刺激でも発作は誘発される．

◆文献
1) 杉本恒明，小俣政男，水野美邦(総編集)：内科学第8版．東京；朝倉書店；2003

問35 解答 c(1,4,5)

【解説】(1) 発作時には，まず動脈血ガス分析を行い，呼吸不全があるか，また二酸化炭素分圧の上昇がないかチェックする．2型呼吸不全($PaCO_2$>45 mmHgの呼吸不全をいう)では，酸素は低流量から開始し，高濃度酸素療法は禁忌である．

(2) 副腎皮質ステロイド吸入薬は発作自体には無効である．

(3) β_2選択的刺激薬の吸入は，体内での分解が早いので，30分程度間隔をあけて繰り返してよい．頻回・過剰吸入による頻拍，不整脈に注意．

(4) ウイルス性上気道炎に対しては抗菌薬は無効であり，一般には適応とならない．

(5) 0.1%アドレナリン液(ボスミン®)は皮下注で用いられ，その場合も心拍数，不整脈，心疾患の既往に注意して，0.2〜0.3 mlを投与．1 mlは過量であり危険．

◆文献
1) 厚生省免疫・アレルギー研究班(班長：牧野荘平)：喘息予防・管理ガイドライン1998改訂版．東京；協和企画；2000

10 感染症

問1　解答　(b)
　　　禁忌肢　(d)

【解説】　市中肺炎は日常診療でしばしば遭遇する，頻度の高い感染症である．毎年全世界で約500万人，わが国では約7～8万人が死亡し，死因順位の第4位，米国では第6位と死因の上位を占めている．このように罹患率，死亡率ともに高い重要な疾患であることから，肺炎と診断された場合には早期から抗菌薬を使用することが推奨されており，治療の遅れが死亡率を上昇させるとされている．したがって，対症療法のみでは病巣が拡大し，その大部分の症例で抗菌薬が必要となる．とりわけ肺炎球菌やレジオネラなどは，急速に進行する症例も多く，重症化を招きやすく，致死的であることから，尿中抗原を検出する迅速診断法も普及し，治療選択上有用であったとの報告が多い．しかし病原微生物の中には Chlamydia pneumoniae など，一部に自然治癒する症例もまれではあるが存在する．

　肺炎の原因菌に関する前向き調査は，世界各国で数多く実施されている．いずれの報告でも原因菌の判明率は50～70％であり，80％以上の頻度で検出することは困難とされている．わが国で行われた前向き研究でも Ishida らは64％，Miyashita らは59％と，諸外国の報告とほぼ同様であった．また，全国規模で綿密に行われた多施設共同研究（前琉球大学第一内科　齋藤厚班長）でも原因菌判明率は73％であった．この原因菌の確定診断は，細菌では分離培養が原則であり，マイコプラズマやクラミジアなどの非定型病原体には血清抗体価が使用されている．PCR(polymerase chain reaction)法などの遺伝子診断も普及しているが，今のところ補助診断として使用されている．

　一般に悪臭を放つ検体は，嫌気性菌の関与が疑われ，検体採取時には嫌気性ポーターを使用するなど嫌気性菌の分離に努める．

◆文献
1) Niederman MS, Mandell LA, Anzueto A, et al : Guielines for the management of adults with community-acquired pneumonia. Diagnosis, assessment of severity, antimicrobial therapy, and prevention. Am J Respir Crit Care Med 163 ; 1730-1754 ; 2001
2) Mandell LA, Bartlett JG, Dowell SF, et al : Update of practice guidelines for the management of community-acquired pneumonia in immunocompetent adults. Clin Infect Dis 37 ; 1405-1433 ; 2003
3) Matsushima T, Miyashita N, File TM Jr : Etiology and management of community-acquired pneumonia in Asia. Curr Opin Infect Dis 15 ; 157-162 ; 2002

問2　解答　(c)

【解説】　急性単純性尿路感染症（急性単純性膀胱炎，急性単純性腎盂腎炎）は，尿路に基礎疾患を有さず発症する尿路感染症であり，主に性的活動期の女性にみられる．急性単純性膀胱炎の原因菌は70～95％の症例で大腸菌が占め，この他には，

Klebsiella属，Proteus属などのグラム陰性桿菌，腸球菌が続く．また，急性単純性腎盂腎炎の原因菌も大腸菌が主体である．急性単純性尿路感染症で分離される大腸菌の薬剤感受性は通常良好であるが，ペニシリン系薬に対する耐性株がみられるので，何らかの理由で経口ペニシリン系薬を使用する場合はβ-ラクタマーゼ阻害薬が配合されたものを選択する．

一方，性感染症の重要な原因菌は淋菌ならびにChlamydia trachomatisである．わが国では淋菌感染症，性器クラミジア感染症とも増加傾向がみられているが，特に女性における性器クラミジア感染症の最近の増加が目立っている．一方，男性の淋菌感染症はエイズによる影響を受けて1993～1994年頃に一時減少したが，1995年以降再び増加に転じ，現在でも増加傾向が続いている．男性の性器クラミジア感染症も同じような動向を示し，現在では男性における淋菌感染症と性器クラミジア感染症はほぼ同数となっている．近年わが国で問題となっているのがニューキノロン耐性淋菌の拡大であり，その頻度は各薬剤によって多少異なるが，全体として50～60％程度に達しており，現時点においてはニューキノロン系薬は淋菌感染症に対する適応はないと言わざるをえない状況にある．その原因としては，クラミジアとの混合感染を想定したキノロンの1週間以上投与が好んで行われてきたことが挙げられている．

◆ 文献
1) 熊本悦明，塚本泰司，利部輝雄，他：日本における性感染症(STD)サーベイランス－2001年度報告．日性感染症会誌 13；147-167；2002
2) 田中正利：STDと薬剤耐性—淋菌．日性感染症会誌 13；44-58；2002

問3　解答　問3-1　(c)
　　　　　　問3-2　(b)(c)(d)

【解説】胸部X線所見としては，右胸水貯留を認める．その他肺野には異常所見を認めない．胸水貯留の原因の鑑別としては，①細菌性胸膜炎，②結核性胸膜炎，③癌性胸膜炎，④その他，が考えられる．この症例の場合，若年であり，毎年の職員検診では胸部X線写真上異常を認めていなかったことや発熱などの炎症所見のわりに末梢血中の白血球増多やCRP上昇が軽微なことから結核性胸膜炎を疑って検索した．結核性胸膜炎の場合，胸腔穿刺による胸水検査で病初期では好中球が増加するものの一般的にはリンパ球優位となり，ADAの50 IU/l以上の上昇は結核性を疑う．胸水中からの結核菌検出率はきわめて低く，培養から検出されることが多い．胸水検査で確定診断が得られない場合は，胸腔鏡下あるいはCope針による経皮的胸膜生険が診断的価値が高い[1,2]．この症例では，ADA 97.5 IU/l，胸水の結核菌塗抹，PCRは陰性であったが，培養で陽性となり結核性胸膜炎との確定診断に至った．

若年者であり，医療現場で働くようになってからの感染に引き続いて起こった一次結核症を考える．

結核性胸膜炎の場合，喀痰中の培養を含めた結核菌陽性率は20％前後といわれ，結核性胸膜炎であったからといってすぐに職業制限をする必要はなく，喀痰の結核菌塗抹培養検査を行う．ツ反検査は幼少時にBCGを推奨している日本においては，これによってもツ反が陽転するため結核症の診断的意義は少ない．幼少時に結核感染の機会の減少した日本では免疫獲得の機会がないため，このようなツ反陽性者は結核に対する免疫状態を表しておらず，若い医療従事者が病院で結核症に感染する危険が増大している．結核の場合，感染してからツ反が陽転するまでに約8週間，胸膜炎発病までの期間は2か月以内が5％，7か月以内で約70％といわれている．このため，この症例の場合も感染源としての対策に加えて，感染源の特定は困難であるものの，この看護師と同時期に他の看護師も暴露されている可能性を考えた対応が必要となる．よって過去半年から1年間の同じ職場のスタッフの胸部X線写真による定期外検診は必須となる．成人におけるBCGによる結核感染予防については，はっきりしたエビデンスがなく，結核予防会の指針では，結核感染のリスクが高い医療従事者では採用時ツ反陰性者にBCG接種は有効とされている．この看護師は喀痰検査の結果排菌はなく，イソニアジド，リファンピシン，ピラジナミド，ストレプトマイシンによる短期強化療法で図10-11のように治癒し，職場復帰

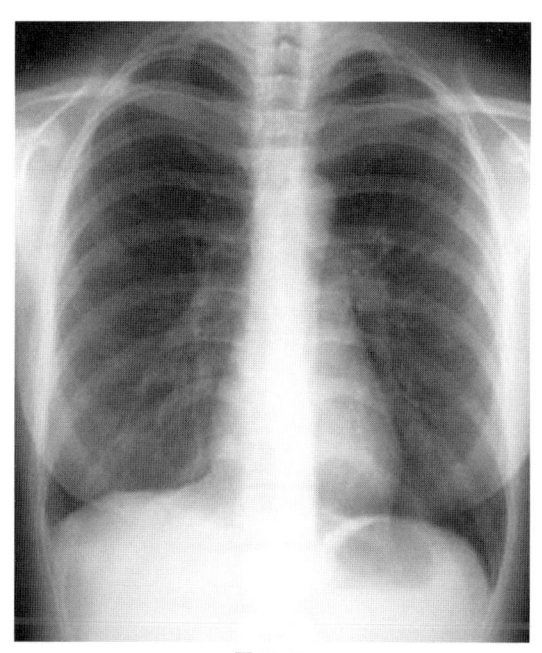

図 10-11

した.
　このような事態での結核2次感染の状況把握にツ反検査の変化を見る方法があるが，ブースター効果による変化と区別できるように職員採用時のツ反検査は二段階法が推奨されている．また新しい検査法としてクウォンティフェロン-TBの有用性も検討されている．結核症は診断後2日以内に保健所に発生届を提出しなければならない（結核予防法第22条）．

◆ 文献
1) 泉孝英（監）：結核第4版．東京；医学書院，2006
2) 毛利昌史，四元秀毅，倉島篤行：結核 Up to Date—結核症＋非定型抗酸菌症＋肺アスペルギルス症改訂第2版．南江堂；2005
3) 厚生省新興再興感染症研究事業積極的結核疫学調査緊急研究班（主任研究者：森亨）：結核院内（施設内）感染予防の手引き．厚生省；1999

問4　解答　(c)
【解説】　真菌はその形態から大きく yeast form の真菌（カンジダ，クリプトコッカスなど）と filament form の真菌（アスペルギルス，ムコールなど）に分類され，一般的に filament form の真菌の方が治療抵抗性である．しかし，これらは培養時の形態を表現しており，感染を起こしている組織内では異なる形態をしているものがあることに留意する必要がある．カンジダ属は培養時には球形の真菌であるが，組織内では仮性菌糸として認められ，これが病原性に関与しているとの意見もある．アスペルギルス属は培地上では緑色や黒色の胞子を産生し，その胞子の吸引で感染が成立するが感染した組織内では菌糸のみが認められ，喀痰中に胞子が排出されることはない．このため，細菌性肺炎の起炎菌のように喀痰培養で検出されることはまれで診断には組織の生検や血清学的な検査が必要となり確定診断に難渋することも多い．クリプトコッカス属は培養上も組織内でも球形の菌体として認められ，特にクリプトコッカス髄膜炎においては髄液の墨汁染色によってきわめて簡便かつ迅速に診断が可能であるため，検査結果に頼らず，自分自身でその形態を一度は見ておく必要があろう．

問5　解答　(b)
【解説】　これまで使用できる抗真菌薬は数少なかったが，最近新しいキャンディン系の薬剤が臨床で使用できるようになり，アムホテリシンBの副作用を軽減した脂肪製剤も最近上市された．このため，それぞれの薬剤の特性を知り使い分ける必要がでてきているが，一方併用に際して注意が必要なものがあることに留意するのを忘れてはならない．アゾール系の抗真菌薬（フルコナゾール，イトラコナゾール）は副作用が比較的少なく，効果も高いことから頻用されているが，肝チトクローム P-450（CYP3A4）と親和性を持つため，この酵素で代謝される他の薬剤の代謝を阻害し，血中濃度を上昇させることから重篤な副作用が出ることがある．中でもシサプリド，テルフェナジン，アステミゾールとの併用では QT 延長，心室性不整脈，心停止などの報告があり，併用禁忌となっている．H_2 受容体遮断薬との併用ではイトラコナゾールの血中濃度が低下することがあり，考慮が必要であるが禁忌とはならない．アムホテリシンBとフルシトシンの併用はクリプトコッカス髄膜炎で使用されるが，近年ではアムホテリシンBより副作用の少ないアゾール系抗真菌薬による

治療も広く使用されるようになっている．新規抗真菌薬のミカファンギンについては，シサプリドなどとの併用での問題は指摘されていないが，肝代謝であり今後の医薬品情報に留意すべきであろう．

問6 解答 (b)

【解説】 深在性真菌症は血液疾患や AIDS などの免疫不全の患者に認められることが多いが，他の疾患で副腎皮質ステロイド薬を長期使用されている患者や膠原病の患者でも認められることがあり注意を要する．さらにクリプトコッカス症ではこのような基礎疾患を有する患者に発症する続発性クリプトコッカス症に加えて，免疫能のまったく障害されていない宿主でも認められることがある（原発性クリプトコッカス症）．この症例は潰瘍性大腸炎で副腎皮質ステロイド薬による治療の経過中に胸部X線写真での異常陰影を契機に発見されたクリプトコッカス肺炎の症例である．胸部X線所見では，胸膜直下の coin lesion，限局性またはびまん性浸潤陰影，肺門・縦隔リンパ節腫大，胸水貯留などがみられ，空洞形成をきたすこともまれではない[1]．この治療にあたっては，アゾール系のフルコナゾールの副作用が比較的少なく，効果も高いことから推奨されている．イトラコナゾールもフルコナゾールと同様アゾール系の抗真菌薬であり，クリプトコッカスに対して抗菌活性を有する．新規抗真菌薬のニューモキャンディンはカンジダ属やアスペルギルス属には有効であるが，クリプトコッカスには無効であるので注意が必要である．アムホテリシンBはクリプトコッカスに抗菌活性を認めるが，発熱・悪寒や腎毒性などの副作用が高頻度に出現するため，フルコナゾールを第一選択としたい．アムホテリシンBは経口投与の場合，ほとんど吸収されない．クリプトコッカス髄膜炎にはフルシトシンとアムホテリシンBが推奨される．

　本例はフルコナゾール 400 mg/日の投与を6か月行い，図10-12のように著効し以後再発を認めていない．

◆文献
1) 日本臨牀別冊　領域別症例群シリーズ No 24—感染症症候群Ⅱ．東京；日本臨牀社，1999
2) 島田馨(監)，斉藤厚(編)：感染症と抗生物質の使いかた第3版．文光堂；1999

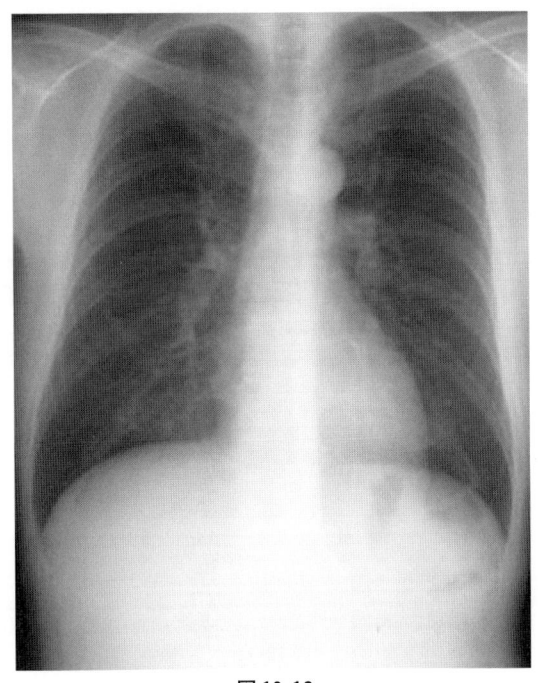

図10-12

問7 解答
問7-1 (e)
問7-2 d(3, 4)

【解説】 若年女性かつ基礎疾患のない患者で，菌血症が証明されている．身体所見では発熱の割に脈拍の増加がない，いわゆる比較的徐脈に気づけばこれも特徴の1つである．さらに検査所見においては白血球の増加がなく，好酸球がないのにも気づいて欲しい．海外旅行の場所は東南アジアであり，潜伏期が約2週間であることもヒントになろう．診断は腸チフスである．腸チフスは病初期には不明熱として発症し，症状としても頭痛，発熱，倦怠感などの風邪様症状であり，腹部症状は呈さないことが多い．また腹部症状としても下痢だけではなく便秘を呈することもある．検査所見として，LDH，AST，ALT などの肝機能の上昇を示すことが多いが，白血球の上昇は軽微で時には減少することもある．ここに挙げたその他の病

原微生物は下痢を起こす病原菌であるが，下痢症状などを呈しても血液から菌を検出することはまれである．

チフスのもう1つの特徴は細胞内寄生菌であることである．そこで薬剤感受性が高く，マクロファージへの浸透率が高いものを選択しなければならない．抗菌薬は以前はクロラムフェニコールが用いられていたが，ニューキノロン薬を用いることが多い．ただし，1998年ごろより急激にニューキノロン低感受性株が出現してきており，そのような場合には第三世代薬のセフトリアキソンなどが選択される．これまでのところ第三世代薬に対して耐性を示す株の報告はない．また治療期間に関しても2週間以上が望ましい．

問8 解答 （e）

【解説】 インフルエンザは患者の咳，くしゃみなどによって，インフルエンザウイルスAまたはBの飛沫感染によって感染が広がり，感染力は強い．空気感染ではない．

インフルエンザワクチンはワクチン株が流行株と合致すれば有効率50〜85％で，有効性は高い．老齢者，基礎疾患（心臓，肺疾患，糖尿病など），免疫不全者（HIV感染者など），妊婦，医療従事者，乳幼児などはワクチンを接種すべきである．妊婦ではインフルエンザワクチンによる弊害はみられない．妊娠初期の3か月の人は念のためワクチンは摂取せず，それ以外の妊婦ではむしろ積極的にワクチンを接種してインフルエンザから守るべきである．

インフルエンザに罹患した成人は発症する1日前〜発症後5日後（時に7日後）までウイルスを他者に感染させるリスクがある．小児や免疫不全者ではさらに長い期間ウイルスを排出する可能性がある．一般的には発症後5〜7日後まで飛沫感染対策を行う．

ノイラミニダーゼ阻害薬（ザナミビル吸入またはオセルタミビル内服）はインフルエンザウイルスA，Bいずれにも有効で，インフルエンザ発症後48時間以内に（早期診断を行ってできる限り早期に）投与を開始して，5日間投与することにより，症状を1〜2日間短縮させる効果がある．ザミナビル吸入は喘息やCOPDのある人には悪化させることがあり，注意を要する．オセルタミビルは時に吐き気などを起こすことがある．

問9 解答 （a）

【解説】 急性HIV感染症はHIV感染後50〜90％の患者にみられる．HIV暴露後から2〜4週間後に発症する．症状は1〜4週間（平均2週間）持続する．

HIV急性感染でみられる主な症候と頻度は，発熱（96％），リンパ節腫脹（全身性：74％），咽頭炎（滲出性ではない，70％），発疹（全身性，斑状丘疹状：70％），筋肉痛，関節痛（54％），頭痛（32％），下痢（32％），悪心，嘔吐（27％），肝脾腫（14％），髄膜脳炎（8％）などである．

この時期にはHIV抗体は陰性または境界域陽性であるが，血清HIV-RNAは通常10,000 copies/ml以上で上昇している．末梢血は初めリンパ球減少，その後リンパ球増多，異型リンパ球の増加がみられる．CD4リンパ球数は初め減少する．その後増加するが元のレベルまでには回復しないことが多い．

この時期には全身性にHIVのウイルス血症と播種が起こり，全身のリンパ組織や中枢神経にウイルス播種と反応性炎症が起こっていると考えられる．この時期が2週間以上長期に続き症状が強い例ほど，後にAIDSへの進展がより早くなる傾向があるとされている．HIV抗体はこの時期の後に（感染後4〜10週後に）陽性となる．

急性感染症状はやがて自然に軽快し，6か月後にはHIVウイルス量はある一定値に落ち着く．この時期のウイルス量とCD4値が後の経過に関係するといわれている．

問10 解答 （a）

【解説】 血管系疾患の危険因子のない者に急性発症したstroke様の症状および心雑音から，感染性心内膜炎（infective endocarditis：IE）とこれに合併した中枢神経の菌塞栓（septic emboli）を疑う必要がある．本例は抜歯術に伴う口腔内レンサ球菌の菌血症に起因するIEである．こ

の場合，黄色ブドウ球菌（人工弁置換術後や経静脈的薬物常習者に多い）よりも緑色レンサ球菌（*Streptococcus viridans*）が起炎菌となる場合が多い．本症の発症はいわゆる亜急性の経過をとり，塞栓症状などを契機に受診することがある．本患者の運動失語（保続）は持続的菌血症に由来する脳末梢動脈内膜の感染巣（mycotic aneurysm）の破裂によるBroca領域の脳内出血によるものである．mycotic aneurysmは中大脳動脈の末梢枝に発症することが多く，時にクモ膜下出血の画像所見を呈することがある．IEで持続的菌血症による菌体成分への免疫反応として低補体血症を認める場合がある．図10-6（112頁参照）に示す典型的なOsler結節はこの免疫反応によるものであり，皮膚病変部を生検しても菌体は見つからない．ペニシリンの点滴静注による治療は炎症反応の正常化を目安とするのではなく，血液培養で菌が陰性化するまでは最低でも続ける必要がある．IEに起因する感染性脳動脈瘤は病変サイズの増大がある場合は緊急手術の適応となるため，診断時には初回の脳動脈造影を行う必要がある．

◆ 文献
1) Sexton DJ, Spelman D : Current best practices and guidelines : assessment and management of complications in infective endocarditis. In : Durack D : Infectious Disease Clinics of North America. Philadelphia ; WB Saunders, 507-521 ; 2000
2) 青木眞：血管内感染症—感染性心内膜炎：レジデントのための感染症診療マニュアル．東京；医学書院，245-267；2000

問11　解答　(a)

【解説】SARSは新たに1類に分類されたため(a)は正解，1類感染症では患者や感染者の強制入院，汚染した建物への立ち入り禁止措置などがとれるため(b)は間違いである．香港やカナダのトロントでのアウトブレイクでは抗ウイルス薬であるリバビリン（国内では経口剤がC型肝炎に使用されている）の注射剤が多用されたが，有効性は証明されておらず(c)も間違い．インフルエンザと対照的にSARSの発病初期にはウイルスの排出量が少なく，早期診断が難しい理由の1つになっており(d)も間違い．空気感染の可能性は完全には否定されていないが主な感染経路は飛沫感染と接触感染であり(e)も間違いである．

問12　解答　(c)

【解説】レジオネラ肺炎の迅速診断は困難であったが，免疫クロマトグラフィー，ELISA法による尿中抗原検査が可能となり，迅速な診断が可能となった．血清抗体価の上昇は，レジオネラ感染後ある程度の日数（2週間以上要することが多い）が必要である．また，培養では特殊な培地（BCYE-α培地）が必要となるとともに，迅速性はない．一般に，本症の診断に皮内テストは使用されない．レジオネラ尿中抗原検査の感度，特異度については，いくつかの報告があるが，70.4〜100％，93.6〜98.7％と，いずれも高い．注意点としては，治療により軽快後も尿中抗原が数か月間持続することがある．測定方法によって，原因菌の多くを占める*Legionella pneumophila*血清群Iを中心として検出するものや広くレジオネラ属の抗原を検出できるものなどがある．さらに，広く抗原を検出できる検査においても，すべてのレジオネラ属の抗原が検出できるわけではないので，まれではあるが，偽陰性にも注意しておく必要がある．

問13　解答　(d)

【解説】マイコプラズマ，クラミジア，レジオネラ感染症の治療には，細胞壁の合成阻害薬であるペニシリン系抗菌薬，セフェム系抗菌薬などのβ-ラクタム系抗菌薬が無効である．さらに，アミノグリコシドも効果がない．マイコプラズマ，クラミジア，レジオネラ感染症の治療には，マクロライド系，テトラサイクリン系抗菌薬，さらにニューキノロン系抗菌薬が使われる．クリプトコッカスは真菌であり，セフェム系抗菌薬は無効である．本菌の治療にはアゾール系抗菌薬であるフルコナゾール，イトラコナゾールの経口，点滴による投与が行われるとともに，アムホテリシンBの点滴投与併用も行われる．頻度が多くなっているペニシリン耐性肺炎球菌に対して，カルバペネ

表 10-2　わが国での市中肺炎の原因菌頻度

Organism	Ishida ($n=778$)	Miyashita ($n=200$)	Saito ($n=232$)
Streptococcus pneumoniae	217 (28.0%)	41 (20.5%)	57 (24.6%)
Haemophilus influenzae	58 (7.5%)	22 (11.0%)	43 (18.5%)
Mycoplasma pneumoniae	51 (6.6%)	19 (9.5%)	12 (5.2%)
Chlamydia pneumoniae	45 (5.8%)	15 (7.5%)	15 (6.5%)
Streptococcus milleri group	25 (3.2%)	4 (2.0%)	5 (2.2%)
Anaerobes	22 (2.8%)	8 (4.0%)	9 (3.9%)
Klebsiella pneumoniae	19 (2.4%)	5 (2.5%)	3 (1.3%)
Moraxella catarrhalis	17 (2.2%)	6 (3.0%)	5 (2.2%)
Staphylococcus aureus	16 (2.1%)	10 (5.0%)	8 (3.4%)
Pseudomonas aeruginosa	16 (2.1%)	4 (2.0%)	1 (0.4%)
Chlamydia psittaci	12 (1.5%)	2 (1.0%)	5 (2.2%)
Legionella spp.	5 (0.6%)	2 (1.0%)	9 (3.9%)
Coxiella burnetii	Not done	1 (0.5%)	6 (2.6%)
Virus	13 (1.7%)	6 (3.0%)	37 (15.9%)
Unknown	281 (36.1%)	83 (41.5%)	62 (26.7%)

＊重複感染を含む　　　　　　　　　　　　　　　　　　　　　　　　　　　　　　（文献 1～3 より引用）

ム系抗菌薬の点滴投与が行われる．

問14　解答　(b)(e)

【解説】肺炎治療の原則は，原因菌に対して有効な抗菌薬で治療を行うことである．しかし，現実には原因菌が不明な場合が多く，その場合には，これまでの経験上，最も考えられる原因菌を予測して抗菌薬を選択せねばならない．そのためには市中肺炎の原因菌の動向を知っておく必要がある．

市中肺炎の原因菌に関する前向き調査は，世界各国で数多く実施され報告されている．報告者によって異なりはみられるものの，上位に位置する原因菌の種類はほぼ同じで，*Streptococcus pneumoniae* が最も多い菌であることは全世界共通である．これらのデータに基づき，1990年代以降市中肺炎の診療ガイドラインが世界各国で公表され，また改訂版も出されている．一方わが国における，前向き研究結果を**表 10-2** に示した．わが国での原因菌に関するエビデンスは，1998年に Ishida らによって初めて報告され，その結果は欧米のそれとは大きく変わらないことが判明し，その後 Miyashita らもほぼ同様の成績を報告している．また，全国規模で実施された多施設共同研究（前琉球大学第一内科　齋藤厚班長）でも両者の成績とほぼ同様の結果が得られたことから，これらの成績はわが国での市中肺炎の原因菌を反映するものと考えられている．いずれの研究でも *S.pneumoniae* が最も多い原因菌であり，次いで *Haemophilus influenzae* や *Mycoplasma pneumoniae*，*Chlamydia pneumoniae* であった．とりわけ *S.pneumoniae* は単に市中肺炎の原因菌として頻度が高いのみでなく，重症化を招きやすく，死亡例に占める頻度も多いことが知られていることから，市中肺炎のエンピリック治療において考慮すべきは，まず *S.pneumoniae* である．

◆文献
1) 石田直，橋本徹，有田真知子，他：日本呼吸器学会市中肺炎ガイドラインの検討―細菌性肺炎と非定型肺炎の鑑別について．日呼吸会誌 40；929-935；2002
2) Miyashita N, Fukano H, Niki Y, et al：Etiology of community-acquired pneumonia requiring hospitalization in Japan. Chest 119；1295-1296；2001
3) Saito A, Kohno S, Matsushima T, et al：Prospective multicenter study of the causative organisms of community-acquired pneumonia in adults in Japan. J Infect Chemother 12；63-69；2006

問15　解答　(b)(e)
　　　　禁忌肢　(e)

【解説】散発性感染性腸炎と食中毒は日常診療でしばしば遭遇するが，散発性であっても多くは食

品が原因となっている．キャンピロバクターは家畜の腸管内に棲み食中毒の原因となるが，特に鶏肉の汚染によるものが重要である．

　急性下痢症を診断するうえで，大腸型と小腸型を鑑別することは有用である．大腸型は微生物やその毒素による腸管粘膜の破壊が基本的病態であり，血便，粘液便，裏急後重，便中白血球の存在，腹痛，発熱などを認める．代表例は赤痢菌，サルモネラ菌によるものであり，*C.difficile* による偽膜性腸炎も大腸型である．一方，小腸型は小腸からの分泌物の増加が主であり基本的に組織破壊を伴わないので，血便，粘液便，発熱などはないか軽度である．悪心，嘔吐などの上部消化管症状を伴うこともある．コレラは代表的な小腸性下痢であり，ロタウイルスなどによるウイルス性胃腸炎もこの型をとる．

　腸管感染症で常に抗菌薬投与の適応となる病原体は，赤痢菌，コレラ菌，チフス菌，パラチフスA菌，赤痢アメーバ，ランブル鞭毛虫である．一方，非チフス性サルモネラや腸炎ビブリオによる感染症では，通常抗菌薬を使用しない．サルモネラ症では，幼児と高齢者や免疫低下状態の患者には例外的に抗菌薬を使用する．

　急性下痢症において，止痢薬を投与すると病原体や毒素の排泄を遅延させるため原則として使用しない．生菌整腸薬や乳酸菌製剤を投与する．

◆ 文献
1) 青木眞：消化器感染症―急性下痢症：レジデントのための感染症診療マニュアル．東京；医学書院，273-297；2000
2) 相楽裕子：腸管感染症．In：日本感染症学会，日本化学療法学会（編）：抗菌薬使用の手引き．東京；協和企画，50-55；2001
3) Arduino RC, Dupont HL：Enteritis, enterocolitis and infectious diarrhea syndrome. In：Armstrong D, Cohen J：Infectious Diseases. London；Mosby-Year Book, 2.35.1-2.35.10；1999

問16　解答　(b)(d)
　　　禁忌肢　(e)
【解説】大腸菌はその病原性によって，腸管病原性大腸菌（EPEC），腸管侵入性大腸菌（EIEC），腸管出血性大腸菌（EHEC），毒素原性大腸菌（ETEC），腸管凝集性大腸菌（EAEC）に分類される．この中で，ETEC は途上国における乳幼児下痢症の最も重要な原因菌であり，先進国においてはこれらの国々への旅行者にみられる旅行者下痢症の主要な原因菌である．わが国においては旅行者下痢症で最も頻度の高いものは毒素原性大腸菌である．

　一方，腸管出血性大腸菌は血清型別の O157 に代表されるもので，Shiga-like toxin（Vero toxin）を産生するもので，開発途上国よりも先進国において問題となっている．小児に溶血性尿毒症症候群を引き起こし，重篤となることがある．

　コレラは1〜3日の潜伏期を経て，突然激しい水溶性下痢と嘔吐で発症するのが特徴である．発熱はなく，大量の水分喪失による脱水とアシドーシスを生じる．ただ世界的に流行しているのはエルトール O1 型で比較的軽症なものが多い．

　細菌性赤痢も代表的な輸入腸管感染症であり，1〜4日の潜伏期の後，発熱，粘血下痢便，腹痛，テネスムスを特徴とする．赤痢は A〜D 群に分類されるが，1983年以降現在まで最も多いのは D 群の *Shigella sonnnei* であり，他に比べると比較的軽症である．

　コレラと同様に細菌性赤痢も感染症新法において2類感染症に分類され，医師は患者あるいは疑似症患者と診断した場合には都道府県知事への速やかな届出が義務づけられている．ただ以前の明治30年に制定され100年あまり使われていた伝染病予防法と異なる点は，患者の人権を重視している点である．伝染病予防法では症状の軽い患者や保菌者まで隔離していたが，本法では入院治療が必要だと判断されるものだけに限っているのが相違点である．

問17　解答　(c)(e)
【解説】わが国では結核以外の抗酸菌症に対して，非定型抗酸菌症と呼称してきていたが，世界的には nontuberculous mycobacteria（非結核性抗酸菌症）と呼ばれるのが通常となってきているため，本問題ではそのように出題した．

　非結核性抗酸菌感染症のほとんどは肺疾患で，肺結核に類似する有空洞の肺感染症である．肺に

基礎疾患があるもの，AIDS 患者などで発症することが多いとされる．ただし，肺結核に類似した病型に代わり，基礎疾患の特にない中高年の女性に発症し，画像的にも中葉・舌区を中心に多発性の小結節や気管支拡張を示す症例が急増してきている[1]．また肺病変以外としては，少数であるが，皮膚疾患，リンパ節炎，全身播種型などがある．

分離される菌種としては，*Mycobacterium avium* もしくは *Mycobacterium intracellulare* といったいわゆる *M.avium* complex（MAC）がわが国においても最多である．

治療に関しては，日本結核病学会非定型抗酸菌症対策委員会が 1998 年に「非定型抗酸菌症の治療に関する見解」[2]，診断に関しては，2003 年に「肺非結核性抗酸菌症診断に関する見解」[3]を発表し，詳細な解説を行っている．ここでは詳述しないが，診断には臨床的基準，画像的基準，細菌学的基準のすべてを満たす必要があり，喀痰からでたらすぐに治療とはいかない．しかし少しずつではあるが，以前よりは積極的な治療を試みるようになってきており，考え方が変わっていく可能性はある．

HIV 感染がない肺非結核性抗酸菌症の治療に対しては，アミノグリコシド系抗結核薬の 1 剤にエタンブトール，リファンピシンを加えた 3 剤あるいはこれにイソニアジドを加えた 4 剤併用が一般的であり，クラリスロマイシンを主薬として加えるとさらに好成績であるとされている．治療期間は排菌陰性化後 9 か月～1 年以上行うべきであるとしているが，長期間にわたるものが多い．再悪化を起こしやすいため，治療終了後も長期に画像と喀痰検査による経過観察を行っていく必要がある．

◆ 文献
1) Prince DS, Peterson DD, Steiner RM, et al : Infection with *Mycobacterium avium* complex in patients without predisposing conditions. N Engl J Med 321 ; 863-868 ; 1989
2) 日本結核病学会非定型抗酸菌症対策委員会：非定型抗酸菌症の治療に関する見解—1998 年．結核 73 ; 599-605 ; 1998
3) 日本結核病学会非定型抗酸菌症対策委員会：肺非結核性抗酸菌症診断に関する見解—2003 年．結核 78 ; 569-572 ; 2003

問18 解答 e(4,5)

【解説】 肺炎球菌の β-ラクタム系薬に対する耐性は，それらの作用点であるペニシリン結合蛋白の構造変化（変異）によるものである．米国の National Committee for Clinical Laboratory Standars の勧告によるペニシリン G の基準は，その MIC が 0.125～1.0 μg/ml を中等度耐性の低感受性株（PISP），2.0 μg/ml 以上を耐性株（PRSP）と定義している．PRSP のわが国における頻度は様々な研究グループや個々の施設から報告されており，その対象患者や疾患，地域，施設間などで多様である．しかし概してその頻度は欧米に比べて高く，全体としては PISP が 30～50％，PRSP が 10～20％程度で，両者を合わせると既に 50～70％のペニシリン G 耐性率になるものが多い．

一方，肺炎球菌のマクロライド耐性の機序は，1 つが *ermAM* 遺伝子にコードされた酵素（メチラーゼ）によるマクロライド系薬の標的酵素 23S リボゾーマル RNA の修飾で，もう 1 つは薬剤の菌体内からの排出機構によるよるもので，*mefE* と呼ばれる遺伝子にコードされる蛋白（MefE 蛋白）から形成されると考えられている．これらマクロライド系薬の耐性化も β-ラクタム系薬同様，1990 年代初頭から急速に進み，耐性率（70～80％）が欧米に比べ高いのもわが国の特徴とされている．

ニューキノロン系薬の細菌に対する抗菌力発現の標的酵素は，DNA 合成にかかわる DNA ジャイレースとトポイソメラーゼ IV の 2 種類であるが，前者は Gyr A, Gyr B，後者は Par C および Par E の各々 2 個のサブユニットからなる 4 量体構造である．ニューキノロン耐性菌では，このうち Gyr A や Par C のキノロン耐性決定領域にアミノ酸の変異が集中してみられるが，肺炎球菌のニューキノロン耐性菌にも同様のアミノ酸変異のあることが明らかとなっている．現時点ではその耐性頻度は高くない（1～5％）ものの，今後の耐性動向が注目され危惧されている．

◆ 文献
1) 紺野昌俊，生方公子，ペニシリン耐性肺炎球菌研究会：改訂ペニシリン耐性肺炎球菌．東京；協和企画通信；1999
2) 後藤元，武田英紀，河合伸，他：呼吸器感染症患者分離菌の薬剤感受性について（2004 年）．Jpn J

Antib 59 ; 323-354 ; 2006

3) Felmingham D, Reinert RR, Hirakata Y, et al : Increasing prevalence of antimicrobial resistance among isolates of *Streptococcus pneumoniae* from the PROTEKT surveillance study, and comparative *in vitro* activity of the ketolide, telithromycin. J Antimicrob Chemother 50 (Suppl S1) ; 25-37 ; 2002

問19　解答　b(1,5)

【解説】　肝疾患の既往，海産物摂取後の発症，出血性水疱を伴う皮膚病変の存在より *Vibrio vulnificus* による敗血症が考えられる．本菌は海水中で水温の上昇とともに繁殖し20℃を超えると著明に増加するといわれている．夏から秋にかけて各地の河口や海水中より高率に検出される．カキは本菌を濃縮した状態で持っているとされている．

　本菌に汚染された魚介類を生で摂取した場合や創部が海水に暴露された場合，健常人では強い症状を呈することは少ないが，基礎疾患特に肝疾患を持つ患者では，本例のように敗血症をきたし急速に重篤な状態となることが知られている．わが国での症例報告の多くは中年以降の基礎疾患を持つ男性である．本菌の増殖には鉄との結合が必要とされ，そのため体内貯蔵鉄の多い慢性肝疾患やアルコール多飲者，ヘモクロマトーシス患者などで病原性が増すと考えられている．

　本菌に対しては，テトラサイクリン系，ニューキノロン系，カルバペネム系などの薬剤が良好な抗菌力を有しているが，感染初期より的確に診断し迅速な治療を行うことが必要となる．敗血症を呈した場合，死亡率は50％を超え，特にショックを起こした場合は予後不良であることが報告されている．

　本症は，感染症新法における届出の対象とはなっていない．

◆ 文献

1) Keusch GT, Waldor MK : Cholera and Other Vibrioses. In : Braunwald E, Fauci AS, Kasper DL, et al : Harrison's Principles of Internal Medicine, 15th ed. New York ; McGraw-Hill, 980-986 ; 2001
2) Wright AC, Simpson LM, Oliver JD : Role of iron in the pathogenesis of *Vibrio vulnificus* infections. Infect Immun 34 ; 503-507 ; 1981

問20　解答　e(4,5)

【解説】　CMV感染は小児期から起こり始め，健康な人では大部分の場合無症状である．成人では40歳までに50～85％が既に感染してCMV-IgG抗体を持つ．CMVの体内潜伏は生涯続く．

　時にCMV初感染者の一部で伝染性単核球症を発症し，発熱，倦怠感，肝脾腫，肝障害などの症状を伴う．血液検査でリンパ球，単核球，異型リンパ球の増加がみられるが，成人の場合はEBウイルス感染の場合と異なって，滲出性扁桃炎を起こすことは少ない．

　初感染ではCMV-IgM抗体がCMV-IgG抗体とともに上昇するが，既感染者の再燃が起こった場合にもIgM抗体が陽性となりうる．

　妊娠中の女性にCMV初感染が起こった場合は，妊婦は無症状でも，胎内感染を起こして，死産が9％，出生後に児の3分の1が感染しており，感染した児の10～15％が出生時に症状を有する．症状があり生存した児の80％，出生時に症状がなかった児の5～10％に後に何らかの症状(視力障害，聴力障害，精神運動発達障害など)を2～3年以内に発現する．

　CMV既感染者からは症状がなくとも間歇的に尿，唾液，精液，血液，乳汁などにCMVが分離される．既感染者の体液との濃厚接触や性行為などでCMVの感染が起こりうる．CMV抗体を持たない妊娠の可能性のある女性は特に小児のデイケアセンターや病院で働く場合はユニバーサルプレコーションを守り，手洗いを良く行う必要がある．

　臓器移植を受ける患者がCMV-IgG抗体を持たない場合，CMV-IgG抗体陽性の人から臓器提供や輸血を受けるとCMV感染を発症するリスクが高い．

　免疫抑制剤の投与を受けている人やHIV感染者で免疫力低下が進んでいる人ではCMV-IgG抗体陽性の既感染者においてはCMVの再燃により，または初感染によりCMVの重症感染症(肺臓炎，腸炎，網膜炎，脳炎など)を合併しうる．

問21　解答　d(3,4)

【解説】　HIV感染者に対して1996年以後，核酸系逆転写酵素阻害薬，非核酸系逆転写酵素阻害薬，

プロテアーゼ阻害薬を3種類またはそれ以上併用してHAART療法(highly active antiretroviral therapy)を行うようになってから，HIV感染者，およびAIDS患者の予後は飛躍的に改善した．HAARTにより血中HIVウイルス量を測定感度以下に低く保ち，CD4も上昇し，免疫力が改善し，発症を遅らせることが可能となった．HAART療法を開始する適応としては，①HIV感染によるなんらかの症状がある場合，②無症候性であって，CD4＜200，またはCD4：200〜350でHIV-RNA＞10×10^4(100,000)copies/mlである場合，である．

本症例では無症候性であるが，CD4：130と低く，HIV-RNA：90,000で高い値であるのでHAART療法の適応と考える．なお抗HIV薬単剤(AZT単剤も含めて)での治療は行わない．

HIV感染者でCD4＜200である場合はカリニ肺炎に罹患するリスクがあり，その予防のためにST合剤予防量(1〜2錠/日)を内服してもらう．この予防的効果は高い．本症例ではCD4：130で低いためST合剤を開始する適応がある．

CD4低値の患者では真菌感染のリスクは高いが，症状がなければルーチン的な抗真菌薬の予防的内服は特に奨められてはいない．

(問22) 解答 e(4,5)

【解説】 臨床症状，検査所見から細菌性髄膜炎が強く示唆される．髄液のグラム染色所見からは肺炎球菌性髄膜炎が最も強く疑われ，本菌を対象とした抗菌化学療法を直ちに開始する必要がある．抗菌薬耐性肺炎球菌であっても薬剤感受性および髄液移行性の観点からメロペネムの点滴静注は治療効果が十分に期待できる．セファゾリン(第一世代セファロスポリン)は in vitro でのMICが良好であっても，髄液移行性に劣るため髄膜炎の治療には不適である．β-ラクタム系抗菌薬が使いにくい場合はバンコマイシンを投与するが，分子量の大きい本薬剤は髄液への移行はあまり良くないため，組織移行性に優れたリファンピシンの併用は有効である．シプロフロキサシンはグラム陰性菌による髄膜炎においては有効性が報告されているが，肺炎球菌に対する抗菌効果は期待できないため本症例では用いるべきでない．髄膜炎ではクモ膜下腔の強い炎症により脳浮腫(頭蓋内圧亢進)や脳血流低下をきたし，これが生命予後および神経学的予後に影響する．肺炎球菌性髄膜炎においては，治療初期(2〜4日間)のデキサメサゾン投与(0.15 mg/kg，6時間ごとの静注)による抗炎症効果が予後に改善をもたらすことが報告されている．

◆文献
1) 青木眞：中枢神経感染症—髄膜炎：レジデントのための感染症診療マニュアル．東京；医学書院，157-191；2000
2) Tunkel AR, Hartman BJ, Kaplan SL, et al : Practice guidelines for the management of bacterial meningitis. Clin Infect Dis 39 ; 1267-1284 ; 2004

(問23) 解答 b(1,5)

【解説】 アミノグリコシド系薬剤は血中濃度に比例して抗菌活性が高くなる．これに加え，分割(頻回)投与によるトラフ値(最低血中濃度)の上昇に起因する副作用を軽減するためにも，1日量を1回で投与することが推奨される．β-ラクタム系抗菌薬(ペニシリン，セファロスポリン，カルバペネム)は十分な1日投与量を3〜6回/日に分割して投与する方がより高い治療効果が期待できる．MIC(最小発育阻止濃度)を超える薬剤濃度を保つ時間(time above MIC)が長いほど，抗菌効果が高まることが本系統抗菌薬の特性である．クリンダマイシンは中等度〜高度の肝機能障害を認める場合には投与量を減量する必要があるが，腎機能低下に応じた減量の必要はない．抗菌薬による治療効果が現れてくると炎症反応の改善とともに血管透過性の亢進が低下することにより感染巣への薬剤の移行が不良になる．重要な副作用の心配がなければ，投与量は治療終了まで減量すべきではない．一般に外科手術においては，皮膚切開に始まり，手術の終了とともに皮膚の縫合が終わるまでの間，感染リスクが上昇する．このため手術開始時には血中あるいは組織中に十分な濃度の抗菌薬が存在する必要があり，抗菌薬投与は手術前に開始すべきである．長時間の手術の場合，使用抗菌薬半減期の2〜3倍の時間経過とともに抗菌

薬を追加投与する．
◆文献
1) 青木眞：感染症治療薬の概要—抗菌薬：レジデントのための感染症診療マニュアル．東京；医学書院，34-85；2000
2) 日本感染症学会，日本化学療法学会（編）：抗菌薬使用の原則：抗菌薬使用の手引き．東京；協和企画，3-40；2001
3) Fisman D, Kaye KM : Once-daily dosing of aminoglycoside antibiotics. In : Kaye D : Infectious Disease Clinics of North America. Philadelphia ; WB Saunders, 475-487 ; 2000

問24　解答　d(3, 4)
【解説】　平成11年に「感染症の予防及び感染症の患者に対する医療に関する法律」が施行された．これは明治30年に制定された「伝染病予防法」と「性病予防法」および「後天性免疫不全症候群の予防に関する法律」を見直し制定されたものである．感染力や致死率などに応じて感染性疾患を1〜4類に分類し（および必要に応じて指定感染症や新感染症），一般には「感染症新法」と呼ばれてきた．4年後の平成15年11月に再度見直しが図られた．この時の主な改訂点は次の3点である．① 感染性疾患を1〜5類に分類した，② SARS（重症急性呼吸器症候群）および痘そう（天然痘）を1類に追加した，③ 従来の4類のうち，消毒，動物の輸入禁止等の措置が必要なものを新4類に，それ以外を新5類に分類した．したがって(1)および(5)は間違いで，(3)は正しい．
　また，インフルエンザは以前の分類では4類，改訂後は5類の定点報告の対象であるため(2)も間違いである．3類感染症は改訂前後ともに腸管出血性大腸菌感染症のみである．結核は結核予防法により別に取り扱われるため(4)は正しい．

問25　解答　b(1, 5)
【解説】　グラム染色は慣れれば10分以内に施行可能で，呼吸器感染症や化膿性髄膜炎などにおける主要な原因菌の推定に有用である．下痢便検体中のカンピロバクターの推定，皮膚病変を伴う劇症型感染症の原因菌であるA群溶血性レンサ球菌とビブリオ属菌などとの鑑別などにも有用である．一種の迅速診断法的な役割と同時に，原因菌の推定に伴い初期治療薬の選択に貴重な情報をもたらすことが多い．
　喀痰などの呼吸器検体では，細菌性呼吸器感染症の原因として頻度の高い，肺炎球菌，インフルエンザ菌，A群溶血性レンサ球菌，黄色ブドウ球菌，*Moraxella catarrhalis*，緑膿菌などは，それぞれ特徴的な染色像を呈する．(2)の *Chlamydia trachomatis* はきわめて小型の細菌で光学顕微鏡による観察はできない．(3)の *Cryptococcus neoformans* はグラム染色では染色されず，*Cryptococcus* 髄膜炎が疑われた場合は髄液の墨汁染色が行われる．(4)の *Mycoplasma pneumoniae* も光学顕微鏡では観察できない小型の細菌で，かつグラム染色で染色されるべき細胞壁を持たない．

問26　解答　d(3, 4)
【解説】　喀痰ではまず100倍で扁平上皮細胞と好中球を観察する．扁平上皮は下気道には存在しないため，扁平上皮数が多い場合は唾液の混入が強いことを意味する．逆に好中球数が多ければ炎症の存在や細菌性感染を示唆する．したがって(1)は間違いである．肺炎球菌は特徴的なグラム陽性の双球菌，インフルエンザ菌は小型で短いグラム陰性桿菌で球桿菌，短桿菌などと形容される．したがって(2)は間違いで(3)は正しい．キャンピロバクターはらせん状のグラム陰性桿菌であり，下痢便でこのような形態の菌が観察された場合，キャンピロバクター腸炎の可能性が高く(4)は正解である．白血球が細菌を貪食している場合は，その細菌が感染の原因である重要な根拠となる．逆に常在菌では貪食像がみられることは通常はなく(5)は間違いである．

問27　解答　問27-1　e(4, 5)
　　　　　　　　　問27-2　(c)
【解説】　温泉旅行の後に発症した肺炎であること，β-ラクタム薬が無効で急速に進行することから，レジオネラ症を疑うのは容易である．また比較的

徐脈を認める場合があり，意識レベルの低下や下痢などの肺外の症状を伴うことも多い．レジオネラ属菌は細胞内寄生菌であり水中環境ではしばしばアメーバの中で殺菌されずに増殖する．したがって，アメーバが多数存在する水や温泉水などではレジオネラの検出率も高い．同様に，肺胞マクロファージなどの白血球に貪食されても殺菌されず増殖し，白血球が死滅すると別の白血球に感染する．このため，白血球などの細胞内への移行性が強い薬剤が治療に用いられる．以前は注射用エリスロマイシンと抗結核薬であるリファンピシンの内服の併用が中心であったが，最近では複数の注射用ニューキノロン薬の使用が国内でも可能になり，頻用されている．クラリスロマイシンやアジスロマイシンのようなニューマクロライド，ケトライド系のテリスロマイシンなども中等症では有効である．カルバペネム系を含むβ-ラクタム薬の中には試験管内ではレジオネラ属菌に対し殺菌効果を示すものも多いが，白血球内に全く移行しないため，生体内では無効である．したがって問27-1では(4)と(5)が正解である．

頻度の高い細菌性呼吸器感染症の重要な病原菌で，グラム染色で染まらないものがレジオネラ属菌と結核菌などの抗酸菌である．したがって問27-2では(c)が正解で，その他の細菌はそれぞれ特徴的な染色像を呈する．レジオネラ属菌は緑膿菌などと同じブドウ糖非発酵性のグラム陰性桿菌で，人工培地上に発育した菌は染色されるが，臨床検体中の菌は通常染まらない．初期には喀出痰が得られることは少ないが，問題の症例のように喀痰が得られ，グラム染色で有意な細菌がみられないものの好中球が多数みられる場合は，積極的にレジオネラ症を疑う必要がある．特殊な染色法であるがヒメネス染色やグロコット染色などの鍍銀染色を用いれば染色される．抗酸菌は本来グラム陽性の桿菌であり，まれにグラム染色で染色される場合があるが，通常はチール・ニールセン染色などの抗酸菌染色を用いる．

問28 解答　c(1, 4, 5)

【解説】　院内肺炎のうち，気管挿管による人工呼吸開始後48時間以降に新たに発症する肺炎を人工呼吸器関連肺炎(ventilator-associated pneumonia：VAP)と呼ぶ．VAPの発症には口腔内の病原微生物のコロナイゼーションが重要であり，気管チューブを介して下気道に侵入し，人工呼吸により末梢肺へ到達する．気管チューブ内は，バイオフィルムを形成し菌の温床となりやすい．

経鼻的挿管は，副鼻腔炎の発症頻度が高くVAPを続発しやすいので，48時間以上経鼻挿管行うことは避け，気管挿管を原則とすることが望ましいとされている．

VAPの予防で最も基本となることは，他の院内肺炎同様医療スタッフの手洗いの徹底であるが，声門下部を吸引することで発症リスクが軽減するといわれている．

protected specimen brush は，先端が封印された2重のシース内にある擦過用ブラシで気管支鏡下に使用する．構造上口腔内の常在菌や気管支鏡チャンネル内の菌の汚染を受けにくいため下気道の検体を採取できる．定量培養で 10^3 cfu/ml 以上の菌が培養されれば起炎菌と考えてよい．自発的な喀痰喀出がなく気管挿管のされているVAP患者の起炎菌診断に有用である．

◆ 文献

1) 日本呼吸器学会呼吸器感染症に関するガイドライン作成委員会：呼吸器感染症に関するガイドライン―成人院内肺炎診療の基本的考え方．東京；日本呼吸器学会，1-68；2002
2) American Thoracic Society：Hospital-acquired pneumonia in adults：diagnosis, assessment of severity, initial antimicrobial therapy, and prevention strategies. Am J Respir Crit Care Med 153；1711-1725；1995
3) Ehrenstein BP, Craven DE：Hospital-acquired pneumonia in and out of intensive care unit. In：Niederman MS, Sarosi GA, Glassroth J：Respiratory Infections, 2nd ed. Philadelphia；Lippincott Williams & Wilkins, 197-214；2001

問29 解答　d(2, 3, 4)

【解説】　化膿性髄膜炎の起炎菌は年齢により異なる．3か月未満では大腸菌やB群溶血性レンサ球菌によるものが多いが，3か月から乳幼児ではインフルエンザ菌が最も多く次いで肺炎球菌や髄膜炎菌が認められる．成人では肺炎球菌によるもの

が最も多い．脳外科手術後や髄膜損傷後の髄膜炎では黄色ブドウ球菌を，シャント手術後では表皮ブドウ球菌も考慮する必要がある．

インフルエンザ菌の薬剤耐性では，従来 β-ラクタマーゼ産生によるものが知られていたが，近年 β-ラクタマーゼ陰性アンピシリン耐性株(BLNAR)の増加が問題となっている．

リステリアによる髄膜炎は，新生児や高齢者，免疫不全や基礎疾患（アルコール中毒，糖尿病，肝疾患，腎疾患，膠原病，腎移植後など）を有する患者に認められるが，セフェム系薬は無効であり，アンピシリンなどのペニシリン系薬が第一選択となる．ペニシリンが使用できない場合には，カルバペネム系薬やST合剤が用いられる．

◆ 文献
1) 水谷智彦：脳神経疾患の診断と治療—感染性疾患．日本医師会雑誌(特別号)110；256-264；1993
2) 斎藤厚：髄膜炎．In：日本感染症学会，日本化学療法学会(編)：抗菌薬使用の手引き．東京；協和企画，50-55；2001
3) Roos KL, Tyler KL : Acute bacterial meningitis. In : Braunwald E, Fauci AS, Kasper DL, et al : Harrison's Principles of Internal Medicine, 15th ed. New York ; McGraw-Hill, 2462-2467 ; 2001

キーワードインデックス

本書設問と解説のキーワード一覧です．各語の理解度をチェックするのにご利用ください．各語の後の数字は "**領域-設問番号**" を示します．

――――― 数字とそれに対応する領域 ―――――

1 → 総合問題　　5 → 腎臓　　　9 → アレルギー・膠原病
2 → 消化器　　　6 → 呼吸器　　10 → 感染症
3 → 循環器　　　7 → 血液
4 → 内分泌・代謝　8 → 神経

例えば「3-22」は「循環器」の「問 22」を示します．

- □ ^{131}I-アドステロールシンチグラフィー　4-24
- □ 1 類感染症　10-11
- □ 2×2 表　1-15, 5-8
- □ 2 型糖尿病　4-11, 38, 48
- □ 2 類感染症　10-16
- □ 3 音　3-47
- □ 3 類感染症　10-19
- □ 5q− 症候群　7-15
- □ α1 アンチトリプシンクリアランス試験　2-7

欧文

- □ ABPA → アレルギー性気管支肺アスペルギルス症　6-33
- □ ABPM → ambulatory blood pressure monitoring　3-14
- □ absolute risk reduction　1-2
- □ ACE 阻害薬　3-45
- □ ACS → 急性冠症候群　3-1, 2, 42
- □ Addison 病　4-29
- □ ADEM → 急性散在性脳脊髄炎　8-14
- □ ADM → amyopathic dermatomyositis　9-16
- □ AGML → 急性胃粘膜病変　2-21
- □ AIDS 関連リンパ腫　7-38
- □ AIDS 腸炎　2-48
- □ AIH → 自己免疫性肝炎　2-46
- □ AML → 急性骨髄性白血病　7-40
- □ ANCA → 抗好中球細胞質抗体　5-24
- □ AOSC → 急性閉塞性化膿性胆管炎　2-59
- □ APL → 急性前骨髄球性白血病　7-22
- □ APS → 抗リン脂質抗体症候群　9-4, 26, 29
- □ ARDS → 急性呼吸促迫症候群　6-9
- □ ASO → 閉塞性動脈硬化症　8-28
- □ ATL → 成人 T 細胞白血病　7-12
- □ A 型急性肝炎　2-53

- □ BAL → 気管支肺胞洗浄　6-8, 18
- □ Basedow 病　4-1, 2, 20, 43, 7-36
- □ Behçet 病　9-11
- □ Bell 麻痺　8-33
- □ Bence Jones 蛋白　5-13
- □ Brugada 症候群　3-18
- □ Buerger 病　3-5, 7
- □ BUN　5-16
- □ B 型肝炎ウイルス　2-12
- □ B 型急性肝炎　2-40
- □ B 型慢性肝炎　2-41

- □ CABG → 冠動脈バイパス術　3-27, 28, 55
- □ CAEBV → 慢性活動性 EB ウイルス感染症　7-32
- □ Churg-Strauss 症候群　6-34
- □ CKD → 慢性腎臓病　5-38
- □ CLL → 慢性リンパ性白血病　7-19
- □ CML → 慢性骨髄性白血病　7-18
- □ CMML → 慢性骨髄単核球性白血病　7-16
- □ CMV → サイトメガロウイルス　10-20
- □ CNS ループス　9-25
- □ Cockcroft-Gault の式　5-35
- □ Cohn 分類　3-10, 31, 43
- □ Cotswolds 分類　7-27
- □ Crohn 病　2-6
- □ Cushing 症候群　4-24, 31, 36
- □ C 型肝炎ウイルス　2-52, 5-18
- □ C 型肝硬変　2-42
- □ C 型慢性肝炎　2-16, 52

- □ DIC → 播種性血管内凝固症候群　7-22
- □ DLBL → diffuse large B-cell lymphoma　7-28

- □ EB ウイルス　7-14, 25, 32, 35
- □ EMR → 内視鏡的粘膜切除術　2-1
- □ ERCP → 内視鏡的逆向性胆管膵造影　2-56

- FENa 5-22
- FH 4-25
- Fitz-Hugh-Curtis 症候群 2-18
- focused question 1-1
- Fontaine 分類 3-5

- G-CSF 製剤 7-26, 53
- Gilbert 症候群 1-6
- Goodpasture 症候群 5-26
- Guillain-Barré 症候群 8-44, 45
- GVHD → 移植片対宿主病 7-11, 13

- HAART 療法 10-21
- HAM → HTLV-1 関連ミエロパチー 8-24
- HBe 抗体 2-41
- HBs 抗体 2-12
- HBV 2-12
- HCC → 原発性肝細胞癌 2-42, 54
- HCV 2-52
- *Helicobacter pylori* 2-1, 3, 4, 19, 20, 21
- HES → hypereosinophilic syndrome 7-16
- HIV, 薬物療法 10-21
- HIV 感染症 7-34
- ――, 急性 10-9
- HIV 腸炎 2-48
- Hodgkin 病 7-27, 28
- Holter 心電図 3-30
- HPS → 血球貪食性症候群 7-39
- HSPN → 紫斑病性腎症 5-15
- HTLV-1 7-12
- HTLV-1 関連ミエロパチー 8-24
- HUS → 溶血性尿毒症症候群 5-15, 40

- IgA 腎症 5-14
- IPF → 特発性肺線維症 6-38
- IPMT → 膵管内乳頭腫瘍 2-17

- J カーブ仮説 3-14

- Kallmann 症候群 4-45

- LAM → 肺リンパ脈間筋腫症 6-14

- MCNS → 微小変化型ネフローゼ症候群 5-27, 32
- MCT → 粘液性膵囊胞腫瘍 2-17
- MCTD → 混合性結合組織病 9-17
- MDS → 骨髄異形成症候群 7-55
- MDS overt leukemia 7-40, 54
- Ménière 病 8-5
- MGUS → monoclonal gammopathy of undetermined significance 7-10
- MM → 多発性骨髄腫 7-8, 9
- MODY → 若年発症型成人型糖尿病 4-28

- MPA → 顕微鏡的多発血管炎 9-1, 16
- MPGN → 膜性増殖性糸球体腎炎 5-18
- MPO-ANCA 関連腎炎 5-25, 6-8
- MRA 3-5
- MRCP → 内視鏡的逆向性胆管造影 2-56
- MS → 多発硬化症 8-13
- M 蛋白 7-50
- M 蛋白血症 7-44

- NASH → 非アルコール性脂肪肝炎 2-45
- NBTE → non-bacterial thrombotic endocarditis 3-22
- NHALE → 非ヘルペス性急性辺縁系脳炎 8-34
- NNT 1-2
- NSAIDs 胃炎 2-21

- Osler 結節 10-10
- OSMS → 視神経脊髄型多発硬化症 8-35

- PCI → 経皮的冠動脈インターベンション 3-27, 28, 41, 55
- PCR 法 8-22
- PEG 2-38
- Pickwick 症候群 6-15
- PNH → 発作性夜間ヘモグロビン尿症 7-2
- PPV → 陽性予測率 5-8
- preclinical Cushing 症候群 4-24
- PSC → 原発性硬化性胆管炎 2-58
- PSP → 進行性核上性麻痺 8-21
- PWV → 脈波速度 3-58

- Rai 分類 7-19
- Raynaud 現象 9-14, 17
- RF → リウマトイド因子 9-7, 8
- Rotor 症候群 2-13
- RPGN → 急速進行性糸球体腎炎 5-24
- RPLS → reversible posterior leukoencephalopathy syndrome 8-3
- r-tPA 8-30

- SARS 10-11
- SDAT → アルツハイマー型老人性認知症 8-2
- Shullman 症候群 9-16
- SIADH → ADH 分泌不適切症候群 4-7, 23, 30
- SITSH → syndrome of inappropriate secretion of TSH 4-1
- Sjögren 症候群 2-55, 9-5, 8, 28
- SLE → 全身性エリテマトーデス 9-2
- SMA → 上腸間膜動脈 2-9
- SMV → 上腸間膜静脈 2-37
- SPIDDM → 緩徐進行 1 型糖尿病 4-14
- SSRI → 選択的セロトニン再取り込み阻害薬 4-30

キーワードインデックス

- Stanford 分類　3-4
- stridor　1-25

- TBG → thyroxine binding globulin　4-20
- TBLB → 経気管支肺生検　6-18
- TMA → 血栓性細小血管症　5-40
- Tolosa-Hunt 症候群　8-39
- torsade de pointes　3-17, 36
- TSH → 甲状腺刺激ホルモン　4-1
- TTP → 血栓性血小板減少紫斑病　5-40

- VAHS → ウイルス関連血球貪食症候群　2-51
- VAP → 人工呼吸器関連肺炎　6-17, 10-28

- Wallenberg 症候群　8-1
- Wegener 肉芽腫症　6-37
- Wernicke 脳症　5-6, 8-19
- Wilson 病　2-47
- WPW 症候群　3-16, 20, 34

和文

あ

- アキレス腱軟線 X 線　4-25
- 悪性リンパ腫　7-27, 28
- アスペルギルス　10-4
- アセチルコリン　8-11
- アトピー型喘息　9-34
- アナフィラキシーショック　9-23
- アニオンギャップ　5-5～7
- アフタ性潰瘍　9-11
- アミロイドーシス　7-45
- アルコール性肝障害　2-43
- アルコール中毒, 慢性　8-17
- アルツハイマー型老人性認知症　8-2
- アレルギー性気管支肺アスペルギルス症　6-33
- アレルギー性肉芽腫性血管炎　6-34
- 安定狭心症　3-27, 29, 44, 55
- アンドロゲン　4-44

い

- 異型狭心症　3-9, 30
- 医原性ニューロパチー　8-27
- 意識障害　8-38
- 意識消失発作　3-36, 8-4
- 維持透析　5-4
- 医師法　1-16
- 異常死　1-16
- 移植片対宿主病　7-11, 13
- 医療保険制度　1-24
- 医療面接　1-10, 18
- 医療倫理　1-20
- インスリン製剤　4-47
- インターフェロン療法　2-16, 52, 53
- インタビュー　1-10, 18
- 咽頭痛　1-4
- インドシアニングリーン　2-13
- 院内肺炎　6-44
- 陰部潰瘍　9-30
- インフルエンザ　10-8
- インフルエンザ脳炎・脳症　8-43

う

- ウイルス関連血球貪食症候群　2-51
- ウイルスと血液疾患　7-33
- 植込み型除細動器　3-20
- うっ血性心不全　3-59
- 運動負荷心電図　3-10, 44

え

- エコノミー症候群　3-39
- エリスロポエチン　7-46
- エリスロマイシン　3-36
- 炎症性サイトカイン　9-19
- 延髄外側症候群　8-1
- エンピリック治療　10-14

お

- 黄疸　1-6, 2-11
- オーバーラップ症候群　9-14
- オッズ　1-15, 5-8
- オピオイド　1-3

か

- 外眼筋炎　8-39
- 外眼筋麻痺　8-39
- 解釈モデル　1-1
- 回転性めまい　8-5
- 潰瘍　2-1, 2, 19
- 潰瘍性大腸炎　2-36, 10-6
- 喀痰検査　10-3
- 拡張型心筋症　3-23, 49
- 拡張性心不全　3-39, 40
- 過形成ポリープ　2-20
- 下肢静脈血栓症　9-26
- 過剰心音　3-47
- 下垂体機能低下症　4-10
- 画像診断, 呼吸器　6-1
- 家族性高コレステロール血症　4-25

- 過多月経　7-1
- 褐色細胞腫　4-22
- 化膿性髄膜炎　10-29
- 過敏型腎障害　5-39
- 過敏性肺臓炎　6-7
- 顆粒球減少　7-26, 37
- 顆粒球コロニー刺激因子　7-53
- カルシウム代謝　4-37
- カルテの管理　1-16, 24
- 眼圧　1-7
- 陥凹性瘢痕　9-30
- 寛解導入療法　7-47
- 肝機能検査　1-6, 2-11〜13, 16, 40, 46, 51
- 肝硬変　2-25, 35
- カンジダ　10-4
- カンジダ食道炎　2-4
- 間質性肺炎　6-7, 8, 19, 40
- 患者心理　1-19
- 患者プライバシー　1-20
- 環状鉄芽球　7-30
- 緩徐進行1型糖尿病　4-14
- 肝腎症候群　2-14
- 肝性胸水　6-13
- 癌性疼痛　1-3
- 肝性脳症　2-50
- 肝性腹水　2-31
- 関節穿刺　9-12
- 関節リウマチ　5-33, 9-6, 7, 9, 18, 21
  - ——, サイトカイン　9-19
  - ——, 肺障害　9-6
  - ——, 変形　9-22
  - ——, 免疫血清学的検査所見　9-7
  - ——, 薬物療法　9-9, 24, 27
- 感染症新法　10-19, 24
- 感染性心内膜炎　3-25, 62, 10-10
- 感染性腸炎　10-15
- 完全房室ブロック　3-37
- 感度　1-11, 15, 5-8
- 冠動脈造影検査　3-10
  - ——, 腎不全　5-23
- 冠動脈プラーク　3-42
- 眼病変, 呼吸器疾患　6-23
- 肝不全　2-15
- 鑑別診断, 症状　1-4, 8, 21
- 顔面神経麻痺　8-33
- 冠攣縮性狭心症　3-30
- 緩和ケア　1-3, 22

き

- 気管支拡張薬　9-35
- 気管支喘息　9-35
- 気管支肺胞洗浄　6-8, 18
- 気管支ファイバースコープ検査　6-18
- 気胸　3-11
- 起坐呼吸　3-39
- 偽痛風　9-12, 16
- 喫煙　6-19
- 偽膜性腸炎　2-23
- 逆流性食道炎　2-29
- 救急対応
  - ——, 循環器　3-6, 9, 33〜36, 39
  - ——, 腎臓　5-1, 2, 10
  - ——, 呼吸器　6-5, 16, 27
  - ——, 神経　8-1, 38
- 急性胃粘膜病変　2-21
- 急性咽頭炎　1-17
- 急性悪心　1-7
- 急性冠症候群　3-1, 2, 42
- 急性好酸球性肺炎　6-25
- 急性呼吸促迫症候群　6-9
- 急性骨髄性白血病　7-40, 47
- 急性散在性脳脊髄炎　8-14
- 急性出血性腸炎　2-23
- 急性腎炎症候群　5-28
- 急性心筋梗塞　3-3, 12, 41, 54
- 急性心不全　3-39
- 急性腎不全　5-1, 16
- 急性心膜炎　3-50
- 急性膵炎　2-32
- 急性頭痛　1-7
- 急性前骨髄性白血病　7-22
- 急性大動脈解離　3-4
- 急性単関節炎　9-12
- 急性肺血栓塞栓症　6-27
- 急性白血病　7-23
- 急性閉塞性化膿性胆管炎　2-59
- 急速進行性間質性肺炎　6-36
- 急速進行性糸球体腎炎　5-24, 26
- 胸腔穿刺　6-28
- 狭心症　3-12
- 胸水　6-13
- 胸水貯留　10-3
- 強直間代発作　8-38
- 胸痛　3-11
- 強皮症　2-29, 9-14
- 胸部X線　3-39, 6-7, 13, 20, 27, 31, 39, 7-13, 10-3, 6, 27
- 胸部CT　3-4, 6, 6-7, 8, 10, 13, 27, 10-6
- ギラン-バレー症候群　8-44, 45
- 筋萎縮性側索硬化症　8-6, 8
- 禁煙支援・指導　6-29
- 菌血症　10-7
- 筋原性疾患　8-10
- 菌塞栓　10-10

く

- くも膜下出血　5-2
- クラミジア肝周囲炎　2-18
- グラム染色　10-25, 27
- ――, 喀痰　6-31, 10-26
- ――, 髄液　10-22
- クリプトコッカス症　10-4, 6
- グルタミン酸脱炭酸酵素　4-14

け

- 経気管支肺生検　6-18
- 頸椎症　8-15
- 頸動脈海綿静脈洞瘻　8-39
- 経皮的冠動脈インターベンション　3-27, 28, 41, 55
- 刑法　1-16
- けいれん　1-27
- 劇症肝炎　2-15, 24, 39, 51
- 結核　6-30
- 結核性胸膜炎　10-3
- 結核性髄膜炎　8-22
- 血管炎症候群　9-1
- 血管作動性物質　3-56
- 血球貪食性症候群　2-51, 7-39
- 血小板減少　7-6
- 血小板無力症　7-6
- 結晶誘発性関節炎　9-12
- 血清蛋白電気泳動　7-50
- 血栓性血小板減少性紫斑病　5-40
- 血栓性細小血管症　5-40
- 血糖コントロール　4-13
- 血尿　5-20
- 血友病　7-5
- 下痢(症)　2-10, 10-15, 16
- 検査後確率　1-15
- 見当識障害　1-27
- 原発性アルドステロン症　3-57, 4-3, 5-11
- 原発性肝細胞癌　2-42, 54
- 原発性硬化性胆管炎　2-58
- 顕微鏡的血尿　5-20
- 顕微鏡的多発血管炎　9-1, 16

こ

- 降圧因子　3-56
- 高カリウム血症　5-4
- 高カロリー輸液　5-6
- 睾丸女性化症候群　4-33
- 抗菌薬　10-13, 23, 27
- 抗菌薬関連性腸炎　2-23
- 高血圧
- ――, 狭心症　3-33
- ――, 高齢者　3-15
- ――, 治療薬　3-13, 14, 32
- ――, 糖尿病　3-32
- ――, 糖尿病性腎症　3-32
- 高血圧症　3-13, 14
- 高血圧性心不全　3-33
- 高血圧性脳症　8-3
- 膠原病
- ――, 自己抗体　9-32
- ――, 肺病変　6-35
- ――, 皮疹　9-30
- 抗好中球細胞質抗体　5-24
- 好酸球性筋膜炎　9-16
- 高脂血症　4-25
- 高脂血症治療薬　4-5
- 甲状腺癌　4-21
- 甲状腺機能検査　4-1
- 甲状腺機能亢進症　5-25
- 甲状腺刺激ホルモン　4-1
- 甲状腺触診　1-13
- 甲状腺中毒症　4-2
- 甲状腺ホルモン　4-43
- 抗真菌薬　10-5
- 後天性QT延長症候群　3-36
- 後天性血友病　7-51
- 高VLDL血症　4-46
- 抗不整脈薬　3-38
- 硬膜内髄外腫瘍　8-25
- 抗リウマチ薬　9-9
- 抗利尿ホルモン　4-7
- 抗リン脂質抗体症候群　7-7, 9-4, 26, 29
- 呼吸器感染症　10-27
- 呼吸機能　6-2
- 呼吸困難　1-12, 9-13
- 呼吸数　1-8
- 呼吸生理　6-32
- 黒色肝　2-11
- 告知　1-20
- 骨髄異形成症候群　7-54, 55
- 骨髄移植後の皮疹　7-11
- 骨髄生検　7-4, 22, 23, 39, 40
- 骨髄染色体解析　7-15, 40, 54
- 骨粗鬆症　1-21
- ゴットロン徴候　9-14
- ゴナドトロピン　4-32, 45
- コレステロール塞栓症　5-3
- コレステロール値　4-4
- 混合性結合組織病　9-17

さ

- 細菌性関節炎　9-12
- 細菌性急性下痢症　10-15
- 細菌性髄膜炎　8-12, 10-22
- サイトメガロウイルス　10-20
- サイトメガロウイルス肺炎　7-13
- 左室造影　3-10
- 左心室自由壁破裂　3-3
- 痤瘡様皮疹　9-11
- 酸塩基平衡　5-5～7, 12

し

- ジギタリス中毒　3-21
- シクロスポリン　7-52
- 止血法, 食道静脈瘤　2-35
- 自己抗体　9-32
- 自己免疫性肝炎　2-46
- 自己免疫性膵炎　2-55
- 脂質代謝異常　4-4
- 四肢麻痺　8-32, 45
- 視神経脊髄型多発硬化症　8-35
- 自然気胸　6-14
- 市中肺炎　10-1, 14
- シックデイ　4-15
- 失神　1-14, 27, 8-4
- 紫斑病性腎症　5-15
- 脂肪肝　2-45
- 脂肪便　2-22
- 若年発症成人型糖尿病　4-28
- 縦隔腫瘍　6-22
- 習慣流産　7-7
- 周期性四肢麻痺　8-32
- 重金属中毒　8-29
- 重症急性呼吸症候群　10-11
- 重症急性膵炎　2-26
- 重症筋無力症　8-11
- 粥腫　3-42
- 縮瞳　1-23
- 手根管症候群　8-41
- 出血時間延長　7-43
- 出血性水疱　10-19
- 出血斑　7-51
- 腫瘍随伴症候群　2-54
- 腫瘍マーカー, 消化管　2-28
- 消化性潰瘍　2-1, 2, 19
- 小細胞肺癌　6-12
- 掌蹠膿疱症　9-16
- 上腸間膜静脈血栓症　2-37
- 上腸間膜動脈狭窄症　2-9
- 小腸腫瘍　2-8
- 小児喘息　9-34
- 食事療法, 糖尿病性腎症　5-17
- 触診　1-13
- 食中毒　10-15
- 食道・胃静脈瘤　2-5, 35
- 食道カンジダ症　2-4
- 心因性多飲症　5-10
- 腎盂腎炎　5-34, 10-2
- 心エコー　3-62
- 心音, 聴診　3-47
- 心胸比　3-37
- 真菌症　10-4, 6
- 神経症候　8-1, 2, 14～16, 19, 26, 41, 45
- 神経性食欲不振症　6-16
- 人工呼吸器関連肺炎　6-17, 10-28
- 進行性核上性麻痺　8-21
- 進行性球麻痺　8-6
- 進行性筋ジストロフィー症　8-10
- 深在性真菌症　10-6
- 腎生検　5-19, 25, 26
- 真性赤血球増加症　7-57
- 振戦　8-7
- 腎前性急性腎不全　5-22
- 心臓カテーテル検査, 腎不全　5-3
- 身体所見
  - ──, 総合　1-4, 7, 8, 21, 26, 27
  - ──, 循環器　3-3～6, 23, 30, 39, 46
  - ──, 内分泌・代謝　4-1, 2, 10
- 心タンポナーデ　3-50
- 心電図検査　3-3, 6, 9, 34～36, 38, 39, 5-4
- 浸透圧濃度勾配　4-6
- シンナー中毒　8-18
- 腎嚢胞　5-2
- 深部静脈血栓症　3-8, 9-29
- 心不全　3-21
- 心房細動　3-16, 19, 23, 30, 37, 39
- 心房粗動　3-16
- 心膜疾患　3-50

す

- 膵癌　2-33
- 膵管狭細型膵炎　2-55
- 膵管内乳頭腫瘍　2-17
- 膵石症　2-22
- 髄膜炎　8-12, 22, 23, 42, 43, 10-22, 29
- 睡眠時無呼吸症候群　6-2, 43
- スキルス胃癌　2-2
- 頭痛, 腎不全　5-2
- スパーリング試験　8-15

キーワードインデックス

せ

- 性感染症　10-2
- 性器クラミジア　1-9
- 成人T細胞白血病　7-12
- 性腺機能低下症　4-45
- 清涼飲料水ケトーシス　4-38
- 脊髄空洞症　8-26
- 脊髄腫瘍　8-25
- 脊椎圧迫骨折　1-21
- 舌咽神経痛　1-4
- 赤血球増加症　7-57
- 舌小帯短縮　9-30
- セミノーマ　7-17
- 前縦隔腫瘍　6-11
- 全身性エリテマトーデス　5-30, 9-2, 3, 15, 20, 25, 26
  - ——, 関節炎　9-15
  - ——, 診断基準　9-3
  - ——, 皮疹　9-30
- 全身性硬化症　9-14
- 前脊髄動脈閉塞症　8-16
- 喘息発作　6-6
- 先端巨大症　4-42
- 先天性QT延長症候群　3-17, 36
- 先天性心疾患　3-25, 52
  - ——, 成人　3-63
  - ——, 妊婦　3-25
- 喘鳴　1-25, 9-13

そ

- 早期胃癌　2-1, 3
- 総胆管結石　2-59
- 僧帽弁膜症　3-61
- 続発性副腎不全　4-23

た

- ターミナルケア　1-3, 22
- 代謝性アシドーシス　5-5〜7
- 代謝性アルカローシス　5-12, 6-16
- 耐性肺炎球菌　10-18
- 大腸菌　10-16
- 大動脈縮窄症　3-46
- 大動脈弁狭窄　3-22, 24
- 高安動脈炎　3-46
- 脱水症　5-9, 16
- 多尿　4-9
- 多能性造血幹細胞　7-21
- 多発硬化症　8-13, 35
- 多発性筋炎　6-36, 8-10
- 多発性骨髄腫　7-8, 9, 44
- 胆管炎　2-59
- 胆道癌　2-57
- 胆道ドレナージ　2-59
- 蛋白漏出性胃腸炎　2-7

ち

- チアノーゼ　3-64
- 中心静脈栄養　2-6
- 中枢神経系ループス　9-25
- 中毒型腎障害　5-39
- 腸管感染症　10-15, 16
- 腸チフス　10-7
- 直流通電　3-19

つ

- 痛風　9-12
- ツベルクリン反応　10-3

て

- 低カリウム血症　5-11, 6-16
- 低血糖症　4-16
- 低ナトリウム血症　4-23, 5-10
- デルタ波　3-34
- てんかん　8-4
- てんかん発作　8-38
- 電気的除細動　3-19
- 伝染性単核球症　1-26, 7-14, 25, 35

と

- 透過型肺水腫　6-41
- 頭頸部MRI　8-3, 19, 26
- 統合失調症　5-10
- 同種造血幹細胞移植　7-48
- 糖尿病
  - ——, 運動療法　4-11
  - ——, 合併症　4-40
  - ——, 管理目標　4-41
  - ——, 食事療法　4-17
  - ——, 診断基準　4-39
  - ——, 妊娠　4-27
- 糖尿病ケトアシドーシス　4-38
- 糖尿病性神経障害　8-40
- 糖尿病性腎症　4-18, 35, 5-37
- 糖尿病性ニューロパチー　8-40
- 糖尿病治療薬　4-12
- 頭部CT　9-29
- 特異度　1-11, 15, 5-8
- 特発性心室頻拍　3-35

- 特発性肺線維症　6-38, 39
- 突然死　3-20
- トリプタン製剤　8-37
- トルエン中毒　8-18
- トルコ鞍部腫瘍　4-10

な

- 内視鏡検査
  - ——, 上部消化管　2-1～3, 19～21, 29, 6-13
  - ——, 食道　2-4
  - ——, 大腸　2-6, 23, 30, 36
- 内視鏡的胃瘻造設術　2-38
- 内視鏡的逆行性胆管膵管造影　2-56
- 内視鏡的逆行性胆管造影　2-56
- 内視鏡的粘膜切除術　2-1
- 夏型過敏性肺炎　9-13
- 難聴　4-28

に

- 肉眼的血尿　5-20
- 二次性高血圧　4-3
- ニューロパチー　8-27, 40
- 尿細管性アシドーシス　5-7
- 尿酸値　4-8
- 尿蛋白　5-19, 21
- 尿蛋白定性検査　5-13
- 尿毒症　5-1
- 尿崩症　4-9
- 尿路感染症　5-34, 10-2
- 尿路結石　5-36
- 認知症　8-2

ね

- ネフローゼ症候群　5-19, 29, 31, 33
  - ——, SLE　9-2
  - ——, 微小変化型　5-27, 32
- 粘液性膵嚢胞腫瘍　2-17

の

- 脳梗塞
  - ——, 急性期治療　8-30
  - ——, 症候　8-36
  - ——, 診断　8-1
- 脳出血　8-31
- 脳塞栓症　8-20
- 嚢胞性膵腫瘍　2-17

は

- パーキンソン症候群　8-21
- パーキンソン病　8-7, 9
- 肺アスペルギルス症　6-33, 9-23
- 肺炎　6-31
- 肺炎球菌性髄膜炎　10-22
- 肺癌 TNM 分類　6-42
- 肺気腫　6-4, 5
- 肺機能検査　6-4
- 敗血症　10-19
- 肺血流シンチグラフィー　3-6
- 肺高血圧症　3-26, 51
- 肺梗塞　6-27
- 胚細胞腫　7-17
- 肺サルコイドーシス　6-26
- 肺出血　5-26
- 肺小細胞癌　4-36
- 肺腎症候群　5-26
- 肺水腫　6-41
- 肺性心　3-26
- 肺塞栓　3-6
- バイタルサイン　1-25
- 肺動静脈瘻　6-20
- 肺の解剖　6-24
- 肺の検査　6-40
- 肺胞出血　6-8
- 肺リンパ脈管筋腫症　6-14
- 白衣高血圧症　3-14
- 白苔　2-4
- 播種性血管内凝固症候群　7-22
- 白血球増加, 健診　7-56
- 白血球分画　7-41
- 白血病治療薬　7-24
- 汎血球減少症　7-4
- 半月体形成性腎炎　5-25, 26
- 反応性白血球増加　7-56

ひ

- 非アルコール性脂肪肝炎　2-45
- 非 ST 上昇型急性冠症候群　3-1, 2
- 非結核性抗酸菌症　10-17
- 脾臓破裂　1-26
- 肥大型心筋症　3-48
- 必要水分量　5-16
- 非定型抗酸菌症　10-17
- 非定型肺炎　6-45
- 皮膚筋炎　6-36, 9-14, 31
- 皮膚病変, 呼吸器疾患　6-23
- 非ヘルペス性急性辺縁系脳炎　8-34
- 肥満　4-26, 48

- びまん浸潤型胃癌　2-2
- 肥満肺胞低換気症候群　6-15
- 貧血　7-1, 3, 31
- 頻拍発作　3-35

ふ

- 不安定狭心症　3-9, 30, 53
- 腹腔鏡検査　2-18
- 副腎腺腫　4-31
- 副腎皮質機能低下症　4-29
- 副腎不全　4-23, 29
- 腹水　2-31, 51
- 腹部造影CT検査　2-17, 37, 55, 59, 4-24
- 腹部痛　1-5
- 腹部膨満　2-2, 37
- 腹膜炎　1-5
- 浮腫性紅斑　9-31
- プロトロンビン時間　2-15
- プロトンポンプ阻害薬　2-3

へ

- 閉塞性動脈硬化症　3-5
- 閉塞性動脈疾患　3-7
- ヘモクロマトーシス　2-46, 49
- ヘルペス脳炎　8-14, 22
- 変形性関節症　9-10, 15, 22
- 変形性頸椎症　8-15
- 片頭痛　8-37

ほ

- 膀胱炎　10-2
- 発作性高血圧　4-22
- 発作性夜間ヘモグロビン尿症　7-2
- ホモシステイン　8-28
- ポリメラーゼ連鎖反応法　8-22
- ホルモン補充　4-10
- 本態性血小板血症　7-20

ま

- 膜性腎症　5-29
- 膜性増殖性糸球体腎炎　5-18
- 末梢血幹細胞移植　7-13
- 末梢血標本　7-3, 14, 31
- 末梢神経障害　8-45
- 慢性活動性EBウイルス感染症　7-32
- 慢性骨髄性白血病　7-18, 41
- 慢性骨髄単核球性白血病　7-16
- 慢性骨増殖性疾患　7-21
- 慢性腎臓病　5-37, 38
- 慢性心不全　3-60
- 慢性膵炎　2-27
- 慢性閉塞性肺疾患　6-3
- 慢性リンパ性白血病　7-19
- マントル細胞リンパ腫　7-29

み

- ミエロペルオキシターゼ反応　7-49
- ミオパチー　8-10
- 右上葉原発腺癌　6-21
- 水中毒　4-30, 5-10
- ミトコンドリアDNA異常　4-28
- 脈波速度　3-58

む・め・も

- 無顆粒球症　7-36
- 無症候性心筋虚血　3-10, 31, 43
- メタボリックシンドローム　4-34
- メニエール病　8-5
- めまい　8-5
- 盲係蹄症候群　2-22
- 網状皮斑　5-3
- モルヒネ不耐症　1-3
- 問診　1-27
- 門脈側副血行路　2-25

や

- 薬剤性肝障害　2-44
- 薬剤性腎障害　5-39
- 薬剤性髄膜炎　8-23
- 薬剤性ニューロパチー　8-27
- 薬物中毒　1-23
- 薬物療法
- ──, 循環器　3-13, 21〜23, 29, 32〜34, 38, 49, 51, 60
- ──, 内分泌・代謝　4-12, 47
- ──, 腎臓　5-14, 35〜37, 39
- ──, 呼吸器　6-6, 31, 44
- ──, 血液　7-11, 13, 19, 23, 24, 27
- ──, 神経　8-12
- ──, アレルギー・膠原病　9-4, 6, 9, 11, 24, 26, 27, 33
- ──, 感染症　10-5〜7, 18, 22, 27

ゆ

- 疣贅　3-62
- 有痛性眼筋麻痺　8-39

- ☐ 尤度比　1-5, 15, 5-8

よ

- ☐ 溶血性尿毒症症候群　5-15, 40
- ☐ 溶血性貧血　7-31
- ☐ 陽性予測率　5-8
- ☐ 溶連菌感染後糸球体腎炎　5-28

り

- ☐ リウマトイド因子　9-7, 8
- ☐ リステリア　10-29
- ☐ リポ蛋白代謝異常症　4-46
- ☐ 臨床疫学　1-2, 5, 11, 15
- ☐ 臨床統計　1-2, 5, 11, 15
- ☐ 臨床問題
- ☐ ──, 総合　1-6, 26
- ☐ ──, 消化器　2-6, 7, 9, 11, 16〜18, 29, 36, 37, 46, 51, 55, 59
- ☐ ──, 循環器　3-9, 32, 33
- ☐ ──, 内分泌・代謝　4-1, 2, 10, 14, 23〜25, 38, 45, 48
- ☐ ──, 腎臓　5-5〜7, 9〜12, 14, 16, 18, 19, 22, 25, 27, 32, 33, 37
- ☐ ──, 呼吸器　6-5, 7, 8, 13, 15, 16, 20, 27, 31, 38
- ☐ ──, 血液　7-1, 3, 4, 7, 12〜20, 22, 23, 25, 28, 29, 31, 40, 45, 57
- ☐ ──, 神経　8-10, 12
- ☐ ──, アレルギー・膠原病　9-1, 3, 5, 6, 9, 11, 12, 14, 17, 26, 29
- ☐ ──, 感染症　10-3, 6, 7, 10, 19, 21, 22
- ☐ リンパ節生検　7-27〜29, 42

る・れ・ろ

- ☐ ループス腎炎　5-30, 9-2
- ☐ ループス膀胱炎　9-3
- ☐ レジオネラ肺炎　10-12, 27
- ☐ 濾胞性リンパ腫　7-42